Elaine N. Aron
Hochsensible Menschen in der Psychotherapie

Ausführliche Informationen zu jedem unserer lieferbaren und geplanten Bücher finden Sie im Internet unter ↗ http://www.junfermann.de. Dort können Sie unseren Newsletter abonnieren und sicherstellen, dass Sie alles Wissenswerte über das Junfermann-Programm regelmäßig und aktuell erfahren. – Und wenn Sie an Geschichten aus dem Verlagsalltag und rund um unser Buch-Programm interessiert sind, besuchen Sie auch unseren Blog: ↗ http://blogweise.junfermann.de.

ELAINE N. ARON

HOCHSENSIBLE MENSCHEN IN DER PSYCHOTHERAPIE

Aus dem Englischen von
Christa Broermann

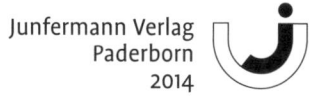

Junfermann Verlag
Paderborn
2014

Copyright	© der deutschen Ausgabe: Junfermann Verlag, Paderborn 2014
	© der Originalausgabe: 2010 by Taylor & Francis Group, LLC
	Die Originalausgabe ist 2010 unter dem Titel *Psychotherapy and the Highly Sensitive Person. Improving Outcomes for That Minority of People Who Are the Majority of Clients* bei Taylor & Francis Group, LLC, erschienen.
Übersetzung	Christa Broermann, Stuttgart
Fachlektorat	Ulrike Hensel, Aidlingen
Coverfoto	© bruniewska – Fotolia.com
Covergestaltung / Reihenentwurf	Christian Tschepp
Satz	JUNFERMANN Druck & Service, Paderborn

Alle Rechte vorbehalten.

Das Werk einschließlich aller seiner Teile ist urheberrechtlich geschützt.
Jede Verwendung außerhalb der engen Grenzen des Urheberrechtsgesetzes ist ohne Zustimmung des Verlages unzulässig und strafbar. Dies gilt insbesondere für Vervielfältigungen, Übersetzungen, Mikroverfilmungen und die Einspeicherung und Verarbeitung in elektronischen Systemen.

Bibliografische Information der Deutschen Nationalbibliothek	Die Deutsche Nationalbibliothek verzeichnet diese Publikation in der Deutschen Nationalbibliografie; detaillierte bibliografische Daten sind im Internet über http://dnb.ddb.de abrufbar.

ISBN 978-3-95571-022-4
Dieses Buch erscheint parallel als E-Book (ISBN 978-3-95571-024-8).

Inhalt

Vorwort 7
Danksagung 17

1. Hochsensible Patienten: Wer sie sind, wer sie nicht sind
   und warum das wichtig ist 19
2. Hochsensibilität feststellen 45
3. Zwei Schwierigkeiten, die angeborene Sensibilität mit sich bringt:
   Leichte Übererregbarkeit und stärkere emotionale Reaktionen 77
4. Drei häufige Probleme: Niedriges Selbstwertgefühl,
   die falsche Lebensweise und Überreaktionen auf Kritik 107
5. Abstimmung der Behandlung auf hochsensible Patienten 147
6. Helfen Sie den Patienten, Beziehungen aufzubauen: Die Begegnung
   mit anderen, Schüchternheit und Angst vor Verbindlichkeit 173
7. Hilfe für langfristige Beziehungen: Die Arbeit mit Konflikten,
   dem Grad der Ähnlichkeit im Temperament und
   der Sexualität sensibler Menschen 193
8. Hochsensible Menschen am Arbeitsplatz 227
9. Persönlichkeitsvarianten bei hochsensiblen Menschen 249

Anhang 259
Anhang A: Die HSP-Skala – Sind Sie hochsensibel? Ein Selbsttest 261
Anhang B: Sensibilität von DSM-Störungen unterscheiden 265
Anhang C: Forschungsüberblick zum Konzept der Hochsensibilität 291

Literatur 329
Index 339
Über die Autorin 343

Vorwort

Jedes Baby hat ein einzigartiges Temperament. Wir wissen, dass es keine Einbildung ist, wenn Eltern sagen: „Er ist sehr pflegeleicht und immer zufrieden" oder „Sie ist lebhafter, als es ihr Bruder war". Aus Kindern werden selbstverständlich Erwachsene, die ihr Temperament behalten, aber wenn wir einen erwachsenen Patienten vor uns haben, ist es weitaus schwieriger, zu unterscheiden, was angeboren und was anerzogen ist. Wir wissen, dass die grundlegenden Wesenszüge noch da sind und es verdienen, als unveränderlicher Kern der Patienten gewürdigt zu werden. Aber wie können wir ihnen helfen, eine gute Beziehung zu ihrer genetischen Ausstattung zu entwickeln, besonders wenn sie bedeutet, dass sie hochsensibel sind?

Hochsensibilität, die der Definition in meinen Forschungsarbeiten (Aron & Aron, 1997) entspricht, findet sich bei rund 20 Prozent der Bevölkerung (Kagan, 1994; Suomi, 1991 in einer Untersuchung von Primaten), daher sind zweifellos einige Ihrer Freunde und Angehörigen hochsensibel und außerdem ein hoher Prozentsatz Ihrer Patienten. Sie nehmen Feinheiten wahr und leiden mehr als andere, wenn sie starken Reizen ausgesetzt sind, wie etwa lauten Geräuschen, dem Trubel in Einkaufszentren und dergleichen, Temperaturextremen oder langen Sightseeing-Tagen mit vielen Eindrücken. Sie haben starke emotionale Reaktionen und brauchen mehr Erholungsphasen. Meist sind sie umsichtig und beobachten gut. Etwa 70 Prozent von ihnen sind introvertiert und wirken in mancher Hinsicht verletzlicher, gedeihen aber durchaus auf ihre eigene Weise. (Differenzierter können Sie diesen Wesenszug erfassen, wenn Sie sich die Skala für Hochsensible Personen, abgekürzt HSP, in Anhang A ansehen.)

Warum jetzt ein neues Merkmal?

Dieses Merkmal ist natürlich nicht neu: Es findet sich sowohl bei Tieren als auch bei Menschen (Sih & Bell, 2008; Suomi, 1991; Wilson, Coleman, Clark & Biederman, 1993; Wolf, van Doorn & Weissing, 2008), sodass es schon lange bekannt ist. Dabei erhielt es eine Reihe unterschiedlicher Namen, je nach Schwerpunkt der jeweiligen Forschungsarbeit – so etwa bei Babys „niedrige Reizschwelle" (Chess & Thomas, 1987); „tauen langsam auf" (Thomas, Chess & Birch, 1968); „affektive Negativität" (Marshall & Fox, 2005); „Gehemmtheit" (Kagan, 1994), „differenzielle Suszeptibilität" für sowohl positive als auch negative Umgebungen (Belsky, Bakermans-Kranenburg & Van Ijzendoorn, 2007); „psychobiologische Reaktivität" (Boyce et al., 1995; Gannon, Banks & Shelton, 1989); „biologische Kontextsensibilität" (Boyce & Ellis,

2005). „Sensibilität" bietet anscheinend einen Schirm, unter dem die tiefer liegende angeborene Überlebensstrategie hinter dem Merkmal gut Platz hat, eine Tendenz, die im Immunsystem ebenso wie im Nervensystem zu finden ist, und zwar nicht nur bei Menschen, sondern auch bei über 100 Tierarten (Wolf et al., 2008), von Taufliegen und Fischen bis zu Hunden und Rhesusaffen. Diese Strategie ermöglicht einem, Information gründlich zu verarbeiten, ehe man reagiert.

Wie verhält sich dieses Merkmal zur Psychotherapie?

Obwohl sich Hochsensibilität nur bei 20 Prozent der Bevölkerung findet, haben sie in den meisten Praxen wohl eher fast 50 Prozent der Patienten. Sie zeigt sich hauptsächlich bei Menschen mit einer schwierigen Kindheit, die sie anfälliger für Depression, Angst und Schüchternheit macht als Nichthochsensible. Diejenigen, deren Kindheit glücklich verlief, weisen diese Probleme allerdings nicht häufiger auf als nichthochsensible Menschen (Aron, Aron & Davies, 2005; Liss, Timmel, Baxley & Killingsworth, 2005). Es gibt sogar zahlreiche Belege dafür, dass hochsensible Kinder mehr als andere von einer glücklichen Kindheit profitieren (eine Übersicht über die wachsende Literatur zu diesem Thema findet sich bei Belsky et al., 2009 und Boyce & Ellis, 2005). Das ist einer von zahlreichen Gründen dafür, dieses Merkmal nicht als Störung anzusehen.

Ein ebenso wichtiger Grund für den Wunsch so vieler Hochsensibler nach einer Therapie ist, dass sie selbst glauben, sie hätten vielleicht eine Störung, auch wenn sie gar keine haben. Sie sind eine wenig verstandene Minderheit und verstehen sich nicht einmal selbst, deshalb suchen sie uns mit der Frage auf, warum sie anscheinend so anders sind.

Außerdem kommen sie mit größerer Wahrscheinlichkeit in Therapie und möchten auch mehr Sitzungen haben als andere Patienten, weil sie für psychologische Zusammenhänge offener sind und sich mehr dafür interessieren, weil sie Symptome und ihre Langzeitfolgen stärker wahrnehmen und ihren anfänglichen Widerstand leichter erkennen und überwinden können. Sie benötigen häufig auch mehr Sitzungen, weil es mehr Zeit erfordert, ein Vertrauensverhältnis zu ihnen aufzubauen, und weil sie neben der Bearbeitung des Problems, das sie in die Therapie führt (Präsentierproblem), ihr Wesensmerkmal verstehen und damit umgehen lernen müssen. Sie haben auch mehr Gewinn, wenn sie ihre Therapieerfahrung längere Zeit verarbeiten können, und wahrscheinlich mehr Freude daran. Da sie mehr und eine längere Behandlung benötigen, werden sie zu einem bestimmten Zeitpunkt insgesamt einen höheren Prozentsatz einer breiten Patientenpopulation ausmachen.

Da so viele hochsensible Patienten aus den unterschiedlichsten Gründen Therapeuten aufsuchen, ist es sehr wichtig, Hochsensibilität von den vielen Störungen unterscheiden zu können, mit denen man sie verwechseln kann. Gleichzeitig gilt es zu bedenken, dass Hochsensibilität häufig zusammen mit psychischen Störungen und anderen Problemen auftritt, daher muss man wissen, in welcher Weise sich das Erscheinungsbild dieser Probleme bei hochsensiblen Patienten verändert und wie das Verständnis für ihre Sensibilität die Arbeit mit ihnen verbessern kann. Das Ziel dieses Buches ist, diese Fragen zu klären, und außerdem Wege vorzuschlagen, wie man den Bedürfnissen dieser Patienten gerecht werden kann.

Welchen Gewinn bringt mir dieses Buch?

Zunächst werden Sie eine kurze, aber gründliche Einführung in die Hochsensibilität erhalten. Obwohl dieses Buch als solide wissenschaftliche und professionelle Abhandlung gedacht ist, habe ich an den Anfang und ans Ende eines jeden Kapitels eine Zusammenfassung gestellt und nach jedem Abschnitt ein Fazit gezogen, damit Sie es auch zeitsparend lesen können. Außerdem finden Sie darin durchgängig Fallbeispiele und Dialogausschnitte. Das erste Kapitel gibt Ihnen ein Gefühl für die wichtigsten Merkmale der Hochsensibilität und verweist auf die wissenschaftliche Forschung, die dahinter steht (eine umfassendere Darstellung der Forschung enthält Anhang C), und das zweite Kapitel hilft Ihnen bei der zentralen Aufgabe, zu erkennen, ob jemand, der zur Therapie zu Ihnen kommt, hochsensibel ist. Kapitel drei, vier und fünf zeigen Wege auf, diesen Patienten bei den typischsten Problemen zu helfen und Ihre gemeinsame Arbeit für sie passend zu gestalten, sodass Sie ein möglichst gutes Ergebnis erzielen. Kapitel sechs, sieben und acht befassen sich vorrangig mit Beziehungen und Arbeit. Schwerpunkt des letzten Kapitels ist, Ihnen zu helfen, Sensibilität inmitten eines breiten Spektrums anderer Persönlichkeitsvarianten und auch Varianten bei den Hochsensiblen selbst zu identifizieren.

Allgemeiner gesagt, werden Sie durch dieses Buch die Fähigkeit erlangen, die Lebensqualität aller hochsensiblen Patienten in Ihrer Praxis in Gegenwart und Zukunft erheblich zu verbessern. Sie werden ihnen genaue Informationen über ihre Sensibilität geben, sie bestätigen und dadurch ihr Selbstwertgefühl dauerhaft steigern können. Zudem werden Sie ihnen helfen, ihr angeborenes Temperament von dem zu trennen, was sonst noch für sie von Bedeutung ist. Die Patienten werden von Ihnen lernen, welche Vorzüge dieses Wesensmerkmal hat und wie sie mit dem umgehen können, was ihnen Nachteile einbringen könnte. Bei vielen wird Ihr Verständnis für dieses zentrale Wesensmerkmal, das von anderen Therapeuten so oft übersehen und missverstanden wird, die Grundlage ihres Vertrauens in Sie sein und auch die Basis des Erfolgs bei Ihren übrigen Behandlungszielen.

Den befriedigendsten Gewinn ziehen Sie aber vielleicht daraus, dass Sie viele dieser Patienten mehr als andere von Ihren therapeutischen Bemühungen profitieren sehen. Wie ich bereits gesagt habe, gibt es eine wachsende Forschungsliteratur, die zeigt, dass sensible Kinder eine „biologische Kontextsensibilität" (Boyce et al., 1995) besitzen, die ihnen ermöglicht, mehr als andere Kinder die Vorteile einer anregenden und förderlichen Umgebung zu nutzen. Zwar reagieren Kinder mit einer erhöhten Sensibilität für psychosoziale Prozesse empfindlich auf eine negative Umgebung, aber „vielleicht sind sie dafür auch empfänglicher für soziale Signale, die Ermutigung und Akzeptanz ausdrücken" (S. 420). Sehr wahrscheinlich könnte eine ausgezeichnete Psychotherapie die gleichen differenziell positiven Wirkungen für sensible Erwachsene haben und ihnen helfen, ihre Verletzlichkeit in eine Empfänglichkeit für all das Gute in ihrer Umgebung zu verwandeln.

Ist diese „Hypersensibilität" nicht doch eine Beeinträchtigung?

Diese Frage wird natürlich noch immer gestellt, weil die erwähnte Literatur über die Normalität und die Vorzüge dieser Eigenschaft noch nicht sehr bekannt ist. Außerdem bekommen Therapeuten keinen repräsentativen Querschnitt aller hochsensiblen Menschen zu Gesicht, weil diejenigen, die in einer günstigen Umgebung aufgewachsen sind, sich oft gut anpassen, sich in den Alltag einfügen und unauffällig die Situationen für sich auswählen, in denen sie die besten Leistungen erbringen, während sie die anderen Situationen meiden. Man nimmt sie kaum als besonders sensibel wahr, selbst wenn man sie gut kennt. Das sind nicht diejenigen, an die man bei Hochsensibilität typischerweise denkt.

Andererseits geraten aufgrund ihrer größeren Verletzlichkeit mehr hochsensible Menschen in seelische Nöte als andere, und dann fallen sie auf. Leiden und Sensibilität gehören in unserem Kopf zusammen. Selbst wenn es nicht um Patienten geht, bemerken wir hohe Sensibilität oft nur dann, wenn jemand „viel zu schnell" verletzt reagiert oder sich schon von „ein bisschen Lärm" sehr gestört fühlt. Da sensible Menschen eine Minderheit bilden, sind sie auch nicht normal in dem Sinne, dass sie so sind wie die meisten anderen Leute (und die meisten Therapeuten). Die Hochsensiblen sind wirklich anders. Auf der HSP-Skala gibt es Leute, die jede Frage mit einem Ja beantworten, und solche, die alle mit einem Nein beantworten. Das ist eine beträchtliche Bandbreite im Verhalten, aber dennoch alles normal.

Weitere Verwirrung entsteht daraus, dass sehr ausgeprägte Hochsensibilität einigen Krankheiten ähneln kann. So haben Hochsensible beispielsweise stärkere emotionale Reaktionen, die man mit Zyklothymie verwechseln könnte – und bei manchen sensiblen Menschen geht es auch so weit. Ihr Wunsch, erst innezuhalten und zu überlegen, ehe sie sich auf neue Situationen einlassen, kann nach Schüchternheit aussehen und auch dazu werden. Ihre Vorliebe dafür, nach einem Fehlschlag erst einmal ihre kognitiven Koordinaten zu überprüfen, statt sofort wieder loszulegen (Patterson & Newman, 1993), kann man mit Zwanghaftigkeit verwechseln, und ihr Wunsch, alle Konsequenzen eines Vorgehens zu bedenken, kann nach chronischer Angst aussehen – und manche hochsensiblen Personen entwickeln diese Störung auch.

Vor allem aber kann die potenzielle Überstimulation, die zu diesem Merkmal gehört, zu einer Übererregung in genau den Situationen führen, die für alle die wichtigsten sind, und Übererregung (oder Untererregung) führt bei jedem kurzfristig zu Unbehagen und einer eingeschränkten Leistung und langfristig zu geschwächtem Selbstwertgefühl und geringerer Risikobereitschaft. Wenn man also einige natürliche Folgen dieses Merkmals mit dem Merkmal selbst verwechselt, mag es so aussehen, als sei es nichts weiter als eine Störung oder ein Syndrom. Aber dieser Wesenszug an sich ist keine Beeinträchtigung. Er kann sogar große Vorzüge bieten.

Heißt das, man wird schon schüchtern geboren?

„Hochsensibilität" beschreibt zutreffender, was einem Verhalten zugrunde liegt, das wir sonst als schüchtern, ängstlich, gehemmt, reaktiv, neurotisch oder Rückzugsverhalten bezeichnen. Diese Begriffe verwendet man nach längerer Beobachtung von Individuen, vor allem Kindern und Tieren, die nichts sichtbar Ungewöhnliches tun, also versucht man, eine Hypothese für den Grund ihres Nichttuns zu bilden. Aber Wörter wie „schüchtern" decken nicht alle Möglichkeiten ab. Genau genommen bedeutet „schüchtern", dass man soziale Verurteilung fürchtet. Wie können wir sicher sein, dass ein Kind, das zögert, ehe es ein Klassenzimmer betritt, Angst hat? Der Begriff „Hochsensibilität" ist besser geeignet, um eine Lernstrategie zu erklären, bei der man seine Umgebung eher durch Beobachtung als durch Erforschung erkundet. Gleichzeitig lässt er Raum für die Tatsache, dass ein sensibles Kind, das gelernt hat, beim Betreten eines Klassenzimmers Ablehnung zu erwarten, mit höherer Wahrscheinlichkeit schüchtern wird.

Der Begriff „sensibel" ist hoffentlich auch weniger negativ besetzt oder hat zumindest ebenso viele positive wie negative Implikationen. Der Begriff für ein Wesensmerkmal entscheidet ja durchaus darüber, wie wir es einschätzen, und wirklich neutrale Begriffe gibt es nicht. So wird etwa Spontaneität als Eigenschaft positiv betrachtet, unkontrollierte Impulsivität eher negativ, ebenso ist es bei Durchhaltevermögen im Gegensatz zu Starrsinn oder Extraversion versus Grenzüberschreitung. Im Falle der Sensibilität heben die meisten Ausdrücke das hervor, wozu sie manchmal, aber nicht immer führt, nämlich sozialen Rückzug, Angst, Grübelei, niedriges Selbstwertgefühl, Schüchternheit und Pessimismus. Tatsächlich ist nichts davon die zwangsläufige Folge von Sensibilität, kann aber durch das Zusammenwirken dieses angeborenen Merkmals mit verschiedenen Lebenserfahrungen und Schwierigkeiten entstehen. Da es viele sensible Menschen ohne diese negativen Eigenschaften gibt, wird ihnen der Gebrauch der negativ gefärbten Bezeichnungen nicht gerecht und schadet ihnen, führt Forscher in die Irre und verwirrt Kliniker.

Ist das nicht eigentlich Introversion?

Sensibilität und Introversion sind in dem Sinne dasselbe, in dem C. G. Jung diese Begriffe ursprünglich verstand (1921 / 1961): als Vorliebe dafür, eine Erfahrung subjektiv durch den Vergleich mit anderen Erfahrungen zu verstehen, statt ihre objektiven Qualitäten zu erforschen. In Forschungsarbeiten über Introversion (Koelega, 1992) wird zudem immer wieder festgestellt, dass Introvertierte in vielerlei Hinsicht sensibler sind als Extravertierte. Aber dann reden alle, einschließlich Jung, so weiter, als wäre jede Introversion soziale Introversion. Zwar sind etwa 70 Prozent der Hochsensiblen sozial introvertiert, aber 30 Prozent sind sozial extravertiert, denken aber viel über ihre Erfahrungen nach und brauchen dafür mehr Erholungsphasen als andere Extravertierte. Sie blieben außen vor, würde man Sensibilität mit sozialer Introversion gleichsetzen, und gerade für diese Gruppe ist es besonders nötig, verstanden zu werden.

Sensibilität scheint fundamentaler und angeboren zu sein, während Introversion das Ergebnis mehrerer Ursachen ist, von denen Sensibilität nur eine ist. Introversion und Extraversion sind dennoch hilfreiche Begriffe, aber wenn man sehr sensible Patienten als hochsensibel bezeichnet, erfassen ihre Therapeuten ihr grundlegendes Naturell besser. Nicht minder wichtig ist, dass Patienten sich dann eher verstanden und gestärkt fühlen, weil sie in diesem Begriff mehr ihnen geläufige Erfahrungen wiedererkennen, auch jenseits ihres Sozialverhaltens.

Warum sollte Therapie für hochsensible Menschen anders aussehen als für andere?

Weil die Unterschiede bereits im Wartezimmer und im Behandlungsraum des Therapeuten beginnen: Sensible Menschen reagieren stark auf ihre Umgebung, und wenn Sie das wissen, können Sie einen Raum leicht so gestalten, dass sie sich darin wohlfühlen. Auch ihre erste Sitzung sieht anders aus – sie werden aufgeregter sein als andere, was leicht falsch interpretiert oder durch Verhaltensweisen verstärkt werden kann, die ihnen eine unnötig leidvolle Erfahrung bescheren.

Im weiteren Verlauf der Therapie werden diese Patienten am meisten profitieren, wenn Sie sie behutsam behandeln und keinen übermäßigen Reizen aussetzen. Niemand lernt gut, wenn er übererregt ist. Und das geschieht bei diesen Patienten viel leichter, deshalb müssen Sie Ihren Stil auf sie einstellen. Sie sind auch empfindlicher gegen Kritik und fühlen sich schnell beschämt. Diese Reaktionen können Sie vermeiden, wenn Sie alles, was Sie vorzubringen haben, behutsamer ausdrücken, als Sie es vielleicht bei anderen täten. Das sind nur einige Beispiele.

Ist das nicht eher eine populäre Idee zur Selbsthilfe?

Das Thema wurde erstmals in meinem für Laien geschriebenen Buch *The Highly Sensitive Person* angesprochen, das 1996 veröffentlicht wurde (dt. *Sind Sie hochsensibel?*, 2005), ehe 1997 die ersten empirischen Forschungsarbeiten erschienen. Das Buch stieß auf breites öffentliches Interesse, doch für mich war Hochsensibilität in erster Linie ein Forschungsthema. Ich hatte nie die Absicht gehabt, ein populärwissenschaftliches Buch über Sensibilität oder was auch immer zu schreiben. Aber als ich mit der Forschung begann, arbeitete ich im Rahmen der *University of California* in Santa Cruz, und es wurde eine Pressemitteilung darüber veröffentlicht, die in der Sonntagsausgabe einer Lokalzeitung erschien. Obwohl dort nur mein Name angegeben war, hatten mich innerhalb der folgenden beiden Wochen Hunderte von Menschen ausfindig gemacht, riefen mich an oder schrieben mir und wollten Näheres wissen. Ich erklärte mich zu einem Vortrag in der Stadtbücherei bereit, und es kamen so viele, dass sie nur stehend Platz fanden. Anschließend wurde ich vielfach um irgendeine Art von Kurs über das Thema gebeten. Ich hatte keine Ahnung, was ich über das hinaus, was ich bereits in der Bibliothek gesagt hatte, noch lehren sollte. Aber ich sagte zu, dass ich einen kleinen Kurs anbieten würde, und stellte bald fest, dass ich mehr zuhörte als unterrichtete, während einige Dutzend hochsensible Personen sich darüber austauschten, wie sie ihr Leben bewältigten.

Bald hatte ich viele Seiten von Bewältigungsstrategien festgehalten, die ich in drei Folgekursen weitergab. Ich war aber ganz entschieden nicht daran interessiert, fortan beruflich Selbsthilfeseminare abzuhalten, deshalb schien es mir das Beste, das offenkundige Bedürfnis nach einschlägigen Informationen in Form eines Buches zu erfüllen. Das erschien mir fast wie eine ethische Verpflichtung, weil das Interesse so groß und die Forschung dazu noch nicht veröffentlicht war. Als das Buch ein Bestseller wurde, gab es noch viel mehr Möglichkeiten, hochsensible Menschen zu erreichen und ihnen mit *The Highly Sensitive Person's Workbook* (1999) und *The Highly Sensitive Person in Love* (2001; dt. *Hochsensibilität in der Liebe*, 2006) zu helfen. Dieses Thema ergab sich ganz natürlich daraus, dass mein Mann und ich jahrelang gemeinsam über Anziehungskraft und Nähe geforscht haben. Zuletzt erschien *The*

Highly Sensitive Child (2002, dt. *Das hochsensible Kind,* 2008). Dieses Buch erschien mir nötig, als ich erkundete, wie eine ungünstige häusliche Umgebung und hohe Sensibilität korrelieren und wie daraus bei Erwachsenen Angst, Depression und Schüchternheit entstehen.

Dass ich der breiten Öffentlichkeit die Informationen zugänglich machte, die sie brauchte, ließ mir wenig Zeit, meine Forschung voranzutreiben oder an Konferenzen teilzunehmen, auf der ich sie hätte diskutieren können. Das wiederum hätte zu weiteren Studien anderer Wissenschaftler geführt, die dann irgendwann die erforderliche kritische Anzahl erreicht hätten, die eine Idee in akademischen Kreisen bekannt macht. So kommt es, dass manche Fachleute Hochsensibilität vielleicht noch immer nicht als ernsthaftes Thema innerhalb der wissenschaftlichen Psychologie ansehen.

Und was gilt für die Autorin?

Ich bin selbst hochsensibel, und obwohl man meinen könnte, dass das meine Objektivität gefährdet, bedeutet es vielmehr, dass ich diesen Wesenszug von innen her kenne, was mir sehr geholfen hat, weil zur Sensibilität so viel nicht beobachtbares Verhalten gehört. Außerdem habe ich als Psychotherapeutin, die sich nach und nach zur Spezialistin für die Behandlung sensibler Patienten entwickelt hat, viele Tausend Stunden klinische Erfahrung in der Arbeit mit dieser Gruppe erworben. Ebenso viele Stunden habe ich mit Unterricht, Interviews und Beratung für die viel zahlreicheren nicht klinischen hochsensiblen Menschen zugebracht, sodass ich die beiden Gruppen gut vergleichen kann. Ich habe mich bemüht, all dieses Material so objektiv wie möglich auszuwerten, und da ich vom Typ her skeptisch bin, ist es ebenso gut möglich, dass ich dabei übermäßig vorsichtig war.

Wie Sie dieses Buch nutzen können

Die in diesem Buch vorgestellten Ideen sollten für alle gleichermaßen hilfreich sein, ungeachtet ihrer theoretischen Ausrichtung. Ich habe vermieden, generell einen bestimmten Ansatz zu empfehlen, auch wenn mein eigener Ansatz gelegentlich durchschimmern mag. Die Vorschläge, die ich mache, lassen sich als Hausaufgaben in einer kurzen kognitiven Verhaltenstherapie nutzen oder können zu allmählich gewonnenen Einsichten in einer langfristigen psychodynamischen Therapiearbeit führen. Die Beispiele stammen vor allem von komplizierten Langzeitpatienten, weil ich annehme, dass Sie nicht so viel Anschauungsmaterial für die Arbeit mit Menschen brauchen, die nur eine Beratung wegen ihrer Hochsensibilität benötigen.

Die Fallbeispiele setzen sich jeweils aus mehreren Quellen zusammen (und die Namen sind folglich Pseudonyme). Ich habe mich gefragt, ob diese Lösung wirklich stimmig ist, da bei einer Mischung eine Person herauskommen kann, die es so vielleicht niemals gibt. Aber dieses Problem dürfte sich bei allen klinischen Schilderungen ergeben.

Bitte beachten Sie auch die Anhänge. Zuerst erschien es mir vernünftig, mit der Forschung zu beginnen, aber zugleich fühlte es sich verkehrt an, die Leser zu zwingen, zunächst einmal mehrere Kapitel mit komplexem Stoff zu verdauen, der sie vielleicht gar nicht interessiert. Daher präsentiere ich die Details der Forschung in Anhang C.

Kapitel 2 schien mir nach sorgfältiger Überlegung die Erwähnung der Kategorien im *Diagnostic and Statistical Manual of Mental Disorders (DSM; Diagnostisches und Statistisches Handbuch Psychischer Störungen)* der *American Psychiatric Association* zu erfordern sowie den Hinweis, dass Sensibilität leicht mit verschiedenen Störungen zu verwechseln ist und dass die Sensibilität eines Patienten das Erscheinungsbild mancher Störungen verändern kann. Aber auch dieser Einstieg kam mir recht beschwerlich vor, sodass das entsprechende Material in den Anhang B wanderte.

Terminologie

Die Begriffe „Hochsensibilität", „Sensibilität" und „Sensory Processing Sensitivity" (Hochsensibilität in der Sinnesverarbeitung) werden im folgenden Text ohne Bedeutungsunterschied verwendet. „Sensibler Mensch" oder „sensible Person" bezieht sich auf jemanden, der Teil der Gruppe aller hochsensiblen Personen in der Gesamtbevölkerung ist, und „sensibler Patient" bezieht sich auf jemanden, der zur Untergruppe derjenigen gehört, die Psychotherapie in Anspruch nehmen. Diese Unterscheidung ist wichtig.

Dass ich mich dafür entschieden habe, öfter „Patient" als „Klient" zu schreiben, erklärt sich am besten aus den Überlegungen, die Patt Denning im Vorwort zu ihrem Buch *Practicing Harm Reduction Psychotherapy* (2000 / 2004) angestellt hat:

> Wenn ich jemanden als meinen Patienten / meine Patientin bezeichne, dann spüre ich eine andere, weiter reichende Verantwortung in meiner Rolle als Therapeutin. Wenn ich mir bewusst bin, dass dieser Mensch mit Schmerzen und oft mit erheblicher Angst zu mir gekommen ist ... gelobe ich mir, mich als Anker und aktive Helferin anzubieten, denn ich erkenne seine Verletzlichkeit und achte sorgfältig darauf, sie nicht zu nutzen, um ihn zu erniedrigen oder Kontrolle über sein Leben zu erlangen. Aus irgendeinem Grund löst das Wort „Klient" in mir nicht dieses Empfinden von ehrfürchtiger Verantwortung, Respekt und Nähe aus (S. xx-xxi).

Danksagung

Ich möchte meinen Patienten und Patientinnen und den vielen anderen sensiblen Menschen danken, die ich kennengelernt habe. Sie haben mich vieles von dem gelehrt, was Sie in diesem Buch finden. Das ganze Konzept hätte niemals so viele Menschen mit solcher Klarheit und empirischer Validität erreicht, hätte mir nicht mein Mann, Art Aron, mit seiner Hilfe zur Seite gestanden. Mein früherer Lektor Jim Nageotte war ebenfalls sehr hilfreich. Aber der ausschlaggebende Grund dafür, dass Sie dieses Buch lesen, ist George Zimmer bei Routledge. Er war von Anfang an von diesem Projekt begeistert.

Auch andere haben bei der Forschung mit uns zusammengearbeitet, allen voran Kristen Davies, Hal Ersner-Hershfield und Jadzia Jagiellowicz. Wertvolle klinische Vorschläge machten mir Chauncy Irvine, Carole Kennedy, Gary Linker, Ellen Nakhnikian, Ellen Siegelmann und viele andere.

Sehr viel verdanke ich meiner lieben Freundin und Kollegin Jan Kristal, die zu früh starb, um alles weiterzugeben, was sie über Temperamente wusste. Ihr widme ich dieses Buch.

1. Hochsensible Patienten: Wer sie sind, wer sie nicht sind und warum das wichtig ist

Ich glaube jedoch an die Aristokratie – wenn das das rechte Wort ist und wenn ein Demokrat es benutzen darf. Nicht an eine Aristokratie der Macht ... sondern ... eine der Sensiblen, der Rücksichtsvollen ... Ihre Mitglieder sind in allen Nationen und Gesellschaftsschichten zu finden und auch durch alle Zeitalter hindurch ... Wenn sie einander begegnen, herrscht zwischen ihnen ein geheimes Einvernehmen. Sie repräsentieren die wahre menschliche Tradition, den einzigen dauerhaften Sieg unserer sonderbaren Rasse über Grausamkeit und Chaos. Tausende von ihnen gehen unbeachtet dahin, ein paar haben große Namen. Sie sind sich selbst ebenso wie anderen gegenüber sensibel ... rücksichtsvoll, aber nicht übertrieben besorgt, ihr Mut zeigt sich nicht in Angeberei, sondern in der Kraft, etwas zu ertragen.

(E. M. Forster, „What I Believe in", in: *Two Cheers for Democracy*)

Dieses Kapitel vermittelt Ihnen ein Verständnis für hochsensible Menschen, die nicht unbedingt Patienten sein müssen, ehe es sich denjenigen zuwendet, die Patienten sind. Es bietet Ihnen eine Definition der Hochsensibilität, grenzt sie von Störungen ab, die eine Behandlung erfordern, und vergleicht sie mit anderen gut bekannten Persönlichkeitsmerkmalen. Es enthält eine Liste von Eigenschaften sensibler Menschen und schließlich eine Diskussion der Forschungsarbeiten, die darauf hinweisen, dass sensible Menschen mit einer schwierigen Kindheit tatsächlich anfälliger für Depression, Angst und Schüchternheit sind als andere.

„Ich war schon immer schüchtern." „Alle sagen, ich sei viel zu sensibel." „Ich verstehe das nicht. Es gibt Leute mit einer viel schlimmeren Kindheit, als ich sie hatte, die trotzdem keine Therapie brauchen." Diese Art von Äußerungen hören Therapeuten und Therapeutinnen häufig in der ersten Sitzung mit neuen Patienten und lassen sich dann mehrere Hypothesen für die Gründe dafür durch den Kopf gehen. Ist die Schüchternheit so groß, dass sie als Sozialphobie gelten muss? Ist „zu sensibel" ein Zeichen für eine Persönlichkeitsstörung? Warum leidet dieser Mensch bei einer solchen Lebensgeschichte so sehr?

Viele Kliniker haben schon das Wort „sensibel" auf einen Patienten angewandt oder das Wort beiläufig in der Literatur erwähnt gesehen. Zum Beispiel: „Individuen, die durch elterliche Bedürfnisse überstimuliert werden oder die von Haus aus besonders sensibel sind, können sowohl Schmerz als auch Freude intensiv erleben." (Perera, 1986, S. 34) Und auf der ersten Seite des ersten Kapitels seines Buches *The*

Inner World of Trauma schrieb Donald Kalsched: „In den meisten Fällen waren diese Patienten außerordentlich intelligente, sensible Personen, die aufgrund eben dieser Sensibilität in der frühen Kindheit ein akutes oder kumulatives emotionales Trauma erlebt hatten." (1996, S. 11 f.) Aber diese Autoren lassen sich, wie die meisten Kliniker, nicht darauf ein, den Begriff zu definieren.

Definition und Häufigkeit

Die Begriffe „Hochsensibilität", „Sensibilität" und „Sensory Processing Sensitivity" (Hochsensibilität in der Sinnesverarbeitung) sind Begriffe, mit denen in diesem Buch ein einzelner, angeborener Wesenszug benannt wird, der sich einerseits als Wahrnehmung von Feinheiten bei Reizen ausdrückt und andererseits als Potenzial, von zu starken Reizen überwältigt zu werden (Aron & Aron, 1997; eine umfassende Diskussion dieses Wesenszuges enthält Anhang C). Diese erhöhte Wahrnehmungsfähigkeit ist keine Eigenschaft der Sinnesorgane, sondern vielmehr des Gehirns, das als Strategie die Eigenheit an den Tag legt, Information besonders gründlich zu verarbeiten. Daher sind die beobachtbaren Verhaltensweisen, die aus dieser Strategie resultieren, sehr vielfältig, wie man am breiten Spektrum der Fragen in der HSP-Skala sehen kann, die in Anhang A abgedruckt ist.

Hochsensibilität findet sich bei etwa 15 bis 20 Prozent der Bevölkerung (Kagan, 1994; Kristal, 2005). Interessanterweise hat man sie in ungefähr gleichen Prozentsätzen auch bei den meisten Tieren festgestellt, von Taufliegen (Renger, Yao, Sokolowski & Wu, 1999) bis zu Primaten (Suomi, 1987, 1991), obwohl natürlich ihre genetische Form und ihr Ausdruck bei den verschiedenen Arten variieren. Ihre Verteilung ist eher bimodal als normal (Kagan, 1994; Korte, Kohlhaas, Wingfield & McEwen, 2005); d. h., Individuen tendieren dazu, dieses Merkmal aufzuweisen oder eben nicht. Es gibt nicht viele in der Mitte.

Biologen sprechen heute von zwei generellen Strategien bei Tieren, aus denen zwei angeborene Persönlichkeitstypen hervorgehen, für die unterschiedliche Benennungen verwendet werden, wie etwa mutig versus schüchtern (Wilson et al., 1993), Falke versus Taube (Korte et al., 2005) oder reaktionsbereit *(responsive)* versus nicht reaktionsbereit *(unresponsive)* (Wolf et al., 2008). Die jeweils Erstgenannten stellen im Allgemeinen die Mehrheit. Ihre Strategie besteht darin, sich bei Bedarf schnell und kraftvoll auf mögliche Nahrungsquellen und Partner zuzubewegen, ohne die Situation vorher lange zu beobachten. Im Vergleich zu den impulsiveren oder kühneren 80 Prozent hat die sensible Minderheit eine Überlebensstrategie entwickelt, bei der sie Risiken vermeidet, indem sie aufmerksam die Feinheiten einer Situation beobachtet, ehe sie handelt. Beide Strategien – „erst denken" und „sofort handeln" – können erfolgreich sein, je nach den Bedingungen der Umgebung.

Beim Menschen wurde die sensiblere Strategie, erst die Umgebung zu sondieren und sich um die Details von Stimuli zu kümmern, mithilfe der funktionellen Magnetresonanztomografie beobachtet (fMRT, Jagiellowicz, Xu et al., 2011) und allgemeiner beim Denken und Fühlen vor und während eines Verhaltens. Diese Strategie ermöglicht eine stärkere Wahrnehmung von Feinheiten und Konsequenzen. Das wiederum führt beispielsweise zu einem hohen Maß an Kreativität und Gewissenhaftigkeit. Auf der negativen Seite erzeugt diese umfangreiche Verarbeitung ein größeres Potenzial für Überstimulation und Belastung durch Lebensereignisse, die Stress mit sich bringen.

Was das Geschlecht angeht, so werden ebenso viele Männer wie Frauen hochsensibel geboren (Buss, 1989; Rothbart, 1989), und obwohl bei Männern vielleicht später das Testosteron eine gewisse Rolle spielt, erleben sie Sensibilität weitgehend unterschiedlich, je nach der Kultur, in der sie leben. Missbilligt die Kultur Sensibilität bei Männern, lernen sie im Allgemeinen, ihre Sensibilität zu verstecken, um mehr wie ein typischer Mann zu wirken. Auf der HSP-Skala (Anhang A) erreichen sie oft etwas niedrigere Werte, obwohl geschlechtsspezifische Punkte aus der Skala entfernt wurden. So enthielt die Skala z. B. ursprünglich die Frage, ob man leicht weine, die viele Befragte bejahten, Männer jedoch wesentlich seltener. Sensible Männer sagten sogar mit etwas geringerer Wahrscheinlichkeit als andere, dass sie leicht weinen. Aber die Eliminierung solcher Punkte hat das Gesamtbild für die Geschlechter auf der Skala nicht verändert, nämlich dass die Männer niedrigere Werte erreichten, vermutlich aufgrund ihres Gesamteindrucks von der Skala. Bei sensiblen Männern geht es definitiv um andere Dinge als bei sensiblen Frauen, und insgesamt haben sie wahrscheinlich größere Probleme. Die für beide Geschlechter jeweils relevanten Themen werden ausführlicher in Kapitel 5 behandelt.

Fazit: Hochsensibilität ist ein angeborenes Wesensmerkmal, das sich bei 20 Prozent aller Menschen und auch der meisten Tiere findet. Sie scheint das Ergebnis einer Strategie zu sein, Information sorgfältig auszuwerten, ehe man handelt, und führt zur Wahrnehmung von Feinheiten, aber auch leicht zur Überreizung. Es gibt ebenso viele sensible Männer wie Frauen, aber die Männer verbergen dieses Merkmal eher und haben normalerweise auch mehr Schwierigkeiten damit.

Hochsensibilität in der klinischen Praxis

Hochsensibilität ist eine normale Variante von angeborenem Temperament. Sie kommt häufig vor und bringt viele Vorzüge mit sich. Sie ist keine diagnostische Kategorie. Vielmehr verhält sie sich orthogonal zu psychischen Störungen. Manche sensible Menschen haben diagnostizierbare Störungen, ebenso wie manche nichtsensible Menschen, die meisten jedoch nicht, ebenso wie die meisten nichtsensiblen Menschen.

Man hat jedoch festgestellt, dass Hochsensible anfälliger für Depression, Angst und Schüchternheit sind, wenn sie eine schwierige Kindheit hatten. Bei einer ausreichend guten Kindheit gibt es jedoch nicht mehr Hinweise auf eine solche Anfälligkeit als bei nichtsensiblen Menschen (Aron et al., 2005; Liss et al., 2005). Wie bereits im Vorwort erwähnt, profitieren sensible Kinder anscheinend sogar mehr als andere von einer guten Kindheit (Besprechungen der wachsenden Literatur darüber finden sich in Belsky et al., 2009; Boyce & Ellis, 2005). Dennoch haben viele in unterschiedlichem Maße Beeinträchtigungen, besonders Stimmungsschwankungen und Angststörungen.

Andererseits gibt es auch hochsensible Menschen, die keine Störung aufweisen, bei denen man jedoch eine diagnostiziert hat; andere haben eine Störung, jedoch wurde die falsche Diagnose gestellt. (Es werden auch einige wenige Patienten zu Ihnen kommen, die glauben, sie seien hochsensibel, weil sie davon gelesen haben, es aber wahrscheinlich nicht sind, sondern eine Störung haben.) Spezifische DSM-Diagnosen, die man mit Sensibilität verwechseln kann, werden in Anhang B besprochen. Ein Beispiel sind Störungsbilder des autistischen Spektrums. Manchmal wird behauptet, das hier diskutierte Merkmal trete in diesem Spektrum häufig auf. Die Kriterien für eine autistische Störung wie das Asperger-Syndrom überschneiden sich jedoch nicht mit der Hochsensibilität, wie sie hier definiert wird und die bei 20 Prozent der Bevölkerung zu finden ist. Viele autistische Menschen leiden unter allzu starker Stimulation durch spezifische Reize, können jedoch von anderen Reizquellen unbeeindruckt bleiben, besonders von sozialen Stimuli. Im Gegensatz dazu können sensible Menschen ein hohes Maß an Stimulation tolerieren, ohne völlig verwirrt oder gewalttätig zu werden, und sie nutzen bei zunehmender Reife immer wirksamere Methoden, um die Stimulation zu dämpfen. Außerdem ist die Sensibilität bei Autismus auf eine gestörte Umsetzung von Sinneswahrnehmungen zurückzuführen, nicht auf eine Verarbeitung bis in tiefere Schichten. Sensible Menschen beharren nicht in derselben Weise auf etwas wie Autisten, und sie legen ein hohes Maß an Empathie sowie angemessene bis ausgezeichnete soziale Fähigkeiten an den Tag, besonders in einem vertrauten Umfeld.

Probleme bei der Integration von Sinneswahrnehmungen werden ebenfalls mit Hochsensibilität verwechselt. Aber von einer Sinneswahrnehmungsstörung spricht man bei spezifischen leichten neurologischen Problemen, die normalerweise gut auf Behandlung ansprechen. Manche sensible Menschen (und auch die meisten Leute mit einer sitzenden Lebensweise, ganz gleich, welches Temperament sie haben) können von solchen Behandlungen profitieren. Diese werden jedoch nicht die weiter unten aufgeführten Merkmale beseitigen.

Eine Krankheit ist etwas, das man gerne loswerden oder auskurieren möchte. Zwar kann sich das Leben von sensiblen Menschen bessern, wenn sie um ihr Wesensmerkmal wissen, und sie können lernen, sich entsprechend zu verhalten, aber keine Behandlung wird eine angeborene Hochsensibilität beseitigen, und es gibt auch keinen Grund dafür, das überhaupt zu wollen, wenn man ihre Vorzüge in manchen Kontexten bedenkt.

Fazit: Hochsensibilität im hier gemeinten und dargestellten Sinne ist keine Störung.

Ein Unterschied wie Geschlecht und ethnische Zugehörigkeit

Besser kann man sich dieses Merkmal als weitverbreiteten individuellen Unterschied vorstellen, ganz ähnlich wie das Geschlecht, der aber nur bei einer Minderheit zu finden ist, ähnlich wie die Zugehörigkeit zu einer bestimmten Ethnie. Da viele Menschen jede Frage der HSP-Skala mit Ja beantworten (s. Anhang A), viele andere jedoch alle Fragen mit Nein beantworten, kann man durchaus die Meinung vertreten, dieser Unterschied sei in seiner Auswirkung ein mindestens ebenso einflussreicher Faktor wie Geschlecht oder ethnische Zugehörigkeit. Außerdem ist dieser Unterschied weitgehend unsichtbar, und das schafft einzigartige soziale Schwierigkeiten für die davon betroffenen Menschen (Frable, 1993).

Wie auch bei Geschlecht und Ethnie gehen mit hoher Sensibilität spezifische Probleme einher, von denen manche auf diesem Merkmal selbst beruhen, wie die Neigung, schnell übererregt zu reagieren, während andere der Kultur geschuldet sind, in der sie auftritt. So sind beispielsweise in China Grundschulkinder mit diesem Merkmal bei Gleichaltrigen beliebt, in Kanada hingegen nicht (Chen, Rubin & Sun, 1992). So können, abhängig von der Kultur, sensible Menschen ein hohes oder ein niedriges Selbstwertgefühl haben.

Es gibt auch Störungen, die nichts mit Sensibilität selbst zu tun haben, die jedoch durch dieses Merkmal eine eigene Färbung bekommen. Beispielsweise können

Hochsensible, die unter Panikanfällen leiden, relativ leicht eine Besserung erzielen, sobald sie die Rolle der Überstimulation bei ihren Symptomen verstanden haben, während sich Panikattacken bei Nichtsensiblen weniger leicht auf diese Weise lösen lassen.

Fazit: Dieses Merkmal wirkt sich als individueller Unterschied aus, ähnlich wie das Geschlecht oder die ethnische Zugehörigkeit.

Vergleich mit anderen Persönlichkeitsmerkmalen

Die HSP-Skala weist Überschneidungen mit dem Maß an Introversion auf, ist aber nicht mit Introversion identisch (s. Aron & Aron, 1997 und Anhang B), denn rund 30 Prozent der Hochsensiblen sind extravertiert. Diese Zahl hängt davon ab, welche Messung für Introversion angewendet wird (die Korrelationen variieren von .12 bis .52, Aron & Aron, 1997), da diese Messungen untereinander nicht gut korrelieren.

Die Korrelation mit Neurotizismus ist im Allgemeinen höher. Ein Grund dafür ist wiederum, dass sehr sensible Menschen mit einer schwierigen Kindheit leichter depressiv, ängstlich und schüchtern werden – also mehr negative Affekte haben (was die allgemeine Definition von Neurotizismus als Persönlichkeitsmerkmal ist) – verglichen mit nichtsensiblen Menschen mit demselben Ausmaß von Kindheitsproblemen und Traumata. Bei jeder Zufallsstichprobe von Hochsensiblen haben manche eine schwierige Kindheit gehabt und sie heben den Durchschnitt des Neurotizismuswertes für die ganze Untergruppe der Hochsensiblen an, wenn das Kindheitsumfeld nicht statistisch kontrolliert wird.

Für Schüchternheit zeigt sich dasselbe Muster, sie tritt aber nur auf, wenn auch viele negative Affekte vorliegen (Aron et al., 2005). Das heißt, sensible Menschen sind eher schüchtern, wenn sie eine schwierige Kindheit hatten *und* wenn diese zu einem hohen Maß von negativen Affekten geführt hat. Nicht jede schwierige Kindheit führt bei Hochsensiblen zu negativen Affekten. Schüchternheit und negative Affektlage sind das Ergebnis unglücklicher Erfahrungen, nicht des Merkmals selbst.

Fazit: Hochsensibilität ist nicht dasselbe wie Introversion, Neurotizismus oder Schüchternheit.

Eine Liste von Unterscheidungsmerkmalen

Die gründlichere Reizverarbeitung, die alle Hochsensiblen gemeinsam haben, führt zu den unten aufgeführten Eigenschaften. Wo nicht anders angegeben, beruht diese Liste auf Daten, die von mir oder anderen veröffentlicht wurden, und in einigen Fällen auf meiner umfangreichen Erfahrung, die ich in der klinischen Arbeit oder bei Interviews für die Forschung gesammelt habe. Kein sensibler Mensch wird alle diese Eigenschaften besitzen, sollte jedoch viele davon in breiter Streuung aufweisen, statt nur einige wenige davon zu haben (wie eine Vorliebe für die Beobachterposition oder Gewissenhaftigkeit), die auch andere Gründe haben könnten als einen grundlegenden genetischen Unterschied.

- Sie ziehen es vor, sich eine Zeit lang am Rande einer Situation zu halten, ehe sie sich hineinstürzen, und erkunden eine Situation generell eher durch Beobachtung und Reflexion als durch aktive Beteiligung daran. „Manchmal wünsche ich mir, die Leute würden mich in Ruhe in einer Ecke sitzen und zuschauen lassen, ehe ich mitmache." „Ich sehe mir die Dinge lieber erst einmal an – mache mir ein Bild, worauf ich mich einlasse."
- Sie nehmen Feinheiten und kleine Veränderungen wahr. „Bei Ihrer Antwort auf meine Nachricht habe ich gesehen, dass Sie jetzt den Doktor haben – möchten Sie, dass ich Sie auch so anspreche?" „Dieses Bild (dieser Teppich, diese Frisur) ist neu, nicht wahr?"
- Sie möchten jedes Detail und jede mögliche Folge bedenken, ehe sie handeln – „mach es nur einmal und dann richtig" – im Gegensatz zur Tendenz der Mehrheit, sich schneller zu entscheiden. Das führt z. B. dazu, dass sie langsamer zu einer Entscheidung gelangen als Nichtsensible, Risiken und Nutzen schärfer wahrnehmen und als langsam, aber akkurat gelten. „Ich bin schrecklich, wenn es um Entscheidungen geht." (Sie sind auch tatsächlich langsam, aber ihre Entscheidungen sind meist gut.) „Ich bin ein echter Perfektionist."
- Sie nehmen die Gedanken und Gefühle anderer stärker wahr, weil sie mehr Informationen aus nonverbalen Signalen gewinnen und oft richtig raten, weil sie die vermutlichen Auswirkungen einer Situation auf andere intuitiv erfassen. „Manchmal habe ich das Gefühl, ich könnte die Gedanken anderer Menschen lesen." „Die Stimmungen anderer beeinflussen mich ziemlich."
- Sie haben bei einer ungünstigen Umgebung in der Kindheit oder im Erwachsenenalter größeren Schaden erlitten, aber möglicherweise auch mehr als andere von einer ungewöhnlich förderlichen Umgebung profitiert (durch kluge und geschickte Eltern und Lehrer in der Kindheit oder überlegtes Verhalten im Erwachsenenalter).

- Sie handeln gewissenhafter, weil sie intensiv über Ursachen und Wirkungen nachdenken – wie die Dinge so geworden sind, wie sie jetzt sind, und wie sie sich entwickeln werden, je nachdem was getan wird. Sie überlegen häufiger: „Wie wäre es, wenn alle ihren Müll liegen lassen würden?" „Wenn ich nicht rechtzeitig mit meiner Arbeit fertig werde, bin ich eine Bremse für die anderen."
- Sie sind ungewöhnlich besorgt um soziale Gerechtigkeit und die Umwelt und legen ein ungewöhnliches Maß an Mitgefühl an den Tag, sogar schon in der Kindheit. „Ich konnte nicht einfach danebenstehen und zuschauen, wie man ihr das antat." „Ich versuche schon seit Jahren, anderen die Folgen der globalen Erwärmung begreiflich zu machen."
- Sie fühlen sich leicht überstimuliert und daher leicht übererregt. Zwar gilt für jeden: Je mehr Stimulation, desto mehr Erregung, und Übererregung führt bei allen zu einer schwächeren Leistung. Aber Hochsensible sind schon früher und durch geringere Stimulation übererregt und berichten daher über mehr Schwierigkeiten oder Misserfolge in stark stimulierenden Situationen (dazu zählen Wettbewerbe, musikalische Auftritte, öffentliches Reden, das Kennenlernen von Autoritätspersonen, Lernsituationen, Beobachtung durch andere, Tests mit Zeitlimit, volle, laute Orte usw.). „Es ist niederschmetternd – beim Üben bin ich gut, aber im Wettkampf miserabel." „Ich kann einfach keine Prüfungen ablegen."
- Sie sind künstlerisch begabt oder haben eine Leidenschaft für Kunst, Literatur und Musik. „Ich war nach Opern verrückt, seit ich fünf war und zum ersten Mal eine im Radio gehört habe."
- Sie haben ein starkes Interesse an Spiritualität und üben sich häufig in einer spezifischen Praxis. „Gebet ist unverzichtbar für mein Leben." „Ich bin Buddhist/in – ich meditiere jeden Tag."
- Sie berichten von einer stärkeren emotionalen Reaktion auf Ereignisse, die bei anderen ähnliche Gefühle auslösen, aber in geringerem Maße. „Ich weine wegen jeder Kleinigkeit." „Alle waren aufgewühlt, aber ich war am Boden zerstört."
- Sie empfinden ungewöhnlich großen Stress bei Veränderungen. „Ich hatte keine Ahnung, dass mich ein Umzug so aus dem Tritt bringt." „Es fällt mir wirklich schwer, mit dieser scheinbar so kleinen Veränderung in meinem Leben fertig zu werden."
- Sie berichten auf Nachfrage von ungewöhnlich lebhaften Träumen. „Ich träume immer in Farbe." „Meine Träume dauern immer ewig und sind sehr detailreich."
- Sie erinnern sich daran, dass diese Eigenschaften erstmals in der Kindheit aufgetreten sind. „Alle haben gesagt, ich sei so sensibel." „Ich habe mich gerne unter Tischen oder im Gebüsch oder in einer Besenkammer versteckt und einfach zugehört, was geredet wurde."
- Sie beklagen sich über eine überstimulierende oder hässliche Umgebung. „Ich hasse fluoreszierendes Licht." „Ich musste zweimal umziehen, bis ich endlich eine

ruhige Wohnung gefunden hatte." (Sensible Jugendliche tolerieren laute Musik, Menschenmengen und Multitasking anscheinend leichter, aber das ändert sich, wenn sie Ende zwanzig sind.)
- Sie sind auch körperlich empfindlich – sie haben schneller eine Schreckreaktion, ein reaktiveres Immunsystem (z. B. mehr Kontaktallergien; Bell, 1992) – und eine größere Empfindlichkeit gegenüber Schmerzen, Stimulanzien (wie z. B. Koffein) und den meisten Medikamenten (Jagiellowicz, Aron & Aron, 2007). „Ich kann keinen Kaffee trinken – er putscht mich zu sehr auf." „Mein Arzt kann es kaum glauben, dass ich von einer so geringen Dosis etwas spüre, aber es stimmt, und wenn ich mehr nehme, bekomme ich alle möglichen Nebenwirkungen."
- Ihre Sprache ist rücksichtsvoll und sie drücken sich manchmal indirekt aus. Sie machen gern Andeutungen. „Ist es dir hier drinnen zu warm?" „Ich habe ihm vorgeschlagen, wir sollten vielleicht essen gehen. Ich war zu müde zum Kochen."
- Sie empfinden die Natur als ungewöhnlich heilsam und beruhigend oder finden ihre Schönheit besonders bewegend. Sie mögen Tiere und Pflanzen und sind gerne am oder im Wasser.

Die Rolle der größeren Emotionalität bei sensiblen Menschen

Ein Grund dafür, dass es so interessant und anspruchsvoll ist, mit sensiblen Patienten zu arbeiten, und dass man bei ihnen so leicht Fehldiagnosen stellt, ist die Tatsache, dass alle sensiblen Menschen zwar normal, aber intensiver auf eine Situation reagieren, die Gefühle weckt. Dieser Punkt wird auf dem Fragebogen nicht direkt angesprochen, unter anderem, um einen geschlechtsbezogenen Verzerrungseffekt zu vermeiden.

Wenn die Neigung, Information gründlicher zu verarbeiten, der unterschwellige Grund für verschiedene Verhaltensweisen der Hochsensiblen ist, wie hängt diese dann mit stärkeren emotionalen Reaktionen zusammen? Man könnte vermuten, dass das Nachdenken eine beruhigende Wirkung hat, aber tatsächlich bedeutet die Hochsensibilität bei der Sinnesverarbeitung aus mindestens zwei Gründen eine größere Emotionalität. Erstens fördert die Emotion die kognitive Verarbeitung, da nichts lange ausgewertet wird, was als emotional unwichtig oder uninteressant eingeschätzt wird. Zweitens verstärkt die Verarbeitung die Emotion, denn je länger etwas, das eine emotionale Bedeutung hat, ausgewertet wird, desto mehr Emotion wird es hervorrufen.

Diese größere Emotionalität hat mit dem bereits geschilderten Zusammenhang zu tun, dass nämlich Hochsensible mit einer schwierigen Kindheit empfänglicher für

Depression, Angst und Schüchternheit sind als Nichtsensible mit dem gleichen Maß an Belastung. Aber die Hochsensiblen neigen auch stärker zu positiven Emotionen als andere (Aron & Aron, 1997), etwa bei der Reaktion auf Belohnung (Bar-Haim et al., 2009). Dieses Merkmal als angeborene „hohe Verletzlichkeit" oder „Neigung zu negativen Affekten" oder, in diesem Sinne, zu „Neurotizismus" zu bezeichnen, wäre eine ebenso enge Definition wie die Bezeichnung „anfällig für Hautkrebs" als einziger Begriff für hellhäutige Menschen. Dennoch ist es eine Tatsache, dass hochsensible Menschen stärkere emotionale Reaktionen haben, und das ist ein signifikanter Faktor, den Psychotherapeuten stets im Hinterkopf haben müssen. Schon eine milde Kritik kann Schamgefühle auslösen. Schon ein kleines Lob kann eine Euphorie oder möglicherweise ein Missverstehen ihrer Gefühle herbeiführen.

Fazit: Hochsensible Menschen haben stärkere Affekte, sowohl im Positiven als auch im Negativen.

Was für Hochsensible nicht typisch ist

Es lohnt sich auch, im Hinterkopf zu behalten, wie nichtsensible Menschen sich präsentieren. Da sie die Mehrzahl der Menschen stellen, kann eine ganze Menge allein dadurch ermittelt werden, dass man sich vor Augen hält, was den meisten Leuten Freude macht oder was ihnen normalerweise nichts ausmacht. Sie stören sich meist nicht an Lärm, an optischem Durcheinander, plötzlichen Veränderungen oder anderen Aspekten einer Umgebung oder Erfahrung, die ein sensibler Mensch als überstimulierend empfinden würde. Das akzeptable Niveau von Stimulation am Arbeitsplatz und das angenehme Niveau von Stimulation in Freizeit und Medien illustrieren das sehr gut. Die nichtsensible Mehrheit mag vor allem die rasch wechselnden visuellen Stimuli von Videospielen, Werbespots im Fernsehen und Actionfilmen. Sie lieben im Urlaub Volksfeste, große Sportereignisse und Einkaufszentren. Viele haben auch Spaß an Horrorfilmen, Risikosportarten und Dramen mit schockierenden Gewaltszenen. Sie denken nicht übermäßig viel über die Zukunft nach, bis man sie auf die Folgen eines Verhaltens hinweist oder bis es teuer wird. Beispielsweise nehmen viele Leute nicht die Vorsorgeuntersuchungen für Prostata-, Darm- und Brustkrebs wahr.

Sieht man sich nur einmal durchaus übliches Verhalten an, dann geht die Mehrheit Risiken mit deutlich weniger umfangreichen Vorbereitungen ein. („Ich hätte einfach nie damit gerechnet, dass das passiert.") Die Hochsensiblen gehen ebenfalls Risiken ein, aber mit Vorsicht. So sind sie etwa bei gefährlichen Sportarten oft Sicherheitsexperten und ziehen sich viel seltener Verletzungen zu. Wenn den Nichtsensiblen etwas misslingt, möchten sie es sofort noch einmal probieren und nicht über Fehler nachdenken oder die Strategie wechseln, wie es die Sensiblen machen (Patterson & Newman, 1993). Die Mehrheit mit ihrem robusteren Temperament hat Spaß an allen Arten von Glücksspielen und Spekulation. Der Gedanke an mögliche und tatsächliche finanzielle oder sonstige Verluste beeindruckt sie deutlich weniger, ebenso wie eigene Fehler. Sie reagieren generell emotional weniger stark. Dafür zeigen sie ihre Emotionen manchmal deutlicher, z. B. Ärger über eine schlechte Serviceleistung, obwohl öffentlich ausgedrückter Ärger normalerweise sozial riskant ist und starke Erregung mit sich bringt. Für die meisten Menschen unserer Zeit ist es auch normal, direkt und ohne Umschweife zu sprechen, ohne sich groß Gedanken darüber zu machen, wie ihr Ton oder ihre Wortwahl beim Zuhörer ankommt, weil sie davon ausgehen, dass andere, genau wie sie selbst, relativ unerschütterlich sind.

Viele Menschen lieben die Natur und viele finden dort Trost. Aber die Nichtsensiblen betrachten sie eher als Gelände für Aktivitäten und kümmern sich weniger um die Leiden von Tieren, wenn es nicht gerade ihre eigenen Haustiere sind. Sie haben vielleicht eine Religion und praktizieren sie auch, stellen sie aber weniger infrage. Relativ gesehen beschäftigen sich weniger Nichtsensible mit spirituellen Fragen, Philosophie oder dem „Sinn des Lebens". Doch kehren wir wieder zu unserem Ziel zurück, ein Gefühl für hochsensible Menschen zu bekommen, und schildern eine Patientin, die so bei Ihnen in der Praxis erscheinen könnte.

Fazit: Es hilft Ihnen durchaus weiter, wenn Sie beachten, dass sensible Patienten anders sind als Ihre anderen Patienten, die sich nicht leicht überstimuliert fühlen – etwa durch Lärm oder eine plötzliche Veränderung – und die viel seltener Feinheiten wahrnehmen, wie beispielsweise Veränderungen in Ihrer Praxis. Auch wenn das Folgende eine Übergeneralisierung darstellt, werden Ihre nichtsensiblen Patienten meist mehr Freude an Videospielen, Menschenmengen, Mannschaftssportarten und Actionfilmen haben; sie lassen sich weniger von Gewalt beeindrucken, gehen mehr Risiken ein und finden das lustvoll; sie bereiten sich weniger gründlich auf ein Vorhaben vor und sprechen Dinge direkt aus, statt etwas nur dezent anzudeuten. Natur ist für sie eher ein Ort für Freizeitsport als für Trost und Zuflucht, und wenn sie spirituell sind, haben sie weniger über ihren Glauben nachgedacht.

Beispiel

Susan, 34, ist ein Beispiel für eine Patientin, die vor allem umfangreiche Hilfe dafür brauchte, ihr Leben mit ihrer Sensibilität in Einklang zu bringen, obwohl sie von jemandem, der dieses Wesensmerkmal nicht verstanden hätte, vielleicht anders beurteilt und behandelt worden wäre. In unserer ersten Sitzung begann sie zu weinen, kaum dass sie sich gesetzt hatte. Sie hatte auch „Panikgefühle" beim Gedanken an eine Rückkehr an ihren Arbeitsplatz nach ihrem Mutterschaftsurlaub und stellte sich häufig vor, ihrer acht Monate alten Tochter Katy würde etwas passieren. „Aber vor allem fühle ich mich so überwältigt", schluchzte sie. „Ich halte das nicht mehr aus." Dann richtete sie sich auf. „Aber das muss ich natürlich und das werde ich auch. Machen Sie sich keine Sorgen. Ich schaffe das schon." Ihr Ton drückte aus, dass sie mich nicht belasten wollte, und nicht, dass sie plötzlich ihre Probleme verleugnete.

Susan hatte eine neue Stelle angenommen, die einen beträchtlichen Zuwachs an Status und Gehalt mit sich brachte, war jedoch in ein Großraumbüro gesetzt worden, „zur Förderung maximaler Kommunikation" mit denjenigen, die sie als Mitarbeiterin der Firma managen sollte. Für sie förderte das nur maximales Chaos und ermöglichte ständige Beobachtung durch andere, während sie sich in ihre neue Rolle einarbeitete. Der Geschäftsführer hatte sie beauftragt, kürzere Lieferfristen einzuhalten, aber sie hatte sofort Anzeichen dafür wahrgenommen, dass das Produkt der Firma die Bedürfnisse der Kunden langfristig nicht zufriedenstellen würde. Wenn sie ihre Meinung bei Konferenzen ausdrückte, wurde sie als „Kassandra" bezeichnet und kritisiert, weil sie nie einfach etwas abzeichnete.

Außerdem war es auch schwierig, diesen Job und ein neugeborenes Baby unter einen Hut zu bringen. Susan hatte einen sehr langen Weg zur Arbeit, was bedeutete, dass sie entweder weniger Zeit für ihr Kind hatte oder weniger Schlaf bekam. Meist entschied sie sich für Letzteres und gab zu, dass sie „am Anschlag war", aber sie kannte viele andere Frauen in einer ähnlichen Lebenslage, die genauso lebten wie sie, das aber anscheinend viel besser wegsteckten.

Susan hatte gleich nach dem ersten Studienabschluss den Grad eines MBA (Master of Business Administration) erworben, seither aber mehrmals die Stelle gewechselt. Ich achtete aufmerksam auf Zeichen für Manie, Impulsivität oder Geschichten von tatsächlicher oder subjektiv wahrgenommener Schikane. Aber die Erklärungen für diese Stellenwechsel kamen mir durchweg vernünftig vor. In einem Fall störte sie die Ethik der Geschäftspraktiken einer Firma, in einem anderen zweifelte sie am Wert des Produkts. Hauptsächlich war sie auf ihrem Gebiet rasch die Leiter hochgeklettert, manchmal hatte sie nach nur wenigen Monaten eine weitere Sprosse erklommen. Dabei hatte sie ihr Wissen erfolgreich auf ganz neue Gebiete übertragen, so auch diesmal.

Sie schätzte ihre Ehe als ganz ordentlich ein, nur ging es mit der Karriere ihres Mannes Phil gleichfalls steil nach oben. Als sie vor fünf Monaten an ihren Arbeitsplatz zurückgekehrt war, hatten sie ein Kindermädchen angestellt, das bei ihnen wohnte. Eine andere Lösung kam für ihr Gefühl nicht infrage, nachdem sie nun beide einen zeitlich anspruchsvollen Vollzeitjob hatten.

Susan schilderte ihre Mutter in liebevoller Weise als eine fürsorgliche Frau, die zu Hause bei ihren Kindern – zwei Töchtern – geblieben war, bis beide in die Schule gingen. Mutter und Tochter telefonierten sonst einmal in der Woche und derzeit etwas häufiger, weil die Mutter an den wichtigsten Entwicklungsschritten von Katy teilhaben sollte. Die Vorstellung, dass ein Kindermädchen Katy großzog, gefiel der Mutter nicht, aber sie stand trotzdem hinter den Entscheidungen der jungen Familie.

Susan war der Liebling ihres Vaters gewesen. Er war ein erfolgreicher Investmentbanker und hatte nicht so viel Zeit, wie sie es gerne gehabt hätte, daher lernte sie, mit ihm über seine Arbeit zu sprechen. Sie hatte außerordentlich großes Investmenttalent. Ihr Vater stellte in seinem Büro stolz eine Grafik von den Gewinnen ihrer Aktien aus, die sie ausgesucht und die er dann für sie gekauft hatte. Manche scherzten, sie hätten lieber Tipps von Susan als von ihrem Vater. Mit zwölf Jahren hatte sie Golf spielen gelernt, damit er sie mitnehmen konnte, wenn ihm jemand für eine Viererpartie fehlte.

Susan war sich ein Stück weit bewusst, dass ihr Vater der Grund dafür war, dass sie selbst in der Welt des Business gelandet war und das Ziel hatte, eines Tages irgendwo Geschäftsführerin zu werden. Er war immer noch stolz auf sie, obwohl selbst ihm aufgefallen war, dass seine Tochter angegriffen aussah, und er sich wünschte, sie würde ein wenig kürzertreten.

Angesichts dieser doch recht glücklichen Kindheit, die sie mit dem angemessenen Affekt geschildert hatte, beschloss ich, mich auf ihre Sensibilität zu konzentrieren. Sie hatte mein Buch gelesen, daher erinnerte ich sie an einige inhaltliche Punkte. Als Reaktion begann sie wieder zu weinen und sprach von dem Stress, unter dem sie litt. Ihre Muttergefühle waren sehr stark und sie sehnte sich nach einem weiteren Kind, aber sie liebte auch die Geschäftswelt. Sie wollte, dass ich ihr erkläre, warum sie nicht so viel Verantwortung für Arbeit und Familie verkraften konnte wie andere Frauen, die in Spitzenpositionen aufstiegen.

„Haben Sie nicht in Ihrem Buch geschrieben, diese Sensibilität würde uns kreativer machen? Wenn ich so kreativ bin, warum finde ich dann keine *Lösungen* für all das? Stattdessen weine ich die ganze Zeit. Ist das das wahre Gesicht der Sensibilität? Und warum haben Sie das nicht in Ihrem Buch geschrieben?"

„Das habe ich", sagte ich sehr behutsam. „Aber ich glaube, Sie wollten diese Stellen nicht zur Kenntnis nehmen. Was sehr verständlich ist."

„Heißt das, ich muss zu Hause bei Katy bleiben, wie Mutter damals bei uns? Ich würde mich zu Tode langweilen."

Ich bat sie, sich selbst so anzuschauen, als sei sie jemand, den sie managen solle. Wie ging es ihr? Sie gab zu, dass es ihr schlecht ging.

„Und was meinen Sie? Sollte sich etwas ändern?"

Das bejahte sie, aber sie beharrte immer noch darauf, dass sie in diesem Job Erfolg haben wolle, also konzentrierten wir uns auf neue Strategien. Sie wollte gleitende Arbeitszeiten vereinbaren, früh kommen und früh wieder gehen und damit ihre Fahrtzeiten verkürzen. Das würde ihr eine ruhige Arbeitszeit im Büro verschaffen, sodass sie keine Arbeit mit nach Hause nehmen müsste und mehr Zeit mit Katy gewinnen würde.

Wir sprachen über den stets kritischen Ton ihres Geschäftsführers und einigten uns darauf, dass er ein ganz normaler Typ war, immer unter Zeitdruck und nichtsensibel. Susan kam zu dem Schluss, sie könne ihren Arbeitsstil mit ihm bereden – dass sie ihre beste Leistung erbrachte, wenn man ihr sagte, sie sei auf dem rechten Weg, dass sie auf Kritik leicht überreagierte und dann allzu viel änderte. Da es überzählige Konferenzräume gab, die früher einmal Büros gewesen waren, wollte sie außerdem einen davon in ein Büro zurückverwandeln, sodass sie einen Raum hatte, in dem sie sich auf ihr Projekt konzentrieren und unter vier Augen mit einzelnen Mitgliedern des Teams sprechen konnte.

Ihre Skepsis über das Design eines Produkts wollte sie bei Konferenzen für sich behalten, bis sie mindestens zwei Mitarbeiter in Zweiergesprächen überzeugt hatte, dass sie recht hatte, und von ihnen unterstützt wurde. Zusätzlich wollte sie sie ermutigen, auch mit anderen solche Gespräche zu führen, sodass sie die meisten auf ihrer Seite hatte, ehe die Konferenzen begannen. Wir einigten uns darauf, uns in einem Monat wieder zu treffen, da sie nicht die Zeit hatte, öfter zu kommen.

Bei unserer zweiten Sitzung sah sie noch abgespannter aus. Sie hatte versucht, unsere Ideen umzusetzen, aber jetzt kam sie früh und ging immer noch spät, was das Ergebnis des wachsenden Respekts des Geschäftsführers für ihre Arbeit war, der zu noch mehr Verantwortung führte. Ihr neues eigenes Büro brachte mit sich, dass sie noch mehr um Rat gefragt wurde. Noch immer hatte sie nicht genug Zeit für Katy.

Ich machte sie darauf aufmerksam, dass all dies die Folge davon war, dass sie in ihrer Arbeit sehr gut war, wobei ihre Sensibilität wahrscheinlich eine große Rolle spielte. Sie war an ihrem Arbeitsplatz und zu Hause die einzige hochsensible Person. Die anderen konnten 14-Stunden-Tage bewältigen und liebten sie für ihre Sensibilität, die sich in Kreativität, Gewissenhaftigkeit und Enthusiasmus ausdrückte. „Übrigens hassen es auch nichtsensible Mütter, ihre Kinder alleinzulassen, aber Sie leiden stärker darunter."

„Eine sensible Mutter mit einem sensiblen Kind" wurde das Thema dieser Sitzung. Katy war hochsensibel und Susan machte sich Sorgen, dass ihr Kindermädchen das nicht verstand. Auch Phil war keine Hilfe. „Sie wollen sie antreiben, wenn sie zurückscheut. Das ist genau die falsche Methode, um sie herauszulocken. Sie meinen, man müsse Katy dazu bringen, Dinge zu tun, die ihr Angst machen, sogar wenn sie weint und bittet, in Ruhe gelassen zu werden. Ich weiß genau, wie sie sich fühlt."

So brachte uns ihre Tochter auf ihre eigene Kindheit. „Und Ihr Vater?"

„Soweit ich mich zurückerinnern kann, hat er immer von mir verlangt, ‚mich meinen Ängsten zu stellen'. Ich lernte, mich ihm zuliebe zu zwingen. Er gab so gerne mit mir an. Das war ein schrecklicher Druck. Er brachte mir das Golfspielen bei, damit ich die Vierte bei einer Viererpartie sein konnte. Ich konnte gut putten."

„Das war wegen Ihrer Sensibilität, nicht wahr?"

„Aber sie nannten mich *Lost Balls Suzy*."

Ihre erste Erinnerung, nach der ich bei der Anamnese immer frage, war, dass sie sich unter einem Busch versteckt hatte, um dem ersten Haarschnitt zu entgehen. Sie glaubte, Haareschneiden täte weh. Als ihr Vater davon erfuhr, ging er mit ihr zum Friseur und verkündete dort lauthals vor allen, sie hätte Angst. „Die vielen lauten Frauen dort machten ein schreckliches Theater um mich und ich schrie wie am Spieß. Aber er sagte, ich brächte es in dieser Welt nie zu etwas, wenn ich nicht lernen würde …"

„… sich Ihren Ängsten zu stellen. Wie alt waren Sie da?"

„Drei."

Beinahe hätte ich hörbar nach Luft geschnappt. „Folglich gehen Sie mit Katys Ängsten anders um?"

„Das ist nicht schwer. Sie macht alles, wenn wir uns Zeit nehmen und ihr zeigen, wie es geht, aber sie will ihrem Vater so gerne gefallen. Ich fürchte, sie wird einfach lernen müssen, etwas auszuhalten."

„Wie Sie. Lernen, auszuhalten, mehr zu leisten, als Sie eigentlich können, ohne jeden Protest."

Sie brachte noch einmal ihren Wunsch nach einem weiteren Kind zum Ausdruck und gab zu, dass sie das mit diesem Job nicht schaffen würde. Aber bei dem Gedanken ihn aufzugeben, empfand sie sich als „Versagerin".

Ich finde es wichtig, bei solchen Fragen beide Seiten zu unterstützen und so vorzugehen, dass der Konflikt ein innerer bleibt, daher schlug ich vor, Pro und Kontra verschiedener Handlungsmöglichkeiten zu erörtern. Das taten wir dann in den folgenden beiden Monaten.

Unterdessen rutschte Susan weiter ab – sie war von Selbstzweifeln erfüllt, verlor an Gewicht, empfand mehr Angst, konnte sich schlecht konzentrieren und schlief nicht, auch wenn sie Zeit dazu hatte. Ich erklärte, ihr gehe einfach der Treibstoff aus – die Neurotransmitter. Nach einer ausgiebigen Diskussion und nachdem sie selbst die Forschungsliteratur durchgesehen hatte, beschloss sie, sechs Monate lang ein Antidepressivum auszuprobieren. (Die Psychiater, an die ich Patienten überweise, wissen, dass sie mit sehr geringen Dosierungen beginnen müssen, wenn sie sensiblen Patienten etwas verschreiben, da diese häufig mehr Nebenwirkungen haben oder mehrere Medikamente probieren müssen, bis das richtige gefunden ist.)

Bald hatte sie wieder ihr normales Gewicht erreicht, weinte weniger und konnte sich besser konzentrieren. Das tiefer liegende Problem verschwand nicht, aber sie konnte objektiver darüber nachdenken. Wir erforschten ihre Tendenz, die konkurrenzorientierte Haltung ihres Vaters nachzuahmen, sehr viel tiefer. In den Büchern ihres Vaters über Erfolg in der Unternehmenswelt stand, dass man jegliche Schwäche in sich überwinden und die Schwächen der anderen ausnutzen müsse. Jetzt konnte sie auch über die dunklere Seite dieser Einstellung sprechen, sowohl bei ihm als auch bei sich selbst.

> Über das Motto „Bloß keine Schwäche" stießen wir auf die fundamentale Ablehnung ihrer eigenen Sensibilität. Sie musste viele Male hören, welche Vorzüge dieses Merkmal hat und wie sehr andere diese genossen, obwohl sie zugleich kritisierten, was ihnen nicht gefiel.
>
> „Sie verstehen einfach nicht, dass es ein Gesamtpaket ist – was sie an Ihnen lieben, ist nicht von dem zu trennen, was sie Ihnen am liebsten austreiben würden. Dieselbe Sensibilität, die dafür sorgte, dass Sie beim Putten und bei der Aktienwahl gut waren, und die Sie zu einer so guten Mutter macht, ließ Sie auch scheitern, wenn Sie unter Druck einen Ball schlugen oder versuchten, zu vieles gleichzeitig zu sein." Ihr Hass auf diesen Wesenszug verschwand nicht sofort, aber sie glaubte, sie hätte genug von unserer Arbeit profitiert, „um dieses Problem allein lösen zu können". Ich konnte förmlich hören, wie sie die Zähne zusammenbiss.
>
> Ein Jahr später bekam ich eine Anzeige mit der Mitteilung, dass sie soeben ein eigenes Unternehmen gestartet hatte. Es spezialisierte sich darauf, Menschen mit anspruchsvollen Berufen, die gerade Eltern geworden waren, mit erstklassigen professionellen persönlichen Assistenten und Anbietern von Kinderbetreuung zusammenzubringen. An den Rand hatte sie geschrieben: „Ich nehme keine Medikamente mehr. Und Sie wären stolz auf mich – ich halte dieses Unternehmen vorerst sehr klein und arbeite nur halbtags. In zwei Monaten soll unser kleiner Sohn auf die Welt kommen. Ich fühle mich so ausgeruht und empfangsbereit wie nur möglich. Ich bin sicher, wir werden landesweit operieren – wenn *ich* so weit bin."

Susans Besserung

Susan gehörte zu der Art von sensibler Patientin, die am meisten profitiert, wenn sie die Bedeutung ihrer Sensibilität in vollem Umfang erfasst und erkennen kann, wie sie sich ausgewirkt hat – in diesem Fall auf den Umgang mit ihren durchaus liebevollen und adäquaten Eltern und ihrer Philosophie der Kindererziehung. In unserer ersten Sitzung war sie sehr emotional – sie weinte und hatte Panikgefühle –, sodass ich eine schwere Depression oder Angststörung in Erwägung ziehen musste. Sie schien jedoch bei der Arbeit gut zu funktionieren, vielleicht allzu gut. Es war typisch, dass sie bei ihrer ausreichend guten Kindheit und ihrer exzellenten Ausbildung rasch die Karriereleiter erklomm, selbst wenn das vielleicht keine gute Entscheidung war. Auch ihre vielen Stellenwechsel waren typisch für Hochsensible, wie ich in Kapitel acht darlegen werde.

Selbstverständlich will eine sensible Frau mit so vielen Vorzügen und Talenten all die Möglichkeiten nutzen, die diese ihr eröffnen – Ehe, Karriere und Kinder. Dieser Lebensstil stellt hohe Anforderungen an jede Frau, kann aber für jeden sensiblen Menschen, ob Mann oder Frau, viel zu viel werden, wenn er keine bessere Unterstützung von außen erhält. Manche Stressfaktoren in Arbeit und Familie wurden durch die Sensibilität verschärft. Ich musste darüber lächeln, dass sie Kassandra genannt wurde, weil diese arme Frau von Apollo dazu verflucht worden war, stets die Wahrheit zu wissen, damit jedoch keinen Glauben zu finden. So können sich sensible Menschen in geschäftlichen Konferenzen fühlen.

Angesichts der Konflikte, mit denen Susan zu kämpfen hatte, ist es nicht verwunderlich, dass sie ihre Sensibilität nicht mochte. Sie bedeutete, dass sie etwas aufgeben musste. Sie musste lernen, sich immer wieder daran zu erinnern, dass diese Eigenschaft – wie schon beschrieben – ein Gesamtpaket ist. Sie eröffnete ihr zahlreiche Möglichkeiten, aber sie engte sie auch ein. Die Entscheidung, was man aufgeben soll, führt zu einem inneren Konflikt, und der wiederum fiel dank ihrer starken emotionalen Reaktionen besonders heftig aus. Deren Ursache war, dass sie sehr viel tiefer als andere analysierte, was ihr jede dieser Möglichkeiten derzeit bedeutete und künftig bedeuten würde. Sie wünschte sich beides so sehr, Arbeit und Mutterschaft, und eines davon aufgeben zu müssen fühlte sich miserabel an.

Susan zog Nutzen aus den Antidepressiva, als sie den Punkt erreicht hatte, an dem sogar sie einsah, dass sie diese Hilfe brauchte. Hätte ich das schon in der ersten Sitzung vorgeschlagen, wäre sie nicht zu einer zweiten erschienen, da bin ich mir ganz sicher.

Diese Patientin wuchs auf, ohne von ihrer Sensibilität zu wissen, geschweige denn Hilfe zu bekommen, wie sie damit leben sollte. Der Versuch, Kinder mit normalen, aber extremen Abweichungen im Temperament großzuziehen, führt oft bei allen Beteiligten zu großem Kummer. Die Eltern haben Angst, dass entweder mit ihnen selbst oder mit ihren Kindern etwas nicht stimmt. Sie üben zu viel Druck aus, sind überbeschützend, bringen ihre Kinder zur Therapie oder lassen ihnen Medikamente verschreiben. All das vermittelt den Kindern die Botschaft, dass etwas an ihnen grundfalsch ist.

Diese Kinder brauchen das, was Thomas & Chess, 1977, und Kristal, 2005, als „goodness of fit" (häufig mit „Passung" übersetzt) bezeichnen. Das heißt nicht, dass sie Eltern mit dem gleichen Temperament benötigen, sondern Eltern und Lehrer, die die Umgebung eines Kindes so strukturieren, dass sie die besten Aspekte seines Temperaments ans Licht bringt und fördert.

Bedauerlicherweise benehmen sich sensible Kinder häufig so gut, dass niemand einen Versuch macht, sich an sie anzupassen. Sie passen sich an andere an. Wenn sie erwachsen sind, müssen Sie als Therapeut oder Therapeutin ihnen helfen, diese „goodness of fit" für sich selbst zu erarbeiten. Diese Patienten müssen eine Art neue Gebrauchsanweisung für sich selbst entwickeln, und zwar so, dass sie nicht das Gefühl haben, es gehe hauptsächlich um ihre Beschränkungen. Doch leider tun sie das wahrscheinlich erst, wenn es zu einer körperlichen oder seelischen Krise gekommen ist.

Hochsensibilität und High Sensation Seeking

Hochsensible Menschen können auch gleichzeitig sogenannte Sensation Seeker[1] (Zuckerman, 1993) sein, d. h. ständig neue Reize suchen. Das widerspricht ein Stück weit der Intuition, muss aber so früh diskutiert werden, damit Sie diese wichtige Variante der Sensibilität erkennen können. Susan ist ein Beispiel dafür. Die beiden Merkmale, die im Gehirn auf getrennten Wegen kontrolliert werden, sind völlig unabhängig voneinander. Bislang glaubt man, dass Sensation Seeking von einem ungewöhnlich aktiven Belohnungszentrum verursacht wird und mit einem höheren Dopaminspiegel einhergeht. Sensibilität versteht man noch weniger gut, wird aber wahrscheinlich teilweise von einer stärkeren Aktivierung in Bereichen ausgelöst, die eine Hemmung des Handelns und zugleich eine wache Aufmerksamkeit fördern. Dieses Muster hat mit einem niedrigen Serotoninspiegel zu tun und schafft ideale Voraussetzungen für eine gründlichere Informationsverarbeitung. Deshalb kann man Hochsensibilität nicht zutreffend als Vermeidung von Stimulation interpretieren, auch wenn sie dazu führt, dass man einer Überstimulation aus dem Weg geht. Sensible reagieren stärker auf Erfolg und Belohnung als andere. Die fundamentale Motivation, die aus diesem Merkmal erwächst, ist vielmehr der Wunsch, eine Situation zu verarbeiten, ehe man handelt, daher ist das Gegenteil von Hochsensibilität die Impulsivität.

Sensible Menschen, die auch Sensation Seeker sind, langweilen sich leicht. Wie Susan sagte, wäre sie keine Mutter, die zufrieden zu Hause bleiben kann, ohne irgendwelche sonstigen Projekte im Leben zu haben. Solche Menschen probieren meist gerne neue Restaurants oder die Küche anderer Länder aus und gehen nicht immer in die gleichen, altvertrauten Restaurants (wenn sie sich nicht gerade überstimuliert fühlen). Susan probierte gerne neue Jobs aus. Sie sehen sich auch nicht gerne denselben Film zweimal an, wenn er nicht außergewöhnlich gut ist. Sie sind vielleicht Drachenflieger oder reisen in exotische Länder, aber sie handeln nie impulsiv, informieren sich vorher sehr gründlich und tun alles Erdenkliche für ihre Sicherheit. Und obwohl sie Neues lieben, haben sie etwas gegen hohe Risiken oder Schocks. Da jedoch das von Dopamin getriebene Belohnungssystem eine hohe Motivation erzeugt, rasch auf etwas zuzugehen und zu handeln, während der Zweck des hemmenden Systems ist, zu verlangsamen und für eine Denkpause zu sorgen, kann es schwierig werden, wenn beide Merkmale stark ausgeprägt sind. Jemand mit dieser Kombination hat es einmal so ausgedrückt: „Es ist, als lebe man mit einem Fuß auf dem Gashebel und mit dem anderen auf der Bremse."

---

1 Während Aron oftmals den Begriff „High Sensation Seeking" verwendet, lässt Zuckerman das „High" in seinen Ausführungen konsequent weg und bezeichnet das hier thematisierte Phänomen schlicht als „Sensation Seeking".

Fazit: Ein hochsensibler Mensch kann gleichzeitig auch ein High Sensation Seeker sein. Die beiden Merkmale hängen nicht miteinander zusammen. Das Gegenteil von Sensibilität ist Impulsivität, nicht unbedingt eine Abneigung gegen Neues.

Beispiel

Julian, 28, ein freiberuflicher Journalist mit einer ansonsten unauffälligen Vorgeschichte kam zu mir, weil er „überreagierte", nachdem er Zeuge der Auswirkungen eines Bombenanschlags von Terroristen geworden war. Er und seine Frau hatten in einer Gegend Urlaub gemacht, in der niemand mit Terrorakten gerechnet hatte, deshalb waren sie die einzigen Medienvertreter vor Ort, und zwar schon wenige Minuten nach der Explosion.

An sich sahen das beide als große berufliche Chance an. Doch während seine Frau objektiv und neugierig blieb, Details festhielt und Überlebende interviewte, blieb Julian nur sehr kurz am Tatort. Er übergab sich, wäre fast ohnmächtig geworden und musste sich in ein nahe gelegenes Hotel zurückziehen. Noch tagelang wurde er von Weinkrämpfen geschüttelt. Nach sechs Monaten standen ihm Bilder der Szene noch lebendig vor Augen. Er litt unter einer posttraumatischen Belastungsstörung, seine nichtsensible Ehefrau, die ein High Sensation Seeker war, hingegen nicht.

Bis zu diesem Ereignis hatte Julian immer gedacht, er sei vorzüglich für seinen Beruf geeignet. Er hatte dessen Vielseitigkeit und die Chancen für Auslandsreisen geliebt, die sich ideal mit seiner Fähigkeit, nachzudenken, einen kreativen Blickwinkel zu finden und gut über sein Thema zu schreiben, ergänzt hatten. Jetzt zweifelte er, ob er irgendetwas davon noch konnte. Er fühlte sich professionell und als Mann als Versager. Obwohl seine Frau das Gegenteil beteuerte, glaubte er, sie hätte den Respekt vor ihm verloren. Sie war es gewesen, die ihm vorgeschlagen hatte, er solle mich wegen seiner Sensibilität, die für sie jetzt offenkundig war, aufsuchen. Der größte Teil der Behandlung bestand wie bei Susan darin, ihm zu helfen, die Vorzüge dieses Merkmals verstehen und akzeptieren zu lernen.

Andere Bedeutungen von Sensibilität, die hier nicht gemeint sind

Noch einmal: Sensibilität im hier gemeinten Sinne ist nicht dasselbe wie Introversion, und zwar einfach deshalb, weil ein Drittel der Hochsensiblen extravertiert ist. Es geht auch nicht darum, dass jemand „sensibel" in dem Sinne ist, dass er sich um andere kümmert und auf sie eingeht. Die meisten Hochsensiblen sind im Allgemeinen sehr motiviert und auch geschickt darin, Empathie zu zeigen, aber viele nichtsensible Menschen sind ebenso oder noch stärker motiviert, in diesem anderen Sinne sensibel zu sein, und können das auch hervorragend. Gleichzeitig können Hochsensible, die gerade überstimuliert sind, zeitweilig alles andere als empathisch sein, und manche mit Persönlichkeitsstörungen sind es auch dauerhaft nicht, zumindest nicht in Situationen, die sie als bedrohlich empfinden.

Sensibilität bezieht sich auch nicht nur darauf, dass man empfindlich auf Kritik reagiert, wie in den Fällen, in denen man jemandem vorhält, er sei „einfach viel zu sensibel" oder nehme Dinge „viel zu persönlich". Zwar verarbeiten auch Sensible im hier definierten Sinne Kritik wohl gründlicher und reagieren emotional stärker darauf, aber das ist nicht der Kern des Merkmals.

Fazit: Sensibilität im hier definierten Sinne darf nicht mit Fürsorglichkeit für andere oder Einfühlungsvermögen gleichgesetzt werden und auch nicht mit einer Überempfindlichkeit gegenüber Kritik.

Sensible Menschen versus sensible Patienten

Im Weiteren wird sich dieses Buch hauptsächlich mit sensiblen Patienten beschäftigen, deshalb möchte ich noch einmal wiederholen, dass Sie von sensiblen Nichtpatienten überall umgeben sind. Vielleicht sind Sie selbst hochsensibel. Im Allgemeinen funktionieren Hochsensible recht gut. Ich hoffe, ich klinge nicht allzu sehr nach einem begeisterten Fan, aber den könnten Sensible oft gut gebrauchen, weil sie sich meist anpassen und kaum auffallen. Es ist wahr, dass sie normalerweise keine Menschenmengen mögen. Sie bitten vielleicht in einem Restaurant um einen ruhigen Tisch. Sie brauchen einen Ort zum Leben, der nicht allzu laut ist. Beziehungen müssen Tiefe haben, die Arbeit muss sinnvoll sein, darf aber nicht übermäßig viele Stunden beanspruchen. Sie mögen kein fluoreszierendes Licht, dulden es aber ihrer Umwelt zuliebe.

Auf der positiven Seite der Medaille denken sie gründlich über Dinge nach, verraten aber vielleicht nicht, dass sie sich intensiv mit Gott, dem Tod oder dem Universum beschäftigen. In Gesprächen über banale Themen verstummen sie oft, aber wenn jemand sie nach ihrer Meinung fragt, haben sie oft etwas Lohnendes zu sagen.

Häufig sind sie diejenigen, die am stärksten empfinden, was auf der Welt geschieht und was weit entfernt lebenden Menschen zustößt. Sie spenden mehr Geld für gute Zwecke und engagieren sich auch oft aktiv. Oft sind sie es, die Ihnen zuhören, sich an Sie erinnern und sich Gedanken über Sie machen, ehe irgendjemand sonst auf die Idee kommt, das könnte nötig sein. Wenn Sie Massagen lieben oder alternative Medizin in Anspruch nehmen, ist die Chance groß, dass der Mensch, der Sie behandelt, hochsensibel ist.

Wir spüren, dass unter den weiseren und ruhigeren Politikern und Unternehmern auch einige Sensible sind. Oft sind sie Erfinder, Erzieher, Richter, Wissenschaftler, Historiker und allgemein Wohltäter der Menschheit.

Das heißt jedoch nicht, dass sie einen nicht zur Verzweiflung treiben können. Sie können anspruchsvoll, pingelig, bei Überstimulation reizbar und kritisch sein (gegenüber sich selbst und anderen gleichermaßen), auch wenn sie selbst nicht einstecken können, was sie austeilen. Sie entscheiden sich notorisch langsam – aber ihre Entscheidungen sind normalerweise richtig. Sie mögen keine Risiken, deshalb haben sie mehr Versicherungen und mehr Ersparnisse, als andere Leute für notwendig halten, und sie wollen, dass alle, die ihnen am Herzen liegen, das ebenfalls haben.

Oft gönnen sie sich eine Pause im Beantworten von E-Mails, nehmen das Telefon nicht ab und lehnen Einladungen ab, wenn es zu viele werden, und wenn sie das nicht können, sind sie gestresst. Ihr Problem ist oft, dass viele Leute sie sehr mögen. Sie machen nicht immer auf Anhieb einen guten Eindruck, aber mit der Zeit werden sie zu sehr geschätzten Freunden und Mitgliedern einer Gruppe.

Kurz gesagt: Sie sind Menschen, denen zu helfen sich außerordentlich lohnt, wenn sie darum bitten. Sie brauchen eine Erziehung und eine Umgebung, die zu ihnen passt, wenn sie gedeihen sollen. Bei einem Versuch, den man mit Menschen nicht machen konnte, nahm Suomi (1987, 1997) neugeborene Affen, die „reaktiv" waren (eine weitere Bezeichnung für Sensibilität), und ließ sie von fremden, erfahrenen Affenmüttern aufziehen. Dabei stellte er fest, dass sie besonders angepasst aufwuchsen und meist die Gruppe anführten. Beim Menschen setzen manche (Silverman, 1994) die Hochsensiblen mit den Hochbegabten gleich; allerdings passt das nicht zum Prozentsatz der Bevölkerung, den man als hochbegabt einschätzt (3 Prozent).

Bei Suomis Untersuchung zeigte sich auch, dass reaktive Affen, die von ungeschickten Müttern aufgezogen wurden, meist einen niedrigen Status hatten, schnell unter Stress gerieten und anfällig für Depression und Angst waren. Dieses Ergebnis entspricht den bereits besprochenen Folgen des Zusammenwirkens von Sensibilität und einer schwierigen Kindheit, das ebenfalls zu Depression, Angst und Schüchternheit führt. Wenn so viel von der Erziehung und dem Lernen abhängt, dann hängt bei hochsensiblen Erwachsenen vielleicht sehr viel von Ihnen, ihrem Therapeuten oder ihrer Therapeutin ab.

Fazit: Hochsensible Patienten sind in allererster Linie hochsensible Menschen, die einen wertvollen Beitrag zur Gesellschaft leisten können, der jedoch weitgehend davon abhängt, wie gut sie „genährt" und gefördert werden.

Ein vorbildlicher Vater

Mein Freund Jim stammt aus einer guten, tüchtigen, aufgeschlossenen Familie. Sie ermutigte ihn dazu, einen Doktortitel zu erwerben und sein Wissen zum Nutzen der Benachteiligten einzusetzen, was er auch mit bewundernswerter Begeisterung tut. Er gehört zu den charmantesten, freundlichsten, liebenswürdigsten und seelisch gesündesten Menschen, die ich kenne. Und er ist eindeutig *nicht* hochsensibel. Er wird nie des Redens müde, und seine Schmerzschwelle ist hoch genug, dass er alle Verletzungen wegsteckt, die es mit sich bringt, wenn man mit über vierzig noch Ultimate Frisbee spielt.

Er und seine Frau haben zwei Töchter. Die erstgeborene, Betsy, ist genau wie Jim. Die zweite, Lily, war von den ersten Wochen an sehr brav und still, solange zu Hause Ruhe und Frieden herrschten und ihre Bedürfnisse erfüllt wurden. Lily beobachtete auch ihre Umwelt sehr genau, war aber für Jims Begriffe ein wenig zu ängstlich. Dennoch absolvierte sie zur rechten Zeit alle wichtigen frühkindlichen Entwicklungsschritte, sodass die Familie sich keine Sorgen machte.

In ihrem zweiten Lebensjahr bat mich ein beunruhigter Jim, ihm mehr über meine Forschungsarbeit zu berichten. Er merkte allmählich, was ich schon erkannt hatte, nämlich dass Lily hochsensibel war. Jim war erleichtert, dass sie normal war, auch wenn sie nicht seiner Familie nachschlug. Sie konnte im Leben ebenso glücklich werden wie er, auch wenn sie ihr Glück vielleicht auf anderen Wegen fand. Aber auf unser Gespräch hin überlegte Jim, wie er seinem sensiblen kleinen Mädchen ein möglichst guter Vater sein konnte.

Als Erstes schwor er sich, das Verhalten seiner Tochter nie mehr als irgendwie verkehrt, als enttäuschend für ihn oder als Grund zur Besorgnis zu interpretieren. Er wollte auch nicht, dass seiner Tochter Erfahrungen entgingen, an denen sie vielleicht Spaß hatte, und dass sie mit Angst vor der Begegnung mit neuen Leuten aufwuchs. Jim fasste den Entschluss, ihr jede potenziell erfreuliche Möglichkeit im Leben zugänglich zu machen, von der Brandung am Meeresstrand, dem Erklettern von Bäumen, dem Probieren neuer Speisen bis hin zu Familientreffen, Fußball und dem Tragen von vielerlei Kleidung, statt nur einer einzigen, bequemen Uniform.

Bei fast all diesen Dingen fand Lily anfangs, die neuen Erfahrungen seien keine so gute Idee, und Jim respektierte *ausnahmslos* ihre Meinung. Er zwang sie nie, verstand sich allerdings meisterhaft aufs Überreden. Er erläuterte ihr einfach seine Ansicht über eine Situation – er wies sie auf die Sicherheit, die damit verbundenen Freuden und die Ähnlichkeit mit anderen Dingen hin, die ihr bereits gefielen. Dann wartete er auf das Aufleuchten ihrer Augen, das ihm sagte, dass sie schon gerne mit den anderen mitmachen wollte, auch wenn sie noch nicht so weit war.

Jim prüfte diese Situationen immer sorgfältig, um sicherzugehen, dass Lily nicht letzten Endes Angst bekam, sondern Spaß und Erfolg erleben konnte. Manchmal hielt er sie zurück, bis sie schon fast ungeduldig wurde. Vor allem aber sorgte er dafür, dass der Konflikt in ihrem Inneren blieb und nicht zu einem Konflikt zwischen ihm und ihr wurde. Er bemühte sich nach Kräften, ihr genügend Zeit zur Beobachtung zu lassen, und übte nur sanften Druck aus, dass sie bei dem Konflikt blieb und nicht einfach einen Rückzieher machte. Aufgrund seiner Erzählungen konnte ich mir gut vorstellen, wie Jim und Lily dicht zusammen am Ufer eines Sees, vor einer Bühne oder oberhalb eines Ski-Abfahrtshangs saßen und in ein Gespräch über das Pro und Kontra einer aktiven Beteiligung vertieft waren.

Obwohl oder vielleicht auch, weil ihr Vater im Allgemeinen die Oberhand gewann, hat Lily dennoch lieber ihren Vater als ihre etwas ängstlichere Mutter bei sich, wenn sie etwas Neues angeht. Und wenn sie selbst oder irgendjemand anders Bemerkungen darüber macht, dass sie so still oder zögerlich ist, entgegnet Jim prompt: „Das ist einfach deine Art. Andere Leute haben eine andere Art. Aber das ist deine. Du lässt dir eben gern Zeit, bis du sicher bist."

Jim weiß, dass zu ihrer Art auch gehört, sich mit jedem anzufreunden, den andere hänseln, dass sie sorgfältig arbeitet, alles bemerkt, was in der Familie vorgeht, und die beste Strategin in ihrer Fußballliga ist. Kurz gesagt: Er ist ganz besonders stolz auf seine hochsensible Tochter.

Jims Geschichte steht hier, um Ihnen ein Gefühl dafür zu vermitteln, was sensible Kinder von ihren Eltern brauchen und was Ihre sensiblen erwachsenen Patienten von Ihnen brauchen – Akzeptanz, Ermutigung und Stolz auf ihre Erfolge und auf die besten Seiten ihrer Sensibilität.

Wie wichtig es für die klinische Praxis ist, angeborene Sensibilität zu verstehen

Selbst bei einer hervorragenden Erziehung hatten die meisten sensiblen Patienten keinen Vater wie Jim. Vielleicht schätzte man an ihnen, dass sie sensibel, intuitiv, mitfühlend, kreativ und gewissenhaft waren. Aber nur selten begreifen andere, dass diese bewundernswerten Eigenschaften Teil eines Gesamtpakets sind, zu dem vielleicht auch gehört, dass man überempfindlich auf kratzige Socken, Etiketten in Kleidern, Nähte und Wolle reagiert, beim kleinsten Tadel tief gekränkt ist oder neuen Situationen grundsätzlich mit Vorsicht begegnet. Daher brauchen Sensible als Erwachsene unbedingt die Art von Verständnis, die Jim seiner Tochter entgegenbringt.

Systematischer ausgedrückt, ist es in vielfacher Hinsicht von klinischem Wert, diesen Wesenszug zu verstehen. Erstens brauchen Hochsensible selbst dann, wenn sie eine gute Kindheit hatten, mit größerer Wahrscheinlichkeit irgendwann im Leben Hilfe, um zu verstehen, warum sie anders als andere sind. Oft hören sie Kritik von Leuten, die sich wegen ihrer besonderen Art Sorgen machen. Wenn Sie auf solche Menschen falsch reagieren und besonders wenn Sie nur bestätigen, was andere schon gesagt haben, tun Sie ihnen unwillentlich unrecht.

Zweitens profitieren Sie vom Verständnis der Sensibilität, weil dann Ihre Beurteilung und Ihre Diagnose wesentlich korrekter ausfallen und Ihr Behandlungsplan zielführend ist. Sie gehen dann viel weniger wahrscheinlich davon aus, die Patienten seien wie Sie selbst oder sollten so sein.

Drittens führt dieses Verständnis zu positiveren Ergebnissen, da Sie von einem sensiblen Patienten nicht erwarten, dass er am Ende nichtsensibel wird, sich rasch in neue Situationen stürzt, spontaner wird, übertrieben selbstsicher auftritt, gleichmütig reagiert, Feedback locker annimmt usw. Sensible Menschen können durchaus spontaner werden, aber sie werden niemals schnelle Entscheidungen treffen, ohne sich über die Folgen Gedanken zu machen. Sie können selbstsicherer werden, treten jedoch nie laut auf; sie können ihre Emotionen besser regulieren, aber ihre Intensität nicht abschalten; sie können Rückmeldungen gelassener interpretieren, aber nie entspannt damit umgehen.

Viertens wird die therapeutische Allianz gestärkt, wenn man dem Patienten gegenüber schon früh die Sensibilität anspricht und das auch später tut, sooft es nötig ist. Sensible Patienten sind meist enorm erleichtert, wenn dieser Aspekt anerkannt wird. Ganz besonders bedeutsam wird das, wenn Sie der erste Mensch sind, der ihnen das angemessene Verständnis für diesen Unterschied zu anderen nahebringt, den sie immer gespürt und vielleicht ausschließlich als Nachteil angesehen haben.

Fünftens können Sie vielleicht manche Sackgasse vermeiden, in der die Patienten in mancher Hinsicht fast veränderungsunfähig erscheinen oder sich beklagen, dass Sie sie einfach nicht verstehen.

Und schließlich werden Sie Ihre Arbeit auch als lohnender erleben, weil Sie das Selbstwertgefühl dieser Patienten so leicht steigern können, indem Sie die positive Seite ihrer Sensibilität hervorheben und sie auf ihre eigene negative Einstellung dazu aufmerksam machen, die sie von ihrer Kultur und den Menschen in ihrer Umgebung übernommen haben. Angesichts der Erkenntnisse der Forschung, dass sensible Menschen mit der richtigen Erziehung in mancher Hinsicht andere sogar übertreffen können, mag es auch durchaus sein, dass Sie ein Stück weit gute elterliche Förderung in der frühen Kindheit ersetzen können und erleben, dass diese Patienten es weiter bringen, als Sie je erwartet hätten.

Zusammenfassung und Schlussfolgerungen

Der Begriff Hochsensibilität (auch *Sensory Processing Sensitivity*) bezieht sich auf ein einzelnes, angeborenes Wesensmerkmal, das sich als Wahrnehmung von Feinheiten bei Reizen sowie als Potenzial äußert, von allzu vielen Reizen überwältigt zu werden. Eine Reihe von Belegen deutet darauf hin, dass dieses Merkmal bei etwa 15 bis 20 Prozent der Bevölkerung auftritt und eine durch Evolution entstandene Strategie ist, Information gründlich zu verarbeiten, ehe man handelt, statt im Gegensatz dazu rasch zu handeln (diese beiden fundamentalen Strategien hat man bei über 100 Arten festgestellt).

Es werden ebenso viele Männer wie Frauen hochsensibel geboren. Meist ist dieses Merkmal bei einem Menschen vorhanden oder eben nicht – das heißt, die Verteilung ist in der Regel bimodal, hat also einen klaren Schwellenwert statt einer glockenförmige Verteilung. Es ist nicht identisch mit Schüchternheit, Gehemmtheit oder Introversion. Rund 30 Prozent der Sensiblen sind sogar extravertiert. Hochsensible können gleichzeitig auch Menschen sein, die High Sensation Seeker sind – beide Merkmale sind angeboren und voneinander unabhängig. Das Gegenteil von Sensibilität ist Impulsivität, nicht unbedingt eine Abneigung gegen Neues.

Zu den vielen Eigenschaften, die das Ergebnis gründlicher Verarbeitung sind, gehört bei den Sensiblen, dass sie tendenziell gewissenhaft und kreativ sind, ungewöhnlich gut die Stimmungen anderer wahrnehmen, sich von unangenehmen Stimuli mehr gestört fühlen und stärkere Affekte haben, sowohl positive als auch negative. Eine Folge davon ist, dass sie anfälliger für Depression, Angst und Schüchternheit sind, wenn sie eine belastende Kindheit hatten. Andernfalls zeigen sie keine stärkere Neigung, diese zu entwickeln als Nichtsensible. Bei einer günstigen Umgebung können sie sogar bessere Resultate erzielen als andere. Das heißt, Hochsensibilität ist keine Störung und bedeutet nicht einmal eine Anfälligkeit für Störungen.

Das Merkmal hat zahlreiche klinische Implikationen, ganz ähnlich wie das Geschlecht und die ethnische Zugehörigkeit. Angeborene Temperamentsunterschiede können sogar mindestens ebenso wichtig, wenngleich leichter zu ignorieren sein, da sie unsichtbar sind. Es gibt viele sensible Menschen, die jede Frage auf der HSP-Skala (s. Anhang A) mit einem Ja beantworten, und viele nichtsensible, die jede Frage mit einem Nein beantworten. Das bedeutet einen großen Unterschied – aber diejenigen mit einer hohen Punktzahl müssen in einer Welt leben, in der die meisten eine niedrige Punktzahl haben, und dabei können Therapeuten behilflich sein.

Das Konzept der Hochsensibilität verlangt nicht, dass Kliniker ihre derzeitigen Methoden und Theorien aufgeben. Es ergänzt sie einfach und ermöglicht Therapeuten, sich auf einen wichtigen individuellen Unterschied einzustellen. Damit werden sie einem zweifellos großen Teil ihrer Patienten besser gerecht.

2. Hochsensibilität feststellen

In Wirklichkeit gibt es nicht bloß entweder das eine oder das andere [Veranlagung oder Erfahrung]. Eine gewisse angeborene Empfindsamkeit führt zu einer besonderen Vorgeschichte, das heißt zu einem besonderen Erleben der infantilen Ereignisse, welche ihrerseits auch nicht gleichgültig bleiben für die Entwicklung der kindlichen Weltanschauung. Ereignisse, verknüpft mit starken Eindrücken, gehen nie spurlos an empfindsamen Menschen vorüber. Es bleiben Spuren davon bekanntlich oft für das ganze Leben wirksam. Und solche Erlebnisse können auch einen bedingenden Einfluß auf die gesamte geistige Entwicklung eines Menschen ausüben.

(C. G. Jung, *Gesammelte Werke*, Band IV, 1913/1985³, Abs. 399)

Dieses Kapitel bietet einen Leitfaden zur Feststellung von Hochsensibilität und konzentriert sich dabei auf vier wichtige Aspekte dieses Merkmals, macht Vorschläge für Fragen bei der Erhebung der Anamnese und erläutert, wie man falsch positive und falsch negative Diagnosen vermeiden kann. Anhand von Fallbeispielen werden auch solche Fälle illustriert, die schwerer zu beurteilen sind, weil die Persona sehr anpassungsfähig ist oder weil es sich um extravertierte Sensible und High Sensation Seeker handelt.

Man könnte meinen, dass das Zusammenwirken von Hochsensibilität und Lebenserfahrungen, von dem Jung spricht, eine eindeutige Einschätzung erschweren könnte, aber häufig ist es nicht so. Und zwar deshalb nicht, weil Hochsensibilität ein Merkmal ist, das fast jede Verhaltensweise beeinflusst. Ein einzelner, isoliert betrachteter Indikator, wie Vorsicht oder Kreativität, könnte auch als Resultat von etwas anderem erscheinen. Aber das Gesamtbild der Eigenschaften klärt im Allgemeinen, ob es sich um einen generellen Verhaltensstil handelt oder um die Folge eines Traumas, das üblicherweise bestimmte Verhaltensweisen betrifft. So kann etwa die Angst vor Kritik von einem kritischen Vater verursacht worden sein und nur im Kontext männlicher Autoritätsfiguren auftreten, oder sie kann eine allgemeine Angst sein, die häufig bei sensiblen Patienten anzutreffen ist, die alles richtig machen wollen, leicht zu beschämen sind und Konfrontationen fürchten, die sie überreizen.

Da Sensibilität angeboren ist, sollte sie auch von Anfang an sichtbar gewesen sein. Ein entscheidender Faktor beim Feststellen von Sensibilität ist, wie Eltern und Lehrkräfte den Patienten als Kind beurteilt haben. Vielleicht haben sie die falschen Worte benutzt – schüchtern, pingelig, schwierig. Manche Eltern werden sogar erkannt haben, dass ihr Kind einfach sensibel oder „übersensibel" oder „extrem sensibel" ist.

Die HSP-Skala (s. Anhang A) ist dazu gedacht, Sensibilität in einer Forschungssituation festzustellen, und sollte nie allein für sich verwendet werden, um herauszufinden, ob ein bestimmter Patient dieses Wesensmerkmal besitzt. Es gibt keine Normen oder scharfen Trennwerte, und da die Punkte auf Selbstbeurteilung beruhen, steckt immer ein Stück Befangenheit im Ergebnis. Beispielsweise möchten manche, besonders Männer, vielleicht nicht als hochsensibel bezeichnet werden, während andere das vielleicht gerne hätten, auch wenn sie es nicht sind.

Fazit: Da Sensibilität eine angeborene Funktionsweise des Nervensystems ist, wird sie im Gesamtverhalten eines Menschen sichtbar. Sie kommt nicht nur in einem Lebensbereich vor. Eltern und Lehrer haben sie wahrscheinlich schon seit der frühen Kindheit wahrgenommen. Die HSP-Skala kann helfen, Sensibilität zu identifizieren, ist aber nicht dafür gedacht, alleiniger Maßstab zu sein.

Vier Indikatoren

Zwar betrifft die Sensibilität alle Lebensbereiche, aber die Signale dafür in vier Kategorien zu fassen erleichtert die Beurteilung. Diese vier Kategorien sind gründliche Informationsverarbeitung, Übererregbarkeit, emotionale Intensität und sensorische Empfindlichkeit. Ich werde alle vier einzeln im Hinblick auf Verhaltensweisen, vorgebrachte Probleme (Präsentierproblem) und Vorgeschichte erläutern und zeigen, wie sie sich bei einem Zusammenwirken von Sensibilität und einer Vorgeschichte mit Trauma oder großem Stress ausdrücken.

Fazit: Wenn man Hochsensibilität feststellen will, hält man Ausschau nach vier Kategorien: Gründliche Informationsverarbeitung, Übererregbarkeit, emotionale Intensität und sensorische Empfindlichkeit.

Indikatoren für eine gründliche Informationsverarbeitung

Eine gründliche Verarbeitung von Informationen ist das Schlüsselmerkmal dieser Patienten, aber sie ist nicht direkt beobachtbar, also müssen Sie sich vorstellen, wozu eine gründliche Verarbeitung führt.

Verhaltensweisen

Dieser Indikator für Sensibilität kann sich äußern als Nachdenken *(deutlich mehr, als andere das tun)* über „den Gang der Welt", den Sinn des Lebens oder den eigenen Arbeitsbereich, auch als Sinnieren darüber, welche Richtung eine Beziehung angesichts bestimmter Ereignisse nehmen wird; Mutmaßungen darüber, wie es dazu kam, dass die Dinge so geworden sind, wie sie sind oder wie sie sich wahrscheinlich entwickeln werden; in einem Pflichtgefühl oder einer Moral, die anscheinend auf ungewöhnlicher Reflexion über die Folgen von Handeln beruht und nicht auf der Übernahme eines ethischen Kodex, den andere formuliert haben.

Damit Sie nicht einfach nur eine sozial akzeptierte Antwort auf entsprechende Hinweise zu hören bekommen („Sie haben recht – ich denke wirklich viel über alles Mögliche nach"), versuchen Sie es am besten mit etwas wie: „Aus Ihrer Schilderung der Schwierigkeiten mit dieser Entscheidung höre ich heraus, dass Sie sich viele Gedanken über die langfristigen Auswirkungen auf Sie und andere machen. Neigen Sie dazu ganz allgemein? Oder ist das hier ein besonderer Fall?"

Die umfassendere Verarbeitung zeigt sich auch in tieferen Gefühlen und größerer Empathie für andere. Zum Beispiel sind die meisten sensiblen Menschen ungewöhnlich betroffen angesichts des Leids anderer Menschen und auch des Leids von Tieren und sozialer Ungerechtigkeit. Oft engagieren sie sich aktiv für einen guten Zweck. Dabei handelt es sich nicht um isolierte Zwänge, wie etwa wenn man Dutzende geretteter Katzen hält, sondern um Angelegenheiten von allgemeinerem Interesse, für die sie sich leidenschaftlich einsetzen. Das aus diesen Gefühlen erwachsende Handeln ist normalerweise sinnvoll oder zumindest können die Betreffenden die Gründe für ihr Empfinden darlegen.

Sensible Menschen sind auch in Bezug auf den therapeutischen Rahmen gewissenhaft, was ich teilweise ihrer gründlicheren Informationsverarbeitung zuschreibe. Sie bezahlen prompt, kommen und gehen pünktlich und respektieren alle Grenzen, als würden sie sich in Sie hineinversetzen.

Diese gründlichere Verarbeitung entspricht nicht der eigenartigen, übermäßig fokussierten Aufmerksamkeit, die man bei einer Störung im autistischen Formenkreis finden kann, beispielsweise dass jemand alle Arten von Glühbirnen oder alle Nachtfalter erkennt (jugendliche Naturwissenschaftler in spe sind hier natürlich ausgenommen). Diese Verarbeitung tieferer Ebenen hat vielmehr mit Emotionen, anderen Menschen oder der Welt zu tun. Ein Großteil dieser Verarbeitung kann jedoch unbewusst ablaufen, sodass sensible Patienten häufig aufgrund von Ahnungen oder einem „Bauchgefühl" handeln. Sie haben auch wesentlich lebhaftere Träume als andere.

Die gründliche Verarbeitung kann sich zudem in einem überraschenden Maß an Erkenntnis zeigen, die man bereits über sich selbst und andere gewonnen hat, oder in einem Gefühl für langfristige Konsequenzen, sodass es in der Lebensgeschichte von Hochsensiblen kaum Beispiele für impulsives oder risikoreiches Handeln gibt, oder auch in einem ungewöhnlich raschen Verständnis Ihrer Interpretationen oder Fragen – eine schnelle Reaktion der Art: „Ich verstehe, worauf Sie hinauswollen."

Präsentierprobleme

Ein häufig vorgebrachtes Problem (Präsentierproblem), das von dieser Facette der Hochsensibilität verursacht wird, ist, dass jemand Hilfe braucht, um eine wichtige Entscheidung zu treffen, oder das Gefühl hat, er habe generell Schwierigkeiten mit Entscheidungen. Wenn Sie dieses Thema genauer unter die Lupe nehmen, dann achten Sie darauf, ob es das vorhersehbare Ergebnis des tieferen Nachdenkens über eine Entscheidung ist. So frage ich die Betreffenden manchmal, in leicht scherzendem Ton, ob ihre Entscheidungen üblicherweise richtig sind. Oder ob sie Angst haben, dass infolge einer bestimmten Entscheidung, die sie zu treffen versuchen, etwas ganz Spezifisches passiert.

Wenn es um Entscheidungen geht, die die Patienten als falsch empfunden haben, überlege ich, ob sie angesichts ihrer Sensibilität tatsächlich falsch waren. Beispielsweise kann eine hochsensible Person sich dazu entscheiden, eine Beförderung abzulehnen, die zahlreiche Auslandsreisen erfordert, und es hinterher bedauern, weil sie weiß, dass andere die Aufgabe angenommen hätten.

Ein Problem im Zusammenhang mit Entscheidungen könnte auch auf etwas zurückzuführen sein, was ich mittlerweile als „Entscheidungstrauma" bezeichne, nämlich dass jemand eine schwerwiegende Entscheidung getroffen hat, die ihm ausgesprochen schwerfiel und die er später bedauert hat, wie etwa eine allzu frühe Heirat. Sensible Menschen trachten so sehr danach, sich richtig zu entscheiden, dass ihnen womöglich vor dem ganzen Prozess graut, vor allem wenn sie eine Entscheidung später bereut haben.

Die gründlichere Informationsverarbeitung kann auch bei anderen vorgebrachten Problemen als ursächlich angenommen werden: dem Gefühl, andere würden sie nicht verstehen, dem Empfinden, die meisten Leute oder Gespräche seien langweilig, und schlechtem Abschneiden auf Wissensgebieten, die eine einzige korrekte Antwort erfordern.

Vorgeschichte

In den ersten paar Sitzungen kann Übererregung die gründliche Verarbeitung beeinträchtigen, sodass die persönliche Geschichte nur skizzenhaft berichtet wird. Ebenso häufig kann die Vorgeschichte jedoch tiefe Gedanken über den Patienten selbst, seine Vergangenheit, sein Familienleben, seine Berufswahl oder die Art von Menschen, die er sich für enge Freundschaften auswählt, offenbaren. Sensibilität liegt auch vor, wenn die Patienten erklären, sie seien für gute Vorhersagen bekannt oder sie hätten eine philosophische Ader. Ebenso, wenn sie Anzeichen für ungewöhnliche Kreativität an den Tag legen. Auch hier gilt wieder: Fragen Sie, wie Eltern und Lehrer sie gesehen haben. Vielleicht waren sie ihnen als Kinder in Erinnerung geblieben, die „die erstaunlichsten Fragen stellten", fantastische Geschichten erfanden, schon früh Freude an Musik oder Kunst hatten, sich stundenlang glücklich mit fantasierten Spielen beschäftigen konnten, in der Schule oder beim Spielen die besten Ideen hatten, sich viele Gedanken über Gott, den Tod oder die Gründe für das Leiden machten, oder dass sie dann, wenn es zu Hause Ärger gab, sehr still wurden und scharf beobachteten.

Es ist klug, auch nach einer spirituellen Praxis oder Übungen zur Selbsthilfe und Ähnlichem zu fragen, das einen wichtigen Einfluss auf ihr Leben hatte. Diese Frage ist nicht nur aufschlussreich, sondern wird von diesen Patienten oft auch sehr ausführlich beantwortet. Bei meinen Interviews (Aron & Aron, 1997) war das die letzte Frage in meinem Protokoll, aber sie kam in allen Fällen schon vorher spontan aufs Tapet – angefangen bei einem starken religiösen Glauben seit der Kindheit bis hin zu Erfahrungen mit Geistern und Engeln. In einem Fall bekundete jemand einen vehementen Atheismus, aber die Argumente waren stichhaltig und gingen über die übliche Frage hinaus, warum Gott zulässt, dass gute Menschen leiden müssen.

Im Zusammenwirken mit prägenden negativen Ereignissen

Die gründliche Verarbeitung ist wahrscheinlich der Grund für die wiederholt berichtete Beobachtung, dass sensible Menschen mehr als andere unter denselben Ereignissen in der Kindheit (Aron et al., 2005; Liss et al., 2005) oder im Erwachsenenalter leiden (Aron et al., 2005, Studie 4; Kemler, 2006; bei diesen Untersuchungen wurde die HSP-Skala benutzt, aber viele andere, die Hochsensibilität auf anderen Wegen identifizieren, haben die gleichen Ergebnisse erhalten, z. B. Mangelsdorf, Gunnar, Kestenbaum, Lang & Andreas, 1990). Anscheinend denken sie tiefer über diese Ereignisse nach und entwickeln dabei etwas, das man sich vielleicht als besonders dichte emotionale Schemata vorstellen kann. Dieses Nachdenken führt zu einer stärkeren emotionalen Reaktion und wird auch von dieser genährt. Wir alle beschäftigen uns tiefer mit etwas, das uns emotional bewegt hat. Aber die Feststellung, dass ein Patient von einem vergangenen oder gegenwärtigen Ereignis stärker beeinflusst wurde, als andere das von dieser Art Ereignis gewesen wären (z. B. Kritik), ist an sich schon ein guter Indikator für Hochsensibilität.

Diese stärkeren Wirkungen äußern sich vielleicht in einem ungewöhnlich geringen Selbstwert, extremer Schüchternheit oder Angst vor sozialer Beurteilung, einem unsicheren Bindungsverhalten im Erwachsenenalter, das vorwiegend angstgeprägt ist und zu einem ständigen Beschäftigtsein mit dem anderen führt, und auch in dem Gefühl, das Leben sei sinnlos – d. h., Sensible nehmen die Langzeitfolgen oder die langfristige Bedeutung ihres aktuellen Kummers wahr.

Fazit: Die gründlichere Verarbeitung von Informationen zeigt sich indirekt, entweder in tiefgründigen Gedanken oder in tiefen Gefühlen. Beispiele dafür sind etwa längeres Nachdenken, ehe man spricht oder handelt, was zu Schwierigkeiten bei Entscheidungen, jedoch auch im Allgemeinen guten Entscheidungen führt; außerdem ein rasches Erfassen Ihrer Ideen sowie ein spirituelles Leben, das aus umfangreichen Betrachtungen erwachsen ist oder solche mit sich bringt.

Indikatoren für Übererregung

Ein hohes Maß an Stimulation führt zu einem hohen Erregungsniveau, und sehr hohe Erregungsniveaus verursachen bei jedem Menschen Unbehagen und eine Leistungsverschlechterung (Yerkes & Dodson, 1908). Die kognitive Kapazität (das, was man im Arbeitsgedächtnis behalten kann) nimmt ab, was zu Verwirrtheit, einem schlechten Erinnerungsvermögen und Gedankenarmut führt oder auch zu Wortfindungsschwierigkeiten beim Ausdruck der Gedanken. Häufig findet eine Aktivierungssteigerung des sympathischen Nervensystems statt (Reaktionsmuster „Angriff-oder-Flucht") – erhöhte Herzfrequenz, schweißnasse Handflächen, Magenbeschwerden. Überstimulation kann z. B. Prüfungen, öffentliches Reden oder öffentliche Auftritte (in Sport, Musik usw.), Konversation mit Fremden, das erste Rendezvous, Multitasking, das Arbeiten unter Beobachtung in der Ausbildung und das Verhalten eines Patienten Ihnen gegenüber beeinträchtigen, besonders in den ersten Sitzungen. Patienten, die in vielen Situationen leicht überstimuliert oder übererregt sind, sind wahrscheinlich hochsensibel.

Verhaltensweisen

Zeitweilige Übererregung wird in den ersten Sitzungen oft als noch größere Nervosität sichtbar, als andere sie in dieser Situation aufweisen würden. Sensible Patienten können Ihnen vielleicht nicht in die Augen schauen, weinen aus reiner Nervosität, spielen mit einem Taschentuch oder seufzen leise. Sie können Mühe haben, sich zu konzentrieren, und wiederholt lange schweigen. Sie können darüber klagen, dass sie nichts zu sagen haben oder das zumindest befürchten, und sie lösen dieses Problem dadurch, dass sie mit einer Agenda erscheinen. Zwar können solche Verhaltensweisen auch viele andere Gründe haben, aber auch hierbei sollte man darüber nachdenken, ob der Patient hochsensibel ist.

Chronische Übererregung führt zu all jenen Erscheinungen, die mit einem chronisch hohen Cortisolspiegel zusammenhängen: Schlafprobleme, Appetitverlust, Hypervigilanz (extreme Wachsamkeit) und Angst. Wenn die Nebennieren, die das Cortisol produzieren, erschöpft sind, kommt es zu mehr Schlaf als gewöhnlich, wahrscheinlich zu einer Gewichtszunahme und Anzeichen von Depression.

Präsentierprobleme

Chronische Übererregung ist häufig das zuerst vorgebrachte Problem – jemand fühlt sich überlastet, leidet an Burnout, fühlt sich überfordert oder hat das Gefühl, er sei seinen Aufgaben nicht mehr gewachsen. Das beeinträchtigt den Schlaf, die Gesundheit und mit der Zeit auch die Leistungsfähigkeit in Beruf und Familie. Normalerweise sind die Pflichten das Letzte, worin sich Hochsensible beeinträchtigen lassen – das ist Teil des Problems. Daher kommen sie in Therapie, weil sie keine Optionen mehr sehen und glauben, mit ihnen stimme etwas nicht, weil sie nicht so viel bewältigen können wie andere.

Übererregung tritt bei ihnen noch mehr auf als bei anderen in wichtigen Übergangssituationen des Lebens, weil diese meist schnelle Wechsel der Reize, der Wahrnehmungsschwerpunkte und des erforderlichen Verhaltens bedeuten, während die Sensiblen aufgrund ihres Naturells lieber erst einmal über das nachdenken würden, was gerade geschieht. Sogar angenehme Veränderungen wie der Aufbruch in einen Urlaub, der Umzug in ein neues Zuhause, Heirat, Beförderung, Elternschaft oder der Eintritt in den Ruhestand werden die unangenehme Nebenwirkung haben, dass sie sich unruhig fühlen, schlecht schlafen und noch stärker emotional reagieren als sonst. Oft kann man dieses Problem im Büro beobachten, zu Beginn und am Ende von Sitzungen und erst recht vor Beginn und am Ende einer längeren Therapiepause. (Dies wäre zusätzlich zu einem Trennungsschmerz aufgrund der persönlichen Vorgeschichte.)

Gelegentlich wird ein sensibler Mensch auch von Panikattacken berichten. Manchmal sind diese die Folge einer Erfahrung intensiver Überstimulation, die zu dem schrecklichen Gefühl führt, man sei den Dingen nicht mehr gewachsen. Diese Attacken unterscheiden sich von den eher typischen Panikattacken dadurch, dass sie schnell verschwinden, sobald die Ursache erklärt wird und ein paar Maßnahmen zur Abhilfe vorgeschlagen wurden.

Eine weitere Auswirkung schneller Übererregbarkeit ist, dass sie einfach gemieden wird, ob bewusst oder unbewusst. Bei fast jedem ist das Gefühl einer starken Übererregung mit Versagen und Beschämung verbunden. Es ist sehr schwer, sie von Angst zu unterscheiden, wenn bei manchen Patienten überhaupt ein Unterschied feststellbar ist. Zahlreiche Probleme kann man auf die Vermeidung von Überstimulation und Übererregung zurückführen – von den Schwierigkeiten, Freunde zu finden (weil der Betreffende nie an unbekannte Orte geht), bis zur Langeweile.

Hochsensible Menschen, die gleichzeitig High Sensation Seeker sind, müssen auf dem schmalen Grat zwischen Unter- und Übererregung balancieren, verfehlen ihn häufig oder akzeptieren, dass sie chronisch übererregt sind: Sie lassen den Sensation Seeker in sich über den sensiblen Anteil triumphieren.

Vorgeschichte

Um eine Tendenz zu rascher Übererregbarkeit zu verifizieren, frage ich beispielsweise: „Manche Menschen brauchen nach einem sehr stimulierenden Erlebnis eine etwas längere Erholungspause als andere – etwa nach einem Besichtigungstag oder einem großen Ereignis. Trifft das auch auf Sie zu?" Diese Frage zielt auf die Nachwirkungen ab, statt Dinge zu thematisieren, denen High Sensation Seeker nicht zustimmen würden: „Neigen Sie dazu, Orte zu meiden, die sehr stimulierend sind?" Nach den Nachwirkungen zu fragen, statt sich zu erkundigen: „Sind Sie häufig übererregt?", hat auch jene im Blick, die gelernt haben, der Übererregung aus dem Weg zu gehen, was oft auf ältere Hochsensible zutrifft.

Fragen Sie auch nach möglichen Erzählungen der Eltern – ob jemand als Baby geweint oder gequengelt hat, wenn er müde war oder zu lang an einem lauten Ort mit vielen Menschen aushalten musste. Wenn eine Kindheitserinnerung auftaucht, in der von Übererregung oder deren Wirkung die Rede ist, frage ich etwas wie: „Anscheinend haben Sie also mehr als andere darunter gelitten, von zu Hause weg zu sein? Sind Sie je in einem Ferienlager gewesen?" Um herauszufinden, ob speziell in dieser Situation Übererregung auftrat, achte ich darauf, ob ungewöhnliche Schlafstörungen, Magenbeschwerden oder Erbrechen erwähnt werden und ob es Erinnerungen an verringerte Geschicklichkeit bei Aktivitäten gibt, die Koordination erforderten.

Übererregung kann sich in der Vorgeschichte auch als Bedauern über gefällte Entscheidungen, ausgeschlagene Möglichkeiten und natürlich in wiederholten unerklärlichen Misserfolgen äußern, wo jemand trotz gründlicher Vorbereitung unter Druck versagt hat. Misserfolge und Reue kann es aus vielerlei Gründen geben. Sie werden freundlich und mitfühlend danach fragen müssen, warum eine Gelegenheit nicht wahrgenommen wurde oder unter welchen Umständen es tendenziell zu den Misserfolgen kam. Zum Beispiel mit: „Ich höre, dass Sie es bedauern und als Versagen empfunden haben, dass Sie mitten im ersten Studienjahr abbrechen mussten, aber ich frage mich, ob Sie inzwischen irgendeine Vorstellung davon haben, warum das passiert ist?"

Wenn weiteres Nachfragen nicht rein suggestiv erscheint, füge ich vielleicht hinzu: „Könnte es sein, dass Ihr erstes Studienjahr gerade für Sie eine außerordentliche Überstimulation bedeutet hat? Jeder Studienanfänger muss eine Menge Neues lernen, besonders wenn er zum ersten Mal allein lebt: akademische Entscheidungen treffen, das Studium schaffen, Tests schreiben, mit Geld umgehen lernen, die Wäsche selbst waschen, unzählige Fremde kennenlernen, Freunde finden, mit anderen auf engem Raum zusammenleben. Und es geht unentwegt weiter, nicht wahr? Man muss an so vieles gleichzeitig denken und sich um so vieles kümmern. Und ich frage mich auch, ob Sie wieder alles als viel zu viel empfunden haben, als Sie Ihre erste Stelle antraten und eine so schlechte Beurteilung bekamen?"

Im Zusammenwirken mit prägenden negativen Ereignissen

Wenn ein Patient mit einer angeborenen Tendenz auf die Welt kommt, durch Stimulation generell leicht in Übererregung zu geraten, muss sich eine solche Übererregung in der Kindheit zwangsläufig durch stressreiche Situationen ergeben, etwa wenn man zu früh oder zu lange alleingelassen wird oder wenn die Eltern sich scheiden lassen. Sensible Kinder brauchen in diesen Fällen wesentlich mehr Beruhigung und Stärkung, und in Problemfamilien bekommen sie das selten. Die emotionalen Muster, die in diesen Zeiten festgeschrieben werden, bleiben der Ursprung starker Stimulation und Erregung aus dem Inneren. So leidet etwa ein unsicheres, sensibles Kind, das jahrelang durch eine nicht unterstützende Erziehung übererregt wurde, mehr unter neuen Situationen und hat einen höheren Cortisolspiegel als sichere, sensible Kinder (Nachmias et al., 1996).

Fazit: Es weist auf Übererregung hin, wenn Patienten ungewöhnliche Nervosität an den Tag legen, über chronischen Stress oder Probleme mit Übergängen klagen, von vielen „Fehlschlägen" oder Entscheidungen berichten, die sie bereuen, wenn man sich an sie als zimperlich und ungeschickt im Mannschaftssport oder auffallend still in der Schule erinnert, oder wenn sie generell Situationen meiden, die sehr stimulierend sind. Bei einer Vorgeschichte mit Trauma oder hohem Stress hat es ebenfalls Anzeichen für chronische Übererregung gegeben, besonders in neuen Situationen oder in Abwesenheit der Bezugspersonen.

Indikatoren für emotionale Intensität

Starke emotionale Reaktionen sind leicht zu beobachten, aber nicht immer leicht von den Auswirkungen von Traumata oder einer schwierigen Vergangenheit zu unterscheiden. Der Unterschied liegt darin, dass sensible Menschen auf alle Ereignisse im Leben stärkere emotionale Reaktionen haben. Sie können bei der ersten Begegnung mit Ihnen ängstlich sein, aber wenn sie das Gefühl haben, Sie könnten ihnen helfen, werden sie außerordentlich glücklich und dankbar sein.

Ein traumatisierter nichtsensibler Mensch wird überwiegend negative Affekte ausdrücken. Stellen Sie sich einen sensiblen Hund im Gegensatz zu einem geprügelten vor. Der sensible wird Sie aus der Ferne beobachten, Ihre Bewegungen genau verfolgen und erkennen lassen, dass er gerne näher kommen würde. Wenn er Sie erst einmal akzeptiert hat, wird er Sie wahrscheinlich nicht mehr vergessen. Im Gegensatz dazu weicht ein geprügelter Hund Ihrem Blick aus, lässt mehr Konflikt oder Unruhe erkennen. Je mehr Sie versuchen, mit ihm Freundschaft zu schließen, desto aufgeregter wird er, wenn Sie kein ganz besonderes Geschick darin haben, solche Tiere zu beruhigen. Selbst dann werden Sie dieses Vorgehen wahrscheinlich viele Male wiederholen müssen, weil der Hund sich stärker an die Misshandlung erinnert als an Sie. Und wenn Sie es mit einem sensiblen geprügelten Hund zu tun haben? Hier erreichen wir die Grenze meines Wissens über die Wechselwirkung von Hundegenetik und Verhalten. In diesem Fall ist es einfacher, bei Menschen zu bleiben, die sprechen, Ihnen ihre Vorgeschichte erzählen und Ihnen mitteilen können, was sie momentan fühlen.

Verhaltensweisen

Der beste Weg zu einer sicheren Unterscheidung ist, dass die emotionale Reaktivität allgemein, nicht spezifisch ist und nicht hauptsächlich gekennzeichnet durch Wachsamkeit hinsichtlich Verlust, Verrat, Sexualität oder Gewalt. Sensible Patienten berührt vieles. Vielleicht sind sie „sentimental" im Hinblick auf die Vergangenheit oder voller Mitgefühl mit den Benachteiligten (statt sich nur Gedanken zu machen).

Sie neigen zu starken positiven ebenso wie zu negativen Affekten in Situationen, in denen jeder ihre Gefühle teilen würde, aber vielleicht in geringerem Maße. Sie können erleben, dass sie leicht zu Tränen der Freude, Dankbarkeit oder Erleichterung gerührt sind. Aber diejenigen, die keine allzu großen Schäden davongetragen haben, bringt auch ebenso leicht etwas zum Lachen, sei es reine Albernheit oder subtile Ironie.

In der ersten Sitzung haben Sensible unter Umständen stärkere Gefühle als andere, einfach weil Sie da sind. Wenn sie über ihre Probleme sprechen, neigen sie stärker zum Weinen. Um der Ursache näher zu kommen, könnten Sie sehr behutsam fragen: „Weinen Sie leicht? Sie schienen mir tief bewegt, als Sie gerade sagten ..." Oder: „Ich höre, dass Sie gerade sehr deprimiert sind, aber ich frage mich, ob Sie in der Vergangenheit auch schon erlebt haben, dass Sie über bestimmte Dinge außerordentlich froh waren?" (Falls Sie die Beziehung der Sensibilität zu Störungen aus dem autistischen Formenkreis durchdenken: Hochsensible zeigen oft die größte emotionale Intensität bei sozialen Gefühlen wie Scham, Schuld, Geringschätzung, Mitgefühl und Angst vor dem Verlassenwerden, die bei autistischen Störungen zu fehlen scheinen oder in anderer Weise verzerrt sein können.)

Ein weiteres beobachtbares Verhalten, das für diejenigen typisch ist, die hochsensibel sind, besteht darin, dass sie beim Auftreten starker Emotionen (denken Sie daran, dass sie auch positiv sein können) manchmal davon sprechen, dass sie in ihrem Leben dramatische Veränderungen vornehmen wollen – sie sind bereit, ihren neuen Liebsten zu heiraten oder ihren Job aufzugeben, aber tatsächlich ziehen sie normalerweise keine plötzlichen Änderungen durch. Sie werden immer noch eine Weile darüber nachdenken, während nichtsensible Patienten impulsiv handeln können und es auch tun, wenn sie in einer Angelegenheit starke Gefühle haben.

Emotionale Reaktivität bedeutet, dass sensible Menschen auch stärker auf die Emotionen anderer reagieren. Mitunter werden Sie feststellen, dass ein sensibler Patient über Ihre Gefühle weit häufiger Bescheid weiß als andere. Dieses Mitschwingen betrifft alle Ihre Emotionen in den meisten Situationen, nicht nur solche, in denen ein Patient eine Vorgeschichte von Misshandlung oder Verlassenwerden hat, die verlangt, dass er im Hinblick auf negative Stimmungen eines anderen wachsam ist.

Präsentierprobleme

Bei diesem Aspekt der Sensibilität ist ein häufig angesprochenes Problem die Besorgnis über emotionale „Überreaktionen". Andere verbreitete Probleme sind diagnostizierbare emotionale Störungen wie Depression (meist nicht bipolar) und Angst. Das ist deshalb so, weil Emotionen wie Kummer oder Furcht zu generalisierten Angststörungen und affektiven Störungen führen, wenn sie chronisch werden und nicht reguliert werden können, sodass man auch bei der Behandlung dieser Probleme nach Sensibilität Ausschau halten sollte.

Vorgeschichte

In der Kindheit reagieren Hochsensible emotional noch stärker, weil sie ihre Affekte noch nicht regulieren können. Allerdings mussten manche dies sehr schnell lernen. Sensible Männer können Ihnen sagen, wann sie zum ersten Mal in der Schule geweint haben, nämlich oft am ersten Schultag, und dass sie dann hörten, sie sollten aufhören. Sie fühlten sich beschämt und versuchten fortan nach Kräften, diesen Fehler nie mehr zu wiederholen. Andere drückten ihre Emotionen sehr heftig aus (bekamen etwa Wutanfälle, wenn sie frustriert waren; sie waren „launische Jungs" oder „melodramatische Mädchen") und lernten erst allmählich, ihren Gefühlsausdruck zu dämpfen. Ein sensibler Patient, unabhängig davon, ob Junge oder Mädchen, hat wahrscheinlich Emotionen in sich verschlossen und war vielleicht ohne ersichtlichen Grund ängstlich und depressiv. Viele dürften sich dem Schreiben, der Kunst oder Musik zugewandt haben, um ihre Gefühle auszudrücken. Wenn Sie danach fragen, zeigen sie Ihnen vielleicht gerne etwas aus jener Zeit – Gedichte, Kurzgeschichten, Liedtexte oder Bilder. Unabhängig von Talent und Können werden Sie darin eine für Kinder oder Jugendliche ungewöhnliche Gefühlstiefe spüren.

Diese Patienten werden von stärkeren Emotionen während des gesamten Lebens sprechen, in Bezug auf alles. Sie fühlen sich mitgenommen von Märchen, Gruselfilmen, Ungerechtigkeit oder Mobbing in der Schule, von der Vorstellung, dass Tiere getötet werden, damit man Fleisch essen kann, oder einfach, weil sie übermüdet oder hungrig sind. In der Schule haben sie immer rasch mit Benachteiligten Freundschaft geschlossen und schnell auf freundliche Korrektur reagiert, aber schlecht auf Bestrafung. Der Umgang mit dem anderen Geschlecht war ausnehmend schwierig. Druck von Gleichaltrigen hat große Konflikte verursacht. Vielleicht erzählen sie Ihnen, dass sie bei ihrer Hochzeit so überwältigt waren, dass sie sich kaum noch an Details erinnern können. Sie sind sehr nervös in neuen Jobs, finden ihre Kinder hinreißend und sind beim Tod eines Freundes oder einer Freundin am Boden zerstört.

Vergleichen Sie ihre emotionale Reaktion einmal mit dem, was sonst eher typisch ist. Wir rechnen damit, dass ein Soldat eine posttraumatische Belastungsstörung hat, nachdem er sechs Monate in einem Kriegsgebiet eingesetzt war, aber nicht nach einer Grundausbildung. Die meisten Kinder fürchten sich vor Wasser, lernen aber dennoch mit rund zehn Jahren Schwimmen und nicht erst in der höheren Schule. Die meisten fahren in Ferienlager und haben Heimweh, aber manche müssen deshalb nach Hause geschickt werden. Manche werden ein bisschen geneckt und zahlen es den anderen mit gleicher Münze heim, andere wenden sich ab und sind tief getroffen.

Patienten mit einer sicheren Kindheit haben nicht nur gute, sondern geradezu begeisternde Erinnerungen an Familienurlaube, Ferientraditionen oder bestimmte Eigenschaften von Vater oder Mutter. Sie gingen wahrscheinlich sehr gern in die Schule und hatten ungewöhnlich gute Freunde und Freundinnen. Es gibt auch zahlreiche Hinweise darauf, dass sensible Kinder sowohl von einer belastenden als auch von einer förderlichen Umgebung mit vielen Angeboten stärker beeinflusst werden (Belsky et al., 2009; Ellis, Essex & Boyce, 2005).

Und natürlich können Sie auch direkt fragen: „Sie haben erwähnt, dass Sie emotional stark reagiert haben – war das bei Ihnen schon immer so oder bringen Sie das mit irgendeiner Veränderung in Verbindung?"

Im Zusammenwirken mit prägenden negativen Ereignissen

Hier geht es um die Frage, ob jemand mit einer negativen Vorgeschichte außerdem auch hochsensibel ist. Ich würde mit der Vorgeschichte beginnen – mit der Art und dem Ausmaß von negativen Ereignissen – und dann wieder versuchen, ein Gefühl dafür zu bekommen, ob dieser Mensch von Erlebnissen, die Sie in gleicher Art auch von anderen Patienten kennen, stärker belastet wird. Schauen Sie, ob Sie ein Bild von der Bindung in der Kindheit gewinnen können. („Haben Sie das Gefühl, dass Ihre Mutter Babys mochte und sie auch gerne großgezogen hat? Stand sie zur Zeit Ihrer Geburt sehr unter Stress?") Sensible Kinder scheinen mehr darunter zu leiden als andere, wenn sie keine sichere Mutterbindung haben oder keine adäquate Unterstützung von anderen Bezugspersonen bekommen (Mangelsdorf et al., 1990; Nachmias et al., 1996; Pluess & Belsky, 2009).

Sehen Sie sich zweitens das Spektrum der emotionalen Reaktivität an. Ist sie auch in weiteren Bereichen oder bei anderen Emotionen hoch, nicht nur dort, wo Sie es angesichts der Einzelheiten einer negativen Vorgeschichte erwarten? Beispielsweise fühlen sich die meisten sensiblen Patienten unwohl beim Ausdruck von Ärger. Wenn ein Patient aber doch Ärger zeigt, dann achten Sie auf die Intensität anderer Gefühle, gerade auch von Scham, wenn Sie Ihrerseits Ärger ausdrücken. Angst und Trauer, die auf ein Trauma zurückzuführen sind, sind vielleicht schwerer herauszufiltern, aber schauen Sie auf Extreme bei der Über- oder Unterregulierung von Affekten, nicht nur im Leben, sondern auch in Ihrer Praxis.

Dass Emotionen im Inneren verschlossen bleiben, ist weitaus häufiger, da die äußere Kundgabe von Emotionen erstens überstimulierend ist und Sensiblen zweitens zu gefährlich vorkommt. Dennoch kommen die Emotionen wahrscheinlich an die Oberfläche, wenn diese Patienten etwa stärker aktiviert erscheinen, schnell reden oder eine Menge Details über ihre Beobachtungen preisgeben. Vielleicht sitzen sie buchstäblich auf der vordersten Stuhlkante oder in sonst einer unbequemen Haltung. In ruhigeren Momenten können sie etwas Zaghaftes an sich haben, unter einem Zwang zum Wohlverhalten stehen oder Ihnen gegenüber eine Sanftmut zeigen, die sich nach Schüchternheit oder Unterordnung anfühlt, nicht einfach nur nach Freundlichkeit. Sensible Männer mit einer leidvollen Vorgeschichte können eine ungeheure emotionale Reserviertheit an den Tag legen, die sich oft in einem ruhigen, rationalen Ton äußert, schon beim ersten Telefonkontakt. Aber im Allgemeinen spüren Sie die übermäßige Kontrolle, weil das ganze Auftreten nichts Entspanntes oder Lockeres an sich hat.

Fazit: Emotionale Intensität als Indikator für Hochsensibilität ist sowohl bei positiven als auch bei negativen Emotionen anzutreffen, und zwar in allen Situationen, in denen Emotion angemessen ist. In der Sitzung lässt sie sich beobachten, wenn der Patient mehr Gefühl als üblich zeigt, ein Problem mit „Überreaktion" erwähnt oder in den Extremen einer Über- oder Unterregulierung verhaftet scheint.

Indikatoren für sensorische Empfindlichkeit

Auch sie sind leicht zu entdecken, sollten aber generell und nicht nur für bestimmte Situationen spezifisch sein. Normalerweise wurzelt die sensorische Empfindlichkeit in der Verarbeitung von Reizen und liegt nicht an den Sinnesorganen selbst. Jemand kann eine Brille brauchen, aber dennoch ein scharfer Beobachter sein. Allerdings kommt es vor, dass vor allem ein Sinn schärfer ist, etwa wenn jemand das absolute Gehör hat. Manchmal äußert sich sensorische Empfindlichkeit als niedrige Reizschwelle, manchmal als die Fähigkeit, Feinheiten zu unterscheiden, und manchmal als geringe Toleranz gegenüber einem hohen Maß an Sinnesreizen. Oft alles drei zugleich. Diese Sensibilität wird nicht auf Reize beschränkt sein, die die Leute fast immer wahrnehmen – in positiver Weise, wenn sie etwa auf Parfum ansprechen, oder in negativer Weise, wenn sie auf Fäkalien reagieren.

Verhaltensweisen

Die ersten Hinweise auf sensorische Empfindlichkeit erhalten Sie vielleicht schon, wenn Sie beobachten, wie ein Patient beim ersten Mal auf Ihre Praxis reagiert und später dann auf kleine Veränderungen. Fast alle sensiblen Patienten werden sich erst einmal aufmerksam umschauen oder Sie selbst betrachten. Wenn die Praxis ihnen gefällt, geben sie vielleicht schon beim ersten Mal oder bald danach einen Kommentar über ein Detail ab, das anderen selten auffällt. Wenn Sie selbst Gegenstand der Betrachtung sind, fühlen Sie sich vielleicht gemustert, da die forschenden Augen Sie von Kopf bis Fuß betrachten. Wenn etwas nicht stimmt, werden Sie sehen, dass der Patient das bemerkt, aber er wird nur selten etwas dazu sagen.

Bei solchen Gelegenheiten können Sie manchmal diese Form von Sensibilität ansprechen und in sehr behutsamem, freundlichem Ton eine Frage etwa dieser Art stellen: „Als Sie hereinkamen, haben Sie sich sehr aufmerksam umgeschaut, fast wie Sherlock Holmes – ich habe mich unwillkürlich gefragt, welchen Eindruck Sie dabei gewonnen haben." Sie müssen allerdings aufpassen, dass Sie damit nicht zu viel Druck auf die betreffende Person ausüben. Andere geeignete Fragen lassen sich aus den Punkten aus dem Selbsttest ableiten, die mit Sinneswahrnehmung zu tun haben.

Die eigene Erscheinung der Patienten ist ein weiterer Hinweis auf ihre sensorische Empfindlichkeit. Im Allgemeinen tragen sie keine auffallende Kleidung. Sie haben vielleicht lange Ärmel oder eine Jacke, wenn das Wetter nur ein klein bisschen kühl ist, und erklären, es sei ihnen zu heiß, wenn es nur eine Spur zu warm ist. Im Normalfall achten sie eher sorgfältig auf ihre Kleidung und darauf, wie sie sich in einem Raum bewegen, statt nachlässig und locker herumzulaufen.

Mit der Zeit fallen Ihnen vielleicht Sätze auf, die lauten könnten: „Ich hasse es zu frieren" oder „Ich muss alle Etiketten aus meiner Kleidung heraustrennen" oder „Ich weiß nicht woher, aber ich weiß einfach, dass er wütend auf mich ist" (weil sie subtile Verhaltenssignale dafür wahrgenommen haben). Diese Patienten können geradezu besessen erscheinen, was Lärm zu Hause oder am Arbeitsplatz angeht. Sie formulieren vielleicht das Ziel, aufs Land zu ziehen oder den Job aufzugeben, sei es wegen der Umgebung am Arbeitsplatz, wegen des zeitaufwendigen Pendelns, zu großer Verantwortung oder weil die Bürointrigen „einfach unerträglich" sind. Sie haben mehr Nebenwirkungen, wenn sie Medikamente einnehmen, und brauchen in vielen Fällen wesentlich geringere Dosierungen. Wenn sie Antidepressiva benötigen, spüren sie subtile, störende Nebenwirkungen, wenn ihnen die standardmäßige Einstiegsdosierung verordnet wird.

Sensorische Empfindlichkeit hat auch ihre positiven Seiten, die sich in der Wahl der Interessen oder Beschäftigungen ausdrückt, in denen sie zum Einsatz kommt, wie etwa in der Kunst, der Musik, in Heilverfahren, einem Leben in der Natur oder der Arbeit mit Tieren.

In allen Fällen müssen Sie dann, wenn von dieser Empfindlichkeit in einer bestimmten Situation die Rede ist, weitere Fragen stellen, um sicherzugehen, dass eine allgemeine sensorische Empfindlichkeit vorliegt – eine Reizüberflutung am Arbeitsplatz kann auch einem Job geschuldet sein, der jeden überfordern würde, oder eine Liebe zur Musik kann sich als Leidenschaft für Hardrock entpuppen, der mit voller Lautstärke gespielt wird.

Präsentierprobleme

Nur wenige erwarten von einem Therapeuten, dass er die Probleme löst, die ihre sensorische Empfindlichkeit mit sich bringt. Gelegentlich kommt einmal jemand und möchte eine Diagnose dazu haben – ist das normal oder nicht? Vielleicht hat diese Empfindlichkeit zu Problemen mit anderen geführt, die diese als lästig empfinden und meinen, der Patient bilde sich das nur ein, oder glauben, die Reaktionen des Patienten seien auf eine Schwäche oder eine psychosomatische Störung zurückzuführen. Oder vielleicht brauchen solche Patienten auch nur, dass Sie anerkennen, wie sehr sie unter bestimmten Dingen leiden, etwa einer extremen Geräuschempfindlichkeit, mit der andere nicht zu kämpfen haben.

Vorgeschichte

Meist erinnern sich Patienten daran, dass die sensorische Empfindlichkeit bereits in der Kindheit aufgefallen ist. Sie oder ihre Eltern bemerkten, dass sie stärker als andere Kinder auf neue Speisen, einander berührende Speisen auf dem Teller *(brumotactillophobia)*, Haare kämmen, Kleidungsstücke aus Wolle, zu enge Kleidung, drückende Schuhe, Nähte in Socken, Etiketten in Kleidung, nasse oder sandige Kleidungsstücke, das Knallen von Feuerwerk usw. reagierten. In meinem Aufnahmeformular frage ich nicht nur nach der Gesundheit, nach Medikamenteneinnahme oder dem Konsum von Drogen oder Alkohol, sondern auch nach Koffein, da die meisten Hochsensiblen stärker auf alle diese Substanzen reagieren. (Der Genuss von Koffein führt oft zu Symptomen, die aussehen wie Angststörungen oder solche auslösen, was besonders junge sensible Menschen vielleicht nicht erkennen.) Ich frage nach Allergien, da sensible Menschen vor allem mehr Kontaktallergien haben. Beim Erzählen ihrer Vorgeschichte berichten sensible Patienten häufig von den Auswirkungen ihrer niedrigen Schmerzschwelle, beispielsweise bei Geburten oder nach Verletzungen. Sie können körperliche Störungen haben, die auf Stress beruhen, aber ebenso die Folge einer niedrigen Schmerzgrenze sein können. Dazu zählen Nacken- und Rückenprobleme, Migräne, Fibromyalgie, chronische Erschöpfung, ungewöhnliche Allergien, Umwelterkrankungen oder ein extrem ausgeprägtes prämenstruelles Syndrom. (Diese Probleme können auch Nichtsensible haben, besonders wenn es in ihrer Vorgeschichte Traumata gab.) Beim Erstgespräch hören Sie vielleicht auch von einer umfangreichen Nutzung von Alternativmedizin, was teilweise darauf zurückzuführen ist, dass diese Behandlungen und diejenigen, die sie anbieten, sensorische Empfindlichkeit stärker berücksichtigen.

Im Zusammenwirken mit prägenden negativen Ereignissen

Ich habe den Eindruck, dass bei ungewöhnlich großem Stress in der Vergangenheit einige der sensorischen Empfindlichkeiten erhöht sind. Dabei ist es durchaus sinnvoll, dass sensible Patienten ihre emotionalen Schwierigkeiten durch ihre sensorische Empfindlichkeit ausdrücken. Es lenkt ihre Aufmerksamkeit von ihrer intensiven emotionalen Belastung ab und gibt ihnen vielleicht ein Gefühl der Identität oder Wichtigkeit, weil sie ungewöhnliche sensorische Fähigkeiten oder Probleme haben, was ein sehr niedriges Selbstwertgefühl in andern Lebensbereichen kompensiert.

Wenn ein Patient von einer schwierigen oder traumatischen Kindheit berichtet, achten Sie darauf, ob sich das durch sensorische Empfindlichkeiten ausdrückt, auch durch eine hohe Sensibilität für Körperempfindungen, und ob die Reaktionen des Patienten extrem sind, fast als projiziere der Patient etwas Bedrohliches auf die Quelle der störenden Reize. Eine Patientin hat ihr Haus zugenagelt und schalldicht machen lassen, um den Lärm von Schulkindern draußen zu halten. Ein Patient baute einen Extraschuppen für seinen Kühlschrank, weil ihm selbst das leiseste Fabrikat zu laut war. (Als er dann immer noch dachte, er könnte ihn hören, musste er ein anderes Haus suchen, weil seine Frau sich inzwischen scheiden lassen wollte.) Ein dritter Patient befand sich mitten in einem Prozess gegen ein Transportunternehmen in der Nähe seines Hauses, bei dem ab sechs Uhr morgens die Lastwagen rollten. Das störte keinen seiner Nachbarn, doch er konnte nicht akzeptieren, dass dann vielleicht er derjenige war, der umziehen musste.

Manchmal reagieren Patienten empfindlich auf Reize, die ich persönlich nicht wahrnehme, und zwar vor allem jene, die Traumata und Missbrauch erlebt haben, aber das heißt nicht, dass an ihrem Empfinden nichts dran ist. Eine Patientin erklärte mir, sie spüre fließendes Wasser, und da sie wahrnehme, dass unter meiner Praxis Wasser fließe, könne sie nicht weiterhin zu mir kommen. Manche berichten von unangenehmen Reaktionen auf elektromagnetische Felder, die uns überall umgeben und die sogar von der Sonne selbst kommen, aber auch von Elektrogeräten erzeugt werden. Sie fürchten sich mehr als andere vor elektromagnetischer Strahlung, die von Funk- oder Fernsehsendern, Mobiltelefonen und Mobilfunkmasten ausgeht. Außerdem berichten viele sensible Patienten von ungewöhnlichen Erfahrungen, die man als übersinnlich zusammenfassen könnte.

Die Forschung über diese ungewöhnlichen Empfindlichkeiten wird durch die Tatsache polarisiert, dass man sich nur dann die Mühe machen würde, sie zu untersuchen, wenn man sehr darauf aus wäre, sie entweder zu beweisen oder zu widerlegen. Tun Sie solche Empfindlichkeiten nicht einfach ab, sondern bringen Sie ihnen ein wohlwollendes Interesse entgegen, bis Sie sehen, wie sie sich ins Gesamtbild fügen.

Fazit: Sensorische Empfindlichkeit können Sie leicht dadurch feststellen, dass Sie danach fragen, und zudem auch durch die Beobachtung der Reaktion des Patienten auf Ihre Praxis beim ersten Besuch oder nach einer sichtbaren Veränderung. Diese Empfindlichkeit wird schon seit der Kindheit spürbar gewesen sein und bei denen, die eine schmerzhafte Vergangenheit hatten, mitunter eine Wendung ins Merkwürdige nehmen.

Andere mögliche Indikatoren und auftretende Probleme

Neben den gerade besprochenen Aspekten der gründlichen Informationsverarbeitung, Übererregbarkeit, emotionalen Intensität und sensorischen Empfindlichkeit gibt es noch andere, die oft auf Hochsensibilität hinweisen, weil sie verbreitete Probleme dieser Patienten sind. Keiner der unten aufgelisteten Punkte ist die direkte Folge der Sensibilität, sondern eher eine indirekte, weil diese Dinge oft mit der Kultur eines Patienten oder anderen persönlichen Umständen zu tun haben.

Langsamere Entwicklung

Wenn man sich die Vorgeschichte von sensiblen Patienten anhört, dann entsteht insgesamt der Eindruck, dass sie in einer individualistischen Kultur oft hinter ihren Altersgenossen zurückbleiben, was wichtige Entwicklungsschritte betrifft. Sie gehen später von zu Hause weg oder wohnen noch immer bei den Eltern, machen ihren Hochschulabschluss erst nach einer Unterbrechung, entscheiden sich erst mit dreißig oder noch später für ihren beruflichen Weg, heiraten später und bekommen später Kinder und gehen wahrscheinlich später in den Ruhestand, wenn sie eine befriedigende Arbeit gefunden haben. (Möglicherweise stellt sich noch heraus, dass sie auch später sterben, da sie gesundheitlichen Präventivmaßnahmen große Aufmerksamkeit schenken und, wie bereits besprochen, in einer Umgebung mit normalem Stress weniger Krankheiten und Verletzungen haben.)

Mehrere frühere Therapien

Wenn ich nach früheren Psychotherapien frage und ein Patient erwähnt mehrere Therapeutenwechsel und „gescheiterte" Therapien, leuchtet bei mir nicht sofort ein rotes Signal auf. Wie viele andere glauben vielleicht auch diese Patienten, dass alle Therapeuten wissen, was sie tun, und denken wenig darüber nach, ob sie und ihr Therapeut gut zusammenpassen. Insbesondere wollen sie jemandem auch eine faire Chance geben oder werden zu anhänglich, um die Therapie zu beenden. Ich versuche genug herauszufinden (oder bitte um Erlaubnis, mit diesen Therapeuten sprechen zu dürfen), um entscheiden zu können, ob diese mehrfachen Behandlungsanläufe darauf zurückzuführen sein könnten, dass der Therapeut das Merkmal der Hochsensibilität nicht verstanden hat. So können diese Patienten beispielsweise keine großen Fortschritte machen, wenn sie forsch oder sehr konfrontativ behandelt werden. Das „Scheitern" kommt manchmal erst nach vielen Jahren, wie bei einer echten Sackgasse, aber tatsächlich hätte der Patient schon nach der ersten Sitzung wieder das Weite suchen sollen, sah sich aber außerstande, all das zu ertragen, was das mit sich gebracht hätte.

Tatsache ist, dass sensible Patienten leicht in eine Therapie hineinzuziehen sind, einfach als Reaktion auf die anfängliche Freundlichkeit und das Interesse eines Therapeuten. Und Therapeuten nehmen sie manchmal auch sehr gerne an, weil sie sehen, dass sie aufgeweckt und gewissenhaft sind – „leichte Patienten". Wenn Therapeuten die Sensibilität nicht erkennen, versuchen sie unter Umständen, Patienten deren Auswirkungen abzuerziehen. Wenn das fehlschlägt, beendet vielleicht einer von beiden die Beziehung oder beide beenden sie einvernehmlich.

Berufliche Probleme

Viele sensible Patienten werden Ihnen von beruflichen Schwierigkeiten berichten. Sie beklagen sich vielleicht, dass ihre Arbeit unbefriedigend sei oder dass sie befriedigend sei, aber zu ständiger Überarbeitung führe, oder dass die Arbeit befriedigend wäre, wenn es nicht unerträgliche physische Bedingungen oder soziale Spannungen am Arbeitsplatz gäbe. Oft haben sie das Gefühl, sie könnten nicht selbstbewusst auftreten, würden unterschätzt oder unterbezahlt, und das scheint auch tatsächlich der Fall zu sein. Ein Manager kann barsch, negativ oder eigennützig sein, all das, was einen sensiblen Menschen mehr beeinträchtigt. Ist ein Hochsensibler selbst Manager, kann auch das ein drückendes Problem sein, weil er dann mit nichtsensiblen Leuten in einer Art und Weise reden muss, die er selbst niemals hören, geschweige denn selbst gebrauchen möchte. Kurz gesagt, wenn Sensible oft den Arbeitsplatz gewechselt haben, können sie gute Gründe dafür haben.

Beziehungsprobleme

Patienten sind oft hochsensibel, wenn sie zur Therapie kommen, weil sie Mühe haben, jemanden kennenzulernen, den sie wirklich gerne mögen. Das ist so, weil sie sich in Beziehungen leicht langweilen (unveröffentlichte Daten). Natürlich fürchten sie sich noch öfter, niemand würde sie gern haben, dabei sind sie doch anscheinend Menschen, deren Bekanntschaft jeden erfreuen müsste. Weil sie so lange brauchen, um sich zu entscheiden, statt impulsiv eine Wahl zu treffen, suchen sensible Patienten oft Hilfe bei der Entscheidung, ob sie sich wirklich an jemanden binden sollen. Wenn sie in einer festen Beziehung sind, die nicht gut läuft, suchen sie häufig Unterstützung bei der Entscheidung, ob sie sie weiterführen sollen. (Nichtsensible Patienten kommen hingegen öfter nach der Erkenntnis, dass sie einen Fehler gemacht haben.)

Bei einer bestehenden Beziehung haben sie oft das Gefühl, dass sie ausgenützt werden, was auch häufig zutrifft. Konflikte darüber, dass einer der Partner mehr Zeit für sich möchte, bedeuten meist, dass einer von beiden hochsensibel ist. Oft werden Hochsensible als Patienten identifiziert, obwohl sie in Wahrheit weniger gestört sind als die Kritik übenden nichtsensiblen Partner.

Patienten können auch hochsensibel sein, wenn sie sagen, sie seien co-abhängig, ohne der Definition im engeren Sinne zu entsprechen, also Suchtverhalten bei einem anderen zu ermöglichen oder zu fördern. Vielmehr haben sie tiefes Mitgefühl mit der Notlage des anderen oder wollen eine Beziehung nicht verlassen, ohne ganz sicher zu sein, dass sie hoffnungslos ist, und ohne eine bessere Alternative zu haben.

Manchen hat man gesagt, sie bemühten sich zu sehr, anderen zu gefallen, sie seien Perfektionisten oder sie würden zu empfindlich auf Kritik reagieren. All das mag stimmen, aber die Wurzel liegt vielleicht mehr in der Sensibilität als in einer pathologischen Störung. Es kann sogar sein, dass das vorgebrachte Problem in Wirklichkeit das von jemand anderem ist – und andere denken, der Sensible sollte wegen seiner „merkwürdigen" Verhaltensweisen oder Gefühle einmal einen Fachmann konsultieren.

Mangelnde Selbstfürsorge

Obwohl viele aufgrund des Zusammenwirkens ihrer Sensibilität und einer schlechten Behandlung in der Kindheit mit Krankheiten zu kämpfen haben, sorgen sie vielleicht noch weniger gut für sich als andere Patienten. Das steht im Gegensatz zum Verhalten von Sensiblen im Allgemeinen, die sehr auf ihre Gesundheit bedacht sind. Die notleidenden Patienten vernachlässigen oft ihr Bedürfnis nach Auszeiten, ignorieren ihre Empfindlichkeit gegenüber Medikamenten und Genussmitteln und akzeptieren schmerzhafte Behandlungsverfahren, trotz ihrer niedrigeren Schmerzgrenzen. Sie ertragen ihre Symptome geradezu opferbereit, bis sie sie nicht mehr ignorieren können.

Dissoziation

Nach meinem Eindruck dissoziieren sensible Patienten mehr als andere, vielleicht, weil Traumata sie stärker beeinträchtigen und weil sie sich leichter überwältigt fühlen, sodass sehr erregende Erfahrungen im Gedächtnis nie verarbeitet werden. Aber sie sind selten in der Verleugnung, beispielsweise was früheren Missbrauch angeht.

Geringes Selbstwertgefühl

Fast alle hochsensiblen Patienten haben ein geringes Selbstwertgefühl, wie überhaupt die meisten Patienten, die sich in Therapie begeben. Bei Hochsensiblen hängt das jedoch direkt mit diesem Merkmal zusammen und auch mit dem Gefühl, anders zu sein. Wenn man Hinweise auf Hochsensibilität findet, kann man ihr Selbstwertgefühl – zumindest in diesem Bereich – vielleicht recht schnell steigern.

Fazit: Andere mögliche indirekte Folgen der Hochsensibilität sind, dass diese Menschen später als andere die richtige Beziehung und den richtigen Beruf finden oder mit beidem Probleme haben, weil sie missverstanden werden. Manche Hochsensible haben bereits mehrere andere Therapeuten aufgesucht und aus guten Gründen gewechselt. Diejenigen, die größere Schäden davongetragen haben, sorgen schlechter für sich selbst und dissoziieren mehr als vergleichbare nichtsensible Patienten.

Wenn das auftretende Problem Schüchternheit ist

Chronische Schüchternheit oder soziale Angst kann eine Vielzahl von Gründen haben, sowohl bei Hochsensiblen als auch bei Nichtsensiblen, und Sie werden erst einmal die Ursache herausfinden müssen, ehe Sie einen Behandlungsplan festlegen. Bei Hochsensiblen ist ein häufiger Grund, dass sie die starke Stimulation vermeiden wollen, die mit der Begegnung mit Fremden verbunden ist. Die Folge ist, dass sie immer mehr aus der Übung kommen und das Erregungsniveau noch weiter steigt, wenn sie doch mit Fremden sprechen müssen. Dann verhalten sie sich nicht so gewandt, wie sie es von sich erwartet haben, sind darüber beunruhigt und beim nächsten Mal noch übererregter und linkischer, sodass sie chronisch schüchtern werden.

Außerdem haben viele von ihnen schmerzhafte Zurückweisungen erlebt, weil sie beispielsweise als „zu ruhig" oder „geistesabwesend" bezeichnet wurden. Eine solche Zurückweisung wollen sie nicht noch einmal riskieren. Aber sie haben große Freude am Zusammensein mit Menschen, die sie akzeptieren, wie sie sind. Ich frage immer nach den verschiedenen Beziehungen von Patienten und hoffe zu hören, dass darunter einige langjährige, beglückende, solide Freundschaften sind. Und das wird gerade bei den sensiblen Patienten eher zutreffen, die therapeutische Hilfe suchen und sich als schüchtern bezeichnen.

Sie werden auch festzustellen haben, ob ein sensibler Patient zwar soziale Fähigkeiten, aber nicht das nötige Selbstvertrauen hat und sie außerdem wegen erwarteter Übererregung nicht einsetzen kann. Das wird sich zeigen, wenn Sie und er sich besser kennenlernen und der Patient nicht mehr die meiste Zeit übererregt ist.

Denken Sie auch daran, dass Schüchternheit die Angst vor sozialem Urteil ist, und die ist nicht angeboren, sondern erworben und nur in bestimmten Situationen vorhanden. Jeder ist manchmal schüchtern. Der Patient, der über Schüchternheit klagt, ist vielleicht überhaupt nicht schüchtern, sondern hält einfach erst einmal eine Zeit lang inne und beobachtet, ehe er sich am Geschehen beteiligt oder einer Situation den Rücken kehrt, weil sie ihn überstimuliert oder weil er lieber gehaltvollere Gespräche führt.

Manchmal nehmen Patienten an, sie seien schüchtern, wobei sie die körperliche Übererregung, die sie bei großen Zusammenkünften erleben, falsch zuordnen. Wenn sie das erst einmal als Schüchternheit bezeichnen, kann daraus eine selbsterfüllende Prophezeiung werden. Alles bisher Gesagte kann hilfreich sein, wenn man versucht, Schüchternheit von Sensibilität abzugrenzen.

Fazit: Schüchternheit und Hochsensibilität lassen sich unterscheiden, wenn man die Häufigkeit des Auftretens und die Ursachen betrachtet. Schüchternheit kann auf mangelnde soziale Fähigkeiten zurückzuführen sein oder auf eine derart starke Übererregung, dass man seine Fähigkeiten nicht einsetzen kann. Auch kann es sich um soziales Desinteresse handeln. Mitunter sieht ein Verhalten auch nur nach Schüchternheit aus, wenn jemand erst einmal innehalten will, ehe er einsteigt. Oder es besteht eine ungewöhnlich niedrige Bereitschaft, Risiken einzugehen – in diesem Fall das einer weiteren Zurückweisung.

Die Maske in der ersten Sitzung

Die Einschätzung eines Patienten kann dadurch erschwert werden, dass einige Hochsensible in der ersten Sitzung viel besser zu „funktionieren" scheinen, als ihre Vorgeschichte vermuten lässt. Selbst wenn sie weinen, hören sie bald wieder auf, weil sie fürchten, zu viel von ihrer wesentlichen Schwäche zu zeigen. Einige Indikatoren für Sensibilität sind da, aber der Patient kann von einer belasteten Vergangenheit genauso berichten, wie es ein nichtsensibler Patient tun würde.

Sensible können eine hervorragende Anpassung an die Erfordernisse der nichtsensiblen Welt entwickeln, indem sie ihre Sensibilität dafür nutzen, subtile Hinweise über die momentanen Gefühle anderer, das gerade angemessene Verhalten und das von ihnen Erwartete aufzufangen. Indem sie die emotionalen Reaktionen anderer übernehmen, wenn diese ruhig oder sozial angemessen sind, haben sie überdies eine verlässliche Methode der Affektregulation gefunden. Wenn ein sensibles Kind diese Anpassung vornimmt, sagen wir, es präsentiere ein frühreifes „falsches Selbst" (Winnicott, 1965). Diese Patienten haben ihre seelische Entwicklung drastisch beschnitten und wissen wenig über ihre eigenen Bedürfnisse und Wünsche. Daher haben sie oft ein tiefes Gefühl der Ohnmacht, eine Angst, es könnte entdeckt werden, dass sie eine leere Maske sind. Oder sie unterdrücken die Wut darüber, dass sie dadurch von anderen dominiert werden, dass sie sie nachahmen müssen. In einer Atmosphäre, in der sie sich akzeptiert fühlen und erleben, dass jemand sich auf sie einstellt, fällt diese chamäleonartige Persona von ihnen ab, manchmal sogar sehr schnell. Sie kann jedoch das anfängliche Erkennen einer sensiblen Person, die sich mitunter als außerordentlich angepasst und emotional reguliert darstellt, erschweren.

Einige wenige sensible Patienten tragen jedoch eine andere Maske. Sie übertreiben ihre Schwierigkeiten oder die Traumata der Vergangenheit eher, weil sie denken, dass das, was tatsächlich geschehen ist, ihre ausgeprägten Symptome und ihre Behandlungsbedürftigkeit nicht angemessen rechtfertigt. Sie wissen nicht, dass sie durchaus stärker unter einem Trauma leiden können als andere. Ein Patient erzählte mir anfangs von einem wiederholten sexuellen Missbrauch durch einen Onkel. Nachdem unsere Arbeit bereits einige Zeit gedauert hatte (während der ich auf großen Widerstand stieß, sobald ich diesen Missbrauch ansprechen wollte), gestand er mir schließlich sehr schuldbewusst, dass es nur einmal einen sexuellen Übergriff gegeben hatte. Er dachte, ohne diese Übertreibung würde ich seine heftige Reaktion auf eine Kindheit, die ihm relativ normal erschien, als nicht nachvollziehbar abtun. (Tatsächlich hatte er eine für ein sensibles Kind sehr schwierige Kindheit.)

Beispiel für einen Fall, in dem eine Maske großes Leid verdeckt

Anna erschien gut gekleidet, rank und schlank in meiner Praxis und wirkte sehr tüchtig. Sie berichtete von einer stabilen Beziehung und einem befriedigenden, verantwortungsvollen Arbeitsplatz in einer Immobilienfirma. Ihr einziges Problem war, dass sie Schwierigkeiten hatte, ihr ständig wachsendes Arbeitspensum zu begrenzen, was bei erfolgreichen sensiblen Menschen häufig der Fall ist. Auf näheres Nachfragen lieferte sie mir bereitwillig einen entspannten Bericht mit viel Selbsterkenntnis über eine schockierende Lebensgeschichte. Ihre Mutter war Prostituierte, ihr biologischer Vater nie mit Sicherheit festgestellt worden. Nicht nur hatte Anna als Kind lediglich eine minimale Fürsorge von ihrer Mutter erfahren, sondern war häufig auch im selben Zimmer mit der Mutter, wenn diese ihrer Arbeit nachging. All das geschah nicht aus bloßer Härte oder Ignoranz. Ihre Mutter hatte darauf bestanden, dass sie beide miteinander verschmolzen. Sie hatten ein gemeinsames Schlafzimmer, trugen Kleidung im Partnerlook und hatten stets das Gleiche zu fühlen. Dieses katastrophale Erziehungsverhalten war anscheinend die Folge davon, dass die Mutter ihrerseits keine adäquate Bemutterung erlebt hatte, denn sie war in einem Waisenhaus und einer Reihe von Pflegefamilien aufgewachsen. Anna füllte die tiefe innere Leere in ihrer Mutter aus, der es an Bindung mangelte.

Der einzige Lichtblick in dieser Vorgeschichte war Annas College-Ausbildung. Mehrere Lehrer hatten ihr Interesse entgegengebracht – sie verstand es hervorragend, die Anteilnahme anderer auf sich zu ziehen. Im College hatte sie mit erstaunlicher Leichtigkeit Freundschaften geschlossen und diesen Freunden erlaubt, im Alltag für sie zu sorgen. Im Gegenzug war sie so charmant wie möglich, tat alles in ihrer Macht Stehende, um die Bedürfnisse der Freunde zu befriedigen und sie zu verteidigen und ebenso die vieler anderer bedürftiger Menschen in ihrer Umgebung. Das waren beängstigend hehre Ziele und diese führten zu dem anstrengenden Job, den sie hatte, als sie zu mir kam. Das Unternehmen, in dem sie arbeitete, hatten ihre Freunde gegründet.

In der Behandlung brachen die Dissoziation und die Überlebensstrategien, die zu ihrer angepassten Persona geführt hatten, bald zusammen, was ja auch unumgänglich war. Innerhalb von drei Monaten hatte sie außerdem ihre Arbeit und ihre Beziehung verloren – die letzte in einer langen Reihe von Fehlschlägen, die sie vorher nicht erwähnt hatte. Anna entwickelte eine intensive, idealisierende Übertragung, die zu einer tiefen Depression und häufigem Ärger darüber führte, dass ich ihr nicht alles bieten konnte, was sie brauchte, insbesondere körperlichen Trost. Ihre Persönlichkeitsstörung hätte von Anfang an für mich offensichtlich sein sollen.

Fazit: Wenn ein sensibler Mensch von einem erheblichen Kindheitstrauma berichtet, dann sind dessen Auswirkungen auch vorhanden, ganz gleich, wie die präsentierte Persona aussehen mag.

High Sensation Seeking und extravertierte sensible Patienten

Es kann schwierig sein, einen hochsensiblen Menschen zu erkennen, der extravertiert ist, besonders dann, wenn er zugleich ein High Sensation Seeker ist, weil die Mehrzahl der Hochsensiblen weder das eine noch das andere sind. Wenn Sie diese Besonderheit nicht erkennen, weil Sie sich sensible Menschen immer ruhig, in sich gekehrt oder schüchtern vorstellen, entgeht Ihnen ein Drittel der sensiblen Patienten, die zu Ihnen kommen. Die Vertreter dieses Drittels haben oft einen Beruf, in dem sie in irgendeiner Weise Darsteller sind (auch als Lehrer), oder gehen einer sozial stark stimulierenden Beschäftigung nach, kommen aber dadurch zurecht, dass sie sich außerhalb des beruflichen Umfeldes ungewöhnlich stark zurückziehen. Dazu fallen einem auch mehrere Prominente ein, die ihr Privatleben streng geheim halten, während andere Prominente, die extravertiert, aber nicht hochsensibel sind, es stets zu bevorzugen scheinen, im Rampenlicht zu stehen oder die Gesellschaft derer zu genießen, die sie bewundern.

Ein neurotischer Konflikt oder eine echte, diagnostizierbare Störung kann natürlich der Grund für extreme Verhaltensgegensätze sein, aber halten Sie immer auch Ausschau nach den kombinierten Merkmalen von Sensibilität und Sensation Seeking. Das kann einen sensiblen Menschen vor einer Überdosis bewahren, wenn er versucht, mit einem unerträglichen Maß an Erregung und Stimulation umzugehen, denn diese Typen sind immer weiter bemüht, andere zufriedenzustellen, und können darauf verfallen, sich mit einer Substanz aufzuputschen und mit einer anderen zum Schlafen zu verhelfen. Denken Sie stets an dieses Muster, wenn Sie es mit Substanzmissbrauch zu tun haben.

High Sensation Seeking ist angeboren und von Geburt an ersichtlich, daher gehen Sie auf der Suche danach ganz ähnlich vor wie bei der Hochsensibilität. Ist diese zusätzlich vorhanden, dann ist der beste Indikator für die beiden angeborenen Merkmale, dass ein sehr verständlicher Konflikt hindurchscheint und wahrnehmbar ist. Es wirkt, als leide der Patient, hole sich aber beständig noch einen Nachschlag. Ein Fuß steht auf der Bremse, der andere auf dem Gaspedal.

Da ein großer Reizhunger offenbar angeboren ist, müsste er auch schon Eltern und Lehrern aufgefallen sein, und möglicherweise haben sie auch den Konflikt bemerkt.

(„Dieses Kind hat oft vor Erschöpfung geschrien, dann ein paar Minuten ausgeruht und sich anschließend wieder ins Getümmel gestürzt.") Ein weiteres Anzeichen für dieses Merkmal ist, dass der Patient hartnäckig behauptet, eine neue oder aufregende Erfahrung sei etwas höchst Erfreuliches, aber dennoch so plant, dass er leicht aus einer Situation herauskommt, wenn sie ihm zu viel wird. Außerdem treffen Sensible umfassende Vorsichtsmaßnahmen, um sicherzugehen, dass das Vorhaben sehr risikoarm ist. Oft sind sie ausgesprochene Sicherheitsexperten, sei es beim Skifahren oder bei Reisen in exotische Länder.

Bei der Frage nach Introversion und Extraversion wäre zu erwarten, dass alle Sensation Seeker extravertiert sind und dass es da keine Unterschiede gibt. Nach meinem Eindruck sind jedoch Introversion und Extraversion erlernte Strategien dafür, sich in sozialen Situationen so zu verhalten, dass es einem Menschen mit einem bestimmten Temperament hilft, sich in die Gesellschaft einzufügen. Dieses Verhalten wird früh erlernt, und beide Versionen werden stark von der Familie und der Kultur geprägt. Introvertierte Sensation Seeker haben sich eine Strategie angeeignet, Neues nicht in Form von sozialer Interaktion zu suchen (die einem sensiblen Menschen zu erregend oder zu gefährlich sein könnte), sondern durch außergewöhnliche innere Erfahrungen und Erkundungen – durch Meditation und andere spirituelle Übungen, Träume, Analyse, das Hervorbringen oder tiefe Genießen von Kunst, das Erlangen von Expertenwissen auf einem Gebiet, das sie fasziniert, usw.

Sensible introvertierte Sensation Seeker lassen sich auch auf aufregende Aktivitäten im Freien ein, aber allein oder nur mit einem guten Freund. Ich gehe regelmäßig zu einem Reitstall. Die introvertierten Sensation Seeker reiten allein aus, um neue Wege auszukundschaften, auch wenn das immer ein Risiko birgt, deshalb nehmen sie ihr Handy mit. Nichtsensiblen introvertierten Sensation Seekern würde es wahrscheinlich nie einfallen, aus Sicherheitsgründen zumindest ein Handy dabeizuhaben. Die sensiblen Introvertierten, die keine Sensation Seeker sind, schließen sich um der Sicherheit willen Gruppen an, reiten aber schweigend, oder sie bleiben in der Reithalle, wo Hilfe verfügbar wäre, falls sie stürzen.

Extravertierte werden, ob Sensation Seeker oder nicht, über ihre zahlreichen Freunde, ihre großen Familienfeste oder die Partys reden, die sie geben. Sie werden Ihnen von einem interessanten Fremden erzählen, den sie im Flugzeug oder im Lebensmittelladen kennengelernt haben. Dabei geht es stets um soziale Stimulation, nicht um die Neuheit selbst. Wenn die Menschen zusätzlich noch High Sensation Seeker sind, werden sie von breit gestreuten Interessen erzählen, von Erlebnissen wie einer Weltreise und von allen möglichen Abenteuern. Die Sensibilität macht sich wahrscheinlich dort bemerkbar, wo sie nicht fähig sind, mit anderen ihres Schlages mitzuhalten – etwa nicht so viele abenteuerliche Unternehmungen in einen Tag packen können wie manche andere oder auch dort, wo sie leichter traumatisiert reagieren, wie der Journalist Julian (s. Kapitel 1), der Zeuge eines Terrorangriffs wurde. Wie immer die Kombination von Extraversion, Introversion und Sensation Seeking ausfallen mag: Wenn jemand hochsensibel ist, braucht er auch Auszeiten, in denen er sich von den anderen zurückzieht, und muss dieses Bedürfnis anerkennen. Es ist das erste und beste Anzeichen dafür, dass er sich von anderen Extravertierten unterscheidet, die auch in Gegenwart von anderen „ihre Batterien wieder aufladen" können. Wenn ich Hinweise auf Sensibilität gehört habe, sage ich vielleicht: „Ich höre von einer Menge sozialer Aktivitäten. Bekommen Sie die eigentlich jemals satt?"

Ihre Einschätzung wird sich erst stimmig anfühlen, wenn Sie erfahren, warum Ihr sensibler Patient extravertiert ist, denn das kann auf eine außergewöhnlich gute Gesundheit hindeuten oder auch auf das Gegenteil. Oft wuchsen solche Menschen in einer großen, warmherzigen, stabilen Familie oder in einer kleinen Gemeinde oder einem Viertel mit kontaktfreudigen Nachbarn auf. Beispielsweise sind hochsensible New Yorker anscheinend häufiger extravertiert (diese Vermutung basiert auf der größeren Anzahl der Extravertierten in dort abgehaltenen Seminaren verglichen mit denen an anderen Orten). Alles Vertraute beruhigt, deshalb gedeihen Sensible dort. Jemand könnte jedoch auch in New York sein und sich wie ein Extravertierter verhalten, weil er verzweifelt danach strebt, sein Selbstwertgefühl dadurch zu steigern, dass er dort Erfolg hat oder sich mit der dortigen Kultur identifiziert. Wenn er dabei in Wahrheit hochsensibel und introvertiert wäre, würde man ihm auf alle Fälle Anzeichen großer Anstrengung anmerken, besonders wenn es ihm nicht gelänge, einen stützenden Freundeskreis aufzubauen.

Manche sensiblen Patienten haben sich eine extravertierte Persona zugelegt, weil sie von der Familie oder den Lebensumständen dazu gezwungen wurden.

Beispiel

Bei Ida hätte ich leicht danebenliegen können, hätte sie nicht schon ein beträchtliches Maß an Selbsterkenntnis besessen. Ich interviewte sie für meine erste Forschungsarbeit (Aron & Aron, 1997, Studie 1). Sie erinnerte sich an den Tag und die Stunde ihrer Verwandlung in eine taffe, extravertierte Person. Weil ihre Mutter an schwerer Schizophrenie litt, war sie weitgehend sich selbst überlassen aufgewachsen, ebenso wie ihre jüngere Schwester, der sie sehr nahe stand. Als Sozialarbeiter schließlich ihre Notlage erkannten, wurde ihre Schwester in einer Pflegefamilie untergebracht und sie selbst in einer Einrichtung für Jugendliche mit Problemen. Sie galt als „schüchtern", was sie selbst als introvertiert auffasste. Sie schloss sich nur an ein Mädchen enger an, doch nach wenigen Monaten wurden die beiden getrennt. Wieder war Ida vom Trauma einer Trennung überwältigt und beschloss, künftig keine Nähe mehr zuzulassen. Stattdessen sah sie sich genau an, wie andere in der Welt zurechtkamen, und war sich sicher, dass ihre Sensibilität ihr diese Aufgabe erleichterte.

Ida entschied sich für eine laute, oberflächliche Persona und behielt sie jahrelang. Als Erwachsene wurde sie sogar eine erfolgreiche Lokalpolitikerin. Auch das führte sie auf ihre Sensibilität zurück, die ihr nach eigener Aussage stets ermöglichte, zu beobachten, wie man so etwas machte. Aber in den Vierzigern versagte ihre geborgte Methode, sich emotional zu regulieren, und sie hatte eine Phase schwerer Depression. In einer Psychotherapie (nicht bei mir) erkannte sie ihr sensibles, introvertiertes Wesen und merkte, wie viel Raum die Abwehr gegen Trennung und Verlassenwerden in ihrem Leben eingenommen hatte. Aber es dauerte Jahre, bis diese Erkenntnis reifte, und ich bin mir sicher, dass die Ida, die seinerzeit in Therapie kam, nicht als introvertiert erkannt wurde und ganz gewiss nicht als jemand, der hochsensibel ist.

Fazit: Wenn Sie feststellen wollen, ob Sensibilität vorliegt, dann vergessen Sie nicht, dass auch Menschen, die extravertiert oder Sensation Seeker sind und ein aufregendes, scheinbar überstimulierendes Leben führen, dennoch hochsensibel sein können. Um sie zu identifizieren, müssen Sie mehr über ihre Vorgeschichte erfahren.

Falsch positive Einschätzungen

Es ist durchaus möglich, jemanden als hochsensibel einzuschätzen, der es nicht ist. Das geschieht am ehesten dann, wenn Patienten in Therapie kommen, die bereits von sich aus beschlossen haben, sie seien hochsensibel. Akzeptieren Sie niemals fraglos eine Selbstdiagnose der Sensibilität, selbst dann, wenn es für die therapeutische Allianz wichtig sein kann, nicht engstirnig zu sein. Die meisten der vier Hauptindikatoren (gründliche Informationsverarbeitung, Übererregbarkeit, emotionale Intensität und sensorische Empfindlichkeit) sollten gegeben sein. Trifft das nicht zu, dann erwägen Sie einfach sorgfältig die Möglichkeit, dass der Patient sich irren könnte. Bei komplizierten Fällen dauert es oft eine ganze Weile, bis ich zu einem Urteil komme. Läuft die Arbeit gut, habe ich viel Zeit, um mich zu entscheiden, und ich brauche vielleicht lange Zeit keine definitive Aussage über die Sensibilität des Patienten zu machen, wenn überhaupt.

Drängt der Patient auf eine Antwort, könnte das ein Hinweis darauf sein, wie wichtig es ihm ist, dass Sie ihn lediglich in diesem Licht betrachten. Manche ziemlich gestörte Leute würden ihre Schwierigkeiten mit dem Leben lieber auf etwas Angeborenes zurückführen, besonders auf ein gut erforschtes, relativ normales Merkmal. Sensibilität kann eine schmeichelhafte oder zumindest nicht pathologisierende Erklärung sein, besonders für jene, die eine psychiatrische Diagnose erhalten haben, die sie als unverdient empfinden (manchmal tatsächlich zu Recht).

Fazit: Zu falsch positiven Einschätzungen kommt es hauptsächlich, wenn ein Patient aus Gründen der Abwehr zur Selbstdiagnose Sensibilität gelangt ist.

Falsch negative Einschätzungen

Die größere Besorgnis habe ich hinsichtlich der falsch negativen Einschätzung von Menschen, deren Hochsensibilität übersehen wird. Nachdem Sie jetzt dieses Merkmal und seine Erscheinungsformen verstanden haben, werden Sie weniger falsch negative Einschätzungen vornehmen. Dennoch kommen vielleicht Patienten zu Ihnen, die von anderen eine falsche Diagnose erhalten haben. Selbst wenn ein Patient mit Informationen über Sensibilität kommt, werden manche Kliniker anzweifeln, dass es ein solches Merkmal gibt, weil sie die Forschung dazu nicht kennen oder das Konzept nicht verstehen und diesen Wesenszug wahrscheinlich selbst nicht haben. Andere tun es als irrelevant ab, weil sie mit Menschen leben und arbeiten, die viele Tugenden sensibler Menschen haben, also Freude an Kunst und Musik haben, gewissenhaft sind, keine lauten Partys feiern, anhaltend nach dem Sinn ihres Lebens suchen, einen spirituellen Weg gehen, viele Versicherungen haben, schnelle Befriedigungen aufschieben, um Langzeitziele zu erreichen, usw. Diese Verhaltensweisen sind in ihrer Subkultur normal oder zumindest „normal für jeden kultivierten Menschen" und bedürfen keiner weiteren Erklärung. Jeder ist „hochsensibel", würden sie sagen, oder möchte zumindest so gesehen werden.

Hochsensibilität bedeutet jedoch mehr als kulturell geprägte Merkmale und zeichnet keineswegs jeden aus. Entsprechend unserer Telefonumfrage mit zufällig ausgewählten Nummern (Aron & Aron, 1997) haben sich 25 Prozent der Bevölkerung als definitiv nicht sensibel eingestuft. Viele haben auf dem HSP-Fragebogen jede Frage mit Nein beantwortet. Und viele sensible Menschen antworten auf jede Frage mit Ja. Daher dürfen wir nicht aus dem Auge verlieren, dass es bei denjenigen, die eine Therapie suchen, eine große Bandbreite von Sensibilität geben muss.

Manchmal möchten Therapeuten aufgrund des Empfindens, dass das Wesensmerkmal nur negative Konsequenzen hat, ihren Patienten dieses Etikett nicht anheften, vor allem Männern nicht. Selbst wenn sie die Sensibilität erkennen, fürchten sie vielleicht, dass die Nennung des Begriffs schadet. Tatsächlich habe ich festgestellt, dass fast alle Männer bezüglich der Sensibilität einen Komplex haben und auf das Thema mit nervösem Lachen, Abwehr, heftigen Angriffen auf die Gültigkeit des Konzepts oder Rückzug reagieren. Früher wurde Sensibilität zwar als weibliches Merkmal angesehen, doch in unserem heutigen kulturellen Klima ist sie wahrscheinlich bei beiden Geschlechtern unerwünscht. Susan (aus Kapitel 1) sagte dazu: „Ich will keinen einzigen weiteren Grund mehr hören, warum ich nicht das tun kann, was ich tun will." Daher würden manche Therapeuten die Sensibilität nicht als Erklärung anbieten, selbst wenn sie daran gedacht hätten.

Zu falsch negativen Einschätzungen kommt es, wie bereits erwähnt, auch dann, wenn Extraversion oder High Sensation Seeking das Merkmal verbergen und der Kliniker das nicht durchschauen kann.

Fazit: Selbst wenn man davon ausgeht, dass Kliniker von dem Merkmal gehört haben, können sie zu falsch negativen Urteilen gelangen, weil sie das Konzept und die Forschung, die es stützt, nicht verstehen, selbst nicht hochsensibel sind, alle als hochsensibel ansehen und sich daher gar nicht damit befassen. Auch weil sie fürchten, Patienten zu stigmatisieren, oder weil sie das Merkmal bei einem Extravertierten oder High Sensation Seeker übersehen.

Zusammenfassung und Schlussfolgerung

In den meisten Fällen ist es recht leicht, Hochsensibilität zu entdecken, weil sie eine generelle Funktionsweise des Nervensystems ist, die sich in allen Aspekten des Lebens in irgendeiner Weise bemerkbar macht. Es ist jedoch einfacher, dieses Gesamtbild zu erkennen, wenn man es herunterbricht und sich fragt, ob alle vier Indikatoren für Sensibilität vorhanden sind: gründliche Informationsverarbeitung, Übererregbarkeit, emotionale Intensität und sensorische Empfindlichkeit. Alle vier kann man ablesen an beobachtbarem Verhalten, an den vorgetragenen Problemen, der Vorgeschichte und an der Reaktion auf prägende negative Ereignisse im Leben der Patienten.

Es gibt jedoch weitere Indikatoren, die nicht angeboren und dennoch direkte Folge der Sensibilität sind. Beispielsweise ist Schüchternheit nicht angeboren, aber viele sensible Patienten bezeichnen sich als schüchtern, und ihr Umfeld tut das ebenfalls. Daher muss geprüft werden, wie diese Schüchternheit zu erklären ist und wie sie erlebt wird. Zu gegebener Zeit werden Sie Ihre Beobachtungen und Vermutungen mit Ihrem Patienten besprechen. Die Sensiblen hören Ihnen in der Regel gespannt zu, verstehen Sie schnell und sind von den Möglichkeiten angetan, die Sie ihnen eröffnen.

In manchen Fällen kommen falsch positive Einschätzungen vor, viel häufiger und nachteiliger aber sind falsch negative Einschätzungen. Nach der Lektüre dieses Kapitels werden Ihnen mit viel geringerer Wahrscheinlichkeit diese Fehler unterlaufen.

Ziel dieses Kapitels war es, Sie mit Handwerkszeug zur Feststellung von Sensibilität allgemein auszurüsten, einmal ganz abgesehen von individuellen Schwierigkeiten und einer traumatischen Vorgeschichte, mit denen Ihre Patienten zu Ihnen kommen mögen. Oft dürfte es Ihre erste Priorität sein, festzustellen, ob Hochsensibilität im Spiel ist. Zwar werden die Fragen, ob eine Depression vorliegt, ob eine medikamentöse Behandlung nötig ist, ob es ein Risiko für Suizid oder Gewaltanwendung gibt usw., im Mittelpunkt stehen. Aber es sollte inzwischen klar sein, dass es hilfreich oder sogar zwingend notwendig ist, auf eventuelle Hochsensibilität zu achten, um bestimmte Patienten umfassend zu verstehen und um die Behandlung und Ihre Beziehung zu ihnen planen zu können. Wahrscheinlich haben Sie sogar, seit Sie dieses Buch aufgeschlagen haben, nebenbei darüber nachgedacht, welche Ihrer Patienten hochsensibel sind, und diejenigen, die dazugehören, profitieren bereits jetzt von Ihrem Urteilsvermögen.

3. Zwei Schwierigkeiten, die angeborene Sensibilität mit sich bringt: Leichte Übererregbarkeit und stärkere emotionale Reaktionen

> „Es ist sonderbar, er [Rilke] war ein empfindsamer Mensch ... und er wäre möglicherweise zugrunde gegangen unter den Umständen, unter denen wir heute leben müssen. [Holländische Juden, die bald nach Auschwitz geschickt werden sollten.] Aber zeugt es nicht von einer guten Ökonomie, daß sensitive Künstler in ruhigeren Zeiten und unter günstigen Umständen ungestört nach der schönsten und passendsten Form für ihre tiefsten Erkenntnisse suchen können, an denen sich Menschen, die in bewegteren und kräftezehrenderen Zeiten leben, aufrichten können und in denen sie ein fertiges Gehäuse vorfinden für ihre Verwirrung und ihre Fragen, die noch zu keiner eigenen Form und Lösung gelangt sind, weil die tägliche Energie für die täglichen Nöte aufgebraucht wird? In schweren Zeiten pflegt man gelegentlich mit einer verächtlichen Geste die geistigen Errungenschaften von Künstlern aus sogenannten „leichteren" Zeiten ... über Bord zu werfen mit der Bemerkung: Was sollen wir denn jetzt damit anfangen?"
>
> (Etty Hillesum, *Das denkende Herz der Baracke. Die Tagebücher der Etty Hillesum 1941–1943*, S. 222)

In diesem Kapitel gehe ich zur Behandlung über und diskutiere zwei potenzielle Probleme fast aller sensiblen Menschen, unabhängig von irgendwelchen Störungen. Sie sind die Nachteile, die zwei der im letzten Kapitel besprochenen Hauptindikatoren mit sich bringen, nämlich eine leichte Übererregbarkeit und überwältigende emotionale Reaktionen.

Obwohl Etty Hillesum im oben angeführten Zitat über die Sensibilität von Rilke schrieb, war auch sie eine bemerkenswerte Persönlichkeit, und ihre Tagebücher legen die Vermutung nahe, dass sie selbst hochsensibel war. Nehmen wir einmal an, das stimmt, dann ist Etty Hillesum ein eindrucksvolles Beispiel dafür, was möglich und vielleicht sogar leichter ist, weil man emotional so stark reagiert.

Etty Hillesum war eine junge jüdische Frau, die in den Jahren vor dem Zweiten Weltkrieg in Amsterdam aufwuchs. Anscheinend hatte sie als Mitglied einer begabten Familie, deren Mitglieder eng miteinander verbunden waren, eine glückliche Kindheit. Sie erreichte das Erwachsenenalter, als die Nazis an die Macht kamen, und es war ihr bestimmt, als Augenzeugin ihren Teil des Holocausts zu erleben und in Auschwitz zu sterben – ein weiteres Beispiel für die Tragödien jener Zeit. Neben vielem anderem bezeugen ihre Tagebücher, wie ein sensibler Mensch sowohl mit einem überaus hohen Stimulationsniveau (ständige Gefahr, Zusammenleben mit anderen auf engstem Raum usw.) und einer Situation umgehen kann, die außerordentlich starke Emotionen hervorruft, auch wenn sie zeitweise völlig überwältigt war.

Am 10. November 1941 schrieb Etty: „Lebensangst auf der ganzen Linie. Völlige Niedergeschlagenheit. Mangel an Selbstvertrauen. Abscheu. Angst." (1983, S. 69) Doch am 3. Juli 1942 schrieb sie auch: „Gut, diese neue Gewißheit, daß man unsere totale Vernichtung will, nehme ich hin. ... Ich werde den anderen mit meinen Ängsten nicht zur Last fallen, ich werde nicht verbittert sein, wenn die anderen nicht begreifen, worum es bei uns Juden geht. ... Ich arbeite und lebe weiter mit derselben Überzeugtheit und finde das Leben sinnvoll, *trotzdem* sinnvoll ..." (1983, S. 132) Ihre Tagebücher dokumentieren ein tägliches intensives Ringen darum, diesen Zustand der Gnade zu erreichen, trotz der Übererregung und der intensiven emotionalen Reaktionen, die das erste Zitat belegt.

Sie nutzte alle geläufigen Methoden der Affektregulierung, von Ablenkung, der Suche nach Trost bei anderen und Rückzug, um Zeit für sich allein zu haben, bis hin zu Dankbarkeit für das Gute in ihrem Leben, Hilfe für andere und Suche nach einem positiven Sinn in negativen Ereignissen (Larsen & Prizmic, 2004). Aber all das tat sie auf eine talentierte, meisterliche Art. Ich kann sie nicht wirklich als „Fallbeispiel" bezeichnen, aber es ist gut, sich an sie zu erinnern, wenn Sie die Schwierigkeiten beobachten, die Ihre Patienten damit haben, mit ihrer Überstimulation und emotionalen Intensität umzugehen.

Eine willkürliche Trennung dieser beiden Aspekte

Es ist nicht leicht, die beiden Aspekte der Sensibilität, die ich Übererregung aufgrund von Überstimulation und emotionale Reaktivität genannt habe, zu trennen. Nur sehr wenig Übererregung entsteht ohne Stimulation, die mit Emotionen zu tun hat oder von diesen verursacht wird. Ausnahmen gibt es, wenn die Übererregung auf Substanzen wie Koffein, körperlicher Anstrengung oder einer rein physikalischen Stimulation beruht, wie heulendem Sturm oder einer Hochwasserwarnung. Zudem, wenn unsere kognitive Kapazität überschritten ist, das heißt die Fähigkeit, all das, was wir brauchen, im Arbeitsgedächtnis zu behalten. Aber auch die genannten Ausnahmen führen normalerweise zu Emotionen. So kann uns zu viel Koffein euphorisch machen und bei einem sensiblen Menschen eine stärkere Wirkung haben, oder vielleicht bemerkt eine sensible Person, dass ihr Herz rast, und macht sich vermehrt Sorgen über eine Koffeinsucht. Eine kognitive Überlastung kann hingegen zu Frustration und Versagensängsten führen. Außerdem kommt Stimulation ebenso von innen wie von außen, und ein großer Teil davon geht auf die Wahrnehmung körperlicher Reaktionen zurück, die von Emotionen ausgelöst werden. Dennoch behalte ich auch weiterhin die eher willkürliche Aufteilung in die beiden Fragen bei, wie man Patienten helfen kann, mit Übererregung aufgrund äußerer Stimuli umzugehen, und wie man ihnen hilft, ihre Affekte so zu regulieren, wie sie das möchten.

Schon allein das Sprechen über Sensibilität kann die beiden Aspekte wachrufen oder abmildern

Sie können die Informationen in diesem Kapitel so direkt einsetzen, wie sie hier dargestellt werden, oder sie eher allmählich auf eine indirekte Weise einflechten, wie es besser zu einem psychodynamischen oder beziehungsorientierten Ansatz passt. Alle angesprochenen Punkte werden mit der Zeit auftauchen, ohne dass Sie sie schon vorweg zum Thema machen müssten. Ich würde allerdings selbst in der kürzesten Therapie ein schrittweises Vorgehen empfehlen. Wenn Sie die in diesem und im nächsten Kapitel besprochenen fünf Probleme detailliert durchgehen wollen, dann nehmen Sie sich eines pro Sitzung vor, damit Sie Ihre Patienten nicht mit Information oder Emotion überladen.

Emotionale Überlastung ist gerade bei der Besprechung dieser Themen ein besonders häufiges Problem. Sensible Patienten können jederzeit von tiefen Gefühlen überflutet werden, sei es von Erleichterung, Dankbarkeit, Schmerz oder Wut, wenn sie die Implikationen dessen begreifen, was sie gerade erfahren. Leser von *Sind Sie hochsensibel?* (Aron, 1996, dt. 2005) haben mir oft berichtet, dass sie bei der Lektüre des Buches viel geweint haben und es entweder auf einmal verschlangen oder über Monate verteilt lesen mussten. Obwohl Ihnen die Hochsensibilität und ihre Begleiterscheinungen bald vertraut sein werden, können Patienten, denen das Konzept neu ist, das wie ein „Coming out" empfinden. Da haben sie alle diese verschiedenen peinlichen Probleme verheimlicht, ohne je die Tragweite oder den Wert dessen zu erkennen, was sie versteckt haben, und ohne zu wissen, dass es noch andere gibt, die sind wie sie. Nun das Gesamtbild zu sehen kann eine tief bewegende Erfahrung sein.

Bei jedem der hier und im nächsten Kapitel besprochenen Aspekte der Sensibilität beginne ich mit einer Übersicht über die Information, die Sie Ihren Patienten geben können, und biete Ihnen dann eine Reihe konkreter Hinweise an.

Übererregung

Übererregung wurde im letzten Kapitel als einer der Indikatoren genannt, auf die man achten soll, wenn man Sensibilität feststellen will. Anders ausgedrückt: Hier hat jemand zu viel zu verarbeiten.

Allgemeine Anmerkungen

Stimulation führt zu Übererregung, sobald Ermüdung einsetzt. Ermüdung entsteht, weil die Verarbeitung von Stimulation die Erregung und die Aufmerksamkeit des Nervensystems erfordert. Des Weiteren ermüden sensible Menschen durch die Unterdrückung ihrer Verhaltensreaktionen, die sie in höherem Maße betreiben als andere, um Reize gründlicher verarbeiten zu können. Das erfordert Selbstbeherrschung, von der man genau weiß, dass sie körperliche Arbeit mit körperlichen Grenzen ist, obwohl sie psychischer Natur ist (Muraven, Tice & Baumeister, 1998).

Die Vielfalt der Stimulationsquellen

Die Patienten sollten unbedingt erkennen, dass Überstimulation viele Gesichter hat. Sie kann damit zusammenhängen, dass man mit Extremen zu tun hat – hohe Intensität (z. B. laut, hell, rau bei Berührung) oder sehr geringe Intensität (z. B. subtile Unterschiede in der Tonhöhe, kleine Variationen in einem Muster). Eine gewisse Stimulation kann für einige Zeit bewältigt werden, wird aber zur Überstimulation, wenn sie zu lange anhält (wenn die Alarmanlage eines Autos stundenlang heult oder ein Projekt über Wochen hinweg intensive Konzentration verlangt). Häufig übersieht man Überstimulation aufgrund von Komplexität (z. B. eine Wahl unter zu vielen Sorten von Konfitüre treffen müssen; jemand spricht einen im Bahnhofsgedränge an, während man seinen Zug sucht und auf die Gleisansagen im Lautsprecher hören möchte). Überstimulation kann auch durch Neuartigkeit (z. B. jemand Fremdes kennenlernen, etwas über eine neue Idee lesen) oder durch Plötzlichkeit zustande kommen (ein Hupen, eine zu Boden fallende Pfanne). Umgebungen, in denen wir uns fast jeden Tag aufhalten, wie ein Lebensmittelgeschäft oder öffentliche Verkehrsmittel, bringen oft alle diese Reize mit sich.

Soziale Stimulation – beobachtet, gelobt, kritisiert, geliebt oder bedrängt werden – gehört zu den intensivsten Formen. Wir sind soziale Wesen und so angelegt, dass wir jede Feinheit in der Mimik, der Haltung und der Stimme wahrnehmen sowie körperliche Merkmale wie Alter und Größe und ebenso die möglichen Bedeutungen des stimmlichen Ausdrucks beachten. Ein respektierter oder geliebter Teil einer Dyade oder einer Gruppe zu bleiben ist für unser Überleben existenziell, daher ist bei jedem ein Großteil der Gehirnaktivität der Interpretation sozialer Signale gewidmet. In noch höherem Maße trifft es für sensible Menschen zu. Das Schlimmste ist vielleicht, wenn einem Menschen gegen seinen Willen starke Reize aufgezwungen werden – wenn etwa ein älteres Geschwister ein sensibles jüngeres Kind festhält, um es zu kitzeln, oder wenn sich jemand weigert, die Musik leiser zu stellen, wenn man darum bittet.

Auch Stimulation aus dem Inneren des Körpers muss verarbeitet werden – Hunger, Muskelkrämpfe, eine Missempfindung, die einen Positionswechsel verlangt. Selbst wenn die Reaktion automatisch erfolgt, wie beim Gehen, erfordert sie dennoch die Verarbeitung von Stimulation, die beispielsweise über die Lage des Körpers im Raum informiert. Das ist einer der Gründe, warum wir uns dann, wenn wir etwas verloren haben, besser hinsetzen, zur Ruhe kommen und überlegen, statt immer hektischer danach zu suchen. Wenn wir die Augen schließen, unterbinden wir einen weiteren großen Teil Stimulation und ebenso dann, wenn wir einen ruhigen Raum aufsuchen. Ohne solche Maßnahmen kann das Gehirn nicht aufhören, das zu verarbeiten, was es sieht oder hört.

Wenn sensible Patienten erfasst haben, wie breit die Palette von Reizquellen ist, erkennen sie erst, wie viel bei normalen Aktivitäten wie Einkaufen oder Fernsehen auf sie einströmt. Allerdings werden Sie das eher nicht bei Patienten betonen wollen, die sich zu sehr zurückgezogen haben.

Die Wirkung von Übererregung auf Wohlbefinden und Leistung

Wenn Sie zuhören, um zunächst einmal das schiere Ausmaß an Überstimulation zu erfassen, ist es wichtig, dass Sie nebenbei auch darauf achten, wie die Übererregung das Selbstwertgefühl des Patienten beeinflusst und welche Bewältigungsstrategien er typischerweise anwendet, um mit der Erregung umzugehen. Wie ich im letzten Kapitel betont habe, beeinträchtigt Übererregung bei jedem sowohl das Wohlbefinden als auch die Leistung bei jeglicher Aufgabe. Für Hochsensible bedeutet das ein häufiges Versagen in eben den Situationen, die ihnen am wichtigsten sind, und sie werden viele Wege gefunden haben, damit fertigzuwerden. Soziale Situationen sind sehr stimulierend, und wenn sie obendrein nicht vertraut sind, wie bei der Begegnung mit Fremden, dann trägt die daraus resultierende Übererregung enorm dazu bei, dass man weniger Selbstvertrauen hat und weniger gut abschneidet.

Fazit: Übererregung ist im Allgemeinen auf Überstimulation zurückzuführen. Reize haben eine Reihe von Aspekten, die ihre erregende Wirkung verstärken können. Reize kommen von überall her – von innen wie von außen, und sie können sozialer oder rein sensorischer Natur sein. Übererregung verursacht Unbehagen und eine schwache Leistung und ist ein wesentlicher Faktor im Zusammenhang mit der seelischen Gesundheit sensibler Menschen.

> **Beispiel**
>
> Christina war eine hochsensible Leichtathletin auf olympischem Niveau, die bei kleinen Qualifikationswettkämpfen mehrere Weltrekorde brach, aber bei großen Veranstaltungen nicht einmal eine ordentliche Platzierung erringen konnte. Ihr Trainer und ein Sportpsychologe versuchten ihr zu helfen, aber die verordneten Vorstellungsübungen und Affirmationsstrategien verschärften das Problem noch, weil sie auch diese nicht hinbekam. Da sie keine andere Erklärung für ihr Problem hatte als eben Leistungsangst, steigerte es ihre Erregung nur noch, wenn sie sich darauf konzentrierte. Daher sprachen wir über die Wirkung ihres hohen Stimulationsniveaus bei diesen Wettkämpfen und überlegten, wie sie den Erregungspegel senken oder sich sogar ein Stück weit an die Situation gewöhnen konnte, beispielsweise indem sie schon einen Tag früher anreiste. Wir besprachen auch, inwiefern ihre Sensibilität sie zu einer besseren Sportlerin gemacht hatte, was ihr ermöglichte, ohne Scham zu akzeptieren, dass sie sie bei den sehr stimulierenden großen Wettkämpfen behinderte.
>
> Am Ende kamen wir unter anderem zu dem Schluss, dass die wahre Funktion der Olympischen Spiele nicht allein darin bestand, die besten Sportler zu finden, sondern auch zu ermitteln, welche Sportler unter Druck am besten abschnitten. Diese Gespräche konnten ihre Leistung erheblich verbessern, aber schließlich entschloss sie sich, ihren Traum von einer Beteiligung an den Olympischen Spielen nicht weiter zu verfolgen.

Vorschläge zum Umgang mit Übererregung

Diese Vorschläge habe ich über viele Jahre zusammengetragen, in denen ich hochsensiblen Menschen zugehört und sie beraten habe, daher ist die Liste recht lang.

Bestätigen Sie die Patienten

So leicht in eine Übererregung zu geraten ist der belastendste Aspekt der Hochsensibilität, und wenn jemand sehr darunter leidet, steigert das seine Übererregung noch. Patienten müssen ein positives Gefühl für ihre Sensibilität bekommen, wenn sie die notwendigen Schritte für einen gelungenen Umgang mit ihr gehen sollen, statt ihre Realität zu leugnen. Wenn sie beispielsweise den ganzen Tag mit Freunden auf Besichtigungstour waren und für den Abend noch der Besuch einer Party mit anschließender Stippvisite in einem Jazzkeller geplant ist, dann weiß ein sensibler Mensch mit ziemlicher Sicherheit aus früherer Erfahrung, dass das nichts für ihn ist. Aber die Gruppe verlassen und nach Hause gehen ist aus vielen Gründen schwierig, und noch viel schwerer, wenn man sich seiner Sensibilität schämt.

Bringen Sie die Patienten zurück zu einer neutralen Sichtweise ihrer angeborenen Art zu sein. Manchmal ist sie ein Vorteil, manchmal nicht. Sensible Tiere gedeihen gut, wenn die Wahrnehmung von Feinheiten sehr wichtig ist. So könnten etwa Rehe und Hirsche länger leben, wenn die größte Gefahr für sie von Raubtieren käme, selbst wenn ihr Aufschrecken bei jedem kleinen Reiz bedeutet, dass sie zögern, ehe sie einen sicheren Ort suchen, und weniger Futter bekommen als weniger vorsichtige Artgenossen. Aber sie müssten sich von ihrer Wachsamkeit erholen können, sonst würden sie unter Stress geraten.

Eine weitere neutrale Metapher ist das Sortieren von Orangen nach unterschiedlichen Größen: Sie kommen gerollt und fallen in kleine, große oder mittlere Schlitze, je nachdem wo sie durchpassen. Die kleinen fallen in den ersten Schlitz, die anderen in spätere. Müsste jedoch feiner sortiert werden und es gäbe 15 Schlitze, dann gäbe es einen mächtigen Orangenrückstau und ein großes Kuddelmuddel, wenn man das Fließband nicht langsamer stellen würde. Dasselbe geschieht in einem sensiblen Nervensystem – es leistet Erstaunliches bei kleinen Unterschieden, aber es kann nicht allzu viele auf einmal verarbeiten.

Bestätigen Sie immer wieder den Wert der Sensibilität und betonen Sie, dass es sich dabei um ein „Gesamtpaket" handelt. Sind die Sensiblen nicht diejenigen, die in einem Museum auf Feinheiten hinweisen, die den anderen entgehen? Loben andere sie nicht häufig wegen ihrer guten Urteilsfähigkeit oder Intuition? Ein großer Teil der Stimulation wird unbewusst verarbeitet, und das nennt man implizites Lernen. Alltagssprachlich ausgedrückt, haben sie eine gute Intuition, und dem werden sie auch bereitwillig zustimmen und dafür werden sie von allen bewundert. In der ganzen Gesellschaft profitieren alle von der feinen Wahrnehmung hochsensibler Menschen. So bin ich mir ziemlich sicher, dass die Ersten, die mit Unwillen auf das Passivrauchen reagiert und das auch kundgetan haben, hochsensible Menschen waren.

Ermitteln Sie das aktuelle Gesamtniveau des Selbstschutzes

Als Einstieg kann man Patienten helfen, selbst einzuschätzen, ob sie „zu sehr drinnen" oder „zu sehr draußen" sind. (Ich habe darüber in *Sind Sie hochsensibel?* [Aron, 1996, dt. 2005] und *The Highly Sensitive Person's Workbook* [Aron, 1999] geschrieben und diese beiden Bücher könnten für die Patienten nützliche Hilfsquellen sein.)

Zwar werden alle Patienten in bestimmten Situationen mit Überstimulation umgehen müssen, aber manche schützen sich allzu sehr. Das kann ganz unterschiedliche Gründe haben. Vielleicht mussten sie schon einige Misserfolge einstecken und wollen weitere vermeiden. Vielleicht wurden sie misshandelt und fühlen sich als Opfer der Stimulation durch andere oder haben sich aufgrund irgendeiner Funktionsstörung von der Welt abgewandt. Daher lockt sie die Möglichkeit von Vergnügen, Gesellschaft oder Selbstausdruck nicht nach draußen. Während Sie an den Ursachen dafür arbeiten, können Sie auch ansprechen, dass es notwendig ist, ein optimales Maß von Stimulation zu finden und aufrechtzuerhalten. Bei einer sehr eingeschränkten Lebensweise brauchen die Patienten zwar keine Überstimulation abzuwehren, aber zu wenig Stimulation kann ebenfalls zu unangenehmen Empfindungen führen, wie etwa Langeweile, dem Fehlen von Selbstentfaltung, dem Gefühl, dass das Leben sinn- und zwecklos ist, sowie einem Mangel an Gelegenheiten, positive Erfahrungen zu machen. Wir brauchen Stimulation ebenso, wie wir Nahrung und Wasser brauchen. Vollständige Isolation über lange Zeit hinweg bewirkt bei Menschen befremdliche Dinge – deshalb gehört sie zu den gefürchtetsten Formen von Folter.

Die meisten Patienten werden jedoch eher einem Übermaß an Stimulation ausgesetzt sein, weil sie den Fehler begehen, einen Lebensstil zu pflegen, der für Nichtsensible geeignet ist. Oft versuchen sie, ihre Sensibilität, die sie als Schwäche ansehen, zu überkompensieren oder zu eliminieren. Die, die zu viel draußen sind, brauchen Aufklärung über die Risiken einer chronischen Übererregung. Die meisten folgenden Tipps gelten für übererregte Patienten, aber die Vorschläge können auch den Unterstimulierten helfen, sich sicherer zu fühlen, wenn sie beginnen, sich in die Welt hinauszuwagen.

Ermutigen Sie zu Kreativität in überstimulierenden Situationen

Nachdem Christina gesehen hatte, wie viel Stimulation sie bei den großen Veranstaltungen im Vorfeld der Olympischen Spiele aushalten musste, konnte sie manches umgehen oder ändern, auf das sie Einfluss hatte. So brauchte sie beispielsweise nicht im Stadion zu bleiben und Konkurrentinnen zuzuschauen, allerdings sollte sie der Beobachtung anderer auch nicht systematisch ausweichen. Denn in manchen Fällen kann das ihre Angst sogar verringern, doch dafür muss sie die Vor- und Nachteile des Gehens oder Bleibens jeweils gegeneinander abwägen. Machen Sie den Patienten Mut zum Experimentieren.

Helfen Sie den Patienten, Nein sagen zu lernen

Die meisten Therapeuten kennen sich mit Wegen zur Entwicklung von Selbstbehauptung gut aus (soweit sie im Hinblick auf andere Züge der Persönlichkeit möglich ist). Dabei ist es hilfreich, sich vor Augen zu halten, dass sensible Menschen mit einer dünneren Haut geboren werden. Sie spüren die Gefühle anderer nur allzu deutlich und ebenso deren Bedürfnisse, Wünsche und Enttäuschungen. Sie fürchten auch Kritik, wenn sie nicht das tun, was die anderen von ihnen brauchen oder erwarten. Es ist wichtig, sensible Menschen nicht noch zusätzlich zu beschämen, weil es ihnen von Natur aus schwerfällt, sich durchzusetzen, sondern sie zu ermutigen, sich wertzuschätzen und ihre eigenen Bedürfnisse zu respektieren, um die Stimulation in Grenzen zu halten.

Eine meiner Patientinnen wurde einmal eingeladen, an einem Retreat teilzunehmen, das von einer fortlaufend stattfindenden Frauengruppe veranstaltet wurde. Sie kannte die Frau, die sie eingeladen hatte, flüchtig, aber sonst niemanden. Als bekannte Künstlerin sollte sie der Ehrengast bei dieser Veranstaltung sein, die als intimes, „reiches und erfüllendes" Wochenende zur Sommersonnenwende ausgeschrieben war. Ich wusste, die Patientin war eine sehr zurückhaltende, introvertierte Frau, die überdies noch mitten in intensiver persönlicher Arbeit mit mir steckte, deshalb überraschte es mich nicht, dass sie Bedenken hatte, hinzufahren. Ich musste ihr beipflichten, dass das Wochenende sich schrecklich anhörte! Dennoch konnte sie nicht Nein sagen. Wir gingen andere mögliche Optionen durch, z. B. dass sie zwei Stunden lang ihre Arbeit vorstellen und dann wieder gehen konnte, gingen aber auch der Frage nach, warum sie ihre eigenen Gefühle in der Sache am allerwenigsten beachtete.

Ich schlug ihr vor, sich eine Waage vorzustellen, deren eine Waagschale repräsentierte, wie sehr die Gruppe unter ihrer Abwesenheit leiden würde, die andere, wie sehr sie selbst unter ihrer Teilnahme leiden würde. Welche Waagschale wog schwerer? Am meisten half ihr vermutlich die Geschichte von einem prominenten akademischen Kollegen, der mir erzählt hatte, dass das Geheimnis seines Arbeitserfolges darin lag, immer alles zu delegieren, was nur irgend möglich sei. Außerdem wähle er dafür immer eine Person aus, die bereits überlastet sei, weil er wisse, der oder die Betreffende könne nicht Nein sagen. Meine Patientin erkannte schließlich, wie lieblos es gegenüber ihrem sensiblen Selbst war, etwas einfach deshalb zu tun, weil jemand sie darum gebeten hatte, ohne zuerst einmal mit sich selbst zurate zu gehen.

Am Ende sagte sie der Gruppe, sie könne nicht kommen. Ich weise meine Patienten immer darauf hin, dass sie sich keine großartigen Entschuldigungen ausdenken müssen, als sei ihre Sensibilität eine drückende Last, und auch nichts anderes vorzuschützen brauchen, wie etwa, dass sie krank seien. Die Leute können ein einfaches „Das geht bei mir nicht" akzeptieren. Die Gruppe war nicht erfreut über ihre

Entscheidung, aber anscheinend steigerte die Absage ihre Attraktivität noch, denn anschließend erhielt sie zahlreiche weitere Einladungen, vor großen Gruppen zu sprechen. Die meisten lehnte sie ab.

Entwickeln Sie Strategien zur Selbstberuhigung

Patienten sollten lernen, sich selbst zu beruhigen, sooft sie Überstimulation voraussehen, aushalten müssen oder sich davon erholen wollen. Der Schlüsselsatz dabei lautet: „Tun Sie, was immer Ihnen hilft." Manche beruhigt es, wenn sie beten oder an einen geliebten Menschen denken. Sie können Ihren Patienten auch helfen, mithilfe von geführter Imagination einen sicheren inneren Ort zu finden und ihn bei Bedarf aufzusuchen. Auch Übergangsobjekte sind hilfreich. Dabei kann alles als Übergangsobjekt dienen, was beruhigt. Die „beruhigende primäre mütterliche Präsenz durch die Übergangshandlung kann selbst extrem beängstigende, schmerzhafte und destruktive Realitäten erträglich machen" (Horton, 1981, S. 153). Alles und jedes kann zu einer Übergangshandlung oder einem Übergangsobjekt in diesem Sinne werden, wie etwa bestimmte Gegenstände, Haustiere, das Eintauchen in eine befriedigende Arbeit, besondere Orte wie das Zuhause in der Kindheit, Glaube oder religiöse Texte und natürlich auch tröstende Nahrungsmittel. Manche Patienten hatten eine so trostlose Kindheit, dass sie nie ein Übergangsobjekt besaßen, daher werden sie erst durch Erfahrung lernen müssen, dass ihnen „zuverlässige Linderung von Schmerz durch Übergangshandlungen immer zur Verfügung steht" (S. 151).

Raten Sie zur Meditation

Ich ordne Meditation in eine gesonderte Kategorie von Übergangshandlungen ein, da sie rasche und starke körperliche Auswirkungen haben kann (Beauchamp-Turner & Levinson, 1992). Unterschiedliche Meditationsmethoden unterscheiden sich in ihren Wirkungen ebenso wie Medikamente. Für den hier angestrebten Zweck empfinde ich besonders die Transzendentale Meditation als geeignet, weil sie keinerlei Anstrengung erfordert und weil eher im Vordergrund steht, wie man sich anschließend fühlt, als während der Meditation bestimmte Zustände zu erreichen. Aber welche Methode auch immer gewählt wird, sie sollte möglichst täglich geübt werden, damit die körperliche Entspannungsreaktion automatisch eintritt. Nachdem ich seit 35 Jahren zweimal täglich meditiere, kann ich mich darauf verlassen, dass diese Übung meine Erregung in jeder überstimulierenden Situation reduziert. Beispielsweise fuhr ich einmal in einer voll besetzten U-Bahn, die unter Manhattan stecken blieb, und die Passagiere wurden immer nervöser. Ich schloss die Augen und meditierte im Stehen. Sofort fühlte ich mich ruhiger und anscheinend steckte das auch andere an.

Manche Patienten werden sagen, sie hätten es mit Meditation versucht und sie sei ihnen nicht gelungen. Ihr Geist sei zu unruhig. Dann ist das Problem entweder die Art der Meditation oder die Art, wie sie vermittelt wurde. Noch einmal: Sie sollte mühelos sein und um ihrer Wirkung willen praktiziert werden, nicht, um einen bestimmten Zustand zu erreichen, sodass weder der Meditierende scheitern noch eine Meditationssitzung schiefgehen kann. Die Übung wird sich jeden Tag anders anfühlen, ebenso wie das Gehirn und der Körper jeden Tag in einer etwas anderen Verfassung sind. Steht man unter Stress, wird sich das in der Übung widerspiegeln. Der Geist schweift dann mehr umher oder bleibt an einem äußeren Problem oder Gedanken hängen. Aber das ist genauso, als ob Sie ein Bad nehmen – das Wasser wird umso schmutziger, je dringender Sie das Bad brauchen. Der Schmutz zeigt den Erfolg der Säuberung an, nicht ihr Misslingen.

Meditation erfordert keine ruhige, nicht stimulierende Umgebung, fühlt sich aber an einem stark stimulierenden Ort ganz anders an. Wenn Sie sich hinsetzen, die Augen schließen und einfach zu meditieren versuchen, ist das immer hilfreich, um Erregung zu dämpfen. Ich stelle den Patienten oft eine Skala von 0 für keine Erregung („keine Gedanken, reine Wahrnehmung") bis 10 für hohe Erregung vor Augen. Eine gute Meditation zu Hause kann einen von 3 auf 1 bringen. Sitzt man aber in einem überhitzten Flugzeug, das schon fünf Stunden Verspätung hat, inmitten erboster Passagiere auf einer Rollbahn fest, bringt einen die Meditation vielleicht von 10 auf 7, kann aber dennoch viel hilfreicher sein als das Ergebnis zu Hause, selbst wenn man vielleicht das Gefühl hat, sie sei als Meditation misslungen. Sogar wenn man Gesprächen um sich herum zuhört, kann der Versuch oder die Absicht, zu meditieren, einige der benötigten physiologischen Veränderungen herbeiführen.

Betonen Sie, wie wichtig es ist, ausgeruht und gesund zu sein

Eine stark stimulierende Umgebung zu bewältigen kostet Energie. Wenn man krank und müde ist, muss man das Maß der Stimulation, dem man sich aussetzt, reduzieren. Die Patienten sollten lernen, auf ihren Körper zu achten und sein Auf und Ab wahrzunehmen. Wenn sie eine Wahl haben, sollten sie geduldig warten, bis sie in Hochform sind, ehe sie etwas sehr Schwieriges in Angriff nehmen. So legt man beispielsweise Interviews am besten auf den Vormittag, wenn man noch frisch ist, oder gönnt sich die Zeit, sich von einem Jetlag zu erholen, ehe man zu einem Stadtrundgang aufbricht. Fühlt man sich krank oder ausgelaugt, wartet man, bis man sich besser fühlt. Allerdings mag das die Fähigkeit erfordern, Nein zu sagen, auch wenn das jemandem Unannehmlichkeiten oder eine Enttäuschung bereitet.

Raten Sie zu einer gründlichen Vorbereitung

Für die Verteidigung meiner Doktorarbeit habe ich viele Stunden geprobt, weit über den Punkt hinaus, an dem ich alles beherrschte. Ich wusste um meine Sensibilität und mir war klar, dass ich meine Gedanken so automatisch abrufbereit brauchte, dass ich trotz meiner vorhersehbar hohen Erregung so gut wie alles diskutieren konnte, was mit meinem Thema zusammenhing. Ich übte auch mit Zuhörern und bat sie, nach und nach immer skeptischere Fragen zu stellen. Das Wissen um meine exzellente Vorbereitung half, die Erregung zu dämpfen, die der Angst geschuldet war.

Ebenso wichtig war vielleicht, dass ich meine schlimmsten Befürchtungen innerlich durchging. Wie würde ich reagieren, wenn jemand eine Kritik anbrachte, an die ich noch nie gedacht hatte und die völlig berechtigt war? Ich kam zu dem Schluss, dass angesichts der Faktenlage nichts meine Argumente vollständig zerschlagen konnte, aber ich konnte immer noch sagen: „Das ist ein ausgezeichneter Gedanke – ich werde darüber nachdenken und mich noch einmal mit Ihnen in Verbindung setzen." Sich mit negativen Möglichkeiten aufzuhalten ist für einen nichtsensiblen Patienten wahrscheinlich nicht hilfreich, aber die hochsensiblen tun das sowieso. Dann ist es besser, das Schlimmste explizit zu machen, bis hin zur schwarzen Komödie. Ich erinnere mich noch an meinen Plan für den Fall des Falles: „Was mache ich, wenn jemand sagt, die Arbeit sei zum Kotzen, und das dann auch tut?"

Schließlich begegnete ich meinem Perfektionismus, der in der Strategie der Sensiblen „Mach es nur einmal, und dann richtig" steckt, indem ich die Erwartung einbaute, dass mindestens zwei Dinge schiefgehen würden, auf die ich nicht vorbereitet war. Und so kam es auch. Ich dachte nur: „Das ist Nummer eins", und später: „Das ist Nummer zwei." Wäre noch Nummer drei hinzugekommen, hätte ich ebenfalls nur die Achseln gezuckt. Am Ende hatte ich sogar richtig Spaß an dieser sehr überstimulierenden Situation.

Erfolg wahrscheinlich machen

In Kapitel 1 habe ich über meinen Freund Jim berichtet, der dafür sorgte, dass seine Tochter Lily fast immer ein Erfolgserlebnis hatte, wenn er sie drängte, etwas auszuprobieren. Das ist die Geisteshaltung, mit der sensible Patienten sich selbst begegnen sollten, auch wenn andere das nicht tun. Christinas Trainer war sehr stolz auf sie, machte jedoch den Fehler, sie zu Wettkämpfen zu schicken, ohne dass sie schon eindeutig so weit war. Er zählte auf das, was er an ihr so liebte – dass sie immer ihr Bestes geben würde. Aber ein einziges Scheitern raubte ihr fast ihr gesamtes Selbstvertrauen. Dadurch, dass sie einmal Angst hatte, blieb dieses Gefühl auch bei weiteren Wettkämpfen.

Sich auf das Bekannte konzentrieren

Ein Aspekt von Stimulation, der sich reduzieren lässt, ist die Neuheit. Je mehr man sich im Vorfeld mit einer Sache auseinandersetzt, desto geringer wird die Stimulation ausfallen. Vor meinem Rigorosum führte ich mir vor Augen, dass ich schon oft erfolgreiche Vorträge gehalten und auch zahlreiche Fragen zu meinem Thema in Gesprächen beantwortet hatte. Am meisten hat mir vielleicht geholfen, dass ich eine Generalprobe in dem Raum abhalten konnte, in dem am nächsten Tag das Kolloquium stattfinden sollte, wofür ich sogar dieselbe Tageszeit wählte, damit mir das Licht vertraut war. Außerdem ist es wichtig, Patienten zu helfen, sich auf gewohnte Verhaltensweisen zu konzentrieren, die sie einsetzen werden, oder auch auf die bekannten Menschen, die anwesend sein werden.

Halten Sie dazu an, mit den Kräften zu haushalten

Ein weiterer Aspekt von Stimulation, der sich kontrollieren lässt, ist ihre Dauer. Beinahe alles lässt sich bewältigen, wenn man Pausen macht, *ehe* man in eine Übererregung gerät. Pausen gibt es in allen Variationen, angefangen bei einem kurzen Schließen der Augen und tiefer Bauchatmung bis hin zu Ferien und einem Sabbatjahr. Die ideale Pause während einer langen Aufgabe sollte mindestens 20 Minuten lang sein.

Schlagen Sie Pausen in der Natur vor

Allem Anschein nach reagieren hochsensible Menschen besonders stark auf die Natur. Trifft das auch bei Ihrem jeweiligen Patienten zu, dann unterstützen Sie ihn darin. Machen Sie ihm klar, dass eine Pause in der Natur besser ist als eine in der Cafeteria. Vielleicht kann er wenigstens kurz vor die Tür gehen und den Himmel betrachten oder liebevoll einen Baum anschauen. Auch Haustiere sind ein Teil der Natur und man weiß, dass sie Erregung dämpfen. Manch einer könnte sich schlicht einen Goldfisch mit zur Arbeit nehmen und zuschauen, wie er in einem Glas auf seinem Schreibtisch zwischen ein paar grünen Wasserpflanzen herumschwimmt oder geruhsam innehält – bitte nichts aus Plastik! Will sich jemand sportlich betätigen, dann sollte er es an der frischen Luft tun und nicht auf Geräten in einem geschlossenen Raum. Geht es darum, sich von einer Überstimulation zu erholen, eignet sich am besten eine rhythmische Bewegung, bei der es natürlich nicht um Wettbewerb gehen darf.

Unterstreichen Sie, wie wichtig soziale Unterstützung ist

Die meisten Säugetiere beruhigt in potenziell überfordernden Situationen die Anwesenheit eines vertrauten, unterstützenden Mitglieds ihrer Gruppe oder Familie. Einen Freund oder eine Freundin in eine sehr stimulierende Situation mitzunehmen hilft immer, und ebenso stärkend ist es, an jemanden zu denken, der einen liebt, ganz gleich, was man tut. Sehr oft verzichten Patienten auf soziale Unterstützung und denken, sie müssten alleine mit etwas fertigwerden, oder sie wollen nicht, dass jemand sieht, wie sie zu kämpfen haben. Allerdings ist bei manchen Patienten der Mangel an sozialer Unterstützung das eigentliche Problem. Andere sensible Patienten könnten Unterstützung bekommen, wenn sie ihre Sensibilität dazu nutzen würden, wahrzunehmen, wann ihnen jemand gerne helfen will. Erinnern Sie sie daran, dass Freundschaften nur gestärkt werden, wenn echte Hilfe geleistet und empfangen wird. Es braucht mehr als hin und wieder ein gemeinsames Mittagessen.

Äußere Stimulationsquellen ausschalten

Manchmal ist es möglich, äußere Stimulation auszuschalten, indem man z. B. die Augen schließt und nur auf die Stimme eines Sprechers hört; indem man bittet, dass das Radio während einer medizinischen Behandlung ausgeschaltet wird; indem man kein Gespräch führt, während man in dichtem Verkehr fährt, oder indem man Muskeln entspannt, die gerade nicht angespannt zu sein brauchen.

Ruhe- und Erholungszeiten einplanen

Nach der Rückkehr von einem Ausflug braucht ein sensibler Mensch einen Tag, um sich zu erholen, oder sogar noch länger, wenn er einen Jetlag hat. Ist ein Projekt abgeschlossen, sollte es für eine Weile leichte Arbeit geben und zusätzliche Ruhe zu Hause. Ferien, in denen man sich von Stress erholen soll, dürfen nicht erfordern, dass man früh aufsteht, um eine Radtour zu einem Vulkan zu machen, oder dass man überhaupt früh aufsteht. Das müssen vor allem sensible Patienten, die gleichzeitig High Sensation Seeker sind, besonders klar und deutlich hören.

Beispieldialog

Nachdem ich schon alle möglichen guten Vorschläge gemacht habe, entsteht manchmal ein Dialog folgender Art:

PATIENTIN: Ich möchte lernen, wie ich mit meiner Hochsensibilität zurechtkomme.
THERAPEUTIN: Hmm. Ich dachte, da wären wir gerade mittendrin. Aber vielleicht entsprechen alle diese Vorschläge nicht so ganz Ihren Bedürfnissen – Ihren wirklichen Bedürfnissen.
PATIENTIN: Sie haben recht. Ich weiß immer noch nicht, wie ich damit umgehen kann.
THERAPEUTIN: Ich glaube, nach einer Weile werden Sie mit Ihrer guten Intuition und dem Wissen, was Sie tun und was Sie lassen sollten, Ihre eigenen kreativen Lösungen finden.
PATIENTIN: Am liebsten wäre mir, Sie würden mir einfach sagen, wie ich damit klarkomme.
THERAPEUTIN: Vielleicht haben wir eine unterschiedliche Vorstellung davon, was es bedeutet, damit klarzukommen.
PATIENTIN: Na ja, die Sensibilität soll mich eben nicht allzu sehr beeinträchtigen.
THERAPEUTIN: Sie wären sie am liebsten los?
PATIENTIN: Genau. Ich weiß, dass Sie sagen, sensibel zu sein, hätte auch alle möglichen Vorteile, aber ich hätte einfach gern die Vorteile, ohne die ganzen Nachteile in Kauf nehmen zu müssen.
THERAPEUTIN: So nach dem Motto: Es ist prima, auf dem Land zu leben, abgesehen davon, dass es so weit entfernt von der Stadt ist?
PATIENTIN: Sie finden, ich sei unvernünftig? Aber die Sensibilität beeinflusst alles! Ich muss so viel vorbereiten. Ich muss mir so vieles vorher überlegen. Ich soll meditieren und mir mehr Auszeiten nehmen. Andere Leute brauchen das alles nicht. Ich möchte einfach nur „normal" sein.
THERAPEUTIN: Das klingt so, als gäbe es hier etwas zu betrauern. Dass Sie sehen, was Sie durch die Sensibilität gewinnen, ändert nichts an der Erkenntnis, dass manche Dinge für Sie niemals leicht sein werden.
PATIENTIN: Stimmt. Das finde ich traurig.
THERAPEUTIN: Ist es auch. Aber wissen Sie, selbst wenn wir von einer schäbigen Hütte in einen prächtigen Palast umziehen, liegt es in der Natur des Menschen, um die Hütte zu trauern. Sie ist für immer verloren – und vielleicht vermissen Sie sie schrecklich.
PATIENTIN: Sie meinen, ich vermisse die nichtsensible Person, für die ich mich gehalten habe, die ich aber gar nicht war?
THERAPEUTIN: Dazu fällt mir gerade ein Spruch ein: „Jede Veränderung ist ein Verlust, und jeder Verlust muss betrauert werden."

Stärkere emotionale Reaktionen

In einer Psychotherapie geht es vorwiegend um den Umgang mit Emotionen: den Patienten helfen, zu erkennen, was sie tatsächlich fühlen; Gefühle einsetzen, um eine therapeutische Beziehung zu entwickeln; aufklären über Emotionen usw. Hier stehen Methoden im Mittelpunkt, die bei Hochsensiblen besonders gut wirken.

Allgemeine Kommentare

Für hochsensible Patienten geht es darum, zu erkennen, dass sie mit stärkeren emotionalen Reaktionen auf die Welt gekommen sind – mit allen Licht- und Schattenseiten, die damit verbunden sind. (Als Kleinkinder bezeichnet man sie oft als „schwierig", weil sie so stark auf unangenehme Reize reagieren.) Sie werden emotional bleiben. Im Vergleich zu anderen sind sie in entsprechenden Situationen trauriger, glücklicher, gereizter, ängstlicher, neugieriger oder beschämter als andere und sie wünschen sich deutlich mehr Innigkeit als andere. Dabei brauchen sie ihre stärkeren Gefühle nicht immer auszudrücken, doch sie sollten sich ihrer bewusst sein, anstatt sie zu fürchten.

Wenn Sie verborgene Emotionen spüren oder das Empfinden haben, bestimmte Emotionen sollten in einer gegebenen Situation eigentlich vorhanden sein, dann konzentrieren Sie sich möglichst darauf, sich mit dem inneren Anteil des Patienten zu verbinden, der diese verborgenen Emotionen hat. Das hilft dem Patienten, mehr darüber zu erfahren, was in ihm vorgeht.

Man kann aus einem Rennpferd keine Schildkröte machen und aus einer sensiblen Person keinen emotional perfekt regulierten Menschen. Die Aufgabe besteht vielmehr darin, Hochsensiblen zu helfen, mit diesem Aspekt ihres Wesens zu leben und ihnen den Weg zu ebnen, dass sie die Vorzüge ihrer starken positiven Emotionen mehr genießen als vorher. Und diese werden in jedem Fall auftauchen, selbst wenn ein Patient zu Ihnen gekommen ist, weil er zu viel Trauer, Angst, Scham oder Enttäuschung empfindet. Bringen Sie ihm nahe, dass gute Gefühle – und zwar starke – genauso zu seiner emotionalen Ausstattung gehören.

Mein eigenes vorrangiges Gefühl in Bezug auf sensible Patienten ist, dass sie ein Leben lang mit ihren intensiven Emotionen gekämpft haben. Manchmal haben die heftigen Emotionen gewonnen und die Menschen wurden von ihren Affekten regelrecht gebeutelt, und manchmal haben die Betreffenden einen zweifelhaften Sieg davongetragen. Affektregulierung heißt aber nicht, die Emotionen zu besiegen. Vielmehr bedeutet es, in einer bestimmten Situation die richtige Emotion zu haben und diese anderen gegenüber im rechten Maße auszudrücken. Das verlangt einen durch Verhandlung erreichten Frieden, gefolgt von einem dauerhaften Bündnis. Es ist kein Sieg, Emotionen so weit zu unterdrücken oder zu dissoziieren, dass man keine Ahnung mehr hat, was in seinem eigenen Inneren vorgeht. Vielmehr sollten hochsensible Patienten Experten für Emotionen werden. Mit ihrer Sensibilität können sie erspüren, was sie fühlen, und ebenso, was andere fühlen. Sie können leicht Experten werden, wenn sie sich erst einmal dieses Ziel setzen.

Fazit: Sensible Menschen haben stärkere positive und negative Emotionen. Sie haben bereits eigene Methoden entwickelt, mit ihnen umzugehen, und sollten Unterstützung bekommen, darin noch kundiger zu werden.

Vorschläge zum Umgang mit intensiven Emotionen

Die meisten nachfolgenden Vorschläge zeigen auf, wie Sie Ihre Patienten lehren können, erfahrene Experten zu werden. Während Sie mit den Emotionen der Patienten arbeiten, können Sie ihnen zugleich beibringen, selbst damit zu arbeiten. Sobald Sie Übererregung spüren, sollten Sie Druck herausnehmen, dabei aber Ihre Patienten dazu anhalten, Ihnen zu sagen, wann die Erregung zu hoch wird, damit sie die Anzeichen dafür auch selbst erkennen lernen. Wenn sich die Gefühle wieder beruhigt haben, geben Sie am besten nicht selbst eine Interpretation dessen, was sich gerade abgespielt hat, sondern suchen beide gemeinsam nach der Ursache dafür, warum sich der Patient gerade überfordert gefühlt hat. Wieder ist es so, dass Patienten so lernen, das auch für sich alleine zu tun.

Machen Sie eine Bestandsaufnahme der Emotionen

Wenn Sie eine gute Arbeitsbeziehung mit Ihren Patienten erreicht haben und diese ihren Affekten mindestens ebenso viel Interesse wie Angst entgegenbringen, können Sie gemeinsam mit ihnen die wichtigsten Emotionen durchgehen: Furcht, Angst, Sorge, Irritation, Ärger, Enttäuschung, Traurigkeit, Kummer, Depression, Neugier, Interesse, Freude, Zufriedenheit, Erfüllung. Gehen Sie die sozialen Gefühle getrennt davon durch: Anziehung, Einsamkeit, Stolz, Schuld und Scham. Lassen Sie die Patienten feststellen, welche Gefühle sie häufig haben und welche nie. Sie können auch Ihre eigenen Beobachtungen aus den Sitzungen hinzufügen. Richten Sie dabei Ihr besonderes Augenmerk auf die Scham, das Gefühl, das eigene innerste Selbst sei wertlos, denn es ist so gefürchtet, dass es sich normalerweise unter zahlreichen Abwehrmechanismen versteckt: Vorwürfen, Projektionen, Herunterspielen, Leugnung, Höchstleistungen, sozialem Rückzug und natürlich Narzissmus. Forschen Sie nach, warum manche Emotionen bevorzugt werden und ob diese manchmal als Ersatz für andere stehen. Meist wurden diese emotionalen Gewohnheiten zu Hause gelernt. Die verbotenen Emotionen brauchen Ermutigung. Beides können Sie leisten.

Erinnern Sie die Patienten an die Vorteile

Helfen Sie den Patienten, sich selbst an die vielen, wunderbar starken, guten Gefühle zu erinnern, die sie schon erlebt haben, und weisen Sie sie darauf hin, dass viele Menschen nicht so tief empfinden wie sie. Bei meinen Interviews habe ich festgestellt, dass viele sensible Patienten gerade diese starken Gefühle besonders schätzen. Ein Mann erzählte von seiner allerersten Erinnerung: Er lag unter herrlichen, leicht im Wind schaukelnden Reben und empfand das als reine Schönheit. Er erinnerte sich auch noch daran, wie er mit fünf Jahren seine erste Oper hörte. Er war „erfüllt von Glückseligkeit" – und ist das auch heute noch, wenn er eine Oper hört. Er fliegt kreuz und quer durch das Land, um Wagner-Aufführungen zu hören. Derselbe Mann schilderte anschaulich und in allen Einzelheiten seine Emotionen vom Vortag unseres Interviews, als er zuschaute, wie sich die untergehende Sonne in den Fenstern eines Wolkenkratzers spiegelte. Ich kann noch immer die Abendszene vor mir „sehen", die er beschrieben hat.

Er erzählte mir von diesen Erlebnissen, um mir zu erklären, warum er seine Sensibilität für eine solche Bereicherung hielt. Und das, obwohl er als sensibles Kind so viel Schmerz erlebt hatte – er war allergisch gegen Heu und wurde ausgerechnet in eine derbe Bauernfamilie adoptiert. Dort wurde er gehänselt und gedemütigt, weil er nur für „Weiberarbeit" taugte. Er wusste, dass er diese Familie und dieses Zuhause so früh wie möglich verlassen musste, und tat das auch. Wie er sagte, war er danach lange Zeit letztlich heimatlos, bis er sensible Menschen fand, bei denen er leben konnte. Diese liebt er zutiefst.

Ein weiterer Vorteil dieser angeborenen starken Gefühlsreaktionen ist, dass sie es den Patienten ermöglichen, „emotionale Führung" zu übernehmen. Wenn andere die Reaktion eines sensiblen Menschen sehen, wird ihnen häufig klar, was sie selbst fühlen oder fühlen sollten. Uns allen hat irgendwann schon einmal geholfen, dass jemand anders bei einem Trauergottesdienst als Erster geweint hat oder dass jemand als Erster in einem Notfall geholfen hat, sodass wir uns anschließen konnten.

Sprechen Sie über antizipatorische Emotionen

Weil diese Patienten vorausblicken und den wahrscheinlichen Ausgang von Dingen kommen sehen, reagieren sie häufig schon im Voraus und empfinden einen erwarteten Verlust, eine vorhersehbare Trennung, eine erwartete Freude, ein bevorstehendes unangenehmes Ereignis wie eine medizinische oder zahnmedizinische Behandlung, oder auch einen Erfolg, lange bevor das betreffende Ereignis eintritt. Nichtsensible sehen das vielleicht als eine merkwürdige Energieverschwendung an und meinen, die anderen „leben nicht in der Gegenwart", aber es passt zu der Grundstrategie, erst einmal nachzudenken, ehe man handelt, und gedanklich vorwegzunehmen, wie eine Sache ausgeht.

Wenn ein Patient aufgeregt und beunruhigt ist, ohne zu wissen, warum, dann frage ich ihn, was demnächst auf ihn zukommt. „Könnte die Besorgnis damit zu tun haben, dass ich bald Urlaub mache?" Oder: „Ich frage mich, ob diese Spannung von dem Umzug kommt, den Sie planen."

Eine Patientin hatte eine neunjährige Nichte, die im Sommer zu ihr auf Besuch kommen sollte. Um Neujahr herum begann die Patientin, die selbst keine Kinder hatte, im Vorhinein alle möglichen Emotionen zu durchlaufen, darunter vielerlei Ängste (von der Frage, was sie der Nichte zu essen geben sollte, bis zu der Möglichkeit, von ihr abgelehnt zu werden), aber auch Vorfreude, Neugier, Ärger über Dinge, die ihre Nichte vielleicht anstellen würde (eine geliebte Vase kaputt machen), sowie die verzweifelte Traurigkeit und Einsamkeit, die sie vielleicht empfinden würde, nachdem jemand drei Monate mit ihr zusammengelebt hatte. Daher waren wir alle beide überrascht, dass sie zu dem Zeitpunkt, als ihre Nichte dann kam, sehr ruhig war. Sie hatte alle ihre Ängste im Vorfeld gründlich durchgearbeitet.

Sie werden Ihre eigene Art haben, mit scheinbar so verfrühten Emotionen umzugehen, aber nennen Sie sie bitte nicht irrational. Weisen Sie vielmehr darauf hin, dass sie mit der Sensibilität des Patienten zusammenhängen. Nebenbei bemerkt, handhabe ich selbst Beunruhigung so, dass ich mir sage, ich rege mich erst auf, wenn etwas wirklich eintritt. Wenn ich schon weiß, wann das sein wird, sage ich mir, ich würde erst zu dieser oder jener Stunde oder an dem und dem Tag anfangen, mir Sorgen zu machen, und zwar erst kurz vor dem gefürchteten Ereignis.

Leiten Sie zum Umgang mit Veränderung an

Vor allem jüngere sensible Menschen werden oft eine Stelle in einer fremden Stadt annehmen, wie sie das bei ihren Altersgenossen sehen, und dann sehr verwundert sein, als wie schwierig sich die Umstellung für sie erweist. Schon der neue Job ist Anlass für starke Gefühle, denn damit ist verbunden, dass sie neue Leute kennenlernen, sich im Büro zurechtzufinden haben und ihre Fähigkeiten auf eine neue Situation übertragen müssen. Sie sind unsicher, ob sie auch gut genug sind. Zusätzlich haben sie sich an eine neue Nachbarschaft, eine neue Wohnung und eine neue landschaftliche Umgebung zu gewöhnen, meist mit weniger sozialer Unterstützung als an ihrem Herkunftsort, und sie vermissen ihr altes Zuhause weit mehr als erwartet. Wie ich in dem Beispieldialog gesagt habe, bedeutet jede Veränderung einen Verlust, und jeder Verlust führt zu einer negativen Emotion, und das gilt in ganz besonderem Maße für sensible Menschen. Sie müssen Zeit haben, diesen Verlust zu verarbeiten, und ebenso den Gewinn, den ihnen die neue Situation bringt oder den sie noch erhoffen. Sehr oft werden selbst im Umgang mit Emotionen Geübte überrascht sein, wie lange sie brauchen, um sich nach einem Umzug so einzuleben, dass sie sich wieder zu Hause fühlen.

Achten Sie darauf, wenn Patienten ein größeres Ereignis planen, sei es ein glückliches wie eine Hochzeit oder ein trauriges wie eine Haushaltsauflösung und eine Regelung der Finanzen nach dem Tod eines Elternteils. Bereiten Sie sie darauf vor, wie viel sie fühlen werden, und helfen Sie ihnen, entsprechend zu planen. Eine Hochzeit im kleinen Kreis ist für sie vielleicht wesentlich besser. Der persönliche Besitz eines Elternteils sollte besser in kleinen Etappen durchgesehen werden, wenn möglich zusammen mit unterstützenden Menschen. Die Patienten sollten auch im Voraus überlegen, wie andere Familienmitglieder sich unter dem emotionalen Stress eines Verlusts oder angesichts der Aufregung einer Hochzeit verhalten könnten.

Wenn sie sich auf eine neue Situation einstellen, sollten die alten, vertrauten Situationen im Gedächtnis lebendig gehalten werden und nicht etwa aus der Erinnerung verbannt werden aus Angst davor, dass sie der Kummer überwältigt. Helfen Sie Ihren Patienten zu lernen, dass man Kummer überleben kann, auch in der besonders heftigen Form, in der sie ihn erleben. Einem sensiblen Menschen tut es gut, häufig an den alten Wohnort zurückzukehren, oft vom College nach Hause zu fahren, wieder in das alte Haus zu gehen oder einen Freund anzurufen, den er durch den Umzug „verloren" hat. Das bestärkt den sogenannten *emotional mind*[2], also das emotional geprägte Denken darin, dass die geliebten Orte noch da sind und ein Kontakt auch weiterhin stattfinden kann, und gleichzeitig, dass die Veränderung und damit auch der Verlust real sind.

---

2 Ein Mensch befindet sich im „emotional mind", wenn sein Denken und Verhalten hauptsächlich durch seine Gefühle kontrolliert werden. Logisches und planvolles Vorgehen sind in diesem Zustand schwierig für den Betroffenen, da bestimmte Fakten evtl. ignoriert oder überbewertet werden.

Bringen Sie soziale Unterstützung ins Gespräch

Säugetiere leben im Allgemeinen in Gruppen oder zumindest zu zweit und helfen sich gegenseitig, ihre Affekte zu regulieren (Lewis, Amini & Lannon, 2000). Zwar kann das Zusammensein mit anderen für Hochsensible höchst stimulierend sein, aber gleichzeitig ist es von Natur aus beruhigend. Achten Sie darauf, ob die sensiblen Patienten zu wenig auf soziale Unterstützung zurückgreifen oder andere dadurch vertreiben, dass sie sie zu sehr in die Pflicht nehmen. Nutzen sie soziale Unterstützung zu wenig, dann sprechen Sie über die Gründe. Vielleicht fürchten sie, anderen lästig zu fallen. Dann hilft es manchmal, sie zu bitten, sich in die Lage ihrer Freunde zu versetzen, damit sie erkennen, dass sie selbst ihren Freunden gerne helfen würden. Warum sollte das also nicht auch umgekehrt gelten?

Diejenigen, die tatsächlich oder vermeintlich eine Last für ihre Freunde geworden sind, müssen lernen, erst einmal bei anderen vorzufühlen, ehe sie ihre Gefühle ausdrücken, und lieber ein bisschen soziale Unterstützung bei mehreren Personen als viel bei einer einzigen zu suchen. Zudem sollten sie einige hochsensible Freunde haben, die ihnen nicht sagen, sie würden überreagieren.

Bei vielen Patienten macht der Mangel an menschlichen Beziehungen oder an Bezogenheit diese Art der Affektregulierung unmöglich und stellt einen Großteil ihres Problems dar, denn ihr Mangel an Beziehungen liegt daran, dass sie ihre Affekte so schlecht regulieren können – ein Teufelskreis. In diesem Fall sind Sie vielleicht ihre einzige soziale und emotionale Unterstützung, und zwar eine sehr wichtige. Da sensible Patienten auch feine Signale über die Gefühle anderer auffangen, müssen Sie überlegen, welche Ihrer Emotionen die Patienten während einer emotionalen Krise spüren sollen. Hilft es ihnen, Sie als ruhig, zuverlässig und sicher wahrzunehmen? Können Sie ihnen vermitteln, wie sie in solchen Momenten in Beziehung bleiben können, was sie vom anderen erwarten dürfen, wie sie um das bitten können, was sie brauchen, und wie sie das annehmen können, was sie bekommen?

Sprechen Sie über emotionale Schemata

Emotionale Schemata, die auch als Komplexe bezeichnet werden, sind Muster von Erinnerungen, Emotionen, Annahmen und Abwehrstrategien (Wege des Überlebens), die mit einmaligen oder wiederholten überwältigenden Erfahrungen zusammenhängen, besonders wenn diese traumatisch waren. Diese Schemata sind dissoziiert und autonom, da sie eine eigene Funktion haben, die darin besteht, einen vor einer Wiederholung solcher Erfahrungen zu schützen. Sie werden aktiviert, sobald sie von etwas ausgelöst werden, das der ursprünglichen Situation irgendwie gleicht. Die meisten von uns haben beispielsweise bis zu einem gewissen Grad emotionale

Schemata in Bezug auf Eifersucht und die Befürchtung, verraten zu werden; in Bezug auf Geld und die Angst, nicht genug zu haben, oder darauf, was es bedeutet, sehr reich zu sein; in Bezug auf Essen und die Befürchtung, dass es unhygienisch oder ungesund sein könnte, oder die Vorstellung, dass es die vollkommene Quelle der Lust sein müsste, an einem paradiesischen Ort köstliches Essen von anderen gereicht zu bekommen. Vielleicht ist „die Mutter aller Komplexe" der negative Mutterkomplex, die Angst vor Trennung und Verlust, weil die Person, die man am meisten braucht, gleichgültig oder anderweitig beschäftigt ist oder einen nicht mag, was zu einem Gefühl der Hoffnungslosigkeit und Wertlosigkeit führt. Dieser Zustand ist oft gut verborgen, aber wenn er einen bedeutenden Teil der Erfahrung eines Menschen ausmacht, ist er leicht auszulösen. Zu den Anzeichen dafür, dass ein Komplex aktiviert wurde, gehört etwa, dass man sich nicht mehr als Individuum anwesend fühlt, sondern nur noch als Rolle in einem Skript, das der andere geschrieben hat („Ich weiß, dass Sie mich nicht mögen"). Bestreiten ist nutzlos („Das sagen Sie bloß so – das können Sie nicht wirklich meinen") und die Emotionen sind intensiv (die Stimme ist lauter oder sehr leise, die Sätze strotzen vor „immer" und „nie").

Weil hochsensible Menschen intensiv auf Ereignisse reagieren, haben sie kompliziertere, leicht auszulösende Komplexe. Die gute Nachricht dabei ist, dass Hochsensible nach meiner Erfahrung das Konzept meistens schnell erfassen und ebenso rasch ihre persönlichen emotionalen Schemata erkennen. Werden sensible Patienten immer wieder von bestimmten Gefühlen überwältigt, wie etwa von der Angst, sich allein in die Öffentlichkeit zu wagen, oder finden sie es unerträglich, wenn ihre Therapeutin in Urlaub fährt, hilft es oft weiter, das tiefer liegende Schema und seine Auslöser zu besprechen und die Entwicklung einer neuen Reaktionsweise zu unterstützen. Außerdem müssen die Patienten auch wissen, dass man von einem Schema nie ganz frei wird. Das Ziel ist, kürzer darin hängen zu bleiben.

Damit ein sensibler Patient weniger Zeit in einem Schema gefangen bleibt, muss und wird er immer wieder hineingehen, also zum Kerntrauma oder Kernthema zurückkehren, und dann mit Ihnen eine neue, bessere Erfahrung dazu machen. Ich schlage Ihnen vor, das mithilfe der Gefühle zu ermöglichen, die Sie dem Patienten gegenüber durch Ihre Worte und Ihre Präsenz ausdrücken – Ihr Verständnis, Ihre Akzeptanz, Ihre Empathie und Ihr Mitgefühl. Das Wichtigste dabei ist, dass Sie das Erlebnis wiederholen, wie es hätte sein sollen, ohne die viel zu harte Strafe, den Verrat, die Vernachlässigung oder was immer damals tatsächlich passiert ist. Sie können sagen, was Sie getan hätten, wenn Sie da gewesen wären.

Sensible Patienten werden dieses Umschreiben ihrer emotionalen Schemata häufiger als andere wiederholen müssen, weil ihre stärkere Reaktion auf die ursprüngliche Situation ihr Schema tiefer eingegraben hat. Gleichzeitig hat diese Reaktion auch ungewöhnlich starke Abwehrmechanismen hervorgerufen, die ein Wiedererleben möglichst verhindern sollen. Daher werden diese Überarbeitungen der Vergangenheit nicht lange vorhalten und die neuen Perspektiven für die Gegenwart nicht lange Bestand haben. Es ist wichtig, dass Sie in diesem Prozess nicht die Hoffnung verlieren. Noch einmal: Ein ausgleichendes Plus ist, dass diese Patienten oft schnell sehen, was gerade abläuft, und beobachten können, was ihr Schema ausgelöst hat. Sie begreifen, dass sie dann, wenn sie das Leben unter der Perspektive des Schemas betrachten, dies als einzig mögliche Perspektive ansehen, dass es aber auch andere Zeiten gibt, in denen sie gar nicht diesem Schema verhaftet sind. Diese Art von Verständnis für sich selbst hilft ihnen, das Schema besser zu kontrollieren.

Wenn die Leute ihren Komplex überwinden, wollen sie ihn oft vergessen, als hätte es ihn nie gegeben. Häufig empfinden sie große Scham wegen dem, was sie gesagt oder getan haben. Dann muss man über das sprechen, was sich da abspielt, aber mit großem Feingefühl, besonders bei sensiblen Patienten.

Beispieldialog

Hier folgt ein Beispiel für einen Dialog, der in dieser Art stattfinden könnte, wenn eine Patientin mit einem Komplex kämpft.

PATIENTIN *[hat ohne ersichtlichen Grund zu weinen begonnen]*: Ich glaube, ich bin depressiv gewesen und habe es gar nicht gemerkt. Nichts scheint sich noch zu lohnen.
THERAPEUTIN: Alles sieht für Sie gerade ziemlich hoffnungslos aus. *[Pause]* Haben Sie eine Idee, was da los ist?
PATIENTIN: Nein. Keine Ahnung.
THERAPEUTIN: Können Sie sich erinnern, ob Sie sich kürzlich einmal nicht so gefühlt haben und dass es sich dann geändert hat?
PATIENTIN: Nein. Oder doch, ich weiß noch, dass ich über die nächste Woche nachgedacht habe und wie trostlos sie sein wird, wenn ich nicht hierher komme.
THERAPEUTIN: Wenn Sie nicht hierher kommen können, weil ich in Urlaub bin?
PATIENTIN: Ja.
THERAPEUTIN: Das klingt, als würden Sie mich dann vermissen?
PATIENTIN: Ja, vermutlich. Mehr als ich dachte.
THERAPEUTIN: Wenn man mit jemandem so vertraut ist, wie Sie es in letzter Zeit mit mir waren – ich denke, Sie würden mir zustimmen, dass ich im Augenblick wahrscheinlich mehr über Sie weiß als jeder andere in Ihrem Leben –, ist es doch eigentlich zu erwarten, dass Sie mich vermissen.
PATIENTIN: Aber werden Sie mich auch vermissen?

THERAPEUTIN: Das ist die entscheidende Frage für Sie, nicht wahr? *[An dieser Stelle werden sich besonders sensible Patienten ihres Verlassenheitskomplexes schämen und ihn leugnen.]*

PATIENTIN: Ich erwarte nicht, dass Sie mich vermissen. Sie haben viele Patienten. Sie wollen in Urlaub fahren und von ihnen wegkommen. Von mir. Das ist völlig verständlich.

THERAPEUTIN: Aber die Frage, ob ich Sie vermissen werde, ist angesichts Ihrer Kindheit eindeutig vorhersehbar, und wenn Sie daran zurückdenken, wie sich Ihre Mutter damals verhielt, als Sie vom Ferienlager nach Hause kamen, dann wissen Sie auch ganz genau, mit welcher Antwort Sie rechnen. Sie waren ganz aus dem Häuschen vor Wiedersehensfreude und sie sagte, es sei schade, dass Sie schon wieder zurück seien, denn sie sei mit ihrer Arbeit längst nicht weit genug gekommen, solange Sie weg waren.

PATIENTIN: Ich will keine Person sein, die depressiv wird, weil sie ihrer Therapeutin nicht fehlt. Gerade, als wollte ich nicht, dass es Ihnen anderswo gut geht oder so.

THERAPEUTIN: Sie haben sehr unter der häufigen Abwesenheit Ihrer Mutter gelitten und ebenso darunter, dass sie Sie nicht um sich haben wollte. Das hätte bei jedem Kind zu einem Aufruhr der Gefühle geführt, aber da Sie hochsensibel sind, war es für Sie noch schlimmer. Und ich glaube, jetzt schämen Sie sich auch noch, und zwar dafür, dass Sie ein Mensch sind, den seine Bedürfnisse dazu bringen, heikle Fragen zu stellen. Jetzt erscheint es Ihnen sogar noch weniger wahrscheinlich, dass ich Sie vermisse. Das ist hart. Könnten Sie sich hier mal eine Pause gönnen? Dass Sie nicht vermisst werden, nicht einmal gewollt sind – das ist eine ziemlich scheußliche Art, eine Trennung zu erleben. Sie haben das Gefühl, Sie seien nicht interessant genug und erst recht nicht liebenswert genug – nicht einmal für Ihre eigene Mutter –, um sie von ihrer allmächtigen Arbeit wegzulocken.

PATIENTIN: Das ist wieder dieser Komplex, nicht wahr? Wegen der Mutter, die mich nicht geliebt hat.

THERAPEUTIN: Dieser Komplex kann ganz gewiss die Hoffnung auf jede menschliche Verbundenheit zerstören. Und ohne die kann das Leben ganz schön trostlos aussehen. Als ginge es nicht nur um die nächsten zwei Wochen, sondern um den ganzen Rest Ihres Lebens.

PATIENTIN: Ja. Genau.

THERAPEUTIN: Unsere Zeit ist beinahe um, aber ich freue mich darauf, an dieser Stelle weiterzumachen, wenn ich wieder zurück bin. Und übrigens: Ich *werde* Sie vermissen. Wenn ich arbeite, freue ich mich auf den Urlaub, aber wenn ich in Urlaub bin, fehlt mir ganz ehrlich meine Arbeit, und Sie sind ein wichtiger Teil davon. Wenn ich daran denke, dass ich nach Hause fahren und die Arbeit, die ich so gern mache, wieder aufnehmen werde, dann weiß ich, dass ich dabei auch speziell die Fortsetzung unserer gemeinsamen Arbeit im Sinn haben werde.

Die Therapeutin hat hier den Komplex mit seiner Ursache verknüpft, der Patientin eine neue Art von Erfahrung ermöglicht, von jemandem verlassen zu werden, den sie braucht, die Rolle der Sensibilität und der Scham angesprochen und am Schluss ohne Umschweife die Frage: „Werden Sie mich vermissen?" aufgegriffen. Das war der letzte Schritt eines Prozesses, in dem sie der Patientin klargemacht hat, dass diese Frage angesichts ihres Hintergrunds nur allzu verständlich war. Zudem konnte die Therapeutin sie auch leicht beantworten. Die Wirkung des Komplexes wurde noch einmal erlebt und geändert, wenn auch nur geringfügig.

Machen Sie wichtige feine Unterschiede

Sensible Patienten verwechseln Übererregung leicht mit Ängstlichkeit oder Schüchternheit und ihre natürliche Vorsicht mit Angst. Welche Emotion sie erleben, hängt entscheidend davon ab, wie sie Signale aus der Umgebung interpretieren. So führten beispielsweise Brodt und Zimbardo (1981) eine Studie durch, bei der normalerweise sehr schüchterne Frauen gebeten wurden, in einem lauten Raum mit einem gut aussehenden Assistenten des Versuchsleiters zu plaudern. Sagte man den Frauen, dass ihr Herzklopfen und ihre feuchten Handflächen vom Lärm herrührten, hatten sie keinerlei Probleme mit der Konversation, sie fühlten sich nur übererregt und überhaupt nicht schüchtern. Diejenigen, denen entsprechend der Versuchsanordnung keine weitere Erklärung für ihre körperlichen Symptome von Nervosität gegeben wurde, fühlten sich schüchtern.

Patienten müssen lernen, dass sich ihre Gefühle oft mit Übererregung erklären lassen, und dass eine Pause in der Stimulation es ihnen ermöglichen kann, eine als bedrohlich wahrgenommene Situation noch einmal zu überprüfen. Beispielsweise kam eine sensible Chefköchin in einem Restaurant mit einem hohen Lärmpegel zu der Erkenntnis, dass sie bei der Arbeit nicht etwa immer ängstlicher wurde, sondern nur zunehmend überstimuliert war. Schließlich fand sie einen ruhigeren Arbeitsplatz und brauchte den Beruf, den sie liebte, nicht aufzugeben, weil nicht der Beruf an sich das Problem war.

Eine vorsichtige *Haltung* ist Teil der angeborenen Lebensstrategie eines sensiblen Menschen. Chronische Ängstlichkeit oder übermäßige Ängste sind es nicht. Ängste werden erlernt (ausgenommen ein paar wenige spezifische, die angeboren sein können, wie die Angst vor Höhen, Schlangen oder Blut). Sie treten in bestimmten Situationen auf, die solchen ähneln, die in der Vergangenheit angsteinflößend waren. Vorsicht hingegen geht der Erfahrung voraus, dass eine Situation möglicherweise gefährlich ist, und folgt nicht aus ihr. So fürchtete sich beispielsweise eine meiner sensiblen Patientinnen, einen Job in einer Stadt anzunehmen, in der sie noch nie gelebt hatte. Sie hielt das für ein weiteres Beispiel dafür, wie ihre Ängste sie bremsten, aber ich wies sie darauf hin, dass mir das eher wie eine natürliche, gesunde Vorsicht vorkam. Diese Vorsicht diente dazu, sich erst festzulegen, wenn sie wusste, ob ihr die Stadt gefiel und wie hoch die Lebenshaltungskosten dort waren usw. Diese Interpretation änderte ihr Selbstbild: Während sie vorher ein Mensch mit zu vielen Ängsten war, war sie nun einer, der überlegte Entscheidungen traf.

Beachten Sie Träume, um Emotionen in den Blick zu bekommen

Sensible Menschen haben ungewöhnlich lebhafte Träume sowie verstörende Albträume, die sie vielleicht nicht erwähnen, wenn sie nicht danach gefragt werden. Selbst wenn Sie sonst nicht mit Träumen arbeiten, rate ich hier dazu, denn die Intensität und die Art von Emotion, die in einem Traum erlebt wird, entspricht ungefähr dem, was bei einem überkontrollierten sensiblen Patienten zum Ausdruck kommen will. Intensiven Träumen zu diesem Zweck Aufmerksamkeit zu schenken, mit oder ohne Berücksichtigung ihrer symbolischen Bedeutung, lässt sich mit den meisten Arbeitsansätzen vereinbaren.

Helfen Sie dabei, angemessenen Ärger auszudrücken

Sensible Patienten haben oft im Lauf ihres Lebens gelernt, ihren Ärger zu verbergen, um andere damit nicht vor den Kopf zu stoßen und potenziell gefährliche Reaktionen zu vermeiden. Oft sagen sie, Ärger sei nie eine angemessene Reaktion, und in einem gewissen Sinne stimmt das auch. Aber Ärger ist ein Weg, sich Gehör zu verschaffen, wenn diskrete Hinweise bei anderen nicht ankommen. Wenn sich jemand nie ärgerlich zeigt, wird das außerdem leicht als Nachgiebigkeit oder Schwäche interpretiert.

Wenn ich bei meinen Untersuchungen Menschen gefragt habe, wie groß ihre Neigung zum Ärger ihrer eigenen Einschätzung nach ist, habe ich keinen Unterschied zwischen den Sensiblen und den Nichtsensiblen festgestellt. Doch scheinen hochsensible Menschen mit heftigem Temperament besser dran zu sein, weil sie schneller den Mund aufmachen, wenn ihnen etwas zu viel wird. Daher können und sollen diese Patienten ihren Ärger auch ausdrücken lernen, zumindest als Möglichkeit, wenn sie jemandem etwas deutlich machen wollen.

Therapie ist oft ein guter Rahmen für erste Schritte, den Ausdruck von Ärger einzuüben. Achten Sie auf Fehler, die Sie vielleicht gemacht haben, und weisen Sie den Patienten darauf hin, dass er zu Recht Ärger empfinden und ihn auch ausdrücken kann, ohne der Beziehung zu schaden. Selbst die winzigste Beschwerde oder der leiseste

Hinweis, man könne etwas auch anders sehen als Sie, sollte begrüßt werden. (Wenn der Therapeut einen Fehler zugibt, kann er zugleich auch als Vorbild dafür dienen, dass man einen Fehler eingestehen kann, ohne gleich in Scham zu versinken.)

Beispieldialog

Als die zwanzigjährige Julia zu mir kam, drückte sie selten Ärger aus. Sie war „Liebreiz und Milde" in Person und glaubte, es sei immer möglich, Dinge freundlich zu sagen. Tatsächlich jedoch hegte sie einen gewaltigen Zorn auf ihren Vater und ihre Stiefmutter. Diese Wut kam in verschiedenen Situationen anderen gegenüber zum Vorschein, meist in einer passiv-aggressiven Form, die für ihre Beziehungen zu Freunden und Arbeitskollegen sehr schädlich war.

Schließlich gab sie zu, wegen etwas auf mich ärgerlich zu sein. Es war am Ende einer Sitzung. Sie war mit dem Wunsch gekommen, über ein drückendes finanzielles Problem zu sprechen, und hatte das Gefühl, ich hätte zu viele Vorschläge gemacht, wo sie doch bloß den Raum gewollt hatte, für sich darüber nachzudenken.

JULIA: Die Sitzung ist fast vorbei und ich fühle mich immer noch richtig mies.
ICH: Sie hat also nicht viel genützt, um Ihnen in dieser Sache ein besseres Gefühl zu geben. Vielleicht hätten Sie etwas anderes gebraucht?
JULIA: Ach, es war okay.
ICH: Aber bloß okay. Was hätte die Sitzung besser gemacht?
JULIA: Ich will Sie nicht kritisieren.
ICH: Aber ich will so nützlich und hilfreich wie möglich für Sie sein, deshalb brauche ich eine Rückmeldung. Was war nicht hilfreich?
JULIA: Ich glaube, ich brauche nicht so viele Ratschläge.
ICH: Die hätten Sie auch von Ihren Freunden bekommen können.
JULIA: Ja, da war wirklich nicht viel Neues dabei.
ICH: Also, sind Sie jetzt natürlich ärgerlich, weil Sie nicht bekommen haben, was Sie gebraucht hätten.
JULIA: Nicht ärgerlich.
ICH: Irritiert?
JULIA: Vielleicht frustriert.
ICH: Ich frage mich, warum nicht wirklich ärgerlich? Sie haben sich elend gefühlt und in dieser Sache wirklich Hilfe gebraucht und nicht das, was ich Ihnen gegeben habe.
JULIA: Ich will nicht wütend sein, nicht auf Sie.
ICH: Auf niemanden, wenn ich mich recht erinnere. Aber wir kennen uns jetzt schon eine ganze Weile. Es wird unsere Beziehung nicht verändern, jedenfalls nicht auf

lange Sicht. Es könnte sie sogar besser machen. Wenn Sie nicht sagen, wann Sie ärgerlich sind, könnte das für unsere Beziehung hingegen nicht so gut sein. Vielleicht sagen Sie sich dann: „Also, sie gibt mir viel zu viele Ratschläge, aber ich sage es ihr lieber nicht. Sie macht eine Menge solcher Fehler, aber sonst ist sie ganz okay." Mir wäre es lieber, Sie würden sich sagen: „Sie hat mir heute eine Menge Ratschläge gegeben, aber ich habe es ihr gesagt, damit sie es weiß, und jetzt ist alles in Ordnung." Wenn es Ihnen zu schwerfällt, Ihren Ärger auszudrücken, könnten Sie auch einfach mal ganz still prüfen, ob Sie ärgerlich sind, und es mir dann sagen oder auch nicht.
JULIA: Ich war ärgerlich.
ICH: Jetzt nicht mehr?
JULIA: Also, ein bisschen ist vielleicht noch übrig.
ICH: Könnten Sie einfach mal sagen: „Ich bin ärgerlich auf Sie wegen all der vielen Ratschläge, die so viel Zeit gekostet haben?"

Sie wiederholte diesen Satz und weinte dann. In den folgenden Sitzungen kamen wir immer wieder auf diesen Moment zurück. Schließlich erkannte sie an, dass es einen Wert hat, gegenüber Menschen, die ihre Bedürfnisse erfüllen wollen, nicht nur das auszudrücken, was sie mag, sondern auch das, was sie nicht mag.

Ich hatte auch schon einige sensible Patienten, die Probleme mit heftiger, unregulierter Wut hatten. Bei ihnen war sie ein Zeichen für ein tieferes Problem, nämlich das Bedürfnis, unerträgliche Beschämung abzuwehren oder Intimität zu vermeiden. In diesen Fällen versuche ich mich eher auf das zugrunde liegende Gefühl einzustellen als auf die Wut.

Wenn Ärger zu viel oder zu wenig kontrolliert wird, erkläre ich sensiblen Patienten, dass ihr Ziel nicht darin bestehen kann, ebenso viel Ärger auszudrücken, wie das andere vielleicht tun. Vielmehr sollten sie wahrnehmen lernen, wann sie Ärger empfinden, und ihn dann wie ein Werkzeug strategisch einsetzen, sodass er zur Erfüllung ihrer Bedürfnisse beiträgt, statt sie zu frustrieren. Beispielsweise können Patienten Ärger mobilisieren, um anderen gegenüber angemessene Grenzen zu setzen, oder auch, um zu nichtsensiblen Menschen „durchzudringen", wenn eine einfache Bitte auf taube Ohren stieß. Aber das muss gekonnt gemacht werden.

Ich benutze gern das Beispiel der Lautstärkeregelung und erkläre meinen Patienten, dass man im Umgang mit nichtsensiblen Leuten nicht zu leise auftreten darf. Will man beispielsweise, dass jemand sich in seinem Job mehr Mühe gibt, dann darf man nicht mit einem zarten Wink beginnen: „Es wäre schön, wenn ..." Auf einer Skala von 1 bis 10 wäre das etwa bei 1 und damit etwas, was nur ein sensibler Mensch hören würde. Bekommt man von seinem nichtsensiblen Mitarbeiter keine Reaktion, sollte man sich nicht erst lange aufregen, weil nichts geschieht, und ihn dann mit

Lautstärke 10 anbrüllen. Ebenso wenig taugt es, die Lautstärke später auf 5 hochzudrehen, dann auf 6, und wenn das nichts bringt, zu überlegen, was da los ist. All das können Sie sich ersparen, wenn Sie gleich mit einer eindeutigen 5 beginnen: „Ich brauche auf diesem Gebiet eine bessere Leistung von Ihnen, und zwar in folgenden Punkten …" Auch wenn es für den Patienten selbst schmerzlich sein könnte, das anstelle der anderen Person so direkt gesagt zu bekommen.

Zusammenfassung und Schlussfolgerung

Leicht in Übererregung zu geraten und starke emotionale Reaktionen zu haben sind zwei Tatsachen im Leben von Hochsensiblen und in der therapeutischen Behandlung. Daran wird sich nichts ändern. Patienten können jedoch einen großen Nutzen davon haben, mehr darüber zu lernen, wie sie Stimulation, Erregung und Emotion regulieren können. Als Therapeut haben Sie daher das Ziel, ihnen zu vermitteln, mit Stimulation, Erregung und Emotion in einer Weise umzugehen, dass sie alles drei ebenso gut wie Sie – oder noch besser als Sie – erkennen und sich darauf einstellen können.

Patienten empfinden häufig Scham, wenn sie über ihr „Versagen" aufgrund von Übererregung in wichtigen Situationen sprechen, und noch mehr schämen sie sich, wenn sie ihre starken Gefühle offenbaren, besonders wenn diese auf emotionalen Schemata beruhen und daher verzerrt, ungewöhnlich intensiv und unangemessen sind. Sie werden immer sorgsam darauf achten müssen, diese Patienten nicht zu beschämen, aber seien Sie ganz besonders achtsam in diesen Situationen. Möglicherweise brauchen sie von Ihnen keine Interpretationen der Ursache ihrer intensiven emotionalen Reaktionen oder der schlechten emotionalen Regulierung. Vor allem aber: Entmutigen Sie sie nicht. Zwar sind größere emotionale Reaktivität und die Tendenz, leicht in Übererregung zu geraten, angeboren und zudem noch problematischer, wenn Patienten eine schmerzhafte Kindheit hatten, aber viele sensible Patienten können sich durch Psychotherapie ändern und künftig, statt übererregt, ängstlich und depressiv zu sein, überwiegend glücklich, optimistisch, zuversichtlich und zufrieden sein. Und das ist wunderbar.

4. Drei häufige Probleme: Niedriges Selbstwertgefühl, die falsche Lebensweise und Überreaktionen auf Kritik

Ein sensitiver und etwas unausgeglichener Mensch, wie es ein Neurotiker immer ist, wird in seinem Leben mit besonderen Schwierigkeiten und vielleicht mit ungewöhnlicheren Aufgaben zu tun haben als ein normaler Mensch, der in der Regel nur dem ausgetretenen Pfad einer gewöhnlichen Existenz zu folgen braucht. Für den Neurotiker gibt es keine genau festgelegte Lebensweise, denn seine Ziele und Aufgaben sind meist sehr individueller Natur. Er versucht den mehr oder weniger unkontrollierten, halbbewußten Weg der normalen Menschen zu gehen, ohne sich darüber klar zu sein, daß sein eigenes kritisches und andersgeartetes Wesen von ihm mehr Anstrengung fordert, als ein normaler Mensch zu leisten gezwungen ist.

(C. G. Jung, *Gesammelte Werke*, Band 4, Paragraf 572)

In diesem Kapitel werden die fünf Probleme weiter beleuchtet, mit denen die meisten sensiblen Patienten zu tun haben. Im letzten Kapitel haben wir zwei besprochen, die aus der Sensibilität selbst erwachsen. In diesem Kapitel werden drei ihrer indirekten Folgen unter die Lupe genommen, die die meisten sensiblen Menschen aus eigener Erfahrung kennen: ein niedriges Selbstwertgefühl, der Versuch, wie die nichtsensiblen Menschen zu leben, und eine hohe Kränkbarkeit durch Kritik. Dabei gibt es Vorschläge für die Arbeit mit jedem dieser Probleme. In der zweiten Hälfte des Kapitels wird das Zusammenwirken der Sensibilität mit Geschlecht, Alter und Ethnie besprochen.

C. G. Jung hat in seinem frühen Werk ausführlich über Sensibilität geschrieben und kam zu dem Schluss, dass der Neurotizismus seiner Zeit das Ergebnis der Umwelt plus einer sensiblen Veranlagung war. Auch er selbst passte in diese Kategorie, und man kann seine ambivalente Haltung dazu überall heraushören. Für ihn war die Sensibilität eine Schwäche, doch zugleich machte sie einen außergewöhnlich – „sehr individuell" – und brachte einem im Leben „ungewöhnlichere Aufgaben" ein. Er dachte, ebenso wie ich, dass das „andersgeartete Wesen" der Sensiblen eine Selbstreflexion mit der Unterstützung eines Analytikers oder Therapeuten erfordert. Das ist Teil der größeren „Anstrengung, als ein normaler Mensch zu leisten gezwungen ist". Für diese Anstrengung ist von zentraler Bedeutung, woran die Sensiblen mit Ihnen als Therapeut arbeiten. Zu der Arbeit gehört unbedingt, dass Sie ihnen helfen, sich selbst in den drei Punkten zu würdigen, die in diesem Kapitel diskutiert werden und die Jung im obigen Zitat anspricht. Es ist generell notwendig, dass sich diese Menschen selbst anders bewerten (ihr niedriges Selbstwertgefühl überwinden), dass sie aufhören zu denken, sie seien wie „gewöhnliche" Menschen, und dass sie weniger empfänglich für die Kritik der Mehrheit sind, die sie daran hindern kann, ihre einzigartigen „Ziele und Aufgaben" zu verfolgen.

Niedrigeres Selbstwertgefühl

Das dritte Problem (zwei wurden bereits im letzten Kapitel besprochen), das beinahe alle hochsensiblen Menschen gemeinsam haben, ist ein niedriges Selbstwertgefühl. Wie im vorigen Kapitel beginne ich mit allgemeinen Anmerkungen und unterbreite Ihnen dann Vorschläge. Wir alle kennen Wege, das Selbstwertgefühl zu verbessern, daher sind diese Vorschläge zusätzliche Tipps, an die man sich besonders erinnern sollte, wenn man mit hochsensiblen Patienten arbeitet.

Allgemeine Anmerkungen

Wie allgegenwärtig dieses Problem ist, weiß ich sowohl aus meiner eigenen Erfahrung als Therapeutin als auch aus einigen unveröffentlichten Untersuchungsergebnissen. Hochsensible beantworteten die Frage „Haben Sie ein gutes Gefühl in Bezug auf sich selbst?" deutlich weniger wahrscheinlich mit Ja. Das galt auch dann noch, wenn die Maße für negative Gefühlserregung und schwere Kindheit herausgenommen wurden. Da dieses negative Selbstgefühl nicht in allen Kulturen auftritt, jedenfalls bisher nicht (das könnte sich gerade ändern), ist es nicht angeboren. Es findet sich nicht einmal bei allen Individuen der derzeitigen Kultur, denn in manchen Familien wird sensibles Verhalten mit viel Anerkennung belohnt, und die Erwachsenen mit einem solchen Hintergrund, die ich kennengelernt habe, hatten viel Selbstvertrauen und waren sehr erfolgreich.

Erkennbaren Persönlichkeitsunterschieden wird in einer bestimmten Kultur stets ein subtiler oder auch weniger subtiler Wert beigemessen. Margaret Mead (1935) war vielleicht die Erste, die würdigte, dass Kinder mit einem breiten Spektrum angeborener Merkmale auf die Welt kommen, dass aber nur wenige dieser Merkmale Teil des männlichen oder weiblichen Idealbilds der jeweiligen Kultur sind. Vorstellungen von der wünschenswerten Persönlichkeit würden in jeden Faden des sozialen Gewebes eingewoben und spiegelten sich in „der Pflege der kleinen Kinder, den Spielen der größeren, den Volksliedern, der Struktur politischer Organisationen, den religiösen

Bräuchen, der Kunst und der Philosophie" (S. 253). Nicht idealisierte Merkmale werden überwiegend ignoriert.

Manche Kulturen, insbesondere ältere Kulturen wie die in Europa, China, Japan und Indien, schätzen die Hochsensiblen insgesamt ein wenig höher als andere, aber auch das könnte sich gerade ändern. Chen, Rubin und Sun (1992) verglichen die Beliebtheit von 480 Schulkindern in Schanghai mit der von 296 Kindern in Kanada und stellten fest, dass diejenigen, die von anderen als sensibel, still und schüchtern eingestuft wurden, in China zu den beliebtesten und in Kanada zu den unbeliebtesten gehörten. Im Mandarin-Chinesischen heißt schüchtern oder still „brav" oder „wohlerzogen" und sensibel lässt sich mit „verständig" übersetzen, auch das ein Begriff, der hohes Lob beinhaltet. In jüngeren Kulturen, die von Immigranten geprägt sind – Nord- und Südamerika, Australien und Neuseeland –, werden kühne Entschlossenheit, ausgeprägte Geselligkeit, Stresstoleranz und niedrige Emotionalität idealisiert. Dasselbe gilt auch für jede stark konkurrenzorientierte, schnelllebige Kultur, und dieser Stil verbreitet sich gerade über den gesamten Globus. Dementsprechend haben Chen, He, Cen und Li (2005) festgestellt, dass die Ergebnisse von 1990 schon 1998 nicht mehr gültig waren und dass Schüchternheit 2002 mit Ablehnung durch die Peergroup, schulischen Problemen und Depression assoziiert wurde. Das sind im Hinblick auf das Selbstwertgefühl keine guten Nachrichten für diejenigen, die innehalten, ehe sie handeln, Feinheiten wahrnehmen, leicht übererregt werden und Entscheidungen bedächtig treffen.

Familien sind als erster Einfluss im Leben des Einzelnen die stärkste Kraft in der Weitergabe von Kultur, und Familien haben auch ihre eigene Kultur, Ableger der Hauptkultur. Die Unterdrückung unerwünschter Merkmale beginnt normalerweise mit einer selektiven Fehlabstimmung (engl. *misattunement of emotions*) durch die Bezugspersonen (Stern 1985/2000). Reagiert ein sensibles Baby, das in die Luft geworfen wird, mit Schrecken und Schreien, wird das vielleicht ignoriert oder mit nur geringem Mitgefühl beantwortet, hingegen werden Neugier oder eifriges Zugehen auf etwas vielleicht mit großer Begeisterung begrüßt. Ein nicht als ideal eingestuftes Merkmal wird auch mit Bezeichnungen belegt, die seine Nachteile oder erwarteten negativen Folgen betonen – im Falle der Sensibilität handelt es sich, wie wir wissen, um Wörter wie „schüchtern, gehemmt, ungesellig, neurotisch, übersensibel, unentschlossen, zimperlich, launisch, zickig, melodramatisch" oder „schwierig". Schulkinder haben ihre eigenen Ausdrücke für Sensibilität und ihre Aspekte. Dazu gehören etwa „Angsthase, Heulsuse, Streber, Musterschüler" oder „Langweiler". Daher lernen sensible Menschen, ihr Wesensmerkmal zu verbergen und sich als mangelhaft zu betrachten.

Dieses Gefühl der Mangelhaftigkeit aufgrund der Sensibilität tritt in vielfacher Weise mit anderen Schwierigkeiten sensibler Patienten in Wechselwirkung. Wenn sie beispielsweise erlebt haben, dass eine Situation für sie traumatisch war, nicht jedoch für die anderen, erkennen sie, dass sie stärker reagiert haben – das heißt „überreagiert" haben. Alle Kinder, die schlecht behandelt wurden, neigen zu der Überzeugung, das sei irgendwie ihre eigene Schuld gewesen, und dieses Kerngefühl, selbst schuld zu sein, ist natürlich viel stärker und schwerer zu überwinden, wenn sich jemand schon zutiefst mangelhaft fühlt, weil er „anders" ist. Für solche Menschen kann es sich anfühlen, als seien sie vom Schicksal zum Leiden ausersehen.

Fazit: Ein niedriges Selbstwertgefühl bei Hochsensiblen ist wahrscheinlich die Folge davon, dass dieses Merkmal in Familien und ganzen Kulturen als nicht eben ideal angesehen wird, sodass es in Kombination mit negativen Kindheitserfahrungen zu einem noch niedrigeren Selbstwertgefühl führt.

Vorschläge zur Verbesserung des Selbstwertgefühls

Ein realistisches Selbstwertgefühl ist, wie die Affektregulierung, ein zentrales Ziel all der vielfältigen Formen von Psychotherapie, aber auch hier kann man für die Arbeit mit Hochsensiblen ein paar zusätzliche Punkte anmerken.

Besprechen Sie den Einfluss der Kultur

Führen Sie den Patienten den Einfluss der Kultur deutlich vor Augen, indem Sie sie dazu ermutigen, ihn in ihren eigenen Erfahrungen wahrzunehmen. Weisen Sie darauf hin, in welcher besonderen Weise ihre eigene soziale Umgebung die Sensibilität betrachtet und wie sie davon beeinflusst werden. Die meisten Patienten werden sofort darauf eingehen und spontan beginnen, ihre Vergangenheit so umzudeuten, dass sie dabei an Selbstachtung gewinnen.

Identifizieren Sie die Quelle negativer Selbstaussagen

Erforschen Sie die Lebensgeschichte, um die Person zu identifizieren, die die Patienten wegen ihrer Sensibilität missachtet, kritisiert oder beschämt haben. Erinnern Sie sie häufig daran, dass es dabei nicht darum geht, anderen Vorwürfe zu machen, sondern darum, ein realistischeres Selbstverständnis zu gewinnen.

Helfen Sie den Patienten, ihre Vergangenheit umzudeuten

Die Umdeutung (engl. *reframing*) darf nicht dem Zufall überlassen werden. Die meisten Menschen mit einem schwachen Selbstwertgefühl können sich an unzählige Gelegenheiten erinnern, die nach ihrem Dafürhalten schwerwiegende Misserfolge, bedauerliche Entscheidungen, gerechtfertigte Zurückweisungen und sonstige Beweise für ihre grundsätzliche Wertlosigkeit waren. Hat dabei ihre Sensibilität eine Rolle gespielt, müssen diese Beispiele allmählich oder systematisch neu bewertet werden.

Zum Beispiel können schwache schulische oder akademische Leistungen fast immer auf Übererregung während Zeittests, Arbeit an der Tafel oder Beschämung durch eine bestimmte Lehrkraft wegen Langsamkeit zurückgeführt werden. Die Entscheidung, sich nicht auf eine Beziehung einzulassen, oder die Entscheidung eines anderen, sich nicht darauf einzulassen, ist oft die Folge des Gefühls, man passe vom Temperament her nicht zusammen. Und sensible Menschen lehnen oft eine Beförderung ab, die häufige Reisen, das Managen anderer, Reden vor Publikum oder Überstunden erfordert oder werden gar nicht dafür in Betracht gezogen. (Das heißt nicht, dass sensible Menschen für diese Dinge ungeeignet sind – dieses Thema wird in Kapitel 8 abgehandelt.)

Umdeutung kann jedoch nicht im Eilverfahren geschehen. Selbst wenn sie absolut zutreffend ist, wird jeder mit einem niedrigen Selbstwertgefühl ihr misstrauen, wenn er sie als Entstellung der Wahrheit über sich selbst wahrnimmt, die nur dazu dienen soll, dass er sich besser fühlt.

Ermutigen Sie das Zusammentreffen mit anderen sensiblen Menschen

Ich war bei einer Reihe von Seminaren, Vorträgen und Wochenenden für Hochsensible. Immer wieder höre ich, wie sehr diese das Leben der Teilnehmer verändert haben. Sie erhalten nicht nur Unterstützung und bekommen ein Gefühl der Normalität, sondern sie nehmen die positiven Aspekte dieses Wesensmerkmals bei anderen wahr. Es gibt auch im Internet Möglichkeiten, Verbindung zu anderen aufzunehmen, nicht nur persönlich.

Unterstützen Sie dabei, herauszufinden, wie sie über ihre Sensibilität sprechen können

Etwas lehren ist oft der beste Weg, selbst etwas zu lernen – wer seine Sensibilität anderen nicht als etwas Positives darstellen kann, schafft es auch sich selbst gegenüber nicht. Wenn jemand mit anderen über seine Sensibilität reden möchte, dann muss er natürlich die verfügbare Zeit, das Interesse des anderen und dessen Rolle in seinem Leben berücksichtigen. Schon allein das kann eine gute Therapie sein, denn es erfordert wichtige soziale Fähigkeiten und Erkenntnisse. Die meisten Patienten versuchen durchaus, mit anderen über ihre Sensibilität zu reden, aber manchmal tun sie es so, dass es ihnen nicht hilft, die Unterstützung zu bekommen, die sie sich erhofft haben. Manche Therapeuten setzen vielleicht gerne ein Rollenspiel ein oder lassen ein bestimmtes Verhalten einüben, um das zu ändern. In späteren Kapiteln wird noch beschrieben, wie man mit bestimmten Situationen umgehen kann, aber hier seien schon einige wenige Beispiele genannt. Wenn jemand als schüchtern oder ungesellig bezeichnet wird, kann er oder sie erwidern: „So schätze ich mich eigentlich nicht ein – für mich ist es eher so, dass ich erst mal eine Weile zuschauen möchte, ehe ich mitmache. Und ich bin ganz gewiss in dem Sinn gesellig, dass ich ein Gespräch mit einem einzelnen Gegenüber sehr genieße, wahrscheinlich mehr als Partys wie diese, wo ich noch niemanden kenne."

Wird jemandem vorgehalten, er oder sie sei übermäßig emotional, kann die Antwort lauten: „Ich weiß es zu schätzen, dass Sie sich Gedanken machen, aber meistens bin ich um meine starken Gefühle ganz froh. Vielfach sind es sehr schöne Gefühle in Situationen, die andere vielleicht nicht so erleben würden. Das gleicht die weniger schönen aus."

Vor einer ärztlichen Behandlung könnte eine sensible Person vorsorglich sagen: „Sie wissen ja sicher, wie unterschiedlich schmerzempfindlich die Menschen sind. Ich gehöre zu denen mit einer sehr niedrigen Schmerzschwelle."

Wenn jemand beobachtet wird, etwas vorträgt oder einen Auftritt hat und seine Nervosität ist bereits offenkundig geworden, könnte er erklären: „Ich brauche immer ein bisschen, bis ich mich daran gewöhnt habe, dass mir jemand zuschaut. Gleich wird es mir gut gehen."

Während einer Unterrichtsstunde könnte jemand Sensibles erläutern: „Ich reagiere besser auf Lob, mehr noch als andere Menschen." Oder: „Ich kenne mich – ich bin schon dabei, das zu lernen, auch wenn man das noch nicht merkt."

Oft hilft es, andere daran zu erinnern, dass sie schon öfters sensiblen Zeitgenossen begegnet sind – es ist normal. „Ich wette, ich bin nicht der Erste, der sich über den Lärm beklagt. Eine Menge Leute reagieren empfindlich auf Geräusche."

Ermutigen Sie zur Lektüre über Sensibilität

Lesen kann ein weiterer Augenöffner sein, der das Selbstwertgefühl, das durch die Sensibilität beeinträchtigt wird, stabilisiert. Es gibt wissenschaftliche Artikel für diejenigen, die etwas damit anfangen können, und ebenso Bücher und Newsletter. Die Lektüre muss jedoch sorgsam ausgewählt werden, weil das Konzept der Sensibilität von verschiedensten Personen unterschiedlicher Sachkenntnis und Ausbildung aufgegriffen worden ist, die einen Beruf daraus machen möchten, den Hochsensiblen zu helfen. Viele von ihnen haben die Bedeutung des Begriffs leicht verändert. So setzen manche Sensibilität mit einer Behinderung oder aber mit außergewöhnlichen psychischen Kräften gleich. Natürlich denke ich, dass meine Website (www.hsperson.com) eine verlässliche Informationsquelle ist.

Sprechen Sie mehrfach die Vorzüge an

Wenn Patienten unter irgendeinem Aspekt ihrer Sensibilität leiden, dann kommen Sie auf die positive Seite dieses Aspekts zu sprechen und weisen Sie darauf hin, wie leicht man vergisst, dass dieses Wesensmerkmal ein Gesamtpaket ist. Beispielsweise kann ein Patient am Arbeitsplatz in der einen Woche für eine „umsichtige Qualitätskontrolle" gelobt und in der nächsten wegen „Zwanghaftigkeit" kritisiert werden. Stellen Sie eine Verbindung zwischen den beiden Seiten derselben Medaille her. Patienten können einerseits stolz auf ihre finanzielle Sicherheit sein und sich dann andererseits beschuldigen, sie seien geizig. Irgendwann in der Therapie erfahre ich oft, dass meine sensiblen Patienten buchstäblich jemandem das Leben, zumindest aber ein Projekt oder Unternehmen gerettet haben, dank der Sensibilität, die sie die meiste Zeit als ihren größten Mangel ansehen.

Ihre Einstellung ist entscheidend

Was immer Sie auch sagen mögen, Patienten werden Ihre Einstellung zur Sensibilität spüren. Keiner wird glauben, dieses Merkmal sei etwas Schätzenswertes, wenn Sie das insgeheim nicht tun, und das ist angesichts unserer Kultur sehr gut möglich. Hier geht es nicht darum, Ihre Patienten trotz ihrer Sensibilität zu respektieren, oder auch dafür, dass sie sie so tapfer ertragen haben. Sogar wenn Therapeuten oder Therapeutinnen selbst hochsensibel sind, können sie ein subtiles negatives Gefühl dazu haben, besonders die Männer. Die Frauen wiederum könnten ein Vorurteil gegen sensible Männer haben. Genau wie bei jedem anderen Vorurteil müssen Sie sich sorgfältig daraufhin prüfen und ihm, so gut Sie können, entgegenwirken.

Beispieldialog

Der folgende Dialog zeigt in typischer Weise, wie ein Gespräch zwischen einem sensiblen Patienten mit niedrigem Selbstwertgefühl und seiner Therapeutin verlaufen könnte.

PATIENT: Ich bin heute wieder ziemlich schlecht drauf. Sie *(die Partnerin)* hat mir kürzlich wieder einmal gesagt, ich sei zu sensibel. Sie sagen zwar, das stimmt nicht, aber schließlich ist sie diejenige, mit der ich leben muss.
THERAPEUTIN: Ich schätze, Ihre schlechte Stimmung hat damit zu tun?
PATIENT: Klar. Ich hab ein lausiges Gefühl in Bezug auf mich selbst.
THERAPEUTIN: Hmm. Was mag sie denn an Ihnen? Warum hat sie angefangen, mit Ihnen auszugehen?
PATIENT: Ich verstehe. Also, sie hat gesagt, ich sei so kreativ und würde ihr so gut zuhören. Es gefiel ihr, wie wichtig mir die Umwelt ist. Ich war auch der erste Typ, der ihre Katzen wirklich mochte ...
THERAPEUTIN: Manchmal ist es so, dass gerade das, was uns am Anfang an jemand am allerbesten gefällt, mit der Zeit zu dem wird, was wir am allerwenigsten mögen. Gibt es etwas, was Sie zurzeit nicht besonders gern an ihr mögen?
PATIENT: Ähm, ihre Unverblümtheit. Zum Beispiel, als sie mir gesagt hat, ich sei zu sensibel.
THERAPEUTIN: Meinen Sie das, was Sie auch schon als ihre Ehrlichkeit bezeichnet haben?
PATIENT: Sie hätte ein bisschen überlegen können, wie sehr mich das verletzt.
THERAPEUTIN: Also ist ihre Spontaneität ebenfalls ein Problem? Die sieht für Sie jetzt mehr nach Unbesonnenheit aus?
Patient: Ich verstehe. Es hat mir natürlich prima gefallen, dass sie mir rundheraus erklärt hat, dass sie mich liebt, als sie mich gerade mal zwei Wochen kannte. Was soll's, wenn sie nicht immer nachdenkt, ehe sie etwas sagt. Das packe ich schon. Aber wenn es ihr nicht passt, wie ich bin, dann soll sie das besser jetzt gleich entscheiden.

Die Lebensweise der Nichtsensiblen übernehmen

Gerade junge Erwachsene benehmen sich natürlich gern wie ihre Altersgenossen. Aber wenn Hochsensible so leben wie Nichtsensible, dann versäumen sie es, ihre besondere Physiologie zu berücksichtigen.

Allgemeine Anmerkungen

Die Physiologie der Sensiblen erfordert im Vergleich zu anderen mehr Auszeiten, um die Stimulation zu verarbeiten, die sie erlebt haben, und um in Ruhe zu überlegen, welche Bedeutung sie für sie hat. Sie sind gegen zahlreiche Dinge empfindlicher als andere, unter anderem oft gegen Koffein und Alkohol. Wo es laut und chaotisch ist, können sie nicht wirklich gedeihen. Multitasking ist nichts für sie, da schneiden sie schlecht ab. All das zu ignorieren ist so, als besäße man einen Porsche, würde ihn aber nach der Bedienungsanleitung für einen Chevrolet Pickup fahren.

Dass die Sensiblen selbst ihre Eigenart nicht ausreichend würdigen, ist vor allem deswegen wahrscheinlich, weil sie unsichtbar ist und folglich nur selten von den nichtsensiblen Menschen anerkannt wird, mit denen sie im Alltag umgehen. Oft sind diejenigen, denen sie am meisten am Herzen liegen, zugleich Menschen, die sie darin zu unterstützen versuchen, sich einzufügen, weiterzukommen und robuster zu werden. Es ist der sensiblen Minderheit schon fast zur zweiten Natur geworden, sich an die Mehrheit anzupassen. Aber man kann immer an ihre Gewissenhaftigkeit appellieren: Abgesehen davon, dass es ihnen schwerfällt, sich um ihr eigenes Wohlbefinden zu kümmern, tun sie damit auch anderen etwas Gutes, denn die profitieren davon, wenn sich die sensiblen Menschen in ihrer Umgebung möglichst gut fühlen, zu ihren eigenen Schlussfolgerungen gelangen und auf ihre eigene Weise auf eine Situation reagieren, statt sich der Mehrheit anzugleichen. Beispielsweise kann ein sensibler Mensch eine ungewöhnlich kreative Lösung für ein Problem finden oder sich über einen Lärmpegel beschweren, der auch die Ohren anderer schädigt, selbst wenn diese es nicht wissen. Wenn es leiser wird, geht es allen besser.

Fazit: Sensible Patienten brauchen Hilfe, um sich bewusst zu machen, dass sie nicht wie die Nichtsensiblen leben können, denn die unsichtbaren individuellen Unterschiede sind für andere schwer zu erkennen und die Hochsensiblen sind so gut dafür ausgelegt, sich anderen anzupassen.

Vorschläge für das Abstimmen der Lebensweise auf die Sensibilität

Normalerweise schlage ich meinen Patienten nicht vor, welche genauen Veränderungen sie vornehmen sollten – die Wahl liegt bei ihnen. Und ich erwarte auch nicht, dass eine Veränderung wie die, sich mehr Auszeit zu nehmen, gleich von Dauer ist. Oft ist es sehr schmerzhaft, der Wahrheit ins Auge zu blicken, dass Veränderung nötig ist, und sie ist auch schwierig durchzuführen. Aber es gibt Möglichkeiten, Ihren Patienten dabei zu helfen.

Helfen Sie dabei, sich der Realität zu stellen, aber voller Stolz

Niemand möchte mit seinen Grenzen konfrontiert werden. Außerdem schämen sich sensible Menschen häufig, weil sie nicht so leben können wie andere. Machen Sie ihnen klar, dass sie auf jede erdenkliche Weise leben können, die sie sich wünschen – in einer lautstarken Studentenverbindung, mit sechs Tassen Kaffee am Tag und mit einem 14-Stunden-Job. Wenn Sie das aufrichtig sagen können, dann erklären Sie ihnen, dass sie Ihrer Meinung nach beinahe jedes Ziel erreichen können, wenn es ihnen wichtig genug ist – eine große Familie, eine anspruchsvolle Berufslaufbahn, häufige Reisen durch die ganze Welt, starker Konkurrenz standhalten. Sie müssen jedoch erkennen, dass diese Entscheidungen für sie einen hohen Preis haben können, wie Sie von den Erfahrungen anderer sensibler Menschen her wissen, die Sie kennen. Andere Freuden im Leben müssten vielleicht dafür geopfert werden. Führen Sie alle Vorteile der Hochsensibilität ins Feld, die sie schon anerkannt haben und sie glücklich machen – weisen Sie auf das Gesamtpaket hin und darauf, dass niemand alles im Leben haben kann.

Eine weitere Möglichkeit zur Eröffnung alternativer Wege besteht darin, Patienten zu bitten, über ihre Werte und die daraus folgenden Prioritäten nachzudenken oder sie sogar aufzulisten und abzuwägen, und anschließend gemeinsam zu überlegen, ob diese Prioritäten auch wirklich an erster Stelle stehen. Oft haben sie als Priorität, glücklich oder zufrieden zu sein oder inneren Frieden zu finden, dabei treiben sie sich unaufhörlich an. Wenn sie das Ziel haben, anderen zu helfen, ist die Frage, ob sie das erfolgreich tun können, wenn sie vor Erschöpfung fast zusammenbrechen. Sie müssen sehen, wie das, was sie derzeit tun, zu ihren Werten passt.

Häufig ist ein bestimmter Patient eindeutig nicht dafür geeignet oder überhaupt in der Lage, bestimmte Ziele zu erreichen oder eine bestimmte Lebensweise auszuhalten, sträubt sich jedoch sehr dagegen, seine Vorstellungen aufzugeben. Wenn Sie ihn auf den Preis seiner Entscheidungen hinweisen, wird er diese vielleicht wütend verteidigen, da sie sich auf grundlegende Aspekte seines Selbstbildes beziehen. Wie so oft, wenn ein emotionales Schema ausgelöst wurde, wird der Patient das Gefühl haben, dass Sie sich nicht auf ihn einstellen. Versuchen Sie es mit: „Ich stimme Ihnen zu – ich habe nicht vollständig erfasst, wie gerne Sie … sein wollen." Es ist wichtig, dass Sie Ihre fehlende Einstimmung zugeben, aber Sie können auch bei Ihrer Sicht der Sachlage bleiben und dadurch demonstrieren, dass Menschen in ihrer Wahrnehmung von etwas differieren können, ohne dass das ihre Beziehung zerstört.

Wenn das emotionale Schema, das diesen Ärger hervorgerufen hat, abgeklungen ist, kommen Sie darauf zurück, warum die Betreffenden an diesem Punkt so starke Gefühle haben. Was genau ist es, was sie nicht aufgeben können, was bedeutet es für sie? Welcher Traum geht in die Brüche, wenn es ihnen nicht gelingt, ein Rockstar zu werden? Wen würden sie enttäuschen, wenn sie nicht Jura studieren würden? Wie würden sie sich selbst sehen, wenn sie nicht mehr mit zehn anderen zusammen in einem Loft leben würden?

Die Zeit arbeitet für Sie. Irgendwann werden die Patienten wie Susan (in Kapitel 1) erkennen, dass sie nicht so weiterleben können wie jetzt. Für uns alle gilt, dass wir Veränderungen oft erst dann vornehmen, wenn wir am Boden sind.

Ermutigen Sie dazu, nach neuen Möglichkeiten Ausschau zu halten

Wenn sensible Patienten erst einmal akzeptieren, dass es eine gute Idee sein könnte, nicht mehr wie andere sein zu wollen, können sie über die Freude nachdenken, die ihnen andere Ziele oder mehr Zeit für Ruhe, Reflexion, Kreativität oder Religion bescheren könnten. Vielleicht finden sie ja sogar die sinnvolle Arbeit, nach der sie sich gesehnt haben, oder den inneren Frieden, von dem die Nichtsensiblen immer sagen, dass sie ihn suchen, ohne je lange genug innezuhalten, um ihn auch wirklich finden zu können. Die meisten werden bei der Suche nach Optionen Kreativität entfalten, sobald sie sehen, welche Konsequenzen es hat, das nicht zu tun. So war etwa Susan (in Kapitel 1) sehr zornig darüber, dass sie aufgrund ihrer Sensibilität physische Grenzen hatte, aber als sie den Zorn überwunden hatte, entschied sie sich dafür, ein eigenes Unternehmen zu gründen. Das ermöglichte ihr eine bessere Lebensweise, indem sie ihr unmittelbares Interesse und ihr Wissen um Kinderbetreuung für berufstätige Frauen nutzbringend einsetzen konnte.

Manche haben vielleicht nicht den Freiraum, ihre Lebensweise groß zu verändern, dann helfen Sie ihnen, kreative Lösungen im Kleinen zu erforschen. Wenn sie sich generell hilflos fühlen und glauben, in der Falle zu sitzen, dann ist es wahrscheinlich besser, sich erst einmal damit zu befassen, ehe man an Lösungen arbeitet. Möglicherweise haben sie noch nicht die nötige Akzeptanz entwickelt oder sind noch nicht in der Lage, selbst zu sehen, was sie brauchen.

Besprechen Sie mit den Patienten, wie sie Entscheidungen über ihre Lebensweise treffen

Wie objektiv können Ihre sensiblen Patienten sich selbst sehen? Wie gut können sie in ihrer Familie, am Arbeitsplatz oder in der Auseinandersetzung mit kritischen inneren Stimmen für sich eintreten? Warum wurde eine bestimmte Entscheidung getroffen? War es überhaupt eine Entscheidung oder haben sie sich einfach den anderen angeschlossen? Haben sie die Wahl in Unkenntnis ihrer Eigenart getroffen? Spielte die Angst vor den weitreichenden Auswirkungen ihrer augenscheinlichen Grenzen im Vergleich zur Mehrheit eine Rolle, wie etwa vor einem finanziellen „Scheitern"? Oder ahmen sie dauerhaft die unsensibelsten, risikofreudigsten und extravagantesten Leute in der Gesellschaft nach, vielleicht als Kompensation für das Gefühl, mit einem Mangel behaftet zu sein?

Beispieldialog

Der folgende Dialog ist ein Beispiel für ein Gespräch, das eine Therapeutin mit einem hochsensiblen Patienten führen könnte, der mit dem Thema der Lebensführung kämpft.

PATIENT: Sie denken also, dass es ein Fehler war, die Notfallmedizin als Fachgebiet zu wählen?
THERAPEUTIN: Verzeihen Sie, dass ich ein bisschen schmunzeln muss, aber ist das nicht die aufreibendste Facharztausbildung überhaupt? Und Sie wollen doch eine Familie gründen. Das wird heftig.
PATIENT: Ich schaffe das.
THERAPEUTIN: Wahrscheinlich schon. Ich habe ein paar hochsensible Ärzte kennengelernt, die in der Notaufnahme gearbeitet haben. Sie waren hervorragend. Sie haben jedes gravierende Problem rechtzeitig im Voraus durchdacht. Sie machen fast nie Fehler. Aber sie müssen sich dagegen abhärten und sie haben sonst nichts im Leben. Sie sind mit Leib und Seele dabei.
PATIENT: So stelle ich mir das auch für mich vor. Ich werde meine Sensibilität dafür nutzen, Leben zu retten, statt mich von ihr bremsen zu lassen.
THERAPEUTIN: Ich bin neugierig. Wie kam es, dass Sie diese Wahl getroffen haben? War das Ihre Lieblingsabteilung unter den Fachbereichen, die Sie durchlaufen haben?
PATIENT: Mein Vater war Notfallmediziner und sein Vater auch. Ich weiß, was Sie jetzt denken. Aber es war meine eigene Entscheidung. Niemand hat mich dazu gedrängt.
THERAPEUTIN: Also hat es nichts mit dem zu tun, was Sie mir vor etwa einem Monat erzählt haben, dass Ihr Vater keinen Widerspruch duldet.
PATIENT: Als ich ein Kind war. Heute kann ich ihm die Stirn bieten.
THERAPEUTIN: Und Sie sind ganz sicher, dass das Kind in Ihnen nicht aus Angst vor ihm handelte, als Sie diese Entscheidung getroffen haben?
PATIENT: Ich kann jetzt nicht mehr zurück. Ich bin schon zugelassen. Wenn ich jetzt etwas ändern wollte, müsste ich ein Jahr warten und dann den ganzen Prozess noch einmal durchlaufen.
THERAPEUTIN: Sie haben also über einen Wechsel nachgedacht?
PATIENT: Erst, seit ich zu Ihnen komme.

THERAPEUTIN: Hmm. Ich glaube nicht, dass wir je darüber gesprochen haben, außer dass Sie schon so unter Stress standen, dass Sie erhebliche Bedenken hatten, ob Sie Ihre Facharztausbildung überhaupt antreten können. Es ging um Schlafmangel usw. Das augenfällige Problem, mit dem Sie kamen, war eine „mysteriöse, akute Angst". Sind wir vielleicht gerade dabei, das Rätsel zu lösen?
PATIENT: Es gefällt mir nicht, wie das hier läuft. Sie sind dagegen, dass ich mache, was ich machen will.
THERAPEUTIN: Das habe ich hoffentlich nicht gesagt. Ich denke, ich bin *dafür*, die Zeit hier zu nutzen, um nachzuschauen, ob Sie irgendeinen inneren Konflikt bezüglich dieser Entscheidung wahrnehmen. Wie Sie wissen, sind innere Konflikte häufig die Ursache von Angst.
PATIENT: Bei neurotischer Angst. Mir gefällt nicht, wie das hier läuft.
THERAPEUTIN: Okay. Das kann ich verstehen. Sie haben das Gefühl, die Würfel sind gefallen. Kein Konflikt, außer zwischen uns.
PATIENT: Genau. Ich brauche eine Therapeutin, die mich unterstützt, nicht eine, die meine Entscheidungen infrage stellt.

Aus diesem Dialog geht klar hervor, dass dieser Patient noch nicht bereit ist, sich seine Entscheidung näher anzusehen. Wahrscheinlich bin ich zu forsch vorgegangen. Diese Arbeit wird einige Zeit dauern, selbst wenn das eine Krise bedeutet, sobald seine Facharztausbildung beginnt.

Eine stärkere Reaktion auf Kritik

Das Leben ist voller Gefahren und Probleme, wenn wir von Scham überwältigt werden, sobald uns jemand sagt, wir hätten einen Fehler gemacht oder unser Ansatz sei falsch. So aber ist die Welt, in der die meisten hochsensiblen Patienten leben – gefährlich und problematisch.

Allgemeine Anmerkungen

Wenn hochsensible Menschen die angeborene Strategie verfolgen, Fehler zu vermeiden, und nach dem Motto „mach es nur einmal, und dann richtig" handeln, dann zieht das nach sich, dass sie besonders stark auf Fehler oder Kritik reagieren, ob sie nun einfach nur ein schlechtes Ergebnis sehen oder entsprechende Rückmeldungen von anderen bekommen. Rückmeldung ist der zentrale Faktor beim Lernen durch Versuch und Irrtum, bei dem man Fehlerfreiheit anstrebt. Orientiert man sich auf diese sehr empfindliche Weise auf Rückmeldung, braucht man eine starke Motivation, alles richtig und nichts falsch zu machen. Eine starke Motivation führt zu starken Gefühlen in Bezug auf das Ergebnis.

Unter anderem um diese Annahme zu testen, gaben Aron et al. (2005) in einer bereits erwähnten Studie Studenten bei einem Eignungstest nach dem Zufallsprinzip positive bzw. negative Rückmeldungen. Anschließend sollten sie einen Fragebogen zu ihrer Stimmungslage ausfüllen (der scheinbar nichts mit dem Test zu tun hatte) und hatten dann eine kurze Nachbesprechung. Studenten mit hohen Punktzahlen auf der HSP-Skala hatten stärkere Gefühlsreaktionen auf beide Arten von Rückmeldung als nichtsensible Studenten, die auf beide so gut wie keine Reaktion zeigten.

Die starke Reaktion auf Kritik beeinflusst auch die Therapie. Manchmal erkläre ich den Patienten, dass Therapie von ihnen verlangt, ein Paradox zu akzeptieren, nämlich, dass sie wirklich gut, wertvoll und liebenswert sind und gleichzeitig Hilfe bei einem schwerwiegenden Problem brauchen. Als Therapeuten bewegen wir uns zwischen zwei Polen, der eine Pol ist das Anbieten von Unterstützung und Bestätigung, der andere das eingehende Besprechen von Problemen. Bei sensiblen Patienten bleibt man leicht auf der Seite der Unterstützung hängen, weil diese Patienten alles andere als Kritik oder als Signal wahrnehmen, dass mit ihnen etwas nicht in Ordnung ist, selbst wenn das, worum es geht, von anderen verursacht wurde. Daher ist die Arbeit an ihrer Reaktion auf Kritik zentral für eine Therapie, die nicht rein unterstützend sein soll.

Was Sie sich zu überlegen und dann den Patienten zu vermitteln haben, ist, dass eine tief greifende Strategie, sein Verhalten nach einem negativen Feedback anzupassen, und selbst eine starke emotionale Reaktion auf das Feedback nicht heißen müssen, dass einen Kritik völlig aus der Bahn wirft. Die entscheidenden Faktoren werden die persönliche Erfahrung eines Menschen mit Kritik und seine generelle Selbstachtung sein. Doch nur allzu oft sind sensible Patienten entweder am Boden zerstört, werden sehr defensiv und machen demjenigen Vorwürfe, der die Kritik vorgebracht hat. Oder sie nehmen Zuflucht zu extremen kompensatorischen Verhaltensweisen. Vielleicht werden sie richtige Perfektionisten, statt nur sorgfältig zu arbeiten. Vielleicht übertreffen sie die an sie gestellten Erwartungen bei Weitem, um den kleinsten Fehler zu vermeiden. Bei Ihnen werden sie versuchen, ein vorbildlicher Patient zu sein, und ihr Verhalten fein abstimmen auf die subtilen Hinweise, die sie von Ihnen auffangen. Die Folge ist, dass Sie beide recht glücklich miteinander sind, aber findet auch Wachstum statt?

Unterdessen gehen sie Situationen aus dem Weg, in denen sie auf Kritik stoßen könnten, z. B. jeder Arbeit, in der sie durch Dazulernen wachsen könnten, oder sie meiden den Kontakt mit allen, bis auf jene, die sie liebevoll unterstützen, die ihnen sehr vertraut sind oder die ihnen in irgendeinem wichtigen Aspekt deutlich unterlegen sind. Andere, die mit ihnen zusammen sein möchten oder müssen, lernen, ihnen kein Feedback zu geben, sie nicht zu kritisieren oder Ärger nicht auszudrücken. Dadurch landen die Patienten in einer falschen und verwirrenden Welt, in der sie nicht die Rückmeldungen bekommen, die sie brauchen. Oder sie erhalten widersprüchliche Botschaften, da sie ja sensibel genug sind, um zu wissen, dass etwas nicht stimmt. Die Leute scheinen sie zu mögen, rufen aber nie an, Vorgesetzte sagen, ihre Arbeit sei gut, aber sie werden nie befördert.

Fazit: Empfindlichkeit gegenüber Kritik ist das Ergebnis der Kombination aus angeborener Aufmerksamkeit gegenüber Feedback, damit man es „nur einmal, und dann richtig" macht, und einem niedrigen Selbstwertgefühl. Beides zusammen kann einen Patienten mit Scham erfüllen oder defensiv machen, wenn er etwas anderes als gänzlich positives Feedback bekommt. Das behindert Patienten in beinahe jedem Aspekt des Lebens, einschließlich der Therapie.

Vorschläge für den Umgang mit Empfindlichkeit gegen Kritik
Bleiben Sie zugewandt und neutral

Für Therapeuten ist es immer ein Hindernis, dass sie nicht wissen, was in einer Interaktion außerhalb der Therapie tatsächlich geschehen ist. Sie können stark vermuten, dass das negative Feedback unberechtigt war, und möchten vielleicht den Patienten unterstützen. Oder Sie sind sich vielleicht ebenso sicher, dass ein emotionales Schema, das Ihnen wohlbekannt ist, ausgelöst wurde. Vielleicht fehlte dem Patienten das erforderliche Wissen oder Können. Es kann sehr schwierig sein, sich ein Bild zu machen. Schon sehr oft dachte ich, jetzt wäre der ideale Moment, um jemandem zu helfen, sein hinderliches Muster zu erkennen, doch als ich dann noch weiter zuhörte, kam ich zu dem Schluss, dass ich mich geirrt und dem Falschen die Schuld gegeben hatte. Der Patient hatte allen Grund, defensiv oder verletzt zu sein.

Wenn jedoch die Gefühle noch frisch sind, was meist der Fall ist, ob die sensiblen Patienten das wissen oder nicht, muss der Therapeut warten, bis er herausfinden kann, ob die Kritik berechtigt war. Helfen Sie den Patienten dann zuerst, ihr elementares Selbstwertgefühl wiederzufinden, damit sie aus einer ruhigeren, rationaleren Position heraus über die Kritik nachdenken können. Sie zuerst mit Zuspruch aufzumuntern stärkt ihr Selbstwertgefühl, weil es ihnen zeigt, dass Sie sie um ihrer selbst willen genug schätzen, um Anteil an ihren Gefühlen zu nehmen. Sie brauchen dafür weder Zustimmung noch Ablehnung für die Kritik zu äußern, sondern nur zu sagen, dass Sie sehen, wie schlecht sie sich dadurch fühlen. Wenn sie wissen wollen, ob Sie auf ihrer Seite sind, antworten Sie, dass Sie gerne die ganze Geschichte hören wollen, aber wieder darauf zurückkommen möchten, wie sie sich fühlen. Das lehrt sie, wie wichtig es ist, Affekte zu regulieren: Natürlich sind sie anfangs aufgewühlt, aber sie können die Sache selbst beiseitelassen, bis sie ruhiger geworden sind. Ich sage ihnen manchmal, ich hätte aus meiner Erfahrung gelernt, dass ich dann, wenn ich von der Redaktion Korrekturvorschläge für einen Text bekomme, die mich aufregen oder sogar ärgern, immer 24 Stunden warte, ehe ich entscheide, ob die Vorschläge vernünftig sind. Das gibt mir Zeit, mich wieder zu beruhigen.

Helfen Sie bei der Entscheidung, ob die Kritik angemessen war

Weil sensible Menschen so schnell und heftig auf Feedback reagieren, müssen sie erkennen lernen, wann die Kritik aus einer guten Quelle kam, wann sie eine Situation verzerrt hat, aber teilweise berechtigt war, und wann sie einfach unangemessen ausfiel. In jedem Feedback steckt eine Botschaft, und wenn es nur die ist, dass jemand etwas bemerkt und so darauf reagiert hat, wie er es in seinem Feedback kund tut. Doch das kann eine Botschaft sein, die der Patient ignorieren lernen sollte – die Leute bemerken oft etwas und sagen es dann auch, aus den unterschiedlichsten Gründen. Zunächst sollte der Inhalt des Feedbacks bedacht werden. War er wirklich negativ, war er hilfreich und konnte er aufgrund der Kompetenz des Kritikers überhaupt als gültig bezeichnet werden? Beruhte die Kritik einfach auf einem Missverständnis? Zudem sollte auch die Motivation für die Kritik berücksichtigt werden, da auch sie den Inhalt und den Ton der Kritik beeinflusst. Wollte der andere hilfreich sein oder war der Anlass für das Feedback ausschließlich die Bedürfnislage oder die innere Verfassung des anderen? War die Person an dem Tag vielleicht einfach müde? Hat der andere besondere Gründe, eifersüchtig, beleidigt oder defensiv zu sein? (Sensible Patienten können sich oft nicht vorstellen, für andere eine Bedrohung zu sein.) Kritisiert die Person beinahe jeden?

Sensible Patienten müssen erfahrene Amateurpsychologen werden. Angesichts ihrer angeborenen Fähigkeit, zu spüren, was irgendwo läuft, können sie leicht verstehen lernen, wann und warum manche Leute besonders scharf, unverblümt, grob oder sogar grausam sind. Beispielsweise kann der andere machthungrig und bereit sein, jederzeit alles zu sagen, was das Selbstbewusstsein und den Ruf eines anderen untergräbt. Vielleicht wurde auch das emotionale Schema des Kritikers ausgelöst, sodass er momentan oder häufig den Bezug zur Realität verliert. Menschen können unterschiedliche Störungen haben – sie können Narzissten, Borderliner, Soziopathen oder unfähig sein, die emotionale Reaktion eines anderen zu beurteilen (eine Störung im autistischen Formenkreis) usw. Diese Menschen gibt es auf der Welt und sie interagieren mit uns allen, da ist es wertvoll, wenn man in der Lage ist, sie zu erkennen.

Beobachten Sie, wie Ihre Kritik ankommt

Viele sensible Patienten sind übermäßig offen für Kritik – ich habe festgestellt, dass sie bei einem Problem zwischen uns immer das Gefühl haben, das sei ihre Schuld, nicht meine. Sie empfinden schnell Scham und hören oft Kritik heraus, wo gar keine ist. Das vermittelt Ihnen eine Ahnung, wie sie wohl auf andere reagieren. Am anderen Ende sind die angesiedelt, die extrem defensiv werden oder verzweifelt wirken, sobald sie einen Kommentar zu hören bekommen, der von reiner Unterstützung abweicht. Sie sind am schwierigsten zu behandeln, weil sie es nicht ertragen zu hören, was sich ändern muss. Natürlich gibt es auch individuelle Themen, die bei Patienten etwas auslösen. Beim Beobachten sollten Sie im Hinterkopf haben, dass es zu Ihrem Stil gehören könnte, Kommentare zu geben, die wie Kritik wirken. Vielleicht fragen Sie normalerweise direkt und ohne irgendeine Abmilderung: „Warum haben Sie das gemacht?" Diese Frage kann entweder nach Interesse oder nach Kritik klingen. Für Sie und für die meisten Leute, die Sie kennen, würde sie nicht nach Kritik klingen, aber wenn Ihr Patient sie so hört, dann sagt Ihnen das, wie sehr er sich durch Kommentare von nichtsensiblen Menschen kritisiert fühlen kann, die einfach direkter oder forscher sprechen. Sie können den Patienten helfen, solche Kommentare zu interpretieren, indem Sie ihnen sagen, sie sollen Sie jedes Mal fragen, wenn sie Sie für kritisch halten, und Kommentare anderer, bei denen sie sich unsicher waren, mit in die Stunde bringen, damit Sie beide gemeinsam überlegen können, welche Botschaft sie enthalten könnten.

Helfen Sie den Patienten, Ihr Feedback besser aufzunehmen

Erklären Sie den sensiblen Patienten, dass es ganz natürlich ist, wenn sie empfindlicher auf Kritik reagieren als andere. Sprechen Sie offen mit ihnen über das Problem der Scham – dass Ihre Kommentare zwar auf Veränderungen abzielen, was aber nicht zugleich bedeute, mit ihnen sei etwas grundsätzlich nicht in Ordnung. Es ändere nichts an dem Respekt ihnen gegenüber. Sensible Patienten müssen das vielleicht immer wieder hören, aber geben Sie nicht auf und beschränken Sie sich nicht auf rein unterstützende Arbeit, weil sie „einfach zu sensibel" sind. Die rechte Unterstützung kann die Grundlage für Veränderung sein. Besprechen Sie stattdessen mit ihnen, was in ihrer Lebensgeschichte ihre natürliche Empfindlichkeit gegen Kritik noch gesteigert hat und welche emotionalen Schemata davon ausgelöst werden. Klingen Sie vielleicht wie der kritische Vater, die kritische Mutter? Oder war jemand als

Kind Bettnässer, und weckt das sehr schnell wieder die alte Scham? Machen Sie den Patienten klar, wie viel besser ihr Leben sein könnte, wenn sie einen Teil ihrer so natürlichen Reaktion auf Kritik unter Kontrolle bringen könnten.

Manchmal hilft es, behutsam zu sagen: „Ich weiß, dass Sie hierhergekommen sind, weil Sie meine Hilfe wollten, um einige Dinge zu ändern. Wir müssen uns darauf einigen, welche Dinge das sind, denn jede Veränderung erfordert, dass man zuerst einmal weiß und akzeptiert, von wo aus man aufbricht. Es hat ganz gewiss nichts Beschämendes, wenn man sich in der einen oder anderen Weise verbessern möchte." Und mitunter füge ich noch hinzu: „Sie urteilen so hart über sich selbst – es wäre hilfreich, wenn Sie Ihre Gewissheit, dass ich Sie für einen schlechten Menschen halte, ein wenig zurücknehmen könnten. Wenn Sie schon Scham empfinden, könnten Sie dann sich selbst gegenüber so freundlich sein, sich nicht noch dafür zu schämen, dass Sie sich schämen?" Wenn das gelingt, können Sie diese Haltung auf andere Arten von Kritik ausdehnen. „Wenn Sie ein Stück vorausdenken, glauben Sie dann, dass diese Kritik sich als hilfreich erweisen wird?" Und: „Sie fühlen sich schon noch kritisiert, aber ich glaube, Sie lernen bereits, freundlicher zu sich selbst zu sein – sich nicht gleich zu attackieren, nur weil Sie einen Fehler gemacht haben – und jetzt ist vielleicht eine gute Gelegenheit für eine solche Güte."

Helfen Sie Patienten, sich wieder davon zu erholen, wenn sie einen Fehler gemacht haben

Damit sensible Patienten ertragen können, dass sie einen Fehler gemacht haben, müssen sie wissen, dass sie die momentanen schlechten Gefühle überleben können, die sie dann haben und die bei ihnen besonders stark ausfallen. Ihre erste Rettung ist vielleicht das Wissen, dass Sie gut von ihnen denken, was immer sie für Fehler machen. Ich habe dazu noch ein paar andere Gedanken, die ich manchmal einem Patienten mitteile. Einer beruht auf der Figur des Jean-Luc Picard, Captain des Raumschiffs *Enterprise* in der Serie *Star Trek,* der Captain Horatio Hornblower von C. S. Forester nachempfunden ist. Beide Männer werden als heroisch und auch außerordentlich sensibel dargestellt. Das Zitat lautet im Wesentlichen: „Also, ich habe in meinem Leben mehr als einen Fehler gemacht", und impliziert, dass er als Person keinen Deut weniger wert ist, weil er das zugibt.

Ich sage Patienten, dass ich damit rechne, mindestens einen Fehler pro Tag zu machen, sei es, dass ich vergesse, eine Parkuhr zu füttern, oder dass ich mich bei jemandem nicht bedanke, bei dem ich das hätte tun sollen. Wenn der Fehler passiert, sage ich mir nur: „Aha, das ist der heutige Fehler." Und ich frage mich immer, ob ich es wirklich hätte anders machen können, wenn ich bedenke, welche Informationen ich zur Verfügung hatte oder in welcher Verfassung ich war. An manchen Tagen gehe ich eben mit Kleinigkeiten oder auch mit Menschen nicht umsichtig um. Vielleicht habe ich es eilig, bin gestresst, müde, ärgerlich oder zerstreut. Und vielleicht bin ich in bestimmten Dingen einfach nicht sonderlich gut. Auch hier gilt: „Niemand ist vollkommen." Das ist in Ordnung. Morgen oder in einem Jahr spielt es keine Rolle mehr.

Seien Sie ein Vorbild für den Umgang mit Kritik

Ihre Fehler in der Therapie bieten Ihnen die ideale Gelegenheit, ein Vorbild dafür zu sein, wie man Kritik annehmen oder Fehler zugeben kann. Hoffentlich reagieren Sie darauf nicht mit Scham (d.h. nicht aus der Position heraus, dass Sie sich wertlos fühlen), sondern eher mit echter Dankbarkeit und der Bereitschaft, der Sache auf den Grund zu gehen und einen Vorwurf anzunehmen, wenn Sie falschliegen. Dann können Sie die Frage nach der Schuld hinter sich lassen und stattdessen überlegen, worum Sie sich beide als Team kümmern sollten. Wenn Sie dieses hohe Ideal nicht erreichen, können Sie zumindest Ihre Abwehr kontrollieren und nicht übermäßig erschüttert wirken. Sie haben ja Ihre Kollegen und Berater, an die Sie sich zum Beispiel in einer Supervision wenden können. Ich hatte früh einen Mentor, der mir half, mit Selbstvorwürfen fertigzuwerden: Das Problem sind nicht die Fehler, sondern wie wir mit unseren Fehlern umgehen. Können wir sie zugeben, über sie sprechen und an ihnen wachsen? Dasselbe gilt auch für unsere Patienten – auf lange Sicht ist entscheidend, wie sie mit ihren Fehlern umgehen.

Begrenzen Sie aus der Kritik abgeleitete Verallgemeinerungen

Verallgemeinerung ist ein kognitives Problem, vor dem sich jeder in Acht nehmen muss, aber ganz besonders gilt das für die Hochsensiblen. Da sie noch motivierter als andere sind, jeden Fehler zu vermeiden und daher bis zum ultimativen logischen Schluss zu denken, kann ihr Ergebnis lauten: „Das Ganze muss noch mal von vorne gemacht werden" oder „Ich kann das einfach nicht". Wenn das nur ein Weg ist, starke Gefühle auszudrücken, dann lassen Sie es durchgehen. Aber achten Sie darauf, dass Ihre Patienten nicht aufgrund solcher Schlussfolgerungen handeln.

Beispieldialog

Die folgende Patientin hatte mehrere gute Freunde und Freundinnen. Der Dialog ist ein typisches Beispiel für eine Person, die überzogen auf Kritik reagiert.

Patientin: Ich war gestern Abend wieder mal ein richtiges Mauerblümchen. Kein Wunder, das ich so wenige Freunde habe. Es ist erstaunlich, dass mich überhaupt jemand mag, wenn ich mich so im Hintergrund unsichtbar mache. Was für eine Langweilerin.
Therapeutin: Klingt, als wäre es ein scheußlicher Abend gewesen. Und ganz schön hart für Ihr Selbstbild.
Patientin: Ja, hart, aber wahr. Meine Freundinnen haben es sehr gut zusammengefasst: Ich bin geradezu „lächerlich schüchtern".
Therapeutin: Lächerlich schüchtern? Dann hat es sich gestern Abend so angefühlt, als sei das Ihr wahres Selbst?
Patientin: Worauf wollen Sie hinaus? Dass ich übertreibe?
Therapeutin: Ich denke, Ihre Reaktion ist für einen sensiblen Menschen ganz normal. Sie haben die Langzeitfolgen der Schüchternheit und der Angst, von anderen verurteilt zu werden, vor Augen. Das ist bisweilen für jeden ein echtes Problem. Sie sehen etwas, das Sie an sich selbst nicht mögen. Das ist der erste Schritt, um mehr in die gewünschte Richtung zu gehen. Aber Sie müssen sich erst darüber im Klaren sein, wie die aussieht.
Patientin: Sie wissen, was die anderen gemeint haben. Ein hoffnungsloser Fall. Ich habe mein ganzes Leben lang versucht, das zu ändern. Ich hatte schon immer Angst vor Menschen. Das sagen alle.
Therapeutin: Alle? Oder nur die, die so unverfroren sind, dass sie nicht zögern, anderen zu sagen, sie sollten genauso sein wie sie selbst?
Patientin: Na ja, können mir die Leute mit Sozialkompetenz nicht am besten sagen, was ich ändern muss?
Therapeutin: Vielleicht. Wenn es tatsächlich Sozialkompetenz ist. Glauben Sie, dass die sich tatsächlich danach definieren lässt, wie Sie auf eine große Party mit vielen Fremden reagieren? Vielleicht ist etwas, das Sie wirklich ändern sollten, was Sie von sich selbst erwarten. Vielleicht brauchen Sie gar nicht in allem gut zu sein. Ihre Spezialität ist ein vertrauterer Rahmen. Für eine introvertierte Frau scheinen Sie mir gerade die rechte Anzahl von Freunden zu haben. Auch ziemlich treue, nach allem, was ich von Ihnen gehört habe, obwohl sie Sie auch mal „lächerlich schüchtern" nennen.
Patientin: Kann sein. Ja. Aber es stimmt trotzdem, dass es mir schwerfällt, mit Fremden zusammenzutreffen.
Therapeutin: Ja, das dürfte stimmen, und ich verstehe, dass Sie das gerne ändern möchten. Wir müssen immer wieder ein paar neue Freundschaften schließen, um diejenigen zu ersetzen, die wir aus unterschiedlichen Gründen verlieren. Daran können wir arbeiten.

Der Einfluss des Geschlechts

Man könnte sagen, es gebe in Wirklichkeit vier Geschlechter: sensible Männer und Frauen und nichtsensible Männer und Frauen. Ihre Absicht sollte es sein, den beiden ersten einen Raum für die Einstellung zu eröffnen, dass sie akzeptable Versionen ihres Geschlechts sind. Diesen Raum brauchen vor allem Männer.

Obwohl ebenso viele Männer wie Frauen sensibel geboren werden, entsprechen sie damit nicht dem Ideal. Sie repräsentieren nur die eine Hälfte einer unmöglichen Vorstellung. Männer sollten kühn, entschlossen, Sieger in jedem Wettkampf und unbeeindruckt von Stress sein, alle Emotionen unter Kontrolle haben *und* zugleich zärtlich, sensibel, weise sein, über den Dingen stehen und stets auf alles vorbereitet sein – eine Mischung aus Sensibilität und Nichtsensibilität, die nur in romantischen Romanen vorkommt. So funktioniert Temperament nicht.

Ganz ähnlich erwartet man von Frauen, dass sie sensibel sind, aber nur im sozialen Sinne. Vor allem sollten sie kontaktfreudig sein und sich besonders gerne mit anderen Frauen zusammentun. Sensible Frauen können das Gefühl haben, keine echten Frauen zu sein, wenn sie viel Zeit für sich allein brauchen oder ernsthafte intellektuelle oder künstlerische Tätigkeiten mehr lieben als Plaudern, Einkaufengehen oder sogar Muttersein. Viele sensible Frauen überlegen es sich zweimal, ehe sie ein Kind bekommen, oder zumindest ein zweites Kind, weil sie wissen, dass die Aufgaben der Mutterschaft manchmal für jeden überwältigend sein können, für sie aber ganz besonders. Heißt das, sie ist keine „echte Frau"?

Dennoch kann jeder sehen, dass es von den „vier" Geschlechtern die sensiblen Männer in unserer Kultur am schwersten haben. Die meisten Probleme sensibler Frauen, die mit dem Geschlecht zu tun haben, sind solche, die sie mit allen anderen Frauen gemeinsam haben – Diskriminierung am Arbeitsplatz, das Ringen um die gleiche Macht in Beziehungen, unter zu vielen Rollen wählen müssen und sich von den Männern herabgesetzt fühlen, die Frauen nur als Sexualobjekte betrachten. Sogar vielen sensiblen Männern könnte die Liste bekannt vorkommen. So überrascht es auch wenig, dass psychologische Daten über sensible Männer und über alle Frauen häufig Ähnlichkeiten aufweisen – so wirken sich Kindheitsprobleme bei diesen drei „Geschlechtern" stärker aus (Aron & Aron, 1997). Das macht tatsächlich die nichtsensiblen Männer zu denen, die von der Norm abweichen. Wenn man bedenkt, dass sie das dominante Geschlecht sind, liefert dies einen weitereren Grund dafür, besonders darauf zu achten, sensible Männer zu stärken – das könnte für eine bessere Welt sorgen.

Fazit: Sensible Männer haben besondere Schwierigkeiten.

Männer: Drei Fälle

James war ein großer, schlanker Mann aus dem mittleren Westen, der ein theologisches Seminar an der Westküste leitete, bis er vor Kurzem starb. James war für seine Sensibilität bekannt, und zwar in allen vier Punkten, die in Kapitel 2 aufgeführt sind. Jeder wusste darum und mochte ihn dafür. Er sprach ruhig und leise, war sanft, aufmerksam und behielt sein Privatleben für sich. Man hatte auch das Gefühl, bei ihm sei alles gut aufgehoben, was man ihm anvertraute. Er gab selten Ratschläge, und doch hatten die meisten Menschen, die mit ihm sprachen, das Gefühl, sie hätten weise Worte gehört. Er ließ sich kaum auf Streit ein, setzte sich aber meist am Ende durch, einfach weil er recht hatte. Seine Geduld war legendär, aber ebenso sein Zorn, der in seltenen Fällen aufflammte, wenn er dachte, jemand hätte eine Zurechtweisung nötig.

All das klingt ein bisschen, als würde ich einen Verstorbenen mit einem Heiligenschein versehen, aber ich kannte ihn gut genug, um zu wissen, dass all das stimmte und dass er auch seine Fehler hatte – er konnte sehr genau bis pedantisch sein, wenn sein Intellekt mit ihm durchging, und brauchte ewig, bis er zur Tat schritt. Manche nannten ihn den Mr. Rogers der akademischen Welt.

Wie kam es, dass James seine Sensibilität auf so gute Weise nutzen konnte? Er wuchs auf einer Farm auf, bei Eltern, die sehr belesen waren. Sie waren ebenso erfreut über das Interesse ihres ältesten Sohnes an Musik, Kunst und Philosophie wie über die sportlichen Fähigkeiten und das Durchhaltevermögen seiner Brüder. Da James zwei nichtsensible Brüder hatte, musste er notgedrungen lernen, sich beim Kämpfen und Raufen im Spiel zu bewähren. Er mochte es nur nie. Seine Eltern rieten ihm klugerweise, ein kleines christliches College in der Nähe zu besuchen, gefolgt von einem Studium weiter weg. Er gelangte problemlos in die von ihm gewählte akademische Laufbahn in Philosophie und machte später noch einen Abschluss in Beratungspsychologie. Er begann Therapeutische Seelsorge *(pastoral counseling)* zu unterrichten, und seine Studenten erinnern sich noch froh und dankbar an seine Fähigkeit, Gruppensupervisionen so behutsam zu leiten, dass sich niemand kritisiert, sondern vielmehr ausschließlich unterstützt fühlte. Dennoch wurden sein Stil, seine Werte und seine Fachkenntnisse auf geheimnisvolle Weise aufgesogen, sodass seine ehemaligen Studenten ein besonderes Ansehen genossen.

In seiner Rolle als Seminarleiter fand James kreative Wege, sich vor den vereinnahmenden Anforderungen seines Postens zu schützen. Wenn er auf den Spazierwegen im Campusgelände frische Luft schnappte, wusste jeder, dass er nicht angesprochen werden durfte. Dasselbe galt, wenn man ihn in seinem Arbeitszimmer Klavier spielen hörte. Um fünf Uhr nachmittags verschwand er. Er gestand der Welt zwei

Abende in der Woche zu, mehr nicht. Er war ein Mann, der seine Sensibilität nie als ernsthafte Einschränkung angesehen hat, sondern vielmehr als einen ungeheuren Vorzug. Er bezweifelte nie, dass er ein echter Mann war.

Kevin, mein zweites Beispiel, hatte zufällig einen athletischen Körperbau, war schön wie ein griechischer Gott und hatte auch sportliches Talent. Dennoch zweifelte er ernstlich an seiner Männlichkeit, teilweise, weil sein Vater ihn wegen seiner Sensibilität abgelehnt hatte, und teilweise, weil seine Mutter ihn während seiner gesamten Kindheit seinen beiden älteren Schwestern vorgezogen und ihn zu ihrem Vertrauten gemacht hatte. Da er zudem zu Hause unterrichtet wurde, nicht fernsehen und nicht mit Waffen spielen durfte, fanden andere Jungen ihn merkwürdig. Glücklicherweise hatte all das ein Ende, als er in die Pubertät kam und fortan in eine öffentliche Schule ging. Dort konnte er Gewinn aus seinen sportlichen Talenten ziehen und war bald bei Jungen und Mädchen gleichermaßen beliebt.

Er hatte noch immer das Gefühl, unterschwellig zu weiblich zu sein, obwohl es ihm leicht fiel, Freunde zu finden und sich mit Mädchen zu verabreden. Seine Freunde fanden nie heraus, dass er besonders sensibel war, aber die nichtsensiblen schicken Mädchen, die wegen seines guten Aussehens mit ihm ausgingen, ließen sich nicht so leicht täuschen. Sie erwarteten von ihm mehr sexuelle Forschheit sowie Entschiedenheit, Selbstbewusstsein und Freude an lauten Partys. Schon bald war er darauf gefasst, dass sie ihn nach einer Weile ablehnen würden und damit die Ablehnung durch seinen Vater und die Spielgefährten in der Kindheit spiegelten. Als Kevin zu mir kam, hatte er keine Ahnung, dass er hochsensibel war, aber diese Neuigkeit tröstete ihn zunächst auch wenig. Vielmehr war das nur noch ein Grund mehr für das Gefühl, er sei als Mann inakzeptabel.

Tom war im Gegensatz dazu klein und mager und sein Gesicht war davon gezeichnet, dass er chronisch unglücklich war. Als wir erstmals zusammentrafen, war Tom 42 und suchte verzweifelt eine Frau zum Heiraten. Er war froh, von Vorzügen zu hören, die mit seiner Sensibilität verbunden waren, aber das war kein Wundermittel für seine missliche Lage. Er war ein klassischer Fall von einem Mann, den Frauen gerne als guten Freund wollen, nicht aber als Partner für ein Rendezvous. Sein ganzes Leben lang war er als feminin und manchmal auch als homosexuell wahrgenommen worden, obwohl er leidenschaftlich abstritt, schwul zu sein. Ich bekam nie eine Gelegenheit, dem nachzugehen, ohne bei ihm unangenehme Empfindungen auszulösen. Als Kind war er massiv schikaniert worden. Seine Eltern und Lehrer hatten die altmodische Ansicht vertreten, er müsse lernen, aggressiver zu werden. Die Folge war, dass er wiederholt traumatische Erlebnisse in dunklen Gassen und hinter der Turnhalle hatte, teilweise auch sexuelle.

Tom konzentrierte sich aufs College und sein Studium der Buchhaltung. Sobald er sich beruflich etabliert hatte, machte er sich daran, eine Frau zu suchen – eine attraktive, warmherzige Person, die anders war als er selbst. Nachdem er einige Bücher von Experten über Partnersuche gelesen hatte, beschloss er, seine weiche, zurückhaltende Art mit einem aggressiveren Auftreten zu überdecken. Er lernte es, sich schnell mit anderen bekannt zu machen und sich selbst „zu vermarkten", nur von seinen Stärken zu sprechen, zu frotzeln und zynisch zu sein. Manchmal ging eine Frau mit ihm aus, aber nie mehr als zweimal. Meine Vermutung war: Je weniger authentisch er auftrat, desto weniger attraktiv wirkte er. Jedenfalls hatte ich in unseren Sitzungen immer dann, wenn er auf diese Persona umschaltete, große Mühe, konzentriert zu bleiben.

Als er seine Taktik änderte und Kontakt zu sensiblen Frauen suchte, hielten ein paar Beziehungen länger. Der große Durchbruch kam jedoch aus einer anderen Richtung, als er aufgrund seiner kreativen Ideen und seiner sorgfältigen Arbeit befördert wurde und einen Riesenschritt nach vorn machen konnte. Ich wies ihn darauf hin, welche Rolle seine Sensibilität wahrscheinlich dabei gespielt hatte, und endlich sah er sie als großes Plus an, selbst in finanzieller Hinsicht. Er nutzte sein deutlich höheres Einkommen zum Kauf eines teuren, aber praktischen Autos und eines neuen Hauses mit Blick aufs Meer. Er beschloss, sein Leben zu genießen, wie es war, und nicht länger nach der richtigen Frau zu suchen, obwohl Frauen jetzt endlich auf ihn zukamen, und nicht nur um einer Freundschaft willen.

Der Körper sensibler Männer und der Einfluss des Vaters

Bisher habe ich nicht beobachtet, dass sensible Männer eine Tendenz zu einem bestimmten Körperbau haben, aber die Figur hat einen entscheidenden Einfluss auf ihr Leben, wie bei den drei geschilderten Männern. Kevin blieben Toms Erfahrungen erspart, weil er den idealen männlichen Körper hatte. Selbst James hätte es im Leben schwerer haben können, wenn er klein gewesen wäre. Wie fast alle sensiblen Männer hatten alle drei eine niedrige Schmerzschwelle sowie Erinnerungen aus früher Kindheit, dass sie sich auf einem Spielplatz oder bei einem Unfall in ihrer Wohnumgebung Verletzungen geholt und offen geweint hatten. James bekam zu hören, er solle sich benehmen „wie ein Mann". Kevin erschrak zutiefst, als es hieß, er solle kein „Muttersöhnchen" sein. Tom wurde vorgeworfen, „du heulst ja wie ein Mädchen".

Ein wichtiger Unterschied zwischen ihnen war, wie ihre Väter sich verhielten, was für die meisten sensiblen Menschen gilt. Väter haben, wie alle Männer, oft intensive und verwirrte Gefühle in Bezug auf Sensibilität überhaupt. Sensible Töchter sind für Väter normalerweise viel leichter zu akzeptieren. Sensible Söhne können eine Bedrohung für die Männlichkeit des Vaters darstellen. Der Vater von James war jedoch hocherfreut über die Sensibilität seines Sohnes. Kevin kannte seinen Vater, der ziemlich sicher ebenfalls hochsensibel war, kaum. Kevin erinnerte sich, dass er immer still sein musste, wenn sein Vater nach Hause kam und sofort in seinem Arbeitszimmer verschwand, aus dem er selten noch einmal herauskam, ehe Kevin zu Bett ging. Sein Vater entschied sich, aus welchen Gründen auch immer, für den Weg, den viele beschreiten, und überließ seinen irritierend sensiblen Sohn der Erziehung durch Frauen.

Toms Vater richtete am meisten Schaden an, weil er erbarmungslos versuchte, aus seinem Sohn einen „echten Mann" zu machen. Als das misslang, schrieb er ihn ab und hänselte ihn damit, dass er ein „hoffnungsloser Fall" sei. Manche Väter versuchen sogar, die Sensibilität aus einem Sohn herauszuprügeln, und hoffen, der Sohn würde irgendwann Manns genug werden, um zu rebellieren.

Die Strategien, die sensible Männer als Erwachsene anwenden, spiegeln normalerweise wider, wie ihre Väter sie als Söhne betrachteten. Manche wissen, wie James, dass sie anders sind, und sind glücklich damit. Manche bemühen sich, wie Kevin, ihre Sensibilität zu verbergen und haben damit auch ein ganzes Stück weit Erfolg; in manchen Fällen verstecken sie sie sogar vor sich selbst. Sie bemühen sich nach Kräften, ganz anders zu werden als der Mann, den sie fürchten in sich zu erkennen. Manche schließlich stehen zum Leben wie Tom: Sie rechnen damit, schikaniert zu werden, und erleben, dass sie bei Frauen, die als Angehörige des weiblichen Geschlechts ebenfalls unter männlicher Aggression gelitten haben, nur als gute Freunde erwünscht sind.

Mindestens 100 Männer, die im Medienbereich arbeiten, haben mich über meine Forschungsarbeit befragt. Ich würde sagen, dass sie bis auf eine Hand voll allesamt hochsensible High Sensation Seeker waren. Fast alle gaben das mir gegenüber unter vier Augen zu. Ungefähr ein Drittel redete offen über die Sensibilität. Die meisten machten flapsige Sprüche, witzelten, schienen persönlich desinteressiert, stellten meine Argumentation ausgiebig infrage oder attackierten meine wissenschaftliche Methodik. (Als Reaktion darauf sprach ich über meine Beobachtungen bei männlichen Interviewpartnern während Diskussionen über das Thema Sensibilität – wenn wir auf Sendung waren, belebte das auf alle Fälle die Show.) Ich sah einige der tief sitzenden Gründe für diese in der Kultur verwurzelten Ängste, als ich von zwei Männern von einem angeblich christlichen Sender interviewt wurde. Sie behaupteten, dass laut der Bibel Frauen sensibel sein sollten, aber Männer niemals, und dass meine Ideen zutiefst antichristlich seien. Männliche Patienten, die aus einem solchen Milieu stammen, haben da viel zu bewältigen.

Der Zusammenhang von Sensibilität und Homosexualität lauert bei Männern immer im Hintergrund. Ich habe keine statistischen Daten dazu, aber ich habe mit homosexuellen Männern darüber gesprochen, die ebenso wie ich beobachtet haben, dass es unter den sensiblen Männern etwa denselben Prozentsatz von Homosexuellen gibt wie unter Männern im Allgemeinen. Das heißt, die Mehrzahl der homosexuellen Männer ist nicht hochsensibel – viele davon ganz offensichtlich nicht. Aber in ihrer Kultur werden einige Aspekte der Sensibilität gefördert, sodass sich sensible Männer eher willkommen fühlen und bereit sind, sich zu offenbaren. Da die Subkultur der Schwulen sich teilweise darüber definiert, dass sie geschlechtsspezifischen Rollenklischees trotzt, freuen sich manche nichtsensible Schwule darüber, dass sie in bestimmter Hinsicht sensibler sind als der durchschnittliche Mann.

Fazit: Der Körperbau des Patienten und die Einstellung des Vaters zur Sensibilität sind wichtige Faktoren, die bei der Behandlung sensibler Männer bedacht werden müssen. Die meisten kämpfen schon mit dem Konzept der Sensibilität selbst, und dieser Konflikt spiegelt sich auch in unserer Kultur wider.

Vorschläge für die Arbeit mit sensiblen Männern

Weisen Sie auf erfolgreiche sensible Männer hin, die als Vorbild dienen können

Wenn Sie selbst kein sensibler Mann sind, dann berichten Sie wenigstens von solchen, die Sie kennen und die *aufgrund* ihrer Sensibilität in irgendeiner Hinsicht erfolgreich sind, nicht *trotzdem*. Manche sensible Männer werden schon selbst Vorbilder gefunden haben. Sie können auch auf meine Beobachtung hinweisen, dass sensible Männer traditionell unter anderem die Rolle eines Schamanen, Heilers, Künstlers, Strategen, Vermittlers, Gesetzgebers, Richters, Lehrers, Naturforschers oder Wissenschaftlers eingenommen haben.

Besprechen Sie das kulturelle Problem

Erklären Sie, wie sehr wir alle von der Kultur geprägt werden und wie wichtig es ist, dass diese Männer ihrer eigenen ablehnenden Haltung zur Sensibilität entgegentreten. Ein Stück weit wissen ältere und weiter entwickelte Kulturen Männer, die künstlerisch veranlagt, nachdenklich, philosophisch, wissenschaftlich oder strategisch interessiert sind, eher zu schätzen. Von Immigranten geprägte Kulturen haben für diese Qualitäten weniger Verwendung. In ihnen gelten schnelles Handeln und

Robustheit mehr als andere Tugenden oder Verfeinerungen. Das gilt überall dort, wo rohe Gewalt wichtiger für das Überleben einer Gruppe ist als die Fähigkeit zum Nachdenken. Aber auf lange Sicht kann keine Gruppe ohne eine Balance zwischen diesen beiden Arten von Männern überleben.

Verdeutlichen Sie die Vorteile sensibler Männer

Diese Vorteile der Sensibilität können allgemein sein – wie bereits besprochen – oder es kann um die Vorzüge der jeweiligen Patienten gehen. Verdeutlichen Sie, wie sehr die Welt sie und ihresgleichen braucht.

Helfen Sie den Patienten, ihre Männlichkeit auf ihre Art zu beweisen

Junge Männer jeglichen Temperaments müssen sich beweisen, aber viel zu viele sensible Männer haben das Gefühl, sie hätten nichts zu beweisen, sondern nur etwas zu verbergen. Es kann hilfreich sein, sie zu allem zu ermutigen, was für sie eine Heldenreise sein kann, sei es eine einsame Radtour über Land oder das Vertiefen in ihr Innenleben. Ist der Mann schon älter und hat das bereits getan, machen Sie ihm klar, was ihm da gelungen ist. Andernfalls muss der Patient vielleicht erst noch herausfinden, was seine Männlichkeit sich selbst und denen gegenüber, die ihn gut kennen, beweist oder beweisen würde.

Sprechen Sie über Konkurrenz

Von Männern wird erwartet, dass sie aggressiv bis gnadenlos konkurrenzorientiert sind, das auch reizvoll finden und am Ende gewinnen. Sensible Männer mögen Konkurrenz normalerweise nicht und verwechseln diese Abneigung damit, nicht konkurrenzfähig zu sein im Sinne von: nicht gut genug zu sein. Diese Verwechslung sollten Sie ausräumen. Meist sind sie in irgendeinem Bereich ausgezeichnet, sie sind etwa erfolgreiche Heilpraktiker oder Berater, sehen jedoch das Heilen oder die Beratung nicht als Beispiel für Wettbewerb in dem Sinne an, dass ihnen vorrangig daran läge, ihre Überlegenheit zu bestätigen.

Teilweise mögen sie Wettbewerb nicht, weil sie nicht gerne aggressiv und der Anlass dafür sind, dass andere sich unterlegen fühlen, was viele Menschen, wenn nicht alle, als Tugend ansehen würden. Teilweise möchten sie auch einfach keine Risiken eingehen, also gehen sie Konkurrenzsituationen von vornherein aus dem Weg, es sei denn, sie wissen, dass sie gewinnen können. Um das zu ermöglichen, trainieren sie oder bereiten sich ungeheuer gründlich vor. So können sie zum Beispiel ihre Arbeit so erstklassig machen, dass ein Konkurrent gar nicht erst infrage kommt. Dann denken sie, es sei eigentlich gar kein echter Wettbewerb, weil niemand mit ihnen mithalten kann. Machen Sie ihnen klar, dass sie in gewissem Sinne schon im Vorhinein in ihrer Vorstellung der Konkurrenz standgehalten haben, bis sie sich ihres Erfolges sicher waren.

Die Notwendigkeit, konkurrenzfähig zu wirken, erstreckt sich auch auf Verabredungen und romantische Beziehungen. Von Männern wird erwartet, dass sie der Aggressor sind, entscheiden, was beide gemeinsam tun, und stets sexuell bereit sind. Aber sensible Männer wollen nicht riskieren, anderen zu schaden, indem sie die Kontrolle übernehmen, oder andere zu ärgern, indem sie sie nicht nach ihrer Meinung fragen. Die meisten Männer werden mit ihren Eroberungen prahlen oder über Frauen wie über Trophäen reden, aber sensible Männer tun das im Allgemeinen nicht. Manche haben das Leiden von Frauen so sehr stellvertretend absorbiert, dass sie bezüglich der Rechte und Gefühle einer Frau noch vorsichtiger sind als eigentlich nötig. Andererseits setzen viele Frauen Männlichkeit mit unverhohlenem Konkurrenzgebaren gleich, was für sie zum Teil ein Zeichen ist, dass der Mann stark genug ist, um sie zu schützen. Weisen Sie darauf hin, dass sensible Männer sich oft genug auch als Beschützer bewähren – sie nehmen nicht an, dass nie etwas Schlimmes geschehen wird, und bereiten sich deshalb mehr als andere auf Gefahr vor. Sie haben schon vorher durchdacht, was sie im Ernstfall tun wollen, und erkennen schneller die Zeichen dafür, dass die Zeit zum Handeln gekommen ist. Und schließlich berührt sie die Notlage eines anderen mehr und sie sind eher bereit, den Bedürfnissen eines anderen Vorrang zu geben.

Helfen Sie den Patienten bei der Beziehung zu ihrer Mutter

Alle Männer werden von ihrer Beziehung zu ihrer Mutter geprägt, aber sensible Männer hatten oft eine ungewöhnliche Beziehung zu ihr – so waren sie vielleicht der Vertraute der Mutter oder ihr kleiner Helfer. Weil diese Jungen so sensibel und zugewandt waren, haben sie vielleicht den ödipalen Konkurrenzkampf gewonnen und spüren die ganze damit verbundene Angst davor, in irgendeiner Weise für dieses Vergehen bestraft zu werden. Andererseits kann eine Mutter auch ihrem sensiblen Sohn den Respekt verweigern, weil sie das Gefühl hat, er sei kein „echter" Junge. Manchmal erlebt ein Junge all das zugleich oder auch in verschiedenen Phasen seiner Entwicklung. Diese Dynamiken werden in mancherlei Weise Schaden angerichtet haben und ganz bestimmt die Beziehungen zu Frauen beeinflussen. Diese Männer sind dann vielleicht zu unterwürfig, fürchten sich vor Kontrolle, zweifeln an ihrer Männlichkeit oder sind so wütend, dass sie nicht anders können, als eine Frau nach der anderen zu verletzen oder abzuweisen.

Ein sensibler Mann mag noch nicht einmal eine problematische Mutter gehabt haben und Frauen dennoch mit Angst oder Ärger begegnen, weil sensible Männer mehr als andere die mütterliche Macht zu strafen oder zurückzuweisen empfinden, eine Macht, die jede Mutter über ihren Sohn hat und die insbesondere auch seine Mutter über ihn hatte.

In diesen Fällen müssen Sie die emotionalen Schemata in Bezug zur Mutter herausfinden, aber auch die Erfahrung einer mütterlichen Präsenz ermöglichen (ob Sie nun ein Mann oder eine Frau sind), die liebevoll und unterstützend mit der Sensibilität des Patienten umgeht und zugleich respektvoll die Grenzen wahrt.

Sensible Frauen

Wie bereits erwähnt, haben Frauen tendenziell weniger Probleme mit ihrer Sensibilität (obwohl sie stärker von den Problemen der Frauen im Allgemeinen betroffen sein können). Sensibel-Sein wurde sogar schon mit Weiblich-Sein gleichgesetzt, und zwar in dem Sinne, dass Frauen ein Gespür für die Bedürfnisse anderer haben. Aber von dieser Sensibilität wird erwartet, dass sie zusammen mit nahezu unbegrenzter Energie und Resilienz auftritt. Das gilt heute mehr denn je. Susan (in Kapitel 1) ist ein sehr gutes Beispiel dafür.

Doch wenn Frauen sich nicht in die Welt hinausbegeben, empfinden sie deshalb weniger Scham als Männer. Männer fühlen sich vielleicht zu solchen Frauen hingezogen und genießen das Gefühl, sie zu beschützen, was für eine junge Frau sehr schmeichelhaft sein kann. So verlassen Frauen oft ihr Elternhaus nur, um sogleich in die Ehe hinüberzuwechseln, ohne jemals allein gelebt oder sich selbst ernährt zu haben.

Wie auch bei sensiblen Männern habe ich festgestellt, dass die Rolle des Vaters in ihrem Leben entscheidend war. In einem archetypischen Sinne lehren oft die Väter ihre Kinder, wie sie in der Welt stehen sollen. Im Hinblick darauf ignorieren manche Väter ihre sensiblen Töchter, weil sie sie am wenigsten interessant finden oder weil sie annehmen, dass sie nichts Bedeutendes erreichen werden. Manche sehen Sensibilität als eine gefährliche Schwäche an, die gerade eine Frau besonders gefährden kann, weil man sie vielleicht übervorteilt oder weil sie nicht in der Lage ist, selbst für sich zu sorgen. Diese Väter versuchen, ihre Töchter zu stählen, damit sie ihre Schwäche überwinden, genauso wie sie es bei einem Sohn machen würden. Manche, wie mein Freund Jim (in Kapitel 1), machen es richtig – sie akzeptieren die Sensibilität einer Tochter, erwarten jedoch, dass sie auf ihre Art und Weise in der Welt besteht und erfolgreich ist.

Fazit: Sensible Frauen müssen sich vor dem Klischee hüten, dass sie vorwiegend den Bedürfnissen anderer gegenüber feinfühlig sind und unbegrenzt Energie spenden können. Sie lassen sich oft auf eine frühe Heirat ein und werden ebenso stark wie Männer davon beeinflusst, wie ihre Väter mit ihrer Sensibilität umgehen.

Vorschläge für die Arbeit mit sensiblen Frauen

Ermutigen Sie zu gegenseitiger Abhängigkeit

Als Therapeut sollten sie eine sensible Frau unterstützen, die beschlossen hat, erst einmal allein oder mit anderen Frauen zusammenzuleben, ehe sie heiratet oder mit einem Mann zusammenlebt. Sonst gewinnt sie aufgrund ihrer stärkeren emotionalen Reaktionen – Angst, Einsamkeit, Gefühle der Niedergeschlagenheit oder Verletztheit – vielleicht den Eindruck, dass sie allein nicht zurechtkommt. Helfen Sie ihr jedoch auch, zu erkennen, dass niemand wirklich unabhängig ist. Wir hängen alle voneinander ab, selbst wenn wir in getrennten Räumen oder Häusern leben. Sie wird nicht allein sein, sondern Freunde und Angehörige haben, an die sie sich wenden kann, und auch Sie. Wenn sie potenzielle Partner kennenlernt, sollte sie nach jemandem Ausschau halten, der eine gegenseitige Abhängigkeit zu schätzen weiß.

Viele sensible Patientinnen werden dennoch emotional unfähig sein, allein zu leben. Angst oder Einsamkeitsgefühle aufgrund unsicherer Bindungen in der Vergangenheit würden sie überwältigen. Wenn Sie feststellen, dass eine Frau nicht allein leben kann, achten Sie sorgfältig darauf, sie deshalb nicht zu beschämen. Lassen Sie es im Hinblick auf das Zusammenwirken ihrer Sensibilität mit ihren Lebenserfahrungen normal erscheinen. Wenn sie möchte, kann das Alleinleben ein Ziel sein. Wenn sie noch nie allein war und in einer hinlänglich gleichberechtigten Beziehung lebt, seien Sie dankbar dafür, insbesondere wenn sie dadurch über die finanziellen Mittel für die Therapie verfügt. Wenn dem so ist, helfen Sie ihr anzuerkennen, was sie selbst zur Beziehung beiträgt, wie sie und ihr Partner aufeinander angewiesen sind und inwiefern beide durch ihr Zusammensein besser dran sind.

Fragen Sie nach ihrer Sexualität

Sensible Frauen (und auch Männer) sind vielleicht sehr zurückhaltend beim Thema Sexualität, aber als Therapeut müssen Sie es irgendwie zur Sprache bringen, auf behutsame Weise. Warten Sie, bis das Thema vorkommt, sei es in ihren Kommentaren oder Träumen. Achten Sie auf sexuelle Erfahrungen, die ihre Patientin stärker berührt haben, als es bei anderen der Fall gewesen wäre. Ermutigen Sie sie, ihren eigenen sexuellen Stil zu finden, der sich von dem nichtsensibler Frauen in mancher Hinsicht unterscheiden wird, wie in Kapitel 8 beschrieben. Ich achte auf Scham, wenn Frauen über Sexualität sprechen, und versuche, ein Vorbild für mehr Offenheit zu sein. Ich höre auch genau hin, wie sie zu Männern und Sex stehen – ob sie zu einigen ein tiefes Vertrauen haben können, jedoch nicht unterschiedslos sensibel auf die Bedürfnisse eines jeden Mannes reagieren.

Leiten Sie den Umgang mit Stress an

Viele sensible Frauen werden wie Susan (in Kapitel 1) versuchen, zu viel zu tun, zwischen Liebe und Pflicht oder dem Wunsch, ihre Kompetenz in einer männlichen Welt zu beweisen, hin und her gerissen. Nach außen hin sieht es vielleicht so aus, als würden sie alles schaffen, aber achten Sie auf Anzeichen für zu viel Stress und vergessen Sie nicht, dass Überlastung und chronische Übererregung die tieferen Gründe für viele affektive Störungen und Angststörungen sein können, außerdem für Beziehungsprobleme, Erziehungsprobleme und scheinbar davon unabhängige Gesundheitsprobleme. Ihre Aufgabe als Therapeut ist es, die Verbindung zwischen Stress und anderen Schwierigkeiten herzustellen, sofern sie vorhanden ist, und ganz bodenständig dabei zu bleiben, dass sich etwas ändern muss. Sie werden ihnen klarmachen müssen, dass sie anders und anfälliger für Stress sind. Sie scheitern nicht als Frau oder als Mensch. Sie sind einfach nur hochsensibel. Das macht sie stark, aber auf andere Weise.

Fazit: Sensible Frauen sollten dazu ermuntert werden, einige Zeit allein zu leben, damit sie wissen, dass sie das können, dabei aber in gegenseitiger Abhängigkeit mit anderen leben. Drängen Sie das Thema jedoch niemandem auf. Beginnen Sie behutsam offene Gespräche über Sexualität und achten Sie auf Anzeichen für Überlastung durch Arbeit und häusliches Leben.

Entwicklungsstadien

Therapeuten, die mit sensiblen Patienten arbeiten, haben manchmal beobachtet, dass diese die verschiedenen Entwicklungsstadien langsamer durchlaufen. Als Kinder haben sie Übergangsobjekte später abgelegt und später das Interesse an Spielsachen verloren. Sie haben spät Sexualität entwickelt und haben länger zu Hause gewohnt, später geheiratet und brauchten mehr Zeit, einen Beruf zu ergreifen, der sie ernährte. Das lässt sich nicht mit einem einzelnen Grund erklären, außer dass die Betreffenden vielleicht auch in diesen Fällen beobachten, ehe sie weitergehen und wahrscheinlich mehr aus jedem Entwicklungsstadium herausholen. Natürlich gibt es Ausnahmen, vor allem bei besonders sensiblen Kindern, die ein verfrühtes falsches Selbst entwickeln, das sehr erwachsen wirkt und sogar an die mittleren Lebensjahre erinnern kann, solange sie noch unter zehn sind. Doch wenn sie das Erwachsenenalter erreichen, stecken gerade sie oft besonders fest, weil sie das Gefühl haben, nicht wirklich auf das Leben vorbereitet zu sein, vor allem nicht auf ein Leben, in dem sie sich an eine nichtsensible Welt anpassen sollen.

Ich bin keine Entwicklungspsychologin, aber ich habe mich dennoch daran gewagt, ein Buch über die Erziehung sensibler Kinder zu schreiben: *The Highly Sensitive Child* (2002, dt. *Das hochsensible Kind,* 2008), wobei ich eine Spezialistin für das Temperament von Kindern, Jan Kristal, konsultieren konnte. Auch ihr Buch, *The Temperament Perspective* (2005), möchte ich hier wärmstens empfehlen. Es ist für Fachleute, die mit Kindern arbeiten, und ebenso für Eltern geschrieben. Da in diesen Büchern zahlreiche Ratschläge zur Erziehung zu finden sind, werde ich hier nur am Rande darauf eingehen. Vor allem Sie als Therapeuten müssen sich darüber im Klaren sein, dass das Temperament eine große Rolle bei Entwicklungsproblemen spielt, und ehe Sie annehmen, dass ein Kind oder eine Familie ein gravierendes Problem hat, sollten Sie erst einmal überlegen, ob die Umgebung des Kindes gut zu seinem Temperament passt und was getan werden könnte. Zuerst einmal über das Temperament nachzudenken ist besonders wichtig bei sensiblen Kindern, die dann, wenn man sie vorschnell in eine Therapie schleppt, sofort das Gefühl haben werden, wichtige Erwachsene dächten, mit ihnen sei etwas nicht in Ordnung. In *Das hochsensible Kind* findet sich ein Fragebogen, der Eltern und anderen helfen soll, die Sensibilität eines Kindes festzustellen.

Das Kleinkindalter

Wenn wir bei der Geburt beginnen, können sensible Babys mit spätestens fünf Monaten identifiziert werden, wobei manche schon von Geburt an erkennbar sensibel sind, da es ihnen anscheinend besser geht, wenn sie weniger Stimulation um sich haben. Die Erkenntnis, dass ein Neugeborenes vielleicht hochsensibel ist, kann Eltern und Kind helfen, leichter eine Bindung zu entwickeln. Manche Eltern scheinen Sensibilität bei ihren Babys zu spüren und beginnen sehr früh, darauf zu reagieren, wenn auch nicht immer verständig. Eine Mutter beklagte sich etwa, ihr neugeborener Sohn würde ohne Unterlass schreien. Er sei „zu zimperlich". Dann gestand sie, dass sie versuchte, ihren Sohn von Anfang an auf eine Welt mit hoher Stimulation vorzubereiten, indem sie ihn oft von einem Raum in den anderen brachte, ihn an verschiedenen Orten und sogar häufig in unterschiedlichem Bettzeug schlafen legte. Als sie dieses Rotationsprogramm einstellte, entspannte sich ihr Baby. Es blieb noch das Problem, ihr zu helfen, das Temperament ihres Kindes zu akzeptieren.

Das Schulalter

Im Schulalter erweitert sich die Passung *(goodness of fit)* an Spielgruppen und die Schule. Die meisten sensiblen Kinder tauen nur langsam auf, daher brauchen sie Ermutigung, soziale Kontakte zu knüpfen. Gleichzeitig brauchen sie mehr Auszeit als andere Kinder und werden nicht gedeihen in einer endlosen Runde von Fußballtraining, Sportunterricht und Verabredungen mit Freunden, gefolgt von Fernsehen oder Familienaktivitäten, sobald sie nach Hause kommen. Sensible Kinder sollten, wenn irgend möglich, ein eigenes Zimmer haben. Viele sind sehr begabt (Silverman, 1994) und sollten in ihrem jeweiligen Talent gefördert werden, damit sie sich nicht langweilen oder gebremst werden. Begabung kann wiederum bedeuten, dass sie an der Schule ausgegrenzt werden, wenn diese nicht gut für sie geeignet ist.

Die Adoleszenz

Die Adoleszenz ist das Alter, in dem die Sensibilität für physische Stimulation am geringsten ist. Ein Teil der Toleranz Jugendlicher für laute Musik, grelles Licht und all die anderen Reize beruht darauf, dass sie noch immer stark von ihren Altersgenossen beeinflusst werden, die überwiegend nichtsensibel sind. Zudem gehört diese Toleranz anscheinend zur Natur des jugendlichen Nervensystems. Viele sensible Jugendliche hören beim Lernen Musik oder haben den Fernseher laufen, aber diese Verhaltensweisen hören im Alter von rund 30 Jahren auf. Diese reduzierte Sensibilität hilft ihnen ganz gewiss, in die Welt hinauszugehen, und dient vielleicht sogar diesem Zweck.

Wenn Sie bedenken, wie schnell Kinder zu Erwachsenen werden und wie kompliziert das Erwachsensein ist, überrascht es nicht, dass Hochsensible normalerweise nicht alles auf der Reihe haben, ehe sie 30 werden. Die meisten haben eine schwere Krise, wenn sie die Schule, das College oder ihr Studium abgeschlossen haben, oder wann immer sie ernstlich vor der Aufgabe stehen, ihren Lebensunterhalt zu verdienen. In diesen Übergangsphasen können sie ängstlich, depressiv oder körperlich krank werden, selbst wenn sie das vorher noch nie waren. Sie schauen nach vorn, wie es ihrer angeborenen Strategie entspricht, und sehen, wie schwierig das Erwachsensein für alle ist, aber ganz besonders, wie schwierig es für sie sein wird.

Es ist wichtig, sie von der Idee abzubringen, dass sie diesen Prozess beschleunigen müssen, um als erfolgreich zu gelten. Eltern und Therapeuten sollten sensiblen Jugendlichen helfen, erfolgreiche Schritte in die Zukunft zu machen. Wenn sie sich entscheiden, diese Schritte klein zu halten, auf ein College in ihrem Heimatort zu gehen und zu Hause zu wohnen, sollten sie dafür gelobt werden. Sie tun das, was für sie richtig ist, was besonders dann schwierig ist, wenn sie die Möglichkeit haben, auf eine weit entfernte Universität zu gehen. Falls sie unter verschiedenen Hochschulen wählen können, dann weisen Sie auf die Vorteile hin, die es hat, sich für eine zu entscheiden, die in der Nähe von Verwandten ist, die auch ein enger Freund besucht oder die dafür bekannt ist, gut auf die Studenten aufzupassen.

Verabredungen mit dem anderen Geschlecht und sexuelles Experimentieren lassen vielleicht ebenfalls auf sich warten, und auch diese Verzögerung sollte man wahrscheinlich unterstützen. Der Druck der Altersgenossen ist jedoch sehr stark und manchmal erhöhen Eltern diesen Druck noch, weil sie sich Sorgen machen, wenn ihr Kind keine Dates hat oder die Tochter mit 20 noch Jungfrau ist. Meine Untersuchung zur Sexualität ergab, dass sensible Frauen länger warten, bis sie Sex haben, vorsichtiger bei der Auswahl des Partners sind (normalerweise wählen sie einen Sexualpartner, den sie lieben) und weniger schlechte Erfahrungen haben, was nicht überrascht. Viele jedoch fügten in freiwilligen Kommentaren hinzu, dass sie in jungen Jahren sexuell aktiver gewesen seien, als sie eigentlich wollten, und es später bedauert hätten. Sensible jugendliche Patienten und Patientinnen sollten dazu ermutigt werden, über ihre Sexualität zu sprechen, besonders über die Rolle des Drucks seitens der Altersgenossen sowie darüber, wie aktiv sie eigentlich sein wollen. Schließlich müssen sie sich zu Hause oder bei Ihnen unterstützt fühlen, damit sie nicht das Gefühl haben, nährende Nähe sei nur im Austausch gegen Sex zu haben.

Im Großen und Ganzen sind sensible Jugendliche leichter großzuziehen. Sie experimentieren meist weniger mit Drogen und gehen weniger Risiken aller Art ein. Sie sind auch gewissenhafter. Normalerweise sind sie die besten Schüler. Und oft auch die Patienten, denen man am leichtesten helfen kann.

Elternschaft und Reife

Sensible Menschen geben wunderbare Eltern ab. Aber sie brauchen Hilfe, weil sie sich so viele Sorgen machen und sich so leicht überwältigt fühlen. Vor allem aber müssen sie andere Erwartungen an sich selbst stellen als die, die in den Medien propagiert werden. Wenn man ein Baby bekommt, fällt man, ebenso wie bei der Ausrichtung einer Hochzeit, leicht in die Hände von kommerziellen „Helfern", die ihre

Kunden zu überzeugen suchen, dass sie ohne Beistand von außen gar nicht wissen, was zu tun ist. Aber die Einheitsratschläge, die da erteilt werden, können sensiblen Eltern das Gefühl vermitteln, mit ihnen sei etwas nicht in Ordnung, weil sie keine der Norm entsprechenden Erfahrungen machen. Und doch fühlen sich gerade diese Eltern am allermeisten verpflichtet, alle verfügbaren Erziehungsratgeber zu lesen. Als ihr Therapeut können Sie ihnen helfen, einen Teil der Information auszusortieren, und sie ermutigen, auf ihre Intuition zu hören, die sich auf eine solide Kenntnis ihres Kindes und ihrer selbst gründet.

Ältere sensible Menschen sind meist am besten an ihre Sensibilität angepasst, weil sie schon so viel Erfahrung mit ihrer Einzigartigkeit gesammelt haben. Vielleicht wirken sie gerade deswegen weniger gestresst und scheinen auch langsamer zu altern, weil sie auch dieses Entwicklungsstadium später durchlaufen. Zum Teil sind sie wahrscheinlich auch gewissenhafter in Bezug auf gesundheitliche Vorsorge, leiden jedoch weniger unter dem Alterungsprozess, weil sie ihn eher im Voraus bedacht als geleugnet haben. Sie haben gelernt, sich mehr auf ihr Innenleben und auf Selbstausdruck durch künstlerisches Tun oder den Beruf zu konzentrieren, und das sind altersunabhängige Unterfangen. Nur wenige Menschen interessieren sich für das Alter eines Schriftstellers oder Wissenschaftlers. Gleichzeitig hören sensible Menschen nie auf, an den Tod zu denken. Das hat sie seit der Kindheit begleitet. Sie haben sich auch ihr Leben lang darauf vorbereitet und stützen sich auf gut überlegte spirituelle oder philosophische Gedanken.

Andererseits erleben diejenigen, die als Patienten kommen, vielleicht durch die altersbedingte Abnahme der Kräfte und durch Verluste mehr Belastung als andere, weil sie generell emotional stärker reagieren und insbesondere größere Verlustangst haben. Ihre Rolle als Therapeut wird dabei sein, ihnen verstehen zu helfen, dass ihre starken Reaktionen normal sind, und ihnen dann zu vermitteln oder vorzuleben oder in diesem Fall vielleicht auch nur mitzuerleben, wie man am besten den Weg durch diesen Übergang findet.

Fazit: Das Alter macht bei hochsensiblen Patienten einen Unterschied. So werden sie als Jugendliche am wenigsten sensibel sein und langsamer heranreifen als andere. Als Eltern brauchen sie vor allem Bestätigung, und ihre Reaktion auf das Altern wird wahrscheinlich extrem positiv oder extrem negativ ausfallen.

Wie Sie sensiblen Patienten helfen, die auf dem Weg zum Erwachsenwerden hinterherhinken

Ein Zurückbleiben hinter den Altersgenossen auf dem Weg zum Erwachsenwerden ist oft das hervorstechendste Merkmal, das Therapeuten auffällt, wenn sie mit sensiblen Patienten arbeiten. Warum wohnt dieser Patient noch immer bei seiner Mutter? Warum übt er noch eine so niedrige Tätigkeit aus? Wann wird diese Patientin aufhören, sich wie ein Teenager zu kleiden? Warum denkt diese Patientin noch wie ein Kind?

Die Auflösung dieses Zurückbleibens wird für jeden Patienten einzigartig sein – und schleppend. Solchen Patienten Vorträge zu halten nützt im Allgemeinen nichts, denn sie wissen nur allzu gut, dass sie nicht mit ihrer Altersgruppe Schritt halten. Der Grund sind normalerweise Ängste – Ängste, die sie so beschämend finden, dass sie sie nicht einmal zugeben wollen, wie etwa die Angst, auch nur einen einzigen Fehler zu begehen, oder die Befürchtung, sie könnten jemanden wütend machen. Manche wissen um diese Ängste, andere werden unzählige andere Ausreden vorbringen: „Niemand geht heute noch aufs College – man verdient sein Geld im Internet." „Eine Familie zu gründen, ist zu viel Arbeit." „Ich möchte im Augenblick leben, nicht mein ganzes Leben im Voraus planen wie meine Eltern." Manchmal sind das behütete Kinder, die bisher einfach keinen Anreiz hatten, reifer zu werden, und die wissen, ob bewusst oder nicht, dass sie nicht vorbereitet wurden. Andere haben einen traumatischen Misserfolg erlebt – wurden gefeuert und verloren ihre Arbeit, mussten wegen Depression oder Ängsten von der Schule abgehen, hatten eine lange Liebesbeziehung, die scheiterte, oder mussten zuschauen, wie ein Elternteil ein solches Scheitern durchlitt.

Manchmal steckt ein Elternteil auch auf direktere Weise hinter der Entwicklungsblockade und bietet, meist unbewusst, genau in dem Augenblick Hilfe an, in dem das erwachsene Kind so weit ist, unabhängig zu handeln. Mutter erbietet sich, die Miete zu zahlen oder die Anzahlungen für das Haus zu übernehmen (aber sie sucht das Haus aus). Vater stellt sein Kind in seinem Büro an oder versucht zu begründen: „Er genießt einfach eine Weile das Leben, ehe er sich auf den Ernst des Lebens einlässt. Ich konnte das nie tun." Hier folgen einige Vorschläge für den Umgang mit diesen feststeckenden Patienten.

Verringern Sie die Scham und bauen Sie das Selbstwertgefühl auf

Da ein niedriges Selbstwertgefühl der Hauptgrund für das Zaudern dieser Patienten ist, müssen Sie ganz besonders darauf achten, sie nicht dafür zu beschämen, dass sie nicht vom Fleck kommen. Sie schämen sich sowieso schon, weil sie nicht Schritt halten können. Erklären Sie die Situation sich selbst und ihnen gegenüber damit, dass Sie sich ihren Lernerfahrungen und den daraus folgenden Ängsten zuwenden. Zeigen Sie ihnen, dass Sie sie gegenwärtig wertschätzen, was immer sie in Zukunft tun oder nicht tun.

Seien Sie geduldig

Jeder im Umfeld eines jungen Menschen, der in seiner Entwicklung nicht weiterkommt, möchte schnelle Ergebnisse sehen, aber der Patient hat vielleicht Angst, zuzugeben, dass er festsitzt, und versucht, glücklich zu wirken oder so zu tun, als hätte er sich freiwillig in diese Situation begeben. Nichts kann sich bessern, bis die Patienten eingestehen, dass sie unglücklich sind, weil es nicht weitergeht. Das wiederum wird erst geschehen, wenn sie sicher sind, dass sie Ihnen am Herzen liegen, ob sie nun Fortschritte machen oder nicht. Diese Momente ihrer Unzufriedenheit mit sich selbst muss man im Hinterkopf behalten, darf sich aber nicht darauf stürzen.

Halten Sie den Konflikt im Inneren des Patienten

Versuchen Sie zu vermeiden, dass Sie der Repräsentant des Erwachsenseins, der Vernunft oder Mäßigung werden, während der Patient die Gegenposition vertritt. Sehen Sie zu, dass Sie den Konflikt in seinem Inneren halten. „Sie sagen, ich möchte Sie vom Trinken abbringen. Ich erinnere mich nicht, das direkt gesagt zu haben. Ich weiß noch, dass ich wiederholt habe, was Sie selbst gesagt haben – dass Sie sich manchmal, wenn der Surfer in Ihnen zu viel trinkt, lausig fühlen, und dass Sie sich oft Sorgen machen, all dieses Herumhängen am Strand und Trinken sei einfach nur eine Flucht. Andererseits scheinen Sie es auch zutiefst zu genießen und etwas bringt Sie dazu, es immer wieder zu tun. Das ist ein wirklich schwieriger Konflikt, in dem Sie da stecken." Eine exzellente Haltung ist, schlicht zu sagen: „Ich bin zuversichtlich, dass Sie am Ende die beste Entscheidung treffen, die Ihnen möglich ist."

Der innere Konflikt hat seine eigenen Stimmen. Statt zu fragen: „Was hält Sie davon ab, sich eine Stelle zu suchen?", versuchen Sie es lieber mit: „Wer in Ihnen hält Sie davon ab, sich eine Stelle zu suchen?" Von Teilen zu sprechen mindert die Scham. Manchmal kann der Patient diesem Teil sogar eine Stimme geben. Ich kann mir auch vorstellen, was dieser Teil sagen würde, und darauf warten, dass der Patient, oder vielmehr dieser Teil des Patienten, mich korrigiert. Ich könnte es so versuchen: „Ich schätze, er würde uns sagen, dass er Angst hat." Der stecken gebliebene Teil des Patienten könnte antworten mit: „Ich will einfach gerne versorgt werden."

Lassen Sie sich auf den Teil des Patienten ein, der ein Kind bleiben möchte

Sehr oft ist der Wunsch spürbar, dem Erwachsensein zu entgehen, und er muss zugelassen werden, damit der Patient hört, womit er es zu tun hat. Ich ermuntere diesen Teil zum Sprechen und erfahre dabei oft eine Menge über die Probleme der Kindheit, die noch immer da sind und das Kind vom Wachsen abhalten. Je mehr es sich willkommen fühlt, desto mehr wird es offenbaren. Nichts davon sollte später gegen die Patienten verwendet werden: „Ich vermute, das ist dieser kindliche Teil in Ihnen, der einfach versorgt werden will." Vielmehr bitte ich manchmal darum, noch einmal mit diesem Teil sprechen zu dürfen, um zu erfahren, wie er sich entwickelt und welche neuen Ängste er jetzt erlebt.

Sehen Sie die Zukunft mit den Augen der Patienten

Hochsensible blicken nach vorn und sehen Konsequenzen, aber manchmal stecken sie in ganz nahen Problemen fest, die sie lähmen, oder auch in einem deprimierenden Bild von sich selbst als Erwachsene – voller Sorgen, mit drückender Verantwortung belastet, nur für das Wohl anderer da. Wer würde so etwas wollen? Die langfristige Perspektive muss mit der Aussicht aufgehellt werden, dass den Patienten etwas Kreativeres einfällt. Sie müssen nicht so sein wie andere. Selbst wenn die Situation kurzfristig so aussieht, dass nur harte Arbeit und der Kampf mit Hindernissen angesagt sind, helfen Sie ihnen, wenigstens ein paar Schritte auf dem Weg in die gewünschte Richtung sofort zu tun. Sie sollten unbedingt erst ihre Promotion abschließen, ehe sie einen Roman schreiben, aber sie könnten schon einmal Kurzgeschichten verfassen. Sie könnten etwa sagen: „Ich möchte, dass Sie sich zehn Jahre in die Zukunft versetzen und von dort her auf die unterschiedlichen Wege schauen, die Sie mit und ohne Dissertation beschreiten würden. Wenn Sie den Doktor nicht machen, dann lautet Ihr Motto wahrscheinlich: ‚Alles, bloß keine Dissertation.' Solche Leute können oft als befristete Lehrbeauftragte arbeiten, sind aber schlecht bezahlt. Dennoch könnte das für Sie das Richtige sein. Sie könnten sich auf jeden Fall leisten, sich ein Zimmer in der Stadt zu mieten, und an Ihrem Roman weiterschreiben. Sie könnten auch nebenbei ein paar Gebrauchstexte verfassen. Die gute Nachricht ist, dass Sie so oder so in zehn Jahren keine langen akademischen Texte schreiben müssen. Und auf dem Weg zur Promotion ist das Verfassen der Dissertation das Schlimmste für Sie. Glücklicherweise wird es in zehn Jahren nicht mehr darauf ankommen, was Sie geschrieben haben. Nur darauf, dass Sie es geschrieben haben. Sie haben die erforderliche Recherchearbeit geleistet. Sie wissen, dass Sie schreiben können. Sie müssten nur Ihren Perfektionismus beiseitelassen können. Und Sie fürchten Ihren Doktorvater. Ich frage mich, ob Sie ihn vielleicht dazu bringen könnten, einen Blick auf eine vorläufige Rohfassung des ersten Kapitels zu werfen, damit sie sehen, ob Sie auf dem richtigen Weg sind." Seien Sie aber sehr vorsichtig, nicht zu viel Druck zu machen, wenn Sie wissen, dass der Patient es nicht mit Willenskraft allein durchziehen kann. Sonst bescheren Sie ihm nur eine weitere Niederlage.

Ethnische Zugehörigkeit

Wenn man davon ausgeht, dass ungefähr gleich viele sensible Menschen in allen Völkern und Ländern geboren werden, dann stellt sich die Frage, wie die Sensibilität jeweils bewertet wird. Wird sie geachtet, akzeptiert, ignoriert oder abgelehnt? Im Allgemeinen schätzt man in Europa und Asien Sensibilität ein wenig mehr als in Nord- und Südamerika und Australien, wobei sich das vielleicht gerade ändert.

In den Vereinigten Staaten habe ich die Reaktion verschiedener ethnischer Gruppen auf Sensibilität beobachtet, allerdings kann man nur sehr schwer verallgemeinern. Bei Afroamerikanern scheint dieses Merkmal meist außerhalb ihres Selbstverständnisses zu liegen. Ich habe den Verdacht, dass während und nach der Sklaverei (oder Einwanderung) die meisten mit diesem Merkmal nicht überlebt haben oder sich dann, wenn ihnen das gelang, so stark anpassen mussten, dass sie es nicht mehr wahrnehmen. Andererseits vermute ich auch, dass einige der wichtigsten afroamerikanischen politischen und spirituellen Führungspersönlichkeiten hochsensible Extravertierte waren. Wenn ich nicht eine große Menge an Fakten habe, die meine Ansicht stützen, lasse ich mich normalerweise nicht darauf ein, zu raten, ob historische Persönlichkeiten hochsensibel waren, weil sie nicht greifbar sind und das bestätigen oder verneinen können. Allerdings dürften die hochsensiblen Afroamerikaner zu denen gehört haben, die am meisten unter dem litten, was vorging, am ehesten eine Vision von einer Veränderung entwickelten und die kreativsten Ideen für ihr Vorgehen hatten.

Die Afroamerikaner, die mir ihre Gedanken zum Thema Sensibilität mitgeteilt haben, ließen mich wissen, dass afroamerikanische Frauen durchweg als stark angesehen werden, und dass die Männer schon genug Probleme mit ihrem Selbstbild haben, ohne sich noch obendrein das Etikett „hochsensibel" anzuheften. Und doch sind viele sensibel und erleben das sowohl als zusätzliche Quelle von Schmerz als auch als Ressource. Manche empfinden die leidvolle Situation ihrer Leute und von sich selbst so stark, dass sie davon fast gelähmt werden, aber die meisten haben kreative Wege gefunden, die Härte der Situation zu mildern. Manche haben ihre Sensibilität auch dazu genutzt, sich so weit an die weiße Mehrheit anzupassen, dass es ihnen gelungen ist, den Schaden, den ihnen Vorurteile zufügen, zu dissoziieren. Manche konnten ihn vielleicht auch heilen oder er blieb ihnen gänzlich erspart, aber normalerweise gehe ich davon aus, dass sie nur wünschen, es wäre so gewesen.

Bei Menschen, die aus spanischsprachigen Ländern stammen, scheint die Reaktion auf Sensibilität je nach der Familie verschiedenartiger auszufallen. Ich vermute, dass die Hochsensiblen aus diesen Kulturen häufiger extravertiert sind, da die Familie und das Gemeinschaftsleben im Allgemeinen eine Quelle von Unterstützung sind. Ich wollte, ich könnte zum Thema ethnische Zugehörigkeit mehr sagen, aber vielleicht werden mit der Zeit mehr Stimmen zu dem Thema von den Hochsensiblen selbst zu hören sein.

Fazit: Jede ethnische Gruppe und jede Familie in dieser Gruppe hat ihre eigene Ansicht zur Sensibilität als Merkmal, und das beeinflusst sehr stark, wie Patienten der jeweiligen Gruppe ihr Temperament annehmen und verstehen.

Zusammenfassung und Schlussfolgerung

In diesem Kapitel wurden drei Themen besprochen – niedriges Selbstwertgefühl, der Versuch, so zu leben wie Nichtsensible, und die Empfindlichkeit gegenüber Kritik. Außerdem wurden einige spezielle Fragen zu Geschlecht, ethnischer Gruppe und Alter erörtert.

Die in diesem Kapitel diskutierten Probleme sind weitgehend die Folge davon, dass sensible Menschen eine Minderheit bilden, nicht der Sensibilität an sich, sodass viele Schwierigkeiten als Ergebnis negativer Klischees angesehen werden können. Das heißt, Sensible sind eine weitere Minderheit, die Vorurteilen gegenübersteht, in diesem Fall aufgrund ihres Temperaments. Diese Vorurteile sind überraschend offenkundig, vom Schulhof über das Klassenzimmer bis hin zum Firmenbüro und der Arztpraxis. Wie andere Menschen, die erlebt haben, dass man ihnen mit Vorurteilen begegnet, haben Sensible ein negatives Selbstbild entwickelt. Sie möchten ihre Empfindsamkeit unterdrücken und sich so wie die meisten anderen in ihrer Umgebung verhalten, auch wenn ihnen das nicht gut bekommt. Sie haben gelernt, negatives Feedback zu erwarten, und schreiben ihm die Bedeutung zu, mit ihnen sei etwas grundsätzlich nicht in Ordnung. Die Folgen dieses Vorurteils standen im Mittelpunkt dieses Kapitels.

Wie bei allen Opfern von Vorurteilen müssen Kliniker sich besondere Mühe geben, die Hochsensiblen zu schätzen und sie fair zu behandeln, denn dann haben sie die beste Chance, die Folgen des Schadens zu überwinden, der ihnen zugefügt wurde. Wir wollen ihnen die Erfahrung des völligen Angenommenseins ermöglichen und ihnen helfen, herauszufinden, wie die kulturellen Vorurteile sie persönlich beeinflusst haben, vielleicht auf Wegen, die ihnen nicht bewusst sind. Diese Wiedergutmachung eines Unrechts kann eine sehr lohnende Arbeit sein.

5. Abstimmung der Behandlung auf hochsensible Patienten

Der wahrhaft schöpferische Geist auf jedem beliebigen Gebiet ist nicht mehr als das: ein Mensch, der mit einer abnormen, unmenschlichen Sensibilität geboren wurde. Für ihn ... ist eine Berührung ein Schlag, ein Geräusch Lärm, ein Missgeschick eine Tragödie, eine Freude eine Ekstase, ein Freund ein Geliebter, ein Geliebter ein Gott und ein Misserfolg der Tod. Fügen Sie zu diesem grausam empfindsamen Organismus die überwältigende Notwendigkeit hinzu, zu schaffen, schaffen, schaffen – sodass es diesem Menschen ohne das Hervorbringen von Musik oder Dichtung oder Büchern oder Gebäuden oder sonst etwas Bedeutsamem förmlich den Atem raubt. Er muss hervorbringen, muss Schöpferisches heraussprudeln. Dank eines seltsamen, unbekannten, inneren Drangs ist er nur dann wirklich lebendig, wenn er etwas hervorbringt.

(Pearl S. Buck, Schriftstellerin, Nobelpreisträgerin)

In diesem Kapitel wird dargestellt, wie Therapeuten ihre therapeutische Arbeit so modifizieren können, dass sie besser zu ihren hochsensiblen Patienten passt (gerade auch dann, wenn die Therapeuten selbst nicht hochsensibel sind). Die hierfür geeigneten Methoden werden anhand der vier grundlegenden Merkmale der Sensibilität besprochen, die in Kapitel 2 angeführt wurden: gründliche Informationsverarbeitung, Übererregbarkeit, emotionale Intensität und sensorische Empfindlichkeit.

Um den vielen hochsensiblen Menschen behilflich zu sein, die in Psychotherapie kommen, wollen wir uns gut auf sie einstellen. Einen Anfang finden wir, indem wir auf das Konzept der Passung *(goodness of fit)* aus der Literatur über das kindliche Temperament zurückkommen (Kristal, 2005; Thomas & Chess, 1977). Das heißt nicht, dass Therapeut und Patient das gleiche Temperament haben müssen. Es bezieht sich vielmehr auf die Aufgabe des Therapeuten, die therapeutische Umgebung und Erfahrung so zu modifizieren, dass sie physisch, sozial und emotional gut zu sensiblen Patienten passen. Glücklicherweise kann sich der Therapeut etwas umstellen und Setting und Rahmen leicht ein wenig abwandeln, um dieses Ziel zu erreichen. Wie bei Kindern fördert es die Ergebnisse, wenn man sich auf das Temperament der Sensiblen einstellt. Daher lohnt es sich für einen Therapeuten durchaus, diesem Thema Aufmerksamkeit zu schenken.

Sie denken vielleicht: „Aber das sind Erwachsene – sie müssen lernen, sich anzupassen." Stimmt, wenn Kinder erwachsen werden, ist es ihre Aufgabe, sich anzupassen oder Menschen und Orte zu suchen, die gut zu ihnen passen. Auch Ihre sensiblen Patienten sind Erwachsene, die sich meist an ihre nichtsensible Umwelt anpassen.

Aber es ist vielleicht das Beste, sie nicht zu zwingen, das auch in Ihrer Praxis zu tun, wenn man die bereits geschilderten Untersuchungsergebnisse bedenkt (Belsky, Bakermans-Kranenburg & van Ijzendoorn, 2007; Ellis et al., 2005; Pluess & Belsky, 2009), dass sensible und schwierige Kinder im Allgemeinen ungewöhnlich gut geraten, wenn sie in der Kindheit die richtige Erziehung und Umgebung genossen haben. Sensible Erwachsene zu ermutigen, sie selbst zu sein, während Sie ihnen die gute Passung bieten, dürfte bei ihnen höchst wahrscheinlich zu überdurchschnittlich guten Ergebnissen führen.

Das vorangestellte Zitat von Pearl S. Buck klingt ein wenig dramatisch, aber ich habe es angeführt, um Sie daran zu erinnern, dass Sensibilität für Ihre Patienten sehr real ist, ob sie das auch für Sie ist oder nicht. Außerdem kann man mit Sicherheit sagen, dass jeder sensible Mensch ungewöhnlich kreativ ist, selbst wenn das nicht zum Ausdruck kommt oder wenn kein bestimmtes Ausnahmetalent erkennbar ist. Doch Ihre sensiblen Patienten sind vielleicht vom Leben so niedergedrückt, dass der innere Drang, der sie laut Pearl S. Buck normalerweise am Leben hält, einfach schon halb tot ist, und Ihre Aufgabe besteht teilweise darin, ihn wieder zum Leben zu erwecken.

Welches Temperament haben Sie selbst?

Zwar brauchen Therapeuten nicht das gleiche Temperament zu haben wie ihre Patienten, um eine gute Passung anbieten zu können, aber sie werden sich der Wirkung ihrer eigenen Sensibilität oder deren Fehlen bewusst sein müssen.

Wenn der Therapeut nicht hochsensibel ist

Therapeuten sollten diesen Abschnitt auch dann lesen, wenn sie hochsensibel sind, denn selbst ein sensibler Therapeut ist oder hält sich vielleicht für nicht so sensibel wie ein bestimmter Patient.

Vorzüge, die nichtsensible Therapeuten bieten

Noch einmal sei betont, dass es keiner von Haus aus hochsensiblen Eltern bedarf, um ein sensibles Kind großzuziehen. Es verlangt jedoch Geschick. (Erinnern Sie sich an Suomi [1997], der reaktive Affen von fremden Affenmüttern aufziehen ließ. Nur diejenigen, die von erfahrenen Pflegemüttern großgezogen wurden, waren später nicht schüchtern, depressiv oder ängstlich.) Damit können Sie Ihren Temperamentsunterschied zum Vorteil des Patienten nutzen. So bedeuten etwa der Respekt und die Bewunderung eines nichtsensiblen Therapeuten ganz besonders viel. Es wird Augenblicke geben, in denen Sie das Recht Ihres sensiblen Patienten, Bedürfnisse auszudrücken, die sich von denen der Mehrheit unterscheiden, spontan verteidigen.

Sie werden auch leicht ein Vorbild dafür sein können, wie man die „Lautstärke", die Intensität des Sprechens, in jeglicher Weise steigern kann, wenn sensible Patienten das tun müssen, um von anderen gehört zu werden, die so sind wie Sie. Wenn Sie zu schonungslos sind oder Fragen auf eine Weise stellen, die sensible Patienten als bedrohlich empfinden, was sich nicht vermeiden lässt, dann bieten Sie ihnen die Chance, mit derartiger Kommunikation umgehen zu lernen und herauszufinden, was die eigentliche Intention hinter der Lautstärke war. Sie ermöglichen ihnen die unmittelbare Erfahrung, wie die Mehrheit denkt, wie sie sie erlebt und was ganz allgemein von denen zu erwarten oder nicht zu erwarten ist, die nicht sensibel sind.

Wenn sensible Patienten überwältigt sind, könnten Sie ruhiger und besänftigender sein, als es ein hochsensibler Therapeut wäre, und Ihre Patienten werden diese gelassenere Reaktion verinnerlichen. Da Sie vermutlich dazu neigen, freier zu sprechen und zu handeln, sind Sie schließlich auch ein Vorbild für spontanes Verhalten.

Die Gefahren der Unterschiedlichkeit

Hüten Sie sich vor der verbreiteten Annahme, andere seien wie Sie, und die Schwierigkeiten aller Patienten beruhten auf einem Trauma, das aufgedeckt und geheilt werde, oder auf einer Denkweise, die korrigiert werden müsse. Tatsache ist, dass einige Aspekte hochsensibler Patienten sich nie ändern werden. Dabei geht es nicht um unbewussten Widerstand und es bedeutet auch nicht, dass die Therapie gescheitert ist.

Der Rat, den ich Paaren gebe, bei denen einer sensibel ist und der andere nicht, passt ebenso für die therapeutische Dyade. Der allererste Schritt ist, den Unterschied zu akzeptieren und vielleicht auch zu betrauern. Wenn Sie jemanden sehr gern haben, möchten Sie, dass er oder sie so ist wie Sie. Dann sind Sie sich näher. Auf den ersten Blick sieht es außerdem so aus, als wäre der geliebte Mensch glücklicher, wenn er nicht sensibel und Ihnen und anderen ähnlicher wäre.

Ehrlich gesagt, macht es Ihnen vielleicht auch einfach keinen Spaß, Ihr eigenes Verhalten so zu verändern, dass es den „übertriebenen" Empfindlichkeiten des anderen entspricht. Wie ein nichtsensibler Partner müssen nichtsensible Therapeuten die Verschiedenheit ihrer sensiblen Patienten sowohl akzeptieren als auch betrauern. Erst dann können die beiden damit beginnen, Probleme auf eine kreative Weise zu lösen, um sich aneinander anzupassen. Bis dahin wird es immer wieder heißen: „Ja, aber …" „Ja, aber meinen Sie nicht, Sie könnten sich daran gewöhnen, dass …?" Oder: „Ja, aber versuchen Sie es doch nur ein einziges Mal und schauen Sie einfach …"

Vorschläge sind vollkommen in Ordnung, wenn Sie die Sensibilität Ihres Patienten erst einmal voll akzeptiert haben. Sie können sensible Patienten ermutigen, wie mein Freund Jim seine Tochter Lily ermutigt hat (in Kapitel 1). Sie müssen sich auch nicht immer mit einem „Nein" zufriedengeben, wenn Sie glauben, ein Patient könnte etwas fertigbringen und stünde dann besser da. Oft haben diese Patienten erlebt, dass andere aus Verzweiflung im Bemühen um sie viel zu schnell aufgegeben haben. Da der Patient ja erfolgreich sein möchte, ist ein respektvolles Vertrauen außerordentlich hilfreich.

Die Langsamkeit dieses ganzen Prozesses kann jedoch frustrierend sein. Sie mögen es vielleicht nicht, wenn Sie alles so vorsichtig angehen müssen. Sie werden Geduld brauchen und sich damit trösten können, dass es von Vorteil ist, die Tugend der Geduld zu entwickeln. Vielleicht langweilen Sie sich auch mehr, als ein hochsensibler Therapeut es tun würde. Sensible Patienten haben manchmal seltsame, tiefe und oft humorvolle Erkenntnisse, die aber nur langsam zutage treten. Wenn sie schweigen und Sie wissen, dass sie nachdenken, ist es verlockend, den Gedanken für sie zu Ende zu führen oder nach dem „Multiple-Choice-Prinzip" zu raten. „Es sieht so aus, als fiele es Ihnen schwer, Ihre Gedanken auszusprechen – fürchten Sie sich vor Ihrer eigenen Reaktion oder vor meiner?" Eine bessere Lösung ist, etwa zu sagen: „Ich merke, dass es Ihnen anscheinend schwerfällt, Ihre Gedanken in Worte zu fassen – ist das richtig? Fällt es Ihnen schwerer als gewöhnlich? Wenn ja, frage ich mich, welche Gründe das haben könnte."

Nichtsensible Therapeuten sind vielleicht bestürzt, wenn sie feststellen, dass sie unabsichtlich die Gefühle eines Patienten verletzt haben. Manchmal finden sie das auch erst heraus, wenn der Patient die Therapie abbricht. Um das zu vermeiden, müssen sich Therapeuten bemühen, die „Lautstärke" – die Eindringlichkeit ihrer Worte – herunterzuregeln. Jeder neigt dazu, seine Gedanken mit genau der Intensität in Worte zu fassen, die erforderlich ist, damit andere zu ihm durchdringen. Hochsensible brauchen jedoch nur Andeutungen, Gesten, Blicke und Nuancen im Ton, und genau damit kommunizieren sie meist auch selbst. Die Vorschläge eines nichtsensiblen Therapeuten können in ihren Ohren wie barsche Befehle klingen, die unbedingt befolgt werden müssen. „Hinterlassen Sie nach neun Uhr abends keine Nachrichten mehr", heißt für Sie vielleicht nur, dass sie nach neun oft nicht mehr das Band abhören, kann aber auch verstanden werden als: „Bitte belästigen Sie mich nach neun Uhr nicht mehr." Fragen können wie Angriffe klingen („Warum haben Sie das gemacht?"). Deutungen können sich wie ein Urteil über die Integrität der Absichten des Patienten anhören („Vielleicht ist der wahre Grund dafür, dass Sie mir diese Geschenke mitbringen, Ihre Befürchtung, ich würde Sie ablehnen, wenn Sie das nicht täten?").

Mit besonderer Behutsamkeit muss der Therapeut agieren, wenn ein hochsensibler Patient vorsichtig seine subtilen Gefühle offenbart. Diese Gefühle sind wie Meeresbewohner, die aus großen Tiefen heraufgeholt werden und im hellen Sonnenlicht kaum überleben können. Ein Lächeln oder eine Abschweifung Ihrerseits kann schon zu respektlos wirken, sodass die Patienten Ihnen solche Dinge nie mehr mitteilen werden, auch wenn sie für ihr Leben zentral sind. Ein Patient drückte das einmal so aus: „Es war, als wäre ich in einem dunklen, nur von Kerzenlicht erhellten Raum ins Gebet vertieft, und dann sind Sie hereingekommen, haben die Deckenlampe eingeschaltet und gefragt, was ich da mache."

Natürlich können diese Patienten lernen, sich auf eine nichtsensible Lautstärke einzustellen – viele haben das bereits getan –, und sie können dadurch oder durch Sie erreichen, dass es sie nicht mehr belastet. Aber die Gefahr bei einer zu großen Lautstärke ist, dass Sie zu viel Einfluss haben. Der Patient sagt vielleicht nichts dazu und weiß es vielleicht noch nicht einmal, weil er so daran gewöhnt ist, „überfahren" zu werden.

Dann gibt es noch die sensiblen Patienten, die gelernt haben, ordentlich auszuteilen, selbst jedoch definitiv nicht einstecken können, was sie austeilen.

Beispiel

Josh war ein kleiner, schlanker, hochintelligenter und sehr sensibler Teenager, der überwiegend mit Kindermädchen und in Internaten aufgewachsen war. Er war überall der Kleinste in der Klasse und hatte eine aggressive, spöttische Abwehrhaltung aufgebaut, die seine große Angst vor Ablehnung verdeckte. Diese Abwehr war vor allem in den Internaten besonders brutal geworden, in denen die meisten seiner Mitschüler dieselbe Ablehnung seitens ihrer Eltern spürten und ihre Wut darüber aneinander ausließen.

Er kam während der Sommerferien in Therapie, nachdem er beim Autofahren unter Alkohol und Drogen erwischt worden war, was seine vielfachen Substanzabhängigkeiten und selbstzerstörerischen Verhaltensweisen ans Licht gebracht hatte. Da er noch jung war und seine Eltern die besten Anwälte zu seiner Verteidigung bezahlten, wurde er lediglich zu einer Behandlung der Suchterkrankung, gefolgt von einem Jahr Therapie verurteilt. Wieder finanzierten seine Eltern die besten Fachleute, und Josh setzte natürlich seine im Internat erworbenen Abwehrstrategien gegen seine Therapeuten ein. Die beiden ersten erwiderten sein Verhalten im selben Stil, wenn auch nicht inhaltlich, vermutlich weil sie dachten, sie würden sich auf einen taffen jungen Mann einstellen. Der dritte versuchte es mit aktivem Zuhören, was ihm nur eisernes Schweigen einbrachte. Josh weigerte sich, bei einem von ihnen weiterzumachen, und bezeichnete sie als inkompetent. Der vierte, ein Kollege von mir, ließ sich nicht täuschen. Er war zwar selbst nicht hochsensibel, hatte aber eine sensible Tochter. Sie hatte einen ähnlich taffen Stil entwickelt, um mit den „hinterhältigen" Mädchen an ihrer Highschool fertigzuwerden.

Mein Kollege näherte sich Josh zunächst einmal sehr behutsam, wie man an ein scheues Pferd herangehen würde – er sah sich an, was Josh alles genommen hatte, und begann dann laut über den Streit in unserer Kultur nachzudenken, ob es „in Ordnung sei, high zu werden". Joshs Wut brach sich Bahn, aber nicht auf diesen Therapeuten, der so ruhig, aufmerksam, präsent und unaufgeregt wie möglich blieb. Vielmehr redete Josh darüber, wie schlecht behandelt und abgelehnt er sich von den Gerichten, seinen Eltern und vor allem von den ersten drei Therapeuten gefühlt hatte. Zwei davon hatten ihn nach seinem Empfinden angegriffen und der dritte hatte ihn „wie ein Kind" behandelt. Es stellte sich dann heraus, dass diese drei Therapieversuche zu den verstörendsten Erlebnissen in seinem jungen Leben zählten. Er hatte das Gefühl, dass diese Fachleute, die sich doch auskennen müssten, überhaupt erst bestätigt hatten, wie wenig liebenswert und verhaltensgestört er tatsächlich war.

Nach und nach begann Josh ein wenig mehr von seiner Sensibilität zu offenbaren, die der Therapeut früh als zentralen Punkt in der Therapie ansah. Gemeinsam kamen sie zu dem Schluss, dass er die Drogen nicht genommen hatte, um einen besonderen Kick zu erleben, es den anderen gleichzutun oder die Aufmerksamkeit seiner Eltern zu erlangen, sondern einfach als Selbsthilfe gegen seine Übererregung in der Schule und seine heftig schwankenden Emotionen. Als er mit der Zeit besser verstand, warum er in dieser misslichen Lage gelandet war und dass er nicht selbst daran schuld war, erklärte er sich zur Einnahme von Medikamenten bereit, die ihm im Moment mehr Kontrolle ermöglichten. Als Josh lernte, seiner Sensibilität Rechnung zu tragen (und auch seiner unsicheren Bindung), wurde es ihm möglich, mit der Hilfe seines Therapeuten illegale Drogen aufzugeben und in Maßen das zu genießen, was legal war. Länger brauchte er dafür, seinen defensiven Ton abzulegen und sich eine Tonart anzugewöhnen, die seinem wahren Wesen und seinen Gefühlen besser entsprach.

Wenn der Therapeut ebenfalls sensibel ist

Die Vorteile eines „übereinstimmenden Paares" liegen auf der Hand. Die beiden verstehen einander auf Anhieb. Der Patient fühlt sich wohl, gut verstanden und hat das Vorbild eines anderen sensiblen Menschen vor Augen, der relativ ordentlich mit dem Leben zurechtkommt. Der Therapeut hat eigene Erfahrung im Umgang mit Übererregung, intensiven Emotionen und anderen Problemen, die generell mit Sensibilität zusammenhängen. Die Tiefe und die weitreichende Intuition seines Patienten bringen den Therapeuten weder aus der Fassung noch wird er darauf neidisch. Außerdem steigern sensible Therapeuten schon allein dadurch, dass sie sie selbst sind, das Selbstwertgefühl ihrer Patienten.

Allem Anschein nach ist also wenig Anpassung erforderlich. Doch auch wenn sensible Therapeuten mit ihrer Sensibilität vertraut sind, lauern hier Fallen. Eine davon ist die Annahme, dass der Patient auch in anderer Hinsicht ähnlich wie er selbst ist. So erwarte ich tendenziell, dass hochsensible Patienten ebenso wie ich introvertiert sind, aber das sind nicht alle. Manchmal bitte ich sie, mich daran zu erinnern, wenn sich diese Annahme bemerkbar macht. Mich an die Denkweise sensibler Extravertierter anzupassen kostet mich Mühe. Manchmal nehme ich auch an, ein sensibler Patient hätte dieselben Begrenzungen und Vorlieben wie ich selbst. Ich achte sorgfältig darauf, meinen Schrecken zu verbergen, wenn ein sensibler Patient sich zum Drachenfliegen entschließt oder sich für ein öffentliches Amt bewerben möchte – beides Ziele, die ich weder je hätte noch glaube erreichen zu können.

Außerdem können beim Sprechen über die anderen Beziehungen des sensiblen Patienten, besonders über die Ehe mit einem nichtsensiblen Partner, sowohl Sie als auch der Patient die Perspektive des Nichtsensiblen vergessen. Es hilft, wenn es im Leben von Therapeuten für sie bedeutsame Menschen gibt, die ebenfalls nichtsensibel sind. Falls nicht, versuchen Sie, mit einem solchen Menschen Freundschaft zu schließen.

Bei sensiblen Therapeuten gibt es vielleicht auch Themen, die alle Patienten betreffen, die sensiblen jedoch ganz besonders. So waren Sie vielleicht selbst schon Zielscheibe negativer klischeehafter Zuschreibungen, fühlen sich daher mit einem Makel behaftet und neigen dazu, in einem Konflikt klein beizugeben. Daher kann es Ihnen schwerfallen, Ihre Bedürfnisse selbstbewusst zu vertreten, wie etwa angemessene Vergütung oder ungestörte Pausen. Dann müssen Sie Ihre Gewissenhaftigkeit wachrufen und sich erinnern, dass Sie mit diesen Verhaltensweisen ein Beispiel für schlechte Abgrenzung geben, und das ist das Letzte, was sensible Patienten brauchen. Achten Sie darauf, ob Sie eine schwierige Konfrontation aufschieben, in einer Interaktion zu rasch die Schuld auf sich nehmen oder sich manchmal sogar tief beschämt oder schuldig fühlen, und all das, ohne zu überlegen, ob diese Gefühle auf unbewussten Druck seitens des Patienten, sich seinem Willen zu fügen, zurückzuführen sein könnten. Als hochsensibler Mensch können Sie die Bedürfnisse hochsensibler Patienten besser verstehen, aber das heißt nicht, dass Sie sie erfüllen müssen.

Sich an die Bedürfnisse sensibler Patienten anzupassen kann zu befriedigendem beruflichem Erfolg führen, wenn das aber erfordert, dass Sie zuerst Ihre eigenen Themen im Zusammenhang mit Ihrer Sensibilität durcharbeiten, dann haben Sie obendrein noch die Chance auf einen befriedigenden persönlichen Erfolg.

Fazit: Wenn Sie als Therapeut nicht hochsensibel sind, haben Sie einem sensiblen Patienten dennoch viel anzubieten: die besondere Bedeutung Ihrer Würdigung der Sensibilität, die Erfahrung, erfolgreich mit einem nichtsensiblen Menschen kommunizieren zu können, Ihre Ruhe in intensiven, potenziell bedrohlichen emotionalen Momenten und Ihre klare Ermutigung. Aber Sie werden geduldiger sein müssen und Ihre „Lautstärke" drosseln, damit sie nicht die Gefühle dieser Patienten verletzen oder so viel Einfluss auf sie haben, dass die Patienten ihre eigenen Ansichten aus den Augen verlieren. Wenn Sie selbst hochsensibel sind, haben Sie den Vorteil, den Patienten zu verstehen und mit Ihrer Einstellung zur Sensibilität als Vorbild zu dienen, aber Sie nehmen vielleicht an, der Patient sei auch in anderer Hinsicht wie Sie, beurteilen die Gefühle nichtsensibler Menschen im Leben des Patienten falsch und haben Ihre eigenen ungelösten Schwierigkeiten mit Ihrer Sensibilität, die Ihre Arbeit beeinträchtigen.

Gründliche Informationsverarbeitung und der aufmerksame Umgang mit deren Folgen

Kehren wir noch einmal zu den vier Merkmalen der Sensibilität zurück: gründliche Informationsverarbeitung, Übererregbarkeit, emotionale Intensität und sensorische Empfindlichkeit (die in Kapitel 2 beschrieben sind) und fragen, wie ein Therapeut sich auf die gründliche Informationsverarbeitung sensibler Patienten einstellen kann.

Wir können zunächst mit den Schweigephasen beginnen, die das verursacht. Weil die Patienten so viel verarbeiten, werden sie mit Sicherheit Schwierigkeiten haben, einen Großteil ihrer Gedanken während einer Sitzung in Worte zu fassen. Außerdem können ihre Gefühle so intensiv sein, dass sie nicht die Worte finden, die ihnen für ihre Beschreibung angemessen erscheinen. Zudem werden sie das meiste von dem, was ihnen in den Sinn kommt und über das man sprechen könnte, zensieren. Das liegt nicht allein an ihrer persönlichen Abwehr – es entspricht auch dem angeborenen Stil sensibler Patienten, länger als andere nachzudenken und die wichtigsten ihrer Gedanken auszuwählen, ehe sie sprechen.

In Schweigephasen aufmerksam bleiben

Ein Ergebnis der gründlichen Verarbeitung wird Ihre Ungewissheit während langer Schweigephasen sein. Weil im Inneren des Patienten so viel passiert, das meiste davon ungesagt und schwer in Worte zu fassen, ist es eine Herausforderung, mit der Aufmerksamkeit dabeizubleiben, besonders bei den Introvertierten. Sie wissen einfach nicht genau, was gerade vorgeht, und wollen weder eine lohnende innere Erkundung verhindern noch die Patienten in einem quälenden Schweigen alleinlassen.

Sie müssen daher alle Ihre Fähigkeiten einsetzen, nonverbale Signale zu lesen, und Ihre Intuition befragen, was wohl gerade vorgeht, wenn Sie überlegen, was soeben geschehen ist oder was als Nächstes kommen könnte. Unter dem Strich steht dann die Frage, ob man etwas sagen soll oder nicht. Und wenn ja, was? Alles hängt von der Art des Schweigens ab.

Schweigephasen, die Sie nicht einschätzen können

Das sind, vor allem am Anfang, die allerhäufigsten. Bei sensiblen Patienten, die fast über alles und vielleicht auch zu lange nachdenken können, greife ich ein und unterbreche sie, wenn ich nicht weiß, was läuft. Manchmal frage ich etwa: „Ich überlege gerade, ob das ein hilfreiches Schweigen ist, eines, das Sie brauchen. Wenn ja, dann nehmen Sie sich alle Zeit, die Sie möchten. Aber sagen Sie es, wenn es sich dahingehend verändert, dass es hilfreicher wäre, Ihre Gedanken mitzuteilen."

Manche werden für diese Unterbrechung dankbar sein, manche werden den Faden verlieren. Dann können Sie sich für Ihren Missgriff entschuldigen, aber lassen Sie sich davon nicht abhalten, auch in Zukunft zu unterbrechen. Die meiste Zeit im Leben wie in der Therapie werden zwei Menschen nicht aufeinander eingestimmt sein – in geringem oder starkem Ausmaß. Das zu riskieren ist in Ordnung – Patienten lernen auch daraus etwas. Eine Fehlpassung führt oft dazu, dass den Patienten ihre geistige Verfassung und ihre Bedürfnisse klarer werden.

Schweigen, das aus Überregung entsteht oder dazu führt

Das ist das Schweigen, das ich erwischen möchte. Manchmal ist die Spannung greifbar. Der Patient erstarrt dann beinahe aus Angst vor einer Übererregung. Wenn man ihn nicht unterbricht, steigt die Erregung noch höher, je länger sich das Schweigen hinzieht, und die begleitenden Gedanken sind mit immer geringerer Wahrscheinlichkeit hilfreich.

Schweigen, das unangenehme Gedanken schützt

Natürlich tritt so manches Schweigen ein, um einen Gedanken wegzuschieben, der dem Patienten gekommen ist, den er jedoch nicht besprechen möchte. Nachdem ich schon viele Antworten auf mein Erforschen des Schweigens gehört habe, habe ich festgestellt, dass lange, von leichter Spannung begleitete Schweigephasen oft mit mir oder der Therapie zu tun haben – und solche Gedanken teilen sensible Patienten oft sehr zögerlich mit, entweder aus Rücksicht auf meine Gefühle oder aus Furcht vor den langfristigen Konsequenzen, wenn sie diese Gedanken aussprechen. Das erfordert einige Intuition, wie es um die Beziehung steht, aber ich frage bei diesen leicht angespannten Schweigephasen fast immer nach, da sie zu wichtigen Durchbrüchen führen können. „Könnte es sein, dass Sie über uns nachgedacht haben und darüber, wie wir uns verstehen?" Oder: „Ich frage mich, ob Sie über etwas nachdenken, was gerade geschehen ist." Was dann mitgeteilt wird, ist oft sehr wichtig für die Verbesserung der therapeutischen Beziehung. Wenn ein Patient Informationen gründlich verarbeitet, ist damit zu rechnen, dass das, was zutage tritt, zu schwierig sein könnte, um ohne Ihre Hilfe offenbart zu werden.

Friedliches, tiefes Schweigen

In anderen Momenten des Schweigens werden Sie das Gefühl von Frieden oder Stimmigkeit haben. Dieses Schweigen bedarf keiner Ergründung. Der Patient nutzt es, um sich zu beruhigen, um tiefere Gefühle wahrzunehmen, sich an etwas Wichtiges zu erinnern oder einfach, um den Augenblick zu genießen.

Gemeinsames Schweigen

Manche Schweigephasen haben das Potenzial, Momente von tiefer Bedeutung zu werden, in denen Sie beide Gefühle teilen, die unaussprechlich und jenseits von Worten angesiedelt sind. Wenn der Patient zu sprechen versucht und sich frustriert oder unzulänglich fühlt, dann kommentiere ich oft einfach, dass manche Gefühle fast zu tief für Worte sein können. Sensible Patienten sind oft besonders erleichtert, wenn sie das hören. Dennoch ist es wertvoll, später darüber zu sprechen, mit gebührender Ehrfurcht vor dem, was geschehen ist, um zu betonen, wie tief die Verbindung zwischen zwei Menschen sein kann, besonders wenn der Patient das selten erlebt hat.

Aufmerksamkeit während langer Sprechphasen

Ebenso häufig ist jedoch, dass sensible Patienten aufgrund ihrer gründlichen Informationsverarbeitung im Eiltempo sehr viel vortragen, was sie bewegt. Manchmal soll dieser atemlose Redestrom wichtige Gefühle verbergen, deren genauere Betrachtung nicht erträglich wäre. Aufmerksam auf Hinweise darauf zu achten, erfordert, dass Sie einen Gedanken, auf den Sie später zurückkommen möchten, innerlich markieren und vom Kurzzeitgedächtnis ins Langzeitgedächtnis verschieben. Hoffentlich sind die wenigen, an die Sie sich nachher noch erinnern können, auch wirklich die geheimen Botschaften. Sollten Sie sie jedoch verpassen, kommen sie wieder, darauf können Sie sich getrost verlassen. Vielleicht war es nur ein Probelauf, und wenn das Gefühl, das nicht gehört wurde, nicht zu beängstigend war, um ausgedrückt zu werden, wird es beim nächsten Mal lauter vorgebracht.

Meistens sind die raschen Gedankengänge jedoch darauf zurückzuführen, dass so viel verarbeitet wird, dass die Zeit in einer Sitzung nicht einmal ausreicht, um einen Bruchteil davon vorzubringen. Dieses Problem wird oft durch eine Pause intensiviert, nach der es so viel Neues und zudem die ganze Verarbeitung dessen zu berichten gibt. Dazu kommt noch die Übererregung durch das Wiedersehen in der Praxis nach einiger Zeit.

Wenn sich der Patient häufigere Termine leisten kann, ist das die beste Lösung für die erdrückende Fülle an Inhalten. Auch eine Doppelstunde lässt sich manchmal einfügen, aber sie ist meist zu anstrengend für beide. Manche sensiblen Patienten werden von sich aus ein Tagebuch mit ihren Gedanken zwischen den Sitzungen führen, einfach um ihre Verarbeitung aufzufangen. Dort kann sich eine gewaltige Menge an zusätzlichem, wichtigem Material finden. Aber wie kann all das von außerhalb der Sitzung in die gemeinsame Arbeit einbezogen werden, wenn auch im jeweiligen Augenblick so viel auftaucht? Selbst wenn Sie die Aufzeichnungen lesen und die Zeit dafür berechnen, wird dann das, was Sie lesen, Sie nicht von dem ablenken, was besprochen werden sollte?

Erschwerend kommt hinzu, dass Tagebuchaufzeichnungen oft Gedanken enthalten, die zu heikel sind, als dass sie Ihnen gegenüber direkt ausgesprochen werden könnten. Deshalb halte ich es für das Beste, dass Sie Patienten dann, wenn sie dieses Material von außerhalb der Stunden überhaupt gelesen haben wollen, lediglich anbieten, es in ihrer Gegenwart zu lesen. Das hilft den Patienten, die Grenzen zwischen der Arbeit und dem Leben im Bewusstsein zu behalten, wobei sie letzten Endes auswählen müssen, welche Gedankengänge sie verfolgen wollen. Sie müssen lernen, sich nach einem inneren Kompass und nach ihrer Intuition zu entscheiden, was im Augenblick nötig ist. Daher lasse ich gewöhnlich die Patienten aussuchen, was ich lesen soll, weise sie aber darauf hin, wenn ich den Eindruck habe, das Lesen verhindere die Präsenz im Moment. Die Aufzeichnungen nach einer besonders schwierigen Sitzung sind wahrscheinlich die nützlichsten.

Sensiblen Patienten entgeht sehr wenig

Angesichts der gründlichen Informationsverarbeitung werden Sie nicht nur gelegentlich während eines Schweigens oder eines Redestroms die Gedanken sensibler Patienten lesen müssen, sondern diese werden ab und zu auch die Ihren zu lesen scheinen, selbst wenn sie dabei manchmal danebenliegen. So können sie beispielsweise einen Blick oder eine Geste von Ihnen als Missbilligung oder Abschweifung der Aufmerksamkeit auffassen. Es entgeht ihnen sehr wenig, aber es ist gut möglich, dass sie sehr vorsichtig damit sind, das zu sagen, was sie beobachtet haben. Wenn Sie etwas gesagt haben, was sie eventuell beunruhigt haben könnte, wenn Sie etwa beiläufig bemerkt haben, sie seien „übermäßig emotional" oder sie würden „zu viel grübeln", dann haben sie die Andeutung gehört, und Sie haben nahezu sicher ihre Gefühle verletzt. Wenn Sie selbst merken, dass Sie mit verschränkten Armen dasitzen oder auf die Uhr oder etwas hinter den Patienten schauen, ist ihnen das aufgefallen. Selbst wenn Sie sich die Nase putzen, kann das als Moment einer schmerzlichen Unaufmerksamkeit empfunden werden.

Das heißt nicht, dass Sie solche Dinge nicht sagen oder tun sollten, aber Sie sollten wissen, dass Sie damit eine Wirkung erzielen. Normalerweise erfahren Sie davon nichts oder erst dann, wenn das dadurch ausgelöste Gefühl zu stark wird, um zurückgehalten zu werden. Es ist oft sehr lohnend, intensiv daran zu arbeiten, dass sensible Patienten ausdrücken lernen, was ihnen auffällt oder was für sie in einer engen Beziehung wie einer Therapie nicht geht.

Dass den Patienten nichts entgeht, kann schwerwiegender werden, wenn die Summe ihrer Beobachtungen zu einer negativen Bewertung Ihrer Person oder der Therapie führt. Sensible Menschen tendieren dazu, sich selbst und alle anderen außerordentlich kritisch zu sehen. Oft hegen sie lange Zeit Zweifel, ehe diese Gedanken in gründlich überlegten, aber meist verzerrten Formen aus ihnen herausbrechen. (Andererseits haben sie manchmal völlig recht und zeigen Ihnen, welchen besseren Weg Sie einschlagen könnten.)

Am besten ist es, sie häufig zu fragen, wie die Arbeit ihrer Meinung nach läuft – und fragen Sie bitte mehrmals in unterschiedlicher Weise –, um entsprechende Kommentare herauszulocken. Es ist wichtig, sie ohne Abwehr anzunehmen, sie jedoch nicht immer unbesehen zu schlucken. Besonders Patienten, die Sie kritisieren, kritisieren sich selbst wahrscheinlich noch mehr und ebenso unzutreffend.

Wenn ich nach der Therapie frage und Kommentare zu hören bekomme, der Patient freue sich über die Fortschritte, dann merke ich mir das, damit ich sie anführen kann, wenn düsterere Kommentare auftauchen. Wenn ich auf ihre positiven Kommentare zurückgreife, versichere ich den Patienten, ich wolle ihnen damit nicht zeigen, dass sie unrecht hätten, sondern nur eine Perspektive bewahren und überstürzte Veränderungen vermeiden.

Einige Aspekte des therapeutischen Rahmens werden ebenso sorgfältig geprüft. Manche werden Ihnen schlaue Fragen über Ihre speziellen Vorgehensweisen oder Grenzen stellen. Sensible Patienten nehmen Verspätungen an Anfang und Ende der Stunde sehr aufmerksam wahr. Unwillkürlich achten sie auch auf die anderen Patienten ihres Therapeuten. Wenn sie einen davon kommen oder gehen sehen, weckt das immer Gefühle. Das Honorar ist aus allen üblichen Gründen ein heikles Thema, nur in höherem Maße.

> **Beispiel**
>
> Betsy, eine außerordentlich gewissenhafte hochsensible Patientin, bezahlte ein niedrigeres Honorar, weil sie Studentin war. Als sie ihren Abschluss gemacht hatte und eine Stelle antrat, wartete ich noch ein paar Monate und fragte sie dann, ob sie sich jetzt ein höheres Honorar leisten könnte. Sie war entsetzt, dass sie vergessen hatte, mir das von sich aus anzubieten. Sie hatte vorgehabt, mit mir darüber zu sprechen, es dann aber wieder vergessen. Nach dieser Sitzung träumte sie, ich sei eine Prostituierte und wütend auf sie, weil sie nicht bezahlte. Das legte das Thema offen, das hier für sie im Raum stand (wie für die meisten Patienten), dass sie nämlich „für Liebe und Aufmerksamkeit bezahlen musste".

Fazit: Die gründliche Informationsverarbeitung der Patienten kann zu langen Phasen des Schweigens führen und manche davon unterbricht man wahrscheinlich am besten. Andererseits können Patienten ohne Punkt und Komma reden oder sehr schnell sprechen. Wenn das keine Abwehr ist, kann es ein Bedürfnis nach mehr Sitzungen signalisieren. Sensible Patienten schreiben mitunter außerhalb der Sitzungen auf, was sie bewegt, und vielleicht möchten Sie dieses Material in ihrer Gegenwart lesen. Die tiefe Verarbeitung selbst kleiner Bemerkungen von Ihnen kann bedeuten, dass sie Dinge hören, die Sie gar nicht sagen wollten. Fragen Sie daher häufig nach, wie die Arbeit nach ihrem Empfinden läuft. Rechnen Sie mit Reaktionen auf jegliche Veränderung des Rahmens (wenn Sie zu spät kommen, wenn Sie die Zeit überziehen, wenn Sie das Honorar anheben, wenn Sie Kontakte zwischen den Sitzungen in Rechnung stellen usw.).

Übererregung in der Praxis

Wie kann ein Therapeut sich auf die Tendenz sensibler Patienten einstellen, leicht überstimuliert und in der Folge übererregt zu sein? Anzeichen für Übererregung sind unter anderem, wenn jemand Konzentrationsschwierigkeiten hat, nicht mehr weiß, was er gerade sagen wollte, eine einfache Deutung oder einen Vorschlag nicht versteht, ein wenig benommen oder verwirrt aussieht. Erregung begleitet auch jegliche Emotion, und zur Wirkung der Emotion kommt noch der Effekt hinzu, dass sie den Patienten in Übererregung versetzt. Ängste aller Art sind die häufigsten Auslöser. Der Patient meidet dann den Augenkontakt, was die Erregung dämpft und zugleich die instinktive Geste der Unterwerfung ist. Der Patient macht vielleicht sich wiederholende nervöse Gesten, zwirbelt ein Taschentuch, sitzt steif oder sehr unbequem da (weil der Körper ignoriert wird) und sieht insgesamt ängstlich oder unglücklich aus. Patienten sagen manchmal auch, dass sie nervös oder sogar ziemlich ängstlich sind, und können das auch so empfinden, und zwar möglicherweise aus Gründen, die nichts mit ihrer Sensibilität zu tun haben – etwa weil sie Angst davor haben, Ihnen etwas Bestimmtes zu sagen. Die Erregung wird durch Nervosität oder Ängstlichkeit noch weiter verkompliziert, weil die Patienten wissen, dass sie bei Übererregung weniger effizient kommunizieren und das schon befürchten. Daher lohnt es sich, nicht nur an den Aspekt der Angst, sondern auch an den der Übererregung zu denken, weil diese einen gesonderten, multiplikatorischen Effekt hat.

In den ersten Sitzungen

Es gibt mehrere Möglichkeiten, diese Übererregung und Angst in den ersten Sitzungen zu dämpfen.

Der Telefonkontakt vor der ersten Sitzung

Überlegen Sie, ob Sie nicht den ersten Telefonkontakt für mehr als die Vereinbarung eines Termins nutzen wollen. Telefonzeit bringt natürlich Kosten mit sich, und da Sie anfangs nicht wissen, ob ein Patient sensibel ist oder nicht, kommen Sie vermutlich zu dem Schluss, dass Sie das bei allen neuen Patienten machen wollen, die ängstlich oder sensibel klingen. Wenn Sie jedoch schon ein wenig miteinander vertraut sind und etwas über die Ziele des Patienten wissen, macht das die ersten Minuten im direkten Kontakt wesentlich leichter.

Seien Sie in den ersten paar Minuten locker

Selbst wenn das sonst nicht Ihr Stil ist, sollten Sie erwägen, eher locker aufzutreten, solange Sie beobachten, ob beim Patienten Übererregung oder Angst im Spiel ist. Stellen Sie keine Fragen, sondern geben Sie Kommentare ab, wie etwa: „Schön, dass Sie die Praxis gefunden haben." Achten Sie darauf, ob mehr oder weniger davon nötig ist, um das optimale Erregungsniveau des Patienten zu erreichen. Denken Sie daran, dass „optimal" nicht dasselbe ist wie ein niedriges Erregungsniveau oder völlige Entspannung, auch wenn das für den Anfang gut wäre.

Senken Sie Nervosität auf ein normales Maß

Wenn ein Patient über Nervosität klagt oder deshalb verlegen ist, wird es ihm in jedem Fall helfen, wenn man Gefühle genauer unterscheidet, indem man etwa sagt: „Natürlich sind Sie ein bisschen aufgeregt. Es ist unsere erste Sitzung. Sie haben eine Menge auf einmal aufzunehmen. Das erschwert das Denken und fühlt sich seltsam an, deshalb sitzen Sie jetzt da und fühlen sich nervös oder zumindest überladen. Wenn Sie möchten, können wir diese Nervosität im Moment einfach beiseitelassen. Wenn sich die Situation nach ein oder zwei Sitzungen etwas vertrauter anfühlt, können wir uns Gedanken darüber machen, was die dann noch verbliebene Nervosität verursacht."

Beispiel

Tess war in der ersten Sitzung eine der ängstlichsten Patientinnen, die ich je gesehen hatte. Ihre Aufregung zeigte sich in der Schwierigkeit, klar zu denken, und in einem langen Schweigen, ehe sie zu sprechen begann. Als ich ihr zu etwas Entspannung verhalf, fing sie als Ausgleich dafür an, wie ein Wasserfall zu reden. Gegen Ende der Stunde sagte sie, wie sehr es ihr geholfen hatte, dass ich ihr Schweigen beendet hatte. Sie erzählte mir von einer früheren Erfahrung in einer psychodynamischen Therapie, die anscheinend sehr klassisch angelegt war. Der Therapeut nahm ihre Eingangsinformationen entgegen und versank dann in Schweigen. Tess war bereits nervös und hatte keine Ahnung, was sie sagen sollte. Sie fragte ihn, wie sie weitermachen sollte, und er sagte lediglich: „Wie denken Sie darüber?" Das klang in ihren Ohren wie ein Test und machte sie nur noch nervöser.

Diese Sitzung verstrich in fast durchgängigem Schweigen und die beiden folgenden ebenfalls, dann brachte es Tess nicht mehr über sich, noch ein weiteres Mal hinzugehen. Das war als Einstieg in ihre erste Therapieerfahrung ganz besonders unglücklich, weil es dieser sehr sensiblen Frau nie gelungen war, die Aufmerksamkeit ihres Vaters für längere Zeit zu gewinnen, weder als Kind noch als Erwachsene. Zu den Dingen, die der Vater überhaupt nicht mochte, gehörte ihre „unheimliche Nervosität" in seiner Gegenwart. Wenn sie mit ihm zusammen war, wusste sie nie, was sie mit ihm reden sollte. Er pflegte zu sagen, er finde sie langweilig, und sich dann abzuwenden, oder er spielte Ball mit ihr und sie ließ ihn fallen und er ärgerte sich über ihre Ungeschicklichkeit oder sie senkte den Kopf ganz tief, sodass ihr langes Haar ihr Gesicht verbarg, und er erklärte, sie sei unattraktiv.

Optimale Erregung während Sitzungen im Allgemeinen

Vorschläge oder Deutungen, die erfolgen, wenn ein Patient übererregt ist, werden oft wieder vergessen, und entsprechende Sitzungen sind für den Patienten meist unangenehm und können ihn sogar retraumatisieren. Die bereits angeführten Signale für Übererregung können den Therapeuten warnen und ihn darauf hinweisen, dass sich die Lage erst einmal beruhigen muss. Übererregung zu dämpfen bedeutet jedoch nie, dass man nun zur Untererregung übergeht, indem man allzu locker oder beruhigend auftritt. Es kann für Patienten sehr angemessen und sogar notwendig sein, wachsam, aufgeregt, betrübt, skeptisch oder ängstlich zu sein. Das Erregungsniveau sollte einfach nicht so hoch sein, dass die Sitzung für beide nur Zeitverschwendung ist.

Ein optimales Erregungsniveau aufrechtzuerhalten bedeutet auch nicht, dass es nie zu einer Übererregung kommen dürfte. Übererregung und überwältigende Emotionen sind in einer wirksamen Psychotherapie beinahe unvermeidlich und nach meiner Ansicht auch unschätzbar wertvoll. Erstens bieten sie die Gelegenheit, mit eigenen Augen zu sehen, wie leicht und in welchen Situationen der Patient überwältigt ist, und zweitens bieten sie dem Therapeuten die Gelegenheit, dem Patienten zu helfen, diese überwältigenden Affekte zu regulieren. Doch im Allgemeinen hat der Patient mehr von einer Sitzung, wenn Sie Übererregung vermeiden können.

Beachten Sie Hinweise

Manche lernen mit der Zeit, es dem Therapeuten zu sagen, wenn sie das Tempo verlangsamen möchten. Andere lernen bewusst oder unbewusst, es zu signalisieren, auch wenn sie es nicht sagen können. Einem Patienten wurde immer schwindelig, wenn ich zu viele Emotionen freisetzte. Ein anderer bekam Kopfschmerzen oder es wurde ihm übel. Wieder ein anderer kam zu spät in die nächste Sitzung oder erschien überhaupt nicht. Mit allen konnte ich schließlich diese Formen von Abwehr besprechen, sodass wir den Fortschritt danach bemessen konnten, wie viel seltener sie diese Art von Signal einsetzen mussten.

Beruhigen Sie die Patienten wieder

Es gibt viele Wege, einen Patienten zu beruhigen, und manche funktionieren bei einem Patienten besser als andere. Sie können etwas ansprechen, das ein wenig alltäglicher oder stärker auf die Außenwelt bezogen ist. Sensible Patienten bemerken oft sehr wohl, was Sie da tun, aber Sie können auch darüber sprechen, was Sie warum gemacht haben. Sie könnten Patienten bitten, sich einmal umzuschauen, und fragen, was sie von einer Veränderung in der Praxis halten. Sie können sie bitten, darauf zu achten, was gerade in ihrem Körper geschieht. Das kann zwar das Problem noch verstärken, aber wenn es klappt, ist es nicht erforderlich, das Thema ganz zu verlassen. Dasselbe gilt für das Ansprechen der Übererregung selbst und der Frage, warum es dazu gekommen sein könnte. Vielleicht benutzen Sie die Vergangenheitsform, um anzudeuten, dass die Übererregung schon vorüber ist oder dabei ist, abzuebben.

Helfen Sie den Patienten, aus der Erfahrung zu lernen

Wenn die Erregung wieder auf das optimale Niveau gefallen ist, entweder in derselben Sitzung oder später, dann thematisieren Sie, was das Gefühl der Überwältigung ausgelöst hat, und vergleichen Sie es mit anderen Erfahrungen in der Therapie und anderswo. Das Ziel dabei ist, das Repertoire der Patienten zur Affektregulierung zu erweitern.

Wenn die Übererregung bleibt

Manche Patienten werden beim Weggehen nach der Sitzung noch immer das Gefühl haben, überwältigt zu sein. Vielleicht möchten Sie sie dann bitten, anzurufen und eine Nachricht zu hinterlassen, wie es ihnen geht, und ihnen anbieten, um einen Rückruf zu bitten (manche werden es jedoch zu aufregend finden, mit Ihnen zu sprechen). Sie könnten Ihnen auch erlauben, im Wartezimmer zu bleiben, oder sie ermutigen, auf dem Parkplatz abzuwarten, bis sie sich beruhigt haben. In der nächsten Sitzung ist es wichtig, danach zu fragen, wie der Patient diesen emotionalen Sturm überstanden hat, und vielleicht noch weitere Hilfe bei der Überlegung anbieten, wie das in Zukunft gelingen könnte. Wenn jemand tatsächlich angerufen hat, fragen Sie ihn, wie sich das auf ihn ausgewirkt hat. Merken Sie sich unterdessen, was der Auslöser war, und greifen Sie diesen Punkt wieder auf, wenn der Patient in bestmöglicher Verfassung ist.

Solche Sitzungen, in denen etwas „verdaut" wird, verlaufen oft ruhiger und scheinen weniger produktiv zu sein, aber die Patienten sollten sehen, dass alle Arten von

Sitzungen wertvoll sind – sogar die enttäuschenden. Gemeinsam zu erkunden, was in einer Sitzung vorgefallen ist, wobei beide Perspektiven zum Tragen kommen, lässt den Patienten auch erkennen, dass er das Tempo des Therapieprozesses mit beeinflusst.

Untererregung und sensible Patienten

Es ist außerordentlich unangenehm, übererregt zu sein, besonders wenn ängstigende Gedanken oder überwältigende Emotionen der Auslöser sind. Daher überrascht es nicht, dass manche Patienten ausgeklügelte Abwehrstrategien dagegen entwickelt haben, je wieder in einen solchen Zustand zu geraten. Das gilt ganz besonders für Männer, da zum männlichen Image in unserer Gesellschaft gehört, dass man unerschütterlich ist. Daher halten sie Sie und sich selbst auf dem Niveau der Untererregung, indem sie lange, weitschweifige Exkurse machen. Wenn Sie einen aktiven, verhaltenstherapeutischen Ansatz vertreten, werden Sie diese unterbrechen.

Andernfalls können Sie auf den symbolischen Gehalt achten. Sehen Sie sich beispielsweise dieses Geplauder an: „Heute bin ich nicht zur Arbeit gegangen. Ich habe mich zu krank gefühlt. Meine Freundin hat angerufen, aber sie ist dann so lästig – sie versucht mich ewig dazu zu überreden, zu ihrem Arzt zu gehen und untersuchen zu lassen, warum ich so oft krank werde. Ich will nicht die ganze Zeit über meine Krankheiten reden. Nicht mit ihr und auch nicht mit Ihnen." Das könnte eine Äußerung über die heutigen Gefühle der Patientin und auch über die heutige Therapiestunde sein. Um ihr Erregungsniveau zu heben, braucht der Therapeut nichts anderes zu tun, als diese Möglichkeit in den Raum zu stellen.

Es ist jedoch nicht immer klug, die Symbolik von Abschweifungen zu erkunden. Es könnte beschämend sein oder eine benötigte Abwehr außer Kraft setzen. Auf jeden Fall müssen Sie zunächst einmal behutsam herausfinden, ob der angesprochene Inhalt ein wichtiges Thema für den Patienten ist. In diesem Fall ist es wesentlich, dabei zu bleiben, auch wenn es aussieht, als ginge es um etwas anderes, oder wenn es Sie ein wenig langweilt. Was für einen sensiblen Menschen ein großes Ereignis ist, ist für Sie vielleicht noch lange keines. Anders ausgedrückt: Nur weil Sie untererregt sind, muss es der Patient keineswegs auch sein.

Andererseits ist es häufig ein Indikator für eine abwehrende Abschweifung, dass Sie sich weit untererregt fühlen – gelangweilt und schläfrig. Dann ist es vielleicht an der Zeit, einfach einmal nachzuhaken und herauszufinden, ob das, was in der aktuellen Sitzung geschieht, das ist, was der Patient sich vorgestellt hatte. Wird der Patient die Sitzung zufrieden verlassen oder wünschen, er hätte mehr oder etwas anderes gesagt? Oder Sie können fragen, was im Augenblick gerade vorgeht, was der Patient momentan fühlt oder körperlich empfindet. Ist dem Therapeuten etwas entgangen, was er hätte merken sollen?

Bei meinen eigenen Therapien sind manche sensiblen Patienten bei einem nichtssagenden Thema geblieben, weil ich interessiert schien – ich stellte fortwährend Fragen und schien aufmerksam zuzuhören. Sie wollten das Thema fallen lassen, dachten aber, ich wäre daran interessiert. Andere haben genügend über diese Abwehrmanöver gelernt, um mich zu bitten, ihnen Einhalt zu gebieten, wenn sie abschweifen. Sie finden es spannend, die Einzelheiten ihrer komplexen Beobachtungen mitteilen zu können, aber sie wollen zugleich etwas besprechen, was eine stärkere Verbindung mit mir herstellt und mit ihren Zielen zu tun hat. Das heißt, sie hätten gerne mehr Stimulation.

Fazit: Ein optimales Erregungsniveau – weder zu niedrig noch zu hoch – begünstigt Veränderung am meisten, daher lohnt es sich, die Erregung eines Patienten zu beobachten und zu steuern. Besonders hoch ist sie in den ersten Sitzungen (doch ist es weder möglich noch wünschenswert, Übererregung stets zu vermeiden).

Emotionale Intensität: Maßnahmen, die die Affektregulierung fördern

In Kapitel 3 wurden einige Vorschläge zur Einstellung auf die stärkeren emotionalen Reaktionen sensibler Patienten gemacht. Dort habe ich geschildert, was Sie die Patienten lehren können, um sie zu Experten für die Regulierung ihrer Reaktionen zu machen. Darüber hinaus gibt es weitere Möglichkeiten, die Sie vielleicht bedenken möchten.

Sensible Patienten wissen normalerweise jede Hilfe beim Umgang mit ihren überwältigenden Gefühlen sehr zu schätzen. Sie denken tendenziell über alle Sitzungen gründlich nach, besonders aber über Stunden mit starken Gefühlen. Werden diese schmerzhaften Sitzungen nicht besprochen, können die Patienten geradezu extreme Vorstellungen davon entwickeln, was ihr Gefühlsausbruch bedeutet und was er gefühlsmäßig in Ihnen ausgelöst hat. Die meisten sensiblen Patienten schämen sich für ihre starken Emotionen und fürchten, dass Sie sie, ebenso wie andere, als zu intensiv ansehen. Das ist ein unschätzbarer Moment, um sie in diesem Punkt zu beruhigen, Vertrauen aufzubauen und sie im Umgang mit starken Emotionen zu schulen, indem Sie erforschen, was die Gefühle ausgelöst hat, und ihnen nahebringen, dass diese Gefühle dann, wenn sie angemessen ausgedrückt werden, eine enge Beziehung häufig positiv beeinflussen können.

Ihre Praxis

Sie können Ihre Praxis so gestalten, dass sie Ihre Ansichten über Emotionen signalisiert, denn Ihre Praxis wird mit Hinweisen darauf gespickt sein, und Ihre sensiblen Patienten werden diese bewusst oder unbewusst wahrnehmen. Sie können augenfällig machen, dass Sie zum Ausdruck von Emotionen ermutigen, indem Sie Kissen zum Draufschlagen oder Teddys zum In-den-Arm-Nehmen bereitlegen. Deren Vorhandensein kann sensible Patienten allerdings anfangs irritieren oder in Verlegenheit bringen. Vielleicht wollen Sie diese Dinge auch gar nicht offen zeigen, sondern sie nur nach sorgfältiger Überlegung herausholen. Aber Materialien zum künstlerischen Ausdruck, ein Sandkasten mit den zugehörigen Figuren (Stichwort Sandspieltherapie), eine diskret platzierte Decke und eine Möglichkeit, sich hinzulegen, würden dennoch signalisieren, dass Ihre Praxis ein Ort ist, an dem Gefühle ausgedrückt werden können.

Sie werden eine andere Botschaft aussenden, die Patienten auch zu lesen verstehen, wenn Sie harte, nüchtern wirkende Stühle und sonstige Möbel haben, die mehr nach einer Arztpraxis aussehen, und vielleicht noch einen Schreibtisch, hinter dem Sie sitzen. Die Bücher, die in den Regalen zu sehen sind, werden ebenso Botschaften aussenden wie die Beleuchtung – sanft oder hell. Natürlich haben auch die Dekoration und die Bilder an den Wänden eine deutliche Botschaft. Diplome bedeuten etwas anderes als Mandalas. Wenn Ihre Praxis teuer ausgestattet ist, signalisiert das, dass Sie einen höheren Status haben, was bedeuten könnte, dass Sie auf diejenigen herabschauen, die ihre Emotionen nicht im Griff haben, oder dass Sie sie stark zu regulieren suchen werden. Manche Patienten werden zu viel Luxus als Zeichen dafür ansehen, dass Sie kein Gefühl für soziale Gerechtigkeit haben.

Selbst die Marke, das Modell, die Farbe, der Zustand und der sichtbare Inhalt des Autos, das Sie fahren, wird dann, wenn der Patient es zu sehen bekommt, für ihn Ihre Persönlichkeit und Ihren emotionalen Stil ausdrücken. Keine dieser Einzelheiten wird sensiblen Patienten entgehen und sie werden ihnen eine Vorstellung davon geben, wie ihre Gefühle aufgenommen werden. Ich denke, es gibt eine Umgebung, die sagt, dass Emotionen willkommen, aber dennoch zu beherrschen sind, und das ist vielleicht eine stille Praxis mit einer emotional anrührenden, aber „ruhigen" Ausstattung und natürlich einem Therapeuten darin, der Emotionen willkommen heißt, ohne zu befürchten, dass negative Emotionen die Oberhand gewinnen.

Medikamente

Natürlich lassen einen intensive emotionale Reaktionen, vor allem negative, an die Notwendigkeit einer Medikamenteneinnahme denken. Im Vergleich zu anderen können hochsensible Patienten erheblich mehr Widerstand gegen Medikamente entwickeln oder zumindest länger brauchen, bis sie sich dazu entschließen, welche zu nehmen. Sie machen sich natürlich Sorgen über die Langzeitfolgen. Sie schämen sich, weil sie sich nicht aus eigener Kraft kontrollieren können, besonders weil sie das vor der Therapie vielleicht konnten, sodass Sie sie jetzt in ihrer schlechtesten Verfassung sehen. Sie können befürchten, dass die Medikamente sie so stark verändern, dass sie nicht mehr wirklich sie selbst sind und davon langweilig, unsensibel, dominierend oder was auch immer werden. Selbst wenn sie sich schon einverstanden erklärt haben, Medikamente zu nehmen, haben sie vielleicht Angst, die erste Dosis zu nehmen, und können die Wirkung des Mittels sehr wohl gleich oder später stärker als andere Patienten spüren. Das hat nichts damit zu tun, dass sie in lästiger Weise somatisieren oder schlecht auf das Medikament ansprechen. Sie spüren die Wirkungen tatsächlich und haben leider meist mehr unter Nebenwirkungen zu leiden.

Erklären Sie wiederholt die Gründe

Machen Sie den Patienten klar, dass es ihnen dann, wenn sie in der Therapie gute Arbeit leisten – weil sie ehrlich sind und bei der Sache bleiben –, häufig erst einmal schlechter geht, ehe es ihnen besser geht. Medikamente stellen eine Art Sicherheitsnetz dar, damit sie nicht gar so deprimiert oder ängstlich werden, aber sie halten sie nicht von ihrer inneren Arbeit ab. Die Notwendigkeit der Therapie wird bestehen bleiben, aber die Medikamente werden helfen, da sie die intensiven Gefühle ein wenig dämpfen, die die Arbeit bei den Patienten auslöst. Vielleicht wollen sie etwas über die Forschung hören oder lesen, nach der Medikamente und Therapie gemeinsam besser wirken.

Besprechen Sie die Medikamente im Hinblick auf die Sensibilität

Wenn Sie über die Einnahme von Medikamenten zu sprechen beginnen, könnte das den Patienten wie ein Signal vorkommen, dass Sie jetzt endgültig denken, mit ihnen sei etwas nicht in Ordnung. Und zwar mehr, als dass sie lediglich hochsensibel sind, und dass das unter dem Strich eben doch eine Störung ist. Machen Sie deutlich, dass Sensibilität keine Krankheit ist und dass die Medikamente die Sensibilität nicht beseitigen werden und auch nicht beseitigen sollen. Besprechen Sie die Schwierigkeiten und die Traumata in der Lebensgeschichte der Patienten und erklären Sie ihnen, dass ihre Sensibilität sie zusätzlich verletzlich gemacht hat. Was außerdem auch bedeutet, dass sie wahrscheinlich größeren Gewinn aus einer Psychotherapie ziehen.

Bereiten Sie die Patienten gründlich vor

Sprechen Sie von vornherein alle möglichen negativen Nebenwirkungen oder mögliche Langzeitprobleme an. Machen Sie sich keine Sorgen, Sie könnten damit ein negatives Resultat erzielen – sensible Patienten lesen das Kleingedruckte auf dem Beipackzettel sowieso. Folglich wäge ich jedes vielleicht noch unbekannte Risiko gegen die vielen bekannten Langzeitfolgen einer unbehandelten Depression ab. Wenn die Patienten dann später zunehmen oder das Interesse an Sexualität verlieren, werden sie sich nicht verraten fühlen und das Gefühl haben, Sie hätten das die ganze Zeit schon gewusst und es ihnen nur nicht gesagt.

Wenn ein Patient jedoch eine schwere Depression hat, rede ich weniger und tendiere mehr dazu, für ihn zu entscheiden. Mitunter betone ich den Schaden, den die Depression seinem Gehirn, seinem Herzen und anderen Organen sowie seinen Beziehungen und auch der Therapie selbst zufügen kann, wenn er keinen Versuch macht, die Depression zu behandeln. Außerdem weise ich darauf hin, dass nach einer unbehandelten Depression das Risiko einer Wiedererkrankung höher ist. Malen Sie jedoch kein so düsteres Bild an die Wand, dass die Patienten besorgt sind, wenn die Mittel nicht wirken oder wenn sie sie aufgrund der Nebenwirkungen absetzen müssen.

Achten Sie darauf, dass sie mit einer niedrigen Dosierung beginnen und diese nicht weiter erhöhen, als für einen spürbaren Nutzen erforderlich ist, wie auch immer die korrekte klinische Dosierung aussehen mag. Ich habe bei vielen Patienten Besserung bei sehr geringen Dosierungen beobachtet und andererseits festgestellt, dass sich bei manchen unter der eher „normalen" Dosierung unangenehme Nebenwirkungen eingestellt haben. Sagen sie den Patienten, sie würden sich zwar anders fühlen, hätten jedoch auch schon Erfahrung mit andere Dingen, die ihre Stimmung verändert hätten, ohne dass sie das Gefühl hatten, sie hätten ihr eigentliches Selbst dadurch verloren. Frauen verstehen das gut, wenn Sie sie daran erinnern, dass von ihrem Körper selbst produzierte Hormone ihre Stimmung recht stark beeinflussen, wobei sie aber dennoch ihr Gefühl einer einheitlichen Identität behalten. Sagen Sie den Patienten, Sie seien am Tag der ersten Einnahme des Medikaments für sie erreichbar, falls sie das Bedürfnis haben, über ihre Erfahrung zu sprechen.

Seien Sie jedoch versichert, dass die meisten sensiblen Patienten, die sich zur Einnahme eines Medikaments entschließen, nur selten Probleme damit haben und über die Wirkung froh sind.

Beispiel

Als Ann durch eine Phase tiefen Leids ging, die in eine echte Depression umzuschlagen drohte, stimmte sie gegen enormen inneren Widerstand zu, es mit einem Antidepressivum zu versuchen. Ich hatte ihr vorgeschlagen, die Möglichkeiten auf vertrauenswürdigen Websites zu recherchieren und dabei besonders auf die Gesundheitsrisiken einer unbehandelten Depression zu achten. Sie sah, dass ein Medikament ihr helfen könnte, und war bereit, eines auszuprobieren. Aber am Morgen nach der ersten Einnahme sagte sie mir, sie hätte die ganze Nacht wach gelegen und beobachtet, wie „die Mächte der Finsternis gegen die Mächte des Lichts gekämpft" hätten. Jedes Mal, wenn sie dem Einschlafen nahe kam, hatte sie das Gefühl, die gute Seite in ihr würde verlieren und sterben. Ihre Nachricht auf dem Anrufbeantworter war mit tränenerstickter Stimme gesprochen, und sie schwor, dieses Mittel nie mehr zu nehmen. Im hellen Licht des Tages konnten wir noch einmal besprechen, warum sie das Antidepressivum nahm und was da in ihrem Gehirn vorging. Sie versuchte es mit einem anderen Mittel und konnte diesmal mit den Veränderungen umgehen, die sie spürte.

Nach zehn Tagen fühlte sie sich bei einer sehr niedrigen Dosierung besser, sollte diese jedoch nach zwei Wochen steigern. Unter der höheren Dosis begann sie eine Art leichtes „Prickeln" in ihrem Nervensystem zu spüren. Sie nahm es Tag und Nacht wahr und konnte deswegen schlecht schlafen. Sie reduzierte die Dosis, sagte jedoch, es sei immer noch da. Sie bekam ein anderes Mittel und dann noch eines, aber das Prickeln blieb. Als ihr ein Mittel gegen Psychosen vorgeschlagen wurde und sie sich darüber informierte, kam sie zu dem Schluss, sie wolle lieber depressiv bleiben. Später stellte sie fest, dass eine alternative Behandlung plus Meditation ihr mehr half als ihre kurze gute Erfahrung mit einem Antidepressivum. Ich stellte ihre Erfahrungen nie infrage, sondern unterstützte sie durchgängig. Glücklicherweise fand sie schließlich eine eigene Lösung.

Fazit: Die Umgebung, in der eine Therapie stattfindet, gibt einem sensiblen Patienten Hinweise auf Ihre Einstellung zu Emotionen. Sie schafft einen Ort, an dem Emotionen leichter ausgedrückt oder leichter kontrolliert werden können oder an dem beides möglich ist. Wenn Sie den Eindruck haben, dass den intensiven negativen Emotionen eines Patienten mit einem Medikament abgeholfen werden könnte, dann bereiten Sie ihn darauf vor, halten Sie die Dosierung niedrig und steigern Sie sie nur langsam. Akzeptieren Sie die Erfahrungen des Patienten als gültig und unterstützen Sie ihn, ganz gleich, wie merkwürdig sie sein mögen. Seien Sie auf die Möglichkeit vorbereitet, dass das Medikament nicht hilft oder nicht vertragen wird.

Sensorische Empfindlichkeit: Eine Chance, Fürsorge zu zeigen

Die sensorische Empfindlichkeit ist ein wichtiger Aspekt bei der Abstimmung der Arbeit auf diese Patienten, selbst wenn sie sich nicht über Ihre Wahl beklagen. Denken Sie jedoch daran, dass sie zum Teil auch dafür bezahlen, dass Sie ihnen einen Raum zur Verfügung stellen, der für sie so stimmig wie möglich ist. Auf für sie wichtige Details zu achten gehört zu den besten Möglichkeiten, innerhalb der angemessenen Grenzen der Beziehung Respekt und Fürsorge zu zeigen.

Die folgenden Vorschläge zeigen auf, wie Sie sich grundsätzlich auf sensible Patienten einstellen können. Vorab werden Sie entscheiden müssen, welche Haltung Sie spezifischen Bedürfnissen gegenüber einnehmen und was für jeden Patienten das Beste ist. Ich versuche, mich auf die jeweiligen Bedürfnisse der Patienten einzustellen, weil ich weiß, dass die Empfindlichkeiten eines jeden unterschiedlich sind – was mir völlig gleich ist, kann für einen anderen sehr störend sein. Wenn jemand den Lichteinfall durch das Fenster als zu grell empfindet, sodass ihm die Augen wehtun, notiere ich mir das und lasse die Jalousien herunter, ehe er kommt. Wenn sich ein Patient stets ein bestimmtes Kissen holt, das er im Kreuz haben möchte, lege ich es vor seiner Ankunft auf seinen Stuhl. Ich möchte den Patienten das Gefühl geben, dass sie hier an einem Ort sind, wo ihre Empfindlichkeit gegenüber physischer Stimulation ganz und gar akzeptiert ist. Natürlich gibt es auch ein paar Patienten, die für mein Empfinden zu viel erwarten oder sich verhalten, als hätten sie einen Anspruch auf Entgegenkommen. Wenn ich feststelle, dass es mir widerstrebt, auf ihre Bedürfnisse einzugehen (dass ich beispielsweise andere Patienten bitten soll, auf Parfums mit nicht natürlichen Komponenten zu verzichten oder dass keine Quellen für elektromagnetische Strahlung im Haus sein sollen), dann erfülle ich sie auch nicht, weil ich weiß, dass ich mich sonst ärgere. Da solche Wünsche meist früh auftauchen, schlage ich ihnen vor, sich einen Therapeuten mit ähnlichen Empfindlichkeiten zu suchen, vielleicht über Selbsthilfegruppen, Chatrooms oder das Internet, und dass ich versuchen werde, ihnen dabei behilflich zu sein.

Gerüche

Ich lüfte meine Praxis jeweils zwischen zwei Patienten, weil man sich an Gerüche gewöhnen kann, die jemandem, der einen Raum betritt, sofort auffallen werden. Aus demselben Grund esse ich möglichst nicht in der Praxis. Blumen oder Pflanzen, die gut riechen, können sehr angenehm sein. Wenn jemand gegen sie allergisch ist, kann man sie nach draußen stellen und die Praxis lüften.

Optisches

Ich habe in meiner Praxis kein Durcheinander und halte persönliche Gegenstände meist unter Verschluss. Ich liebe Blumen und helles Licht, aber kein grelles, wie es manche altmodischen Deckenlampen geben. Die Ausstattung kann gut durchdacht und unauffällig sein, vom Teppich bis zu den Uhren. Gegenstände oder Kunstwerke, die mir schön erscheinen oder etwas bedeuten, scheinen meist gut anzukommen.

Geräusche

Ich habe vor der Tür ein Gerät, das Weißes Rauschen erzeugt, und schalte Summer oder Klingeln ab. Ich habe es vermieden, meine Praxis in einer verkehrsreichen Straße oder in der Nähe einer anderen vorhersehbaren Lärmquelle einzurichten. Falls Sie Musik im Wartezimmer haben wollen, wählen Sie sie sehr bedacht aus und lassen Sie dort kein Radio laufen.

Fühlbares

Sitzmöbel sollten mit etwas Weichem und Angenehmem bedeckt sein. An Leder können nackte Beine festkleben. Am besten ist es, wenn man zwischen den Patienten so viel Zeit lässt, dass der Stuhl nicht mehr vom vorigen Patienten her warm ist. Auf weichen Teppichen geht es sich angenehm. Überwürfe oder Decken können sich wunderbar anfühlen und ein wohltuendes Gewicht haben. Das Arrangement der Gegenstände bleibt immer gleich, und ich nehme Veränderungen in der Praxis möglichst nicht vor, ohne die Patienten vorher zu warnen.

Geschmack

Manche Therapeuten bieten Tee oder Kaffee an, eventuell im Wartezimmer. Die meisten sensiblen Patienten möchten eher Tee, besonders interessante Kräuterteemischungen.

Temperatur

Bestimmte Patienten frieren oder schwitzen vielleicht von Haus aus leicht (meist frieren sie eher), und ich kann die Temperatur entsprechend einstellen, bevor sie kommen. Außerdem achte ich stets darauf, ob die Patienten von sich aus versuchen, sich auf die Raumtemperatur einzustellen, indem sie sich wärmer oder leichter anziehen, da sie in einer Umgebung, von der sie vermuten, sie sei für Sie ideal, selten um eine Änderung bitten werden.

Fazit: Gestalten Sie Ihre Praxis so, dass sich Patienten mit sensorischer Empfindlichkeit dort gut aufgehoben fühlen. Die Frage, wie sich Empfindungen jedes einzelnen Sinnes auf sie auswirken, kann ein Leitfaden für eine systematische Betrachtung der ganzen Praxis sein.

Zusammenfassung und Schlussfolgerung

Sich auf hochsensible Patienten einzustellen erfordert nicht, dass Sie selbst hochsensibel sind. Es gibt zahlreiche Möglichkeiten, sensiblen Patienten das Gefühl zu geben, willkommen zu sein, und das Ergebnis ihrer Therapie zu verbessern. Man kann sie grob einteilen in Methoden zur Aufrechterhaltung eines optimalen Erregungsniveaus; Einstellung auf ihre Gedanken und Gefühle, die häufig tiefer sind als die anderer Patienten; Arbeit mit besonders intensiven Emotionen und Berücksichtigung ihrer sensorischen Empfindlichkeit, so weit möglich.

Wenn man Lehrern sagt, sie sollten auf unterschiedliche Temperamente in ihrer Klasse eingehen, ist ihre erste Reaktion meist, dass sie keine Zeit haben, ihren Unterricht auf jeden Einzelnen abzustimmen. Wenn sie es jedoch versuchen und sich tatsächlich nach Möglichkeit auf die Schüler mit extremen Temperamenten einstellen, berichten sie meist, dass das auf lange Sicht Zeit spart. Die ganze Klasse ist dann leichter zu lenken und die Schüler lernen schneller. Das gilt ganz besonders, wenn Lehrer sehr aktive Kinder auf kleine Botengänge innerhalb der Schule schicken oder ausdauernden Kindern einen Hinweis geben, dass es bald an der Zeit sein wird aufzuhören. Hochsensible Kinder sind oft so gut, dass sie in der Schule keine Sonderbehandlung erfahren, auch wenn das bedeutet, dass ihre Lernfreude geopfert wird.

In einer Therapie jedoch ist die Notwendigkeit, sich auf die Bedürfnisse hochsensibler Patienten einzustellen, wesentlich eindeutiger. Das führt dazu, dass sie die Therapie fortführen, weil sie sich in guten Händen fühlen, und insgesamt schnellere Fortschritte machen. Wenn Sie sie damit überraschen, dass Sie sich die Mühe machen, ihre Wünsche und Bedürfnisse ohne Zögern zu berücksichtigen, ist das sicherlich eine der leichtesten und lohnendsten Mühen, die Sie auf sich nehmen können.

6. Helfen Sie den Patienten, Beziehungen aufzubauen: Die Begegnung mit anderen, Schüchternheit und Angst vor Verbindlichkeit

Das Wort „sensibel" bekam ich als Kind viele Male zu hören ... und es war alles andere als ein Kompliment. Vielmehr trennte es mich von allem, was normal war, stempelte mich ein für alle Mal als fremdartig ab und öffnete die Tür für ein überwältigendes Gefühl des Alleinseins.

Ich versuchte, die augenfälligsten Zeichen für meine Fremdheit zu verbergen. Aber meine größte Entdeckung war die Anpassung ... Ich brauchte sehr lange, um herauszufinden, was ich auf dem Weg von „sensibel" zu „anpassungsfähig" verloren hatte.

Ich stellte fest, dass ich nicht der Einzige war. Tatsächlich waren wir sogar viele, und wir verhielten uns alle aufgrund derselben unwissenden, misstrauischen Urteile über uns möglichst unauffällig und hielten alle unsere bemerkenswerte Wahrnehmungsfähigkeit und Kreativität unter Verschluss, mit denen wir geboren waren.

(Francis Martineau, *The Sensitive Vein*)

Dieses Kapitel ist das erste von zweien, die Beziehungen in den Mittelpunkt stellen. Zuerst wird die Forschung über die Beziehungen sensibler Menschen im Allgemeinen besprochen und erläutert, welche Vorzüge diese in Beziehungen mitbringen. Dann rücken die Schwierigkeiten in den Mittelpunkt, die manche haben, Menschen kennenzulernen und sich dann verbindlich auf eine längere Beziehung einzulassen.

Dieses und das nächste Kapitel profitieren davon, dass mein Mann und ich uns schon seit vielen Jahren mit der Untersuchung enger Beziehungen beschäftigen (z. B. in Aron, Mashek & Aron, 2004). Zwar ist in diesen beiden Kapiteln häufig von der Ehe die Rede, aber nur deshalb, weil die Ehe der Kontext für so viele Forschungsarbeiten ist. Das Gesagte kann übertragen werden auf jede Art von Beziehung – Freundschaften, Familienbeziehungen, Beziehungen am Arbeitsplatz und natürlich auch auf langfristige Liebesbeziehungen.

Forschungsarbeiten, die sensible und nichtsensible Personen in Beziehungen vergleichen

Den weitaus größten Einfluss auf die Beziehungen der Patienten haben vorausgegangene Erfahrungen, wie an den allgegenwärtigen Auswirkungen des Bindungsstils auf die Beziehungen Erwachsener abzulesen ist (Cassidy & Shaver, 1999). Unveröffentlichte Daten aus unserem Arbeitsmaterial belegen, dass sensible Menschen häufiger als andere von einem unsicheren Bindungsstil berichten. Dennoch kann es auch so sein, dass unsichere hochsensible Patienten von ihrer Unsicherheit einfach stärker beeinträchtigt werden, wenn man bedenkt, dass auch andere Aspekte ihrer Kindheit sich stärker auf sie auswirken.

Als ich auf der Suche nach einer direkten Rolle des Temperaments in Beziehungen war, konnte ich den Fragebogen für die HSP-Skala an eine Reihe von Untersuchungen über Beziehungen anhängen, für die unterschiedliche gängige Standardmessungen von Beziehungsqualität verwendet wurden. Das führte zu Daten von rund 600 College-Studenten und einer Stichprobe von 200 verheirateten Erwachsenen aus einer Gemeinde. Aus ihnen ging bei den Standardvariablen – Erfolg, Zufriedenheit, Nähe und Intimität in der Beziehung – keine direkte, unmodifizierte Korrelation mit Sensibilität hervor, nachdem wir den Neurotizismus ausgegliedert hatten (Aron, 2004a). Anders gesagt, ergaben diese Untersuchungen keinen Hinweis darauf, dass Sensibilität per se die Fähigkeit beeinträchtigt, eine enge, befriedigende Beziehung zu entwickeln und aufrechtzuerhalten.

Die Sensibilität könnte jedoch eine Rolle für die Gestaltung von Nähe oder die Vorliebe für bestimmte Formen der Nähe spielen. Das wiederum würde sich in mehrfacher Weise auswirken, abhängig von der Fähigkeit der beiden Partner, mit Konflikten umzugehen, die aus Temperamentsunterschieden erwachsen. Man könnte sich vorstellen, dass sensible Menschen in engen Beziehungen aufgrund ihrer Sensibilität besonders einfühlsam oder besonders vorbelastet sind. Das hebt ein weiteres Mal die Bedeutung des Zusammenwirkens von Sensibilität und Beziehungserfahrung in der Kindheit hervor (Aron et al., 2005).

Bei einer anderen Art von Untersuchung jedoch, von der ich in *The Highly Sensitive Person in Love* (2001; dt. *Hochsensibilität in der Liebe,* 2006) berichtet habe, schienen sensible Beteiligte als Gruppe weniger zufrieden zu sein als nichtsensible Beteiligte, aber in diesem Fall waren die meisten, die mitmachten, Frauen. Diese Untersuchung war auf einen anderen Zweck ausgerichtet, nämlich darauf, die Sexualität der beiden Gruppen zu vergleichen. Dafür wurden per Post anonyme Fragebogen für 1200 Personen verschickt, und es kamen Daten von 443 Personen zurück, die ihn ausgefüllt hatten (eine typische Rücklaufquote für Fragebogen per Post). Angeschrieben wurden 600 Abonnenten eines Newsletters für Hochsensible, dem Fragebogen für eine Vergleichsgruppe beilagen, für die jeder, der mitmachte, einen Freund / eine Freundin aussuchen konnte, dessen / deren demografische Daten ähnlich, der / die jedoch nichtsensibel war. Diese bekamen jeweils eigene Briefumschläge, damit sie ihre Fragebogen separat einschicken konnten.

Die Beteiligten, die sich selbst als sensibel eingestuft hatten, waren in ihren Beziehungen in geringem Maße weniger zufrieden als die Gruppe mit den nichtsensiblen Freunden. Die hochsensiblen Personen in einer Beziehung mit einem nichtsensiblen Partner waren ebenfalls weniger zufrieden, und da 50 Prozent der Beteiligten in diese Gruppe fielen, könnte das der Grund für die insgesamt geringere Zufriedenheit sein. Wahrscheinlich gibt es auch große Unterschiede zwischen der zuvor untersuchten Gruppe von Studenten und Paaren aus einer Gemeinde einerseits und dieser Gruppe von sensiblen Personen andererseits, meist Frauen, die einen Newsletter abonniert hatten und sich die Mühe machten, einen Fragebogen über ihre Sensibilität auszufüllen. So könnten sie etwa stärker von dem Wissen um ihre Sensibilität und die ihres Partners beeinflusst gewesen sein, sodass sie sie mit größerer Wahrscheinlichkeit als erhebliches Problem eingestuft haben, sofern überhaupt Probleme aufgetreten sind.

Fazit: Sensibilität allein scheint bei der Allgemeinbevölkerung nichts über die Zufriedenheit in Beziehungen auszusagen, außer in Verbindung mit einem nichtsensiblen Partner. Außerdem kann Sensibilität angesichts der außerordentlich negativen Wirkung einer unsicheren Gebundenheit und einer negativen Affektlage (Neurotizismus) auf Beziehungen einen gewaltigen Einfluss auf Beziehungen haben, weil sie die negative Affektlage bei Patienten mit negativer Vorgeschichte intensiviert.

Die Vorzüge, die sensible Menschen in Beziehungen mitbringen

Wie bereits geschildert und wie noch ausführlicher in Anhang C dargestellt wird, deutet das Zusammenwirken von Sensibilität und frühkindlicher Umgebung nicht nur auf eine besondere Verletzlichkeit hin, sondern auch auf eine größere Empfänglichkeit für die segensreiche Wirkung einer guten Umgebung. Wenn die Therapie eine solche Umgebung sein kann, werden Fähigkeiten auftauchen, die man nutzen und stärken kann. So können sensible Menschen im Allgemeinen und sensible Patienten im Besonderen zu manchen Zeiten die subtilen Bedeutungen einer Kommunikation erfassen und ihre vielfältigen Implikationen sehen. Daher können sie Ihre unterstützende Aufmerksamkeit und Ihr aufrichtiges Interesse besser wahrnehmen als andere und haben auch mehr davon. Sie werden lernen, auch bei anderen stärker nach beidem Ausschau zu halten und es eher zu erwarten. Auch ihre eigene Großzügigkeit wird aufgrund Ihres guten Beispiels wachsen. Eine relativ unverzerrte Wahrnehmung subtiler sozialer Signale oder die Nutzung anderer Vorzüge, die mit der Sensibilität verbunden sind, ist manchen Patienten vielleicht nicht möglich, zumindest nicht am Anfang. Aber achten Sie darauf und bestärken Sie die Patienten, wenn sich die Vorzüge zeigen. Das ist die Art von Unterstützung, die solche Menschen besonders brauchen, während sie mit der schweren Aufgabe beschäftigt sind, das zu ändern, was sie weniger gut machen. Drei Vorzüge, auf die man hinweisen und die man lobend erwähnen kann, werden im Folgenden vorgestellt.

Empathie

Besonders wenn sie nicht übererregt sind, können sensible Menschen wunderbar empfindsam auf die Gefühle und die Mitteilungen anderer reagieren, sowohl verbal als auch nonverbal. Natürlich gebrauchen Patienten ihre Sensibilität häufig auch falsch, indem sie genau registrieren, wie sie besonders gut für die Bedürfnisse anderer sorgen können und dabei ihre eigenen vernachlässigen. Außerdem kann ihr eigenes Anliegen – wie bei allen anderen Menschen auch – verzerren, was sie hören, und das Ergebnis davon ist dann keineswegs echte Empathie. Oft können Sie jedoch das ungewöhnliche Maß an Freundlichkeit und Einfühlung eines Patienten Ihnen und anderen gegenüber als einen Vorzug kommentieren, den er in Beziehungen einbringt.

Tiefgründige Gespräche

Sensible Menschen bevorzugen selbst dann, wenn sie extravertiert sind, normalerweise den Austausch mit einem einzelnen Gesprächspartner über tiefgründige Themen, die immer faszinierender werden können, wenn Unterhaltungen sich ausdehnen und Beziehungen sich entwickeln. Sie denken auch gründlich über das Gesagte nach und sind meist die Ersten, die bemerken, wann ein Gespräch aus dem Ruder läuft und wieder auf Kurs gebracht werden muss. Auch das können Sie kommentieren, wenn Sie es erleben, und es mit der allgemeinen Sensibilität des Patienten in Verbindung bringen, damit Sie nicht den Eindruck erwecken, als finde es nur zwischen dem Patienten und Ihnen statt. Wenn Patienten von dem Gefühl berichten, sie würden aus Gesprächen ausgeschlossen, dann liegt es oft daran, dass sie so gründlich über das nachgedacht haben, was gerade gesagt wurde, dass die anderen schon beim nächsten Thema waren, bis sie ihre Gedanken in Worte gefasst hatten. Vielleicht möchten Sie ihnen zu dem Entschluss verhelfen, an einem Gespräch weiter teilzunehmen, bis eine tiefere Ebene erreicht ist, und sie darin unterstützen, Wege dahin zu finden.

Loyalität

Sensible Menschen sind normalerweise loyal und möchten andere nicht verraten oder eine Beziehung nicht aufgeben, die noch Potenzial hat. Der Nachteil dabei ist natürlich, dass sie vielleicht viel zu lange in hoffnungslos mangelhaften Beziehungen hängen bleiben oder dass der andere dieses Maß an Beständigkeit nicht erwidert oder sogar ausbeutet. Loyalität in einer Beziehung bleibt dennoch eine wertvolle Eigenschaft und verdient Bestärkung, selbst wenn Sie gelegentlich auch einmal auf die Nachteile hinweisen müssen.

Sensible Patienten werden auch in der therapeutischen Beziehung sehr loyal sein und eventuell Hilfe brauchen, um die Sicherheit zu gewinnen, dass es in Ordnung ist, Sie zu verlassen, sobald sie dazu bereit sind. Sie können Ihnen sogar eine neue Art von Loyalität beibringen, bei der sie loyal sind, indem sie liebevoll an die besondere Beziehung denken, aber nicht in dem Sinne loyal sein müssen, dass sie ewig dableiben.

Fazit: Alle sensiblen Patienten bringen Vorzüge in ihre Beziehungen ein (z. B. Empathie, Tiefe, Loyalität), auch in die therapeutische Beziehung. Sehen Sie diese Stärken nicht als selbstverständlich an, sondern betonen Sie sie bei passenden Gelegenheiten.

Schwierigkeiten, Menschen kennenzulernen

Zu den häufigsten Klagen sensibler Menschen gehört ihre Schwierigkeit, Menschen kennenzulernen, mit denen sie gerne eine Beziehung aufbauen möchten. Wenn sie, wie 70 Prozent der Hochsensiblen, introvertiert sind, wird diese Schwierigkeit ein Stück weit darauf beruhen, dass sie nicht genug unter Menschen gehen. Oder sie sind schüchtern, weil sie schon Zurückweisungen erlebt haben. Außerdem können sensible Menschen sehr wählerisch sein, wen sie gerne kennenlernen möchten. Oberflächliche Gespräche langweilen sie leicht, sie sind irritiert von Verhaltensweisen, die anderen gar nicht auffallen würden, und spüren rasch Werte und Einstellungen, mit denen sie nicht einverstanden sind. Diese drei Schwierigkeiten, die für hochsensible Menschen typisch sind – die Vermeidung von Überstimulation, Schüchternheit und dass sie niemand Passendes finden – erfordern ganz unterschiedliche Ansätze. Sensible Patienten haben, ebenso wie alle anderen, ihre eigenen, auf persönlichen Erfahrungen beruhenden Themen, die sich mit ihrer Sensibilität verflechten und zusätzliche Probleme schaffen, wie etwa Angst vor Verlust und vor Verrat. Dennoch kann man einige allgemeine Hinweise und Ratschläge zu jeder dieser Schwierigkeiten geben.

Mit Überstimulation umgehen

Was das erste Problem betrifft – die Überstimulation, die besonders in einer lauten und unruhigen Umgebung mit dem Kennenlernen von Menschen verbunden ist –, so können sensible Patienten am besten damit umgehen, indem sie sorgfältig auswählen, wo und wann sie anderen begegnen. Es kann auch hilfreich sein, neue Leute bei einer Aktivität kennenzulernen, bei der es um etwas anderes geht. Sie können einen Kurs besuchen oder an einem Literaturkreis teilnehmen. Der Prozess des gegenseitigen Kennenlernens findet hier nicht von jetzt auf gleich, sondern nach und nach statt.

Schlagen Sie dem Patienten vor, statt irgendwohin zu einer Happy Hour zu gehen, lieber Freunde zu bitten, sie mit neuen Leuten bekannt zu machen, und zwar jeweils nur mit einer Person. Ein ruhiges Abendessen zu dritt oder zu viert bietet sich an, um eine andere Person auf entspannte Weise kennenzulernen. Der richtige Freund wird natürlich diejenigen aussortieren, die nicht zu dem Betreffenden passen, die Stärken der sensiblen Person zum Tragen bringen, beim ersten Gespräch behilflich sein und die Übererregung generell dämpfen, weil er vertraut und unterstützend ist. Der nächste Schritt wäre ein Gespräch mit der neuen Bekanntschaft allein, wiederum an einem ruhigen Ort. Ihr sensibler Patient hat vielleicht schon einige Ideen, worüber er sprechen könnte – vorzugsweise kann er Fragen zur Person des anderen stellen, die dann zu weiteren Themen führen. Lernt er jemanden an einem sehr stimulierenden Ort kennen, kann er zumindest wahrnehmen, wie das auf ihn wirkt, weniger von sich selbst erwarten und Wege finden, unmittelbar einwirkende Aspekte der Umgebung zu ändern oder zu kompensieren – etwa mit dem Vorschlag, einen Spaziergang an der frischen Luft zu machen oder drinnen nach einer ruhigen Ecke zu suchen.

Fazit: Die Vermeidung von Überstimulation ist ein häufiger Grund dafür, dass sensible Patienten keine neuen potenziellen Freunde kennenlernen, aber wenn sie das erst einmal verstanden haben, gibt es dafür viele praktische Lösungen.

Schüchternheit

Das zweite Problem, die Schüchternheit, ist offenkundig komplexer. Erstens benutze ich den Begriff nicht, wenn ihn nicht auch der Patient benutzt, und vergewissere mich, dass die Patienten tatsächlich eine chronische Angst vor negativer sozialer Beurteilung haben und sich nicht als „schüchtern" bezeichnen, wenn sie in Wirklichkeit von ihrer Sensibilität sprechen. Jeder fürchtet und meidet soziale Verurteilung, die den Kern der Schüchternheit bildet. Vielleicht fühlte sich selbst Bill Clinton schüchtern, als er zum ersten Mal mit Queen Elizabeth zusammentraf. Menschen werden „schüchtern" genannt, wenn diese Angst chronisch ist, aber dies ist ein Fall, in dem die Diagnose mehr Schaden anrichtet, als dass sie nützt. Finden Sie heraus, in welchen spezifischen Situationen sich die Patienten schüchtern fühlen, welche unterschwelligen Gefühle sie dabei haben und in welchen Situationen sie sich nicht schüchtern fühlen, wobei diese Erfahrungen oft vergessen werden.

Weisen Sie darauf hin, dass Übererregung mit Schüchternheit verwechselt werden kann. In einer Untersuchung von Brodt und Zimbardo (1981), die ich in Kapitel 3 erwähnt habe, wurden „schüchtern veranlagte" Frauen zwei unterschiedlichen Versuchssituationen zugeteilt – in beiden sollten sie sich mit einem attraktiven männlichen Assistenten der Versuchsleiter unterhalten, während sie gleichzeitig lautem Lärm ausgesetzt wurden. Bei der einen Variante sagte man ihnen vorher, der Lärm hätte „Nebenwirkungen" und würde Herzklopfen und schnellen Puls hervorrufen, was beides häufig mit Erregung und Schüchternheit einhergehe. Bei der anderen Variante erklärte man den Teilnehmerinnen, die Nebenwirkung des Lärms wären Mundtrockenheit und Zittern – beides eher nicht in Verbindung mit Erregung und Schüchternheit zu bringen. Die falsch informierten Frauen blieben sehr schüchtern, aber diejenigen, die ihre Erregung dem Lärm zuschreiben konnten, waren überhaupt nicht schüchtern. Sie plauderten zwanglos, genossen die Interaktion und erklärten sich gerne bereit, sich wieder mit einem Fremden zu unterhalten, falls das für einen weiteren Versuch notwendig sei. Außerdem hatte der männliche Assistent des Versuchsleiters, der nicht wusste, was man den Frauen vorher gesagt hatte und auch nichts von ihrer Veranlagung erfuhr, keine Ahnung, dass diese Frauen schüchtern waren. Ich berichte Patienten gerne von dieser Untersuchung, denn selbst, wenn sie sich sicher sind, dass sie nicht einfach nur übererregt waren, macht es ihnen klar, dass sogar chronische oder „veranlagungsbedingte" Schüchternheit von unserer Einschätzung einer Situation entscheidend beeinflusst wird.

Oft können simple Methoden aus der kognitiven Verhaltenstherapie enorm helfen. Aber hüten Sie sich vor der Aufforderung, die Patienten sollten etwas denken, von dem sie wissen, dass es nicht wahr ist – beispielsweise dass niemand sie beachtet. Sie wissen, dass viele ohne Unterlass andere beurteilen, manche grundsätzlich negativ.

Die erforderliche Veränderung besteht darin, zu akzeptieren, dass negative Urteile oft unwahr oder nur oberflächlich zutreffend sind. Nein, diese Patienten sind tatsächlich nicht so gesprächig wie andere, aber nicht, weil sie langweilig oder „uncool" sind. Sie haben eine große Tiefe. Man braucht nur einfach mehr Zeit, um sie kennenzulernen. Natürlich gilt hier auch alles, was bereits darüber gesagt wurde, wie man Menschen mit niedrigem Selbstwertgefühl helfen kann und wie sie mit Kritik umgehen können.

Es gibt viele Bücher, Websites und Psychologen, die bei Schüchternheit helfen, und einige wenige berücksichtigen dabei inzwischen auch das Temperament. Einige Ratschläge werden nützlich sein, aber die Patienten sollten gewarnt werden, dass manche davon zu aggressiv sind, wie etwa der, ein Bootcamp zu besuchen. Der eine oder andere Ratgeber wird Ziele vertreten, die Hochsensible nicht teilen – vielleicht dass sie lernen sollen, Partylöwen zu werden und bei allen Leuten beliebt zu sein –, oder versuchen, Klienten zu motivieren, indem er düstere Vorhersagen darüber trifft, wie schrecklich ihr Leben sein wird, wenn sie ihr Problem nicht in den Griff bekommen. Oft werden grundlegende soziale Fähigkeiten gelehrt, die einen sensiblen Menschen langweilen oder beleidigen können, der diese Fähigkeiten normalerweise besitzt. Wahrscheinlich profitieren die Patienten am meisten davon, dass sie einfach einen Ort haben, an dem sie unterstützt werden und sich gelöster fühlen können, wenn sie neue Menschen kennenlernen. Auch das Kapitel „Die Tendenz zur Schüchternheit" in *Sind Sie hochsensibel?* (Aron, 1996) könnte hilfreich sein.

Da diese Menschen sehr gewissenhaft sind, machen sie vielleicht gute Fortschritte mit einer allmählichen Desensibilisierung durch abgestufte Hausaufgaben. Ein sensibler Jugendlicher, der 1000 Meilen weit weg an einem zweiwöchigen Programm für Highschool-Schüler teilnahm, die ein College besuchen wollten, rief mich an und sagte mir, er fühle sich hoffnungslos einsam und wolle sofort nach Hause fahren. Der Verzweiflung nahe, riskierte ich, ihn um Zustimmung zu einer Abmachung mit mir zu bitten: Er könne drei Tage später mit meinem Segen abreisen, wenn er an jedem dieser Tage ein Gespräch mit einem ihm unbekannten Menschen führe. Es war mir klar, dass er das vielleicht nicht durchhalten konnte, aber ich hatte allmählich sein Vertrauen gewonnen, und tatsächlich schaffte er die Aufgabe und blieb.

Bei alledem sollten Sie behutsam und geduldig sein, erreichbare Ziele auswählen, eine wohlüberlegte Analyse von Situationen vornehmen, die die Patienten als Versagen wahrnehmen, vielleicht auch eigene Erfahrungen mit Schüchternheit einbringen, damit sie als normal erkennbar wird, und berichten, wie Sie mit diesem Gefühl fertiggeworden sind.

Wenn die Schüchternheit aus einem tiefen Gefühl der Wertlosigkeit beim Patienten und zahlreichen vorangegangen Zurückweisungen erwächst, die schon bei den eigenen Eltern begonnen haben, dann wird die Schüchternheit zunächst einmal in der Beziehung zu Ihnen anfangen zu heilen. Die Fähigkeit, sich für eine mögliche Nähe zu Ihnen und dann zu anderen zu öffnen, kann der beste Maßstab für den Fortschritt dieser Patienten sein. Das veranschauliche ich mithilfe einer Analogie, nämlich dass sozialer Kontakt wie Essen, also unverzichtbar notwendig ist. Ohne Essen wird jeder anfangen, sich merkwürdig und schwach zu fühlen. Meist nimmt man täglich ein oder zwei richtige Mahlzeiten zu sich und etwa einmal in der Woche ein Festessen. Wenn keine vollständige Mahlzeit zu haben ist, sättigt man sich mit häufigen Snacks – man lächelt jemanden an, dem man zufällig begegnet, ist zu jemandem freundlich, der einen bedient, oder plaudert mit anderen, die mit einem in einer Schlange stehen. Wenn das „gut schmeckt", nimmt man weitere Häppchen zu sich. Wenn man nicht genug zu essen bekommt, ist das bedenklich. Menschlicher Kontakt, ein Teil davon innig, ist für jeden notwendig, egal wie sensibel er ist.

Fazit: Die Patienten müssen Sensibilität von Schüchternheit unterscheiden und verstehen, dass Schüchternheit selbst dann, wenn sie chronisch ist, eine Gefühlslage ist, die von der Situation bestimmt wird, und keine dauerhafte Eigenschaft. Setzen Sie jegliche Methoden zur Verringerung der Schüchternheit ein, die Ihnen zur Verfügung stehen, aber stimmen Sie sie auf die Sensibilität ab.

Niemand Passendes finden

Das dritte Problem kann angesichts der Tatsache, dass sensible Menschen bezüglich erwünschter neuer Bekanntschaften sehr wählerisch sind, eine echte Schwierigkeit oder aber eine Abwehrhaltung sein. Oft ist es schwer für sie, Menschen zu finden, die sie schätzen und die ebenso tiefschürfend denken wie sie selbst. Manche sensible Menschen neigen mehr zu intellektueller Tiefe, andere zu tieferen Gefühlen, aber da ist immer eine Sehnsucht nach etwas, das nichtsensible Menschen vielleicht gar nicht haben wollen. Selbst wenn ein nichtsensibler Mensch sich zu solcher Tiefe hingezogen fühlt, kann er vielleicht nicht so viel zurückgeben, wie der sensible Mensch sucht.

Sensible Menschen, die zugleich High Sensation Seeker sind, haben es sogar noch schwerer, Leute kennenzulernen, die sowohl sensibel als auch abenteuerlustig genug sind. Wenn sie einen Beruf gefunden haben, der beiden Aspekten entspricht, wie etwa den Journalismus, finden sie häufig ihre Freunde und einen Partner in diesem Umfeld. Aber jemand Passendes zu finden, bleibt ihr ganzes Leben lang ein ernsthaftes Problem.

Die Hochbegabten haben ein ähnliches Problem, ihresgleichen zu finden, und viele sensible Menschen sind zusätzlich hochbegabt. In beiden Fällen müssen sie akzeptieren, dass keine einzelne Beziehung allein ihre vielen unterschiedlichen Bedürfnisse auf einmal erfüllen kann.

Manche sensible Menschen sind so sehr mit anderen Interessen beschäftigt und so frustriert von der Kombination aus Zurückweisung und Langeweile, dass ihnen die Zeit, die sie aufwenden müssten, um neue Leute kennenzulernen, zu schade ist. Sie bedürfen vielleicht einer Erinnerung, dass sie zwar einige gute Freunde haben mögen, dass aber Freundschaften aus verschiedenen Gründen – etwa aufgrund von Umzügen – auch enden können, daher ist es am besten, ständig ein wenig nach neuen Kontakten Ausschau zu halten.

Manchmal lösen sie das Problem, dass sie niemand Interessantes finden, dadurch, dass sie andere sensible Menschen ausfindig machen. Jedem Sensiblen fällt es ausgesprochen leicht, diese zu identifizieren, sobald er erkennt, dass der andere ganz ähnlich denkt wie er selbst. Die Introvertierten sind am Rande der Party zu finden und schauen dem Treiben zu. Sowohl introvertierte als auch extravertierte Menschen trifft man beispielsweise an Orten, wo die Natur besonders schön ist, ebenso bei Kunst-Workshops, Retreats oder Exerzitien, Konzerten, Vorträgen über anspruchsvolle Themen, psychologischen Seminaren, Konferenzen über soziale Aufgaben, im Umkreis von Kindern und Tieren oder an Heilorten. Andere Sensible werden weniger dort zu finden sein, wo es laut und voll wird. Denn dort werden sie sich eher irgendwo im Hintergrund aufhalten oder auf andere Weise mit eingebunden sein. Es gibt auch einige Angebote speziell für sensible Menschen. Aber natürlich ist die Tatsache, dass zwei Menschen hochsensibel sind, keinerlei Garantie dafür, dass sie sich mögen werden.

Vielleicht helfen Sie Ihren sensiblen Patienten bei der Überwindung ihrer Abneigung, sich um neue Bekanntschaften zu bemühen, am besten durch die Versicherung, dass sie nicht in der gleichen Weise an das Problem herangehen müssen wie Nichtsensible. Es gibt keinen Grund, sich etwa zu einem Speeddating zu zwingen. Und es ist auch unnötig, sich für Zurückhaltung in sozialen Situationen oder für eine anfängliche Beobachterrolle zu kritisieren. Manchmal formuliere ich das scherzhaft so: „Auf den ersten Blick wirken wir nicht bezaubernd, aber auf den zweiten Blick sind wir unwiderstehlich." Kurz gesagt: Sie müssen ihren eigenen Weg finden, andere kennenzulernen.

Natürlich können diese Gefühle der Geringschätzung von anderen oder von normalen sozialen Situationen defensiv sein – um eine Menge an geheimen Minderwertigkeitsgefühlen zuzudecken. In diesen Fällen wird es auch Probleme in den bereits bestehenden Beziehungen der Patienten geben. Die Abwehr funktioniert – niemand wird nahe genug herangelassen, um die empfundene Wertlosigkeit entdecken zu können –, aber der Preis ist zu hoch. Man kann in Versuchung geraten, die an den Tag gelegte Lässigkeit oder Gleichgültigkeit mit einer entschlossenen Konfrontation zu durchbrechen, aber diese Patienten sind eben gleichzeitig auch hochsensibel. Man muss sehr behutsam vorgehen und darauf achten, wenn sie sich selbst ihr Problem eingestehen.

Beispieldialog

Der folgende Dialog zwischen Patientin und Therapeutin illustriert in typischer Weise die Arbeit am Thema „Leute kennenlernen".

PATIENTIN: Sie halten mich für schüchtern. Für eine Außenseiterin.

THERAPEUTIN: Ich kann mich nicht erinnern, je das Wort „Außenseiterin" benutzt zu haben. Ich habe nur über das nachgedacht, was Sie gerade gesagt haben, nämlich dass Sie nicht glauben, dass es je eine Zeit gegeben hat, in der Sie sich mit irgendjemandem wohlgefühlt haben.

PATIENTIN: Na ja, andere Leute fühlen sich aber in Gesellschaft wohl, also bin ich eine Außenseiterin.

THERAPEUTIN: Sie haben sich noch nie mit irgendjemandem wohlgefühlt. Wie ich schon gesagt habe, glaube ich, dass sich jeder ab und zu irgendwo unwohl fühlt. Wenn Sie das die ganze Zeit tun, müssen Sie sich auch jetzt unwohl fühlen, mit mir.

PATIENTIN: Nehmen Sie es nicht persönlich. Ich fühle mich mit niemandem wohl. Aber es ist nicht aus Schüchternheit. Sie haben gesagt, Schüchternheit sei eine Art Angst vor anderen Menschen. Ich habe keine Angst vor Menschen.

THERAPEUTIN: Dann ist es also ein anderes Gefühl. Da Sie es jetzt auch haben, können wir vielleicht dahinterkommen, was es ist.

PATIENTIN: Ich weiß es nicht. Ich bin noch nie draufgekommen, was es ist.

THERAPEUTIN: Aber Sie haben es doch gerade, dann finden wir es jetzt vielleicht gemeinsam heraus. Fühlt es sich gut oder schlecht an?

PATIENTIN: Wie schon gesagt, ich bin daran gewöhnt. Aber, ähm, wohl eher schlecht – „unwohl" klingt nicht besonders gut, oder? Krank.

THERAPEUTIN: Wollen Sie damit sagen, Sie empfinden dieses Gefühl fast als eine Art Krankheit?

PATIENTIN: Nein, nein. Es ist keine Schwäche. Es ist fast eine Art Stärke.

THERAPEUTIN: Ich habe das Gefühl, dass es sehr schwer für Sie wäre, irgendeine Schwäche zu haben.

PATIENTIN: Wäre das nicht für jeden so?

THERAPEUTIN: Nicht dann, wenn jemand etwas an sich zum Guten verändern will. Sie wollen sich nicht unwohl fühlen. Um das zu erreichen, müssen Sie zunächst einmal wissen, was sich ändern muss. Was ist dieses Sich-unwohl-Fühlen für eine Krankheit? Sie dachten auch, Sensibilität wäre eine Schwäche, und jetzt stimmen Sie mir zu, dass sie keine ist.

PATIENTIN: Nicht immer. Manchmal ist sie eine.
THERAPEUTIN: In diesem Fall könnte sie, glaube ich, eine Stärke sein. Sensibel sein heißt, Dinge tief gehend zu verarbeiten, also können wir diese Stärke vielleicht dazu nutzen, festzustellen, was hinter diesem Gefühl steckt, das Sie auch jetzt gerade haben.
PATIENTIN: Dafür bezahle ich Sie doch, dass Sie das herausfinden.
THERAPEUTIN: Aber es fällt keinem sensiblen Menschen, nicht einmal mir, leicht, jemandem zuzuhören und sofort zu erkennen, warum er sich unwohl fühlt. Warum Sie sich jetzt gerade in meiner Gegenwart unwohl fühlen. Es bedeutet, dass wir über tief reichende Themen sprechen, die Sie schon lange beschäftigen, wie wir es gerade tun. Sogar über Schwächen. Ohne dass Sie in das Gefühl geraten, dass Sie vollkommen wertlos sind. Eine Art Außenseiter.
PATIENTIN: Also geht es nicht darum, ob ich irgendwie spinne, sondern was dieses Gefühl, dass ich mich mit niemandem wohlfühle, überhaupt verursacht?
THERAPEUTIN: Genau.
PATIENTIN: Und wie genau sich das anfühlt, wie schlecht?
THERAPEUTIN: „Genau" ist das richtige Wort, nicht wahr? Es ganz genau anschauen und es als das erkennen, was es ist.
PATIENTIN: Also, es ist Angst. Ich schätze, ich habe Angst davor, was die Leute über mich denken. Dass ihnen nicht gefällt, was sie sehen. Dass nicht einmal Sie mich mögen.
THERAPEUTIN: Nicht einmal ich ...

Fazit: Hochsensible Menschen können echte Mühe damit haben, Bekanntschaft mit Menschen zu schließen, die sie eigentlich gerne näher kennenlernen würden. Ihr mangelndes Interesse ist als Abwehrhaltung zu verstehen aus einer besonders großen Angst vor Zurückweisung heraus.

Schwierigkeiten mit der Vertiefung von Beziehungen

Patienten, deren Beziehungen nie über ein paar Begegnungen hinauskommen oder nur ein paar Monate dauern, sind immer eine Herausforderung, besonders wenn sie nicht den Eindruck haben, das Problem liege in ihnen selbst. Bei sensiblen Patienten, vor allem bei manchen sensiblen Männern, ist es allerdings auch möglich, dass das Problem weniger in ihrem Wesen als vielmehr in Vorurteilen ihnen gegenüber begründet liegt. Viele andere Sensible wiederum wissen einfach nicht, wie sie vorgehen, die notwendigen Risiken eingehen und ihren Gefühlen trauen können.

Anfängliche Schwierigkeiten fast aller sensiblen Menschen

Selbstoffenbarung auf beiden Seiten ist zentral für die Vertiefung einer jeden Beziehung, aber sie erfordert, dass man viele Risiken eingeht, die darin liegen, zu früh etwas zu offenbaren, was dem anderen nicht gefällt, oder dass beide sich gegenseitig ihrer Illusionen berauben. Hochsensible Menschen mögen keine hohen Risiken mit so ungewissem Ausgang, daher kann es hilfreich sein, ihnen einige Techniken zur Verringerung der Risiken beizubringen. So sollte man genug von sich zeigen, um das Interesse des anderen wachzuhalten, aber nicht so viel, dass es ihn überwältigt oder ihm befremdlich erscheint. Vor allem sollte das Maß der Selbstoffenbarung dem der anderen Person entsprechen und erst dann steigen, wenn es stimmig erscheint. Dabei kann sensiblen Menschen ihre ausgeprägte Intuition helfen. Sie erfassen die Vorteile, die es haben kann, kühn einen Vorstoß zu wagen und so gegenseitige Zuneigung zu entdecken, die vorher nicht da war.

Wir alle kennen die Schritte zur Intimität, aber es hilft, sie den Patienten deutlich zu machen. Anfangs plaudert man über das Wetter und über Filme, dann erzählt man einander, was man beruflich macht, wo man wohnt oder woher man kommt. Wenn alles gut läuft, kann es etwas vertrauter werden – man redet über Vorlieben und Abneigungen, Meinungen, Gefühle. Dann werden die Gefühle, über die man spricht, persönlicher und aktueller, etwa wenn man von einem Verlust oder Erfolg in letzter Zeit berichtet. Ein gewaltiger Schritt ist es, Gefühle auszudrücken, die den anderen betreffen – aufrichtige Komplimente auszutauschen oder Freude an der Gegenwart des anderen zu bekunden. Schließlich kommen die Augenblicke der tiefsten Aufrichtigkeit, in denen wir wissen, dass wir alles sagen können, sogar etwas darüber, was in der Beziehung nicht klappt oder wie gut sie klappt oder wie glücklich wir uns ihretwegen schätzen. Jeder fühlt sich vom anderen angenommen und gewürdigt. Wenn hochsensible Menschen solche Vertrautheit erfahren haben, entweder in der Vergangenheit oder in der therapeutischen Beziehung, und sehen, was nötig ist, um sie andernorts erneut herzustellen, können sie sehr geschickt und motiviert sein, in Beziehungen einzutauchen und andere in ihre Tiefen zu führen.

Fazit: Fortschritte in Richtung Vertiefung einer Beziehung zu machen erfordert gegenseitige Selbstoffenbarung, die hochsensible Patienten manchmal aufgrund der damit verbundenen Risiken vermeiden. Dabei sollten sie diesen Prozess eigentlich besonders gut steuern können, wenn sie erst einmal das Ziel spüren, das gerade für sie reizvoll sein sollte.

Wenn es größere Ängste vor Nähe und Verbindlichkeit gibt

Bei vielen Patienten kann der Prozess wachsender Annäherung natürlich an jedem beliebigen Punkt von Ängsten blockiert sein, die komplexer sind als die Angst vor Zurückweisung. Das sind etwa Ängste vor dem Erfolg – beispielsweise dass man sich nahekommt und den anderen dann wieder verliert. Einige dieser Ängste sind bei Hochsensiblen ganz natürlich, andere erwachsen aus dem Zusammenspiel mit Kindheitserfahrungen.

> **Beispiel**
>
> Steve, 53 Jahre alt, hatte seine Frau verloren, als er erst 30 war, noch ehe sie Kinder hatten. Er glaubte, er hätte den Verlust schon lange verarbeitet, und hegte den verzweifelten Wunsch, wieder zu heiraten. Er hatte auch schon zahlreiche Beziehungen begonnen und wieder verloren. Recht früh hatte ich ihm eine allzu leichte Entschuldigung dafür geboten, da er sowohl hochsensibel als auch ein High Sensation Seeker war, sodass er es natürlich schwer hatte, jemanden zu finden, der in beiden Punkten zu ihm passte. Aber jede Beziehung, die er anknüpfte, war schnell wieder vorbei, und bald wurde uns beiden klar, dass er eine neue Beziehung ebenso sehr mied wie wünschte, und jede einzelne mit seiner erst unausgesprochenen Kritik an der Frau verdarb, die er jedoch alsbald auch in Worte fasste. Dadurch machte er sich wenig beliebt, aber bis dahin war er sowieso schon zu der Überzeugung gelangt, diese Frau sei die falsche für ihn. Unterschwellig fürchtete er jedoch, noch einmal einen geliebten Menschen zu verlieren, die nächste Frau nicht so sehr lieben zu können wie die erste, und befürchtete zugleich, diese Frau könnte ihn weniger lieben als seine erste. Außerdem war ihm seine angeborene Neigung bewusst, Fehler sehr schnell zu bemerken, und ebenso, dass ihn das nicht zu einem begehrenswerten Partner machte.
>
> Darüber hinaus wurde das Problem noch durch sein frühes häusliches Umfeld verkompliziert. Steve war das einzige Kind seiner Eltern, die ihn zwar sehr gern gehabt hatten, aber einander nicht mochten. Schon früh gewann er den ödipalen Konflikt in dem Sinne, dass seine Mutter ihn eindeutig mehr liebte als ihren Mann und den sensiblen Jungen zu ihrem Vertrauten machte. Sie schob ihn jedoch beiseite, wenn der Vater abends nach Hause kam, weil dieser seine Frau ständig kritisierte und sie möglichst nicht seinen Ärger erregen wollte. Als Steve das sah, verlor er den Respekt vor ihr, obwohl er es genoss, ihre besondere Aufmerksamkeit zu bekommen, wenn sie miteinander allein waren. Sein Vater, der Steve als Weichling ansah, weil er kein Interesse an Sport hatte, tat nichts, um seinen Sohn aus der kindlichen Romanze mit der Mutter herauszuholen, sondern überließ ihn dieser Bindung. Steve assoziierte schließlich das mangelnde Interesse seines Vaters und seinen Status als „Muttersöhnchen" mit seiner Sensibilität.
>
> Als er erwachsen war, sagte ihm seine Mutter, und nicht sein Vater, er wäre kein „richtiger Mann", wenn er nicht allein leben würde. Wie für viele sensible Patienten war das Alleinleben eine beängstigende Vorstellung für ihn. Er war so daran gewöhnt, dass sein Elternhaus ein

Schutz vor einer überstimulierenden Welt war, dass er im Grunde nicht wusste, wie er mit einem Auszug fertigwerden sollte. Aber er machte sich daran, ein Mann zu werden, wobei sein Vater das einzige verfügbare Vorbild war. Er beschloss jedoch, so bald wie möglich eine Partnerin zu suchen, die sein frühkindliches mütterliches Paradies wiederherstellen würde, ohne die Gefahr, dass sein Vater nach Hause kam.

Er war überrascht, wie viel Glück er bei diesem zweiten Unterfangen hatte, bis seine junge Frau plötzlich starb. So sehr er sich ein drittes Paradies wünschte, dieses Projekt schien unter einem schlechten Stern zu stehen. Wir sahen, dass er neben all seinen sonstigen Ängsten das Gefühl hatte, er sei nicht männlich genug, und selbst wenn er das wäre, würde das Schicksal (oder sein Vater?) ihm ein neues Glück nicht erlauben. Natürlich war er selbst derjenige, der dafür sorgte, dass jede Beziehung dem Untergang geweiht war. Er fürchtete, er würde die Frau entweder schon früh wieder verlieren oder sie würde so lange leben, dass sie seine Unmännlichkeit entdeckte.

Als unsere Beziehung seinem einstigen ersten Paradies ähnlicher wurde, versuchte er sie ebenfalls zu zerstören, mit allen möglichen sarkastischen kritischen Bemerkungen. Das hier war kein Paradies – entweder musste ich wertlos sein oder er war es. Aber diesmal verstanden wir beide die Angst, die er damit überdeckte. Außerdem akzeptierte und bewunderte ich seine Sensibilität und sah ihn gerade deshalb durchaus als Mann an. Zudem starb ich nicht und schwebte offenbar auch nicht in dieser Gefahr. Diesmal gelang es ihm, so lange bei jemandem zu bleiben, bis ein Teil der Idealisierung erloschen war, ohne dass dabei die Beziehung zerstört wurde. Vor allem war er jetzt derjenige, der das Ende kontrollieren konnte, und er beendete die Therapie, als er eine neue hinreichend gute Frau gefunden hatte, mit der er für viele Jahre ein Halbparadies teilen konnte.

Die Lektion, die ich bei diesem komplizierten Fall lernte, war, dass es vielfältige Gründe dafür geben kann, die Nähe zu vermeiden, die sensible Menschen so oft angeblich suchen. Außerdem kann ein Patient ein gutes Stück auf dem Weg zur Überwindung seiner Ängste vorankommen, wenn man diese ins Bewusstsein holt, denn sensible Menschen haben häufig eine ungewöhnliche Fähigkeit, ihre eigenen Abwehrmechanismen zu erkennen und ihnen entgegenzuwirken.

Befürchtungen bei langfristiger Nähe und Verbindlichkeit

Ein ganzes Bündel durchaus vernünftiger Befürchtungen vor dem Eingehen einer engeren Beziehung erwächst allein schon daraus, dass es in der Natur sensibler Menschen liegt, die langfristigen Konsequenzen einer Sache zu bedenken. Diese Ängste diskutiere ich ausführlich in *The Highly Sensitive Person in Love* (2001; dt. *Hochsensibilität in der Liebe,* 2006). Viele Patienten werden jedoch mehr als die normalen Ängste haben, die durch ihre Sensibilität noch gesteigert werden, und – wie auch Steve – Themen ansprechen, die schon ihr ganzes Leben lang der Nähe im Weg standen.

Steve hatte auch Schwierigkeiten gehabt, Freundschaften aufrechtzuerhalten und einen Job länger durchzuhalten, aber natürlich kann sich auch herausstellen, dass sensible Patienten vollkommen zu Recht zögern, sich auf jemanden einzulassen, was sie häufiger selbst erkennen als die meisten anderen. Wichtig ist dabei die Frage, ob die Vorsicht speziell für diese Beziehung gilt oder sich stets wiederholt hat.

Es gibt mindestens acht Befürchtungen, die auftreten können, und ich werde knappe Vorschläge zur Lösung aller machen. Erstens gibt es die Angst vor Bloßstellung und Zurückweisung – das innerste Selbst oder einfach der sensible Teil scheint Scham zu empfinden. Das war sicherlich auch in Steves Fall so. Manchmal hilft es, jemanden daran zu erinnern, dass jeder das Gefühl hat, seine eigenen Fehler und Sünden seien schlimmer als die aller anderen. Weil Sensible schon so lange mit dem Gefühl gelebt haben, dass mit ihnen etwas nicht in Ordnung ist, wird es besonderer Anstrengung bedürfen, um diese Angst zu verringern. Es besteht Hoffnung, dass diese Angst, wenn sie auftaucht, teils durch die therapeutische Beziehung und teils durch eine wachsende Fähigkeit, Akzeptanz zu bemerken, in Angriff genommen werden kann.

Die zweite Angst ist die vor Trennung und Verlust, besonders durch den Tod des anderen. Das wurde sehr häufig dissoziiert und kann zunächst nur aus der Lebensgeschichte erschlossen werden – in Steves Fall aus dem Verlust seiner Frau – oder aber aus der Reaktion auf eine Abwesenheit des Therapeuten. Dabei betone ich den Patienten gegenüber stets, was für eine zutiefst instinktive Reaktion das ist. Diese Angst kann sehr groß sein, aber wenn sie erst einmal bewusster wird, kann sie in den Mittelpunkt der Arbeit rücken und mit der Zeit bewältigt werden.

Die dritte Angst ist die vor dem Verlassenwerden oder einem Verrat – vor einer Trennung, die absichtlich vom anderen herbeigeführt wird. Diese Angst entsteht am häufigsten daraus, dass jemand diese Erfahrung bereits gemacht hat, sodass sie ausgesprochen schwer zu löschen ist, besonders bei sensiblen Menschen. Wahrscheinlich wird nur gemeinsame Zeit mit einem anderen, liebevolleren Menschen nach und nach das Vertrauen wiederherstellen.

Eine vierte Angst ist die vor Konflikten – dass man um des Friedens willen kapitulieren oder endlose übererregende Wortgefechte ertragen muss, bei denen man sich anschreit. (Im nächsten Kapitel werde ich erörtern, wie man sensiblen Menschen helfen kann, mit Konflikten und der Angst davor umzugehen.) Steve war typisch für viele, denn er konnte jeder Frau, mit der er ausging, und mir gegenüber sehr kräftig austeilen, war aber tief verletzt, wenn er selbst ebenfalls kritisiert wurde. Andere Patienten üben hingegen nie Kritik und schon gar nicht drücken sie Ärger aus, denn sie fürchten Gegenangriffe oder das Gefühl, es stehe ihnen gar nicht zu, jemand anderen zu beurteilen.

Fünftens können sich sensible Menschen Sorgen über die Last der Verantwortung gegenüber dem anderen machen und außerdem vielleicht noch über den daraus folgenden Verlust von Unabhängigkeit. Kann ich genug Geld verdienen, um zwei Personen zu ernähren? Kann ich eine gute Mutter, ein guter Vater sein? Wird es meinen kreativen Zielen im Weg sein, wenn ich mich verbindlich einlasse? Werde ich dann einfach wie alle anderen sein? Nichts davon sollte auf die leichte Schulter genommen werden. Manche sensiblen Menschen mit einem schwierigen Hintergrund könnte es wirklich überwältigen, wenn zu viele Verpflichtungen mit der Art von fester Bindung einhergehen würden, die sie in Betracht ziehen. Achten Sie besonders darauf, ob Patienten jemanden „retten" wollen. Wahr ist auch, dass manche sehr begabte sensible Menschen nicht dazu geschaffen sind, in einer festen Beziehung mit vielen Verpflichtungen zu leben, weil sie sonst einen zu großen Teil ihrer Seele anderem widmen müssen. Aber man sollte sie auf das Bedauern aufmerksam machen, das sie später vielleicht empfinden werden, und auch auf die Einsamkeit – den hohen Preis für die Rebellion gegen das Leben im Familienverband, für den Menschen eigentlich geschaffen sind.

Verwandt mit dieser Angst vor Verantwortung und Freiheitsverlust ist die Angst, kontrolliert, eingeengt oder erstickt zu werden – also vor der Auslöschung des Selbst. Sensible Kinder nehmen besonders großen Schaden, wenn ihre Eltern narzisstisch, aufdringlich und überfürsorglich sind, und das ist meist die Wurzel dieser sechsten Angst. Wenn man die Nähe zu allen vermeidet, oft auch zu Menschen, die überhaupt nicht narzisstisch sind, zeigt das, dass man noch immer von den belastenden Menschen in der Vergangenheit beherrscht wird.

Siebtens fürchten manche sensible Menschen ihre eigene instinkthafte Seite – ihr Potenzial für Rücksichtslosigkeit in der Sexualität oder für Momente voller Hass oder völliger Gleichgültigkeit gegenüber denen, die sie eigentlich lieben sollten. Sowohl diese Angst als auch die Instinkte liegen oft unterhalb der Bewusstseinsschwelle – aber nicht weit genug. Sensible Menschen sollten sich klarmachen, dass jeder diese Instinkte hat und dass man sie beherrschen kann.

Und schließlich fürchten manche noch ihre Reizbarkeit und ihre kritische Ader, und diese Furcht ist oft sehr gerechtfertigt. So sind sensible Menschen leicht von Gewohnheiten oder Geräuschen irritiert, die andere nicht stören würden. Normalerweise wird die Kritik nicht geäußert, aber in einer intimen Beziehung wird man sie zur Sprache bringen müssen, und der andere ärgert sich vielleicht zu Recht, dass ein so strenger Maßstab an ihn angelegt wird, da er selbst meist kein Problem mit den kleinen Eigenheiten des sensiblen Gegenübers hat. Die Patienten haben zu lernen, ihre Empfindlichkeit ein Stück weit zu unterdrücken, um überhaupt mit jemandem auszukommen. Nähe führt immer zu einigen Irritationen. Es liegt in der Natur sensibler Menschen, diese Dinge stärker wahrzunehmen, aber wenn sie sich darauf konzentrieren, was sie am anderen mögen, können sie manches Unliebsame durchgehen lassen.

Anderen sensiblen Menschen erscheint diese Angst vor der eigenen Reizbarkeit höchst übertrieben – sie spüren sie auch, aber sie drücken sie nur selten aus. Sie fürchten Zurückweisung dafür, dass sie die negativen Gedanken, die einfach aufkommen, überhaupt haben oder womöglich noch manche der Bitten aussprechen, die sensible Menschen natürlich haben, wie: „Könntest du bitte leiser sprechen?" Statt mit diesen Irritationen zu leben, leben sie also lieber allein. Sie glauben, dass sie wegen ihrer Abneigung gegenüber Menschen einfach für Beziehungen untauglich sind. Auch hier ist die therapeutische Beziehung manchmal die erste, in der sie sich diesen Ängsten stellen können, in der sie ihre Kritik vorbringen und feststellen können, dass die Beziehung das überlebt und ein Teil ihrer Idealisierung erhalten bleibt.

Bei all diesen Ängsten klappt es mit Zuckerbrot besser als mit der Peitsche – wobei das Zuckerbrot das uns allen gemeinsame Bedürfnis nach Nähe ist, die Peitsche hingegen der Versuch, die Patienten weiter zu drängen, als ihre Befürchtungen es ihnen erlauben, und möglicherweise dazu beizutragen, dass sie einen schwerwiegenden Fehler machen. Das ist schon fast keine Metapher mehr, denn ich habe Erfahrung mit Pferden – Tieren, die außerordentlich sensibel auf Gefahr reagieren –, und wenn sie einen Befehl verweigern, dann meist aufgrund von Furcht. Da sie jedoch hartnäckig Widerstand leisten und „gewinnen", weil sie größer als ihre Reiter sind, kommt man in Versuchung, sie mit der Peitsche zu schlagen, und zwar immer stärker. Aber das steigert die Furcht des Pferdes nur noch. Eine Strategie, die meist klappt, ist dagegen, dass man ihm eine Möhre oder eine Hand voll Gras anbietet. Das wird ein Pferd oft beruhigen – solange es frisst, kann nicht der Schrecken regieren –, und dann kann es sich der Furcht noch einmal stellen und sie oft überwinden. Bei sensiblen Patienten können wiederholte angemessene, ehrliche Komplimente und beruhigende Zusicherungen die gleiche Wirkung haben.

Fazit: Es gibt eine Reihe von natürlichen Ängsten davor, sich auf mehr Nähe einzulassen, und auch Gründe für ein Zögern. Sensible Menschen werden diese wesentlich tiefer empfinden und der Therapeut muss geduldig mit ihren Befürchtungen arbeiten.

Die große Entscheidung treffen

Es sollte noch einmal betont werden, dass selbst dann, wenn all diese weiteren Befürchtungen durchdacht wurden, viele sensible Menschen zu Recht zögern werden, sich auf die bindende Verpflichtung einzulassen, die besonders daraus erwächst, dass man mit jemandem zusammenzieht, heiratet oder Kinder bekommt. Die Patienten *wissen* um die damit verbundene Verantwortung. Sie kennen ihre eigenen emotionalen und körperlichen Grenzen, besonders ihr Bedürfnis nach Zeiten des Alleinseins. Wenn sie finanzielle Verantwortung übernehmen, möchten sie vielleicht nicht das tun, was erforderlich ist, damit sie mehr verdienen. Selbst wo es darum geht, eine Freundschaft wesentlich zu vertiefen, wissen sie um die große Bedeutung der Rolle, über die sie nachdenken. Daher lassen sie vielleicht einfach erst einmal Zeit verstreichen, manchmal so lange, bis die Gelegenheit verpasst ist.

Man muss sie daran erinnern, dass die Lasten geteilt werden und dass niemand von einem anderen erwartet, dass er die gesamte Verantwortung für das Leben des Gegenübers übernimmt, weder finanziell noch in anderer Hinsicht, oder uneingeschränkt Zeit und Aufmerksamkeit bereitstellt. Selbst Kinder brauchen diese umfangreiche Fürsorge nur etwa zehn Jahre lang.

Natürlich werden diese Patienten auch zweifeln, ob sie die richtige Person wählen, oder ob sie ein Kind mit einem angeborenen genetischen Defekt bekommen könnten, das eine untragbare lebenslange Bürde wäre. Hier muss man sie daran erinnern, dass bestimmte wichtige Entscheidungen im Leben immer von Unsicherheit begleitet sind, dass wir sie aber dennoch treffen müssen. Die Entscheidung, sich nicht zu entscheiden, ist auch eine Form von Entscheidung.

Fazit: Es gibt gute Gründe, sich vor der bindenden Verpflichtung einer langfristigen Beziehung zu fürchten, und diese werden bei sensiblen Patienten besonders stark ausgeprägt sein, aber sowohl Sie als auch Ihr Patient müssen daran denken, welche Folgen es hat, in anhaltender Unentschiedenheit zu verharren und eine gute Gelegenheit verstreichen zu lassen.

Zusammenfassung und Schlussfolgerung

Das Temperament wirkt sich stark auf Beziehungen aus. Gerade sensible Menschen bringen Vorzüge in eine Zweierbeziehung mit, wie etwa ihre Fähigkeit, feine Signale ihres Gegenübers oder Hinweise darauf aufzufangen, dass die Beziehung Aufmerksamkeit braucht sowie eine Vorliebe für Nähe und eine Tendenz, beim anderen zu bleiben. Wenn ein Patient diese Vorzüge gegenüber dem Therapeuten an den Tag legt, verdienen sie Anerkennung.

Oft haben diese Patienten aufgrund ihrer „Schüchternheit" Mühe, Beziehungen einzugehen. Manchmal sind sie nicht einmal wirklich schüchtern, sondern nur introvertiert und sensibel. In diesen Fällen ist das Problem dadurch zu lösen, dass sie ihre Sensibilität besser verstehen, was zu mehr Selbstvertrauen und einer Umdeutung ihres bisherigen Sozialverhaltens führt. Bei anderen Patienten hat die Angst vor Beurteilung oder Verurteilung tiefere Wurzeln und erfordert mehr Zeit zur Auflösung.

Haben sie erst einmal eine Beziehung begonnen, ist ihre Angst, sich auf bindende Verpflichtungen einzulassen, teilweise durchaus verständlich. So fürchten sie vielleicht, ihre Unabhängigkeit zu verlieren, sich an die falsche Person zu binden oder nicht in der Lage zu sein, all den damit verbundenen Verantwortlichkeiten gerecht zu werden. Es ist bewundernswert, dass sie über all diese langfristigen Folgen nachdenken, aber das Warten und Nichtstun wird am Ende selbst zu einer Entscheidung. Der Therapeut muss dafür sorgen, dass alle ihre Ängste vor einer Verpflichtung offen besprochen werden.

Während der Abfassung dieses Kapitels habe ich mir ständig die vielen extravertierten, sicheren hochsensiblen Menschen vor Augen gehalten, die ich kenne, und die über jegliche Andeutung gegenüber Therapeuten entsetzt wären, dass Hochsensibilität notwendigerweise zu Schüchternheit oder einer lähmenden Angst vor bindender Verpflichtung führt. Aber ich spreche hier von Schwierigkeiten, die häufig bei sensiblen *Patienten* zu finden sind. Im Allgemeinen resultiert ihre Schüchternheit aus schmerzhaften sozialen Erfahrungen in der Kindheit und insgesamt mangelhafter elterlicher Kompetenz, die dann zu Depression und Angst und letztlich zur Schüchternheit (Aron et al., 2005) führt. Ohne eine solche Lebensgeschichte sind sensible Menschen nicht schüchterner als andere.

Die Bedeutung dieses Kapitels liegt in der offenkundigen Tatsache, dass wir soziale Wesen sind und starke soziale Emotionen haben, einschließlich Zorn oder Verzweiflung aufgrund von Verlusten, Scham, Angst vor Zurückweisung und vor allem Einsamkeit. Aus diesen Gründen profitieren sensible Menschen zweifellos noch mehr davon, sichere, unterstützende, langfristige Beziehungen zu haben als die allgemeine Bevölkerung, und leiden mehr, wenn sie solche Beziehungen nicht haben. Daher sind vielleicht die wichtigste Aufgabe und das wichtigste Ziel der Therapie sensibler Patienten, ihre Fähigkeit zu Beziehungen mit anderen zu verbessern.

7. Hilfe für langfristige Beziehungen: Die Arbeit mit Konflikten, dem Grad der Ähnlichkeit im Temperament und der Sexualität sensibler Menschen

Ein aufmerksamer Beobachter hätte allerdings entdecken können, dass die ältere Tochter in etwas höherem Maße der Liebling der Eltern war als die jüngere. Diese Schätzung der Eltern beruhte auf einer gewissen Art der Empfindsamkeit, welche diese Tochter aufwies ... Daneben wies sie einige reizende kindliche Züge auf, lauter Dinge, welche gerade infolge ihres leicht gegensätzlichen und unausgeglichenen Charakters den Charme einer Persönlichkeit ausmachen.

(C. G. Jung, *Gesammelte Werke*, Band IV, 1913/1985³, Abs. 384)

Dieses Kapitel beschäftigt sich weiter mit den Beziehungen hochsensibler Menschen und stellt besonders die Probleme in den Mittelpunkt, die in langfristigen Freundschaften und mit Liebespartnern entstehen, wie etwa den Umgang mit Konflikten und den Widerstand dagegen, aus schlechten Beziehungen auszusteigen. Es gibt Vorschläge für die Lösung von Schwierigkeiten, die sensible Menschen mit nichtsensiblen Partnern haben, und ebenso die zweier sensibler Partner. Das Kapitel schließt mit den Ergebnissen einer Umfrage, die die Sexualität sensibler und nichtsensibler Menschen verglich.

Wie Jung schreibt, können sensible Menschen für andere sehr anziehend sein, besonders in einer langfristigen Beziehung wie einer Ehe oder Familie. Ihre Aufgabe als Therapeut ist es, die Eigenschaften Ihrer sensiblen Patienten zum Vorschein zu bringen, die dafür sorgen, dass ihre engsten Beziehungen gelingen.

Ist Scheidung genetisch bedingt?

In einer überraschenden Studie, die die klinische Bedeutung des Temperaments unmissverständlich klarmacht, haben McGue und Lykken (1996) bei der Auswertung einer Stichprobe von Zwillingen (die der Erforschung des Einflusses der Vererbung versus der Umwelt dienen sollte) festgestellt, dass 53 Prozent der Varianz beim Scheidungsrisiko dem genetischen Beitrag eines Partners zuzuschreiben sind (in dieser Untersuchung dem Zwilling). Bei einer Folgestudie mit Zwillingen nutzten Jockin, McGue und Lykken (1996) auf Selbstbeurteilung basierende Persönlichkeitstests, um Merkmale zu testen, die bekanntermaßen ein Stück weit erblich sind. („Erblich" heißt, dass es einen gewissen genetischen Einfluss auf eine Variable gibt, aber nicht, dass es ein spezifisches Gen dafür gibt – es gibt kein Gen dafür, dass jemand Röcke trägt, aber es ist in hohem Maße „erblich", weil es mit dem Geschlecht zusammenhängt.) Positive und negative Emotionalität hingen mit der Scheidungsrate zusammen, während Zurückhaltung sich nicht negativ auswirkte. Insgesamt trugen erbliche Persönlichkeitsmerkmale, die in irgendeiner Weise von diesen Tests gemessen wurden, zu 30 Prozent des Scheidungsrisikos von Frauen und zu 42 Prozent des Risikos von Männern bei.

Was ist an einer Scheidung erblich? Die negativen Wirkungen einer positiven Emotionalität sind vermutlich dem High Sensation Seeking zuzuschreiben, denn beide haben mit dem Dopaminspiegel zu tun (Canli, 2008). Von Menschen mit einem starken Reizhunger ist bekannt, dass sie sich in einer Beziehung leichter langweilen und sich eher auf eine Affäre einlassen (Seto, Lalumiere & Quinsey, 1995). Die Rolle der negativen Affektivität hat, wie ich annehme, mit dem Einfluss des bereits beschriebenen Zusammenspiels von Faktoren zu tun. Etwas Angeborenes, nämlich die Sensibilität, wirkt mit einer schwierigen Vergangenheit, also etwas nicht Angeborenem, zusammen, was zu einer chronischen negativen Emotionalität führt, und eine chronisch negative Affektlage (auch als Neurotizismus bezeichnet) ist, wie man weiß, der stärkste Einzelindikator für eine voraussichtlich geringe Zufriedenheit in der Ehe (Karney & Bradbury, 1997). Zurückhaltung, das Merkmal, das mit weniger wahrscheinlicher Scheidung verbunden ist, wäre sicherlich eine andere Möglichkeit, Sensibilität zu beschreiben, und nach meiner Erfahrung denken sensible Menschen lange und gründlich nach, ehe sie aus einer Beziehung aussteigen. Kurz gesagt: Das angeborene Temperament trägt in vielfältiger Weise zur Dauerhaftigkeit einer Beziehung bei.

Diese Ergebnisse weisen jedoch nicht darauf hin, dass die Scheidungstendenz selbst angeboren ist oder dass irgendein Gen eine Scheidung *verursacht*. Wie in der Medizin gewisse angeborene Erkrankungen gefährlich werden, wenn sie nicht erkannt werden, andernfalls aber leicht zu behandeln sind, so werden diese angeborenen Persönlichkeitsmerkmale wahrscheinlich nur eine Bedrohung für Beziehungen, wenn zwei Partner die Rolle ihrer eigenen unveränderlichen Züge und der Konstanten ihres Gegenübers nicht verstehen und daher nicht die erforderlichen ausgleichenden Maßnahmen treffen können. Wenn ein Therapeut erläutern kann, wie man das macht, hat er damit eine wichtige Handhabe dafür, die Beziehungen der Patienten zu verbessern.

Fazit: Fast die Hälfte des Scheidungsrisikos ist wahrscheinlich durch das angeborene Temperament determiniert. Dieses drückt sich in Persönlichkeitsmerkmalen aus, die sich aufgrund von genetischen Tendenzen im Zusammenwirken mit der Umwelt entwickelt haben. Das Scheidungsrisiko kann gesenkt werden, wenn Paare verstehen, wie sie ihre Temperamentsunterschiede kompensieren können.

Langzeitbeziehungen: Allgemeine Aspekte

Zunächst einmal müssen wir alle natürlich sehr vorsichtig sein, in einer Beziehung dadurch zu „helfen", dass wir sie nur mit einem der beiden Partner diskutieren. (Wie im vorigen Kapitel bezieht sich alles hier Gesagte auch auf sonstige Familienmitglieder und Freunde.) Das Gegenüber hat *immer* eine andere, ebenso wichtige Geschichte zu erzählen, und beide tragen in irgendeiner Weise zu jedem Problem bei. Trotz dieser Anmerkung arbeite ich dennoch viel mit sensiblen Patienten an ihren Beziehungen. Auf der einen Seite haben sie oft ungewöhnliche Erkenntnisse und großen Einfluss auf diese Beziehungen. Andererseits können sie in ungewöhnlichen Schwierigkeiten stecken, wie etwa der, dass sie aufgrund ihrer Sensibilität oder mangelhaften Selbstbehauptung der „Indexpatient" sind (noch mehr als nötig). In jedem Fall helfen ihre eigenen Veränderungen und Einsichten ihren Beziehungen oft ganz entscheidend.

> **Beispiel**
>
> Bella, 32 Jahre alt, hatte Jerry in Europa kennengelernt, wohin beide nach dem Abschluss ihres Studiums reisten. Bella war Phi-Beta-Kappa-Studentin (Phi Beta Kappa = US-amerikanische akademische Vereinigung) an einer erstklassigen Universität gewesen, Jerry hatte an einem mittelmäßigen staatlichen College im Hauptfach Kunst studiert. Aber beide fanden einander von der ersten Begegnung an faszinierend und verliebten sich ineinander. Sie kehrten in die USA zurück und machten mehrere Jahre lang Praktika bei verschiedenen Organisationen, ließen sich dann auf dem Land nieder und pflanzten Biogemüse und Marihuana an. Letzteres gehörte von Anfang an zu ihrer Beziehung. Beide rauchten es täglich.
>
> Bella sprach oft davon, wie sehr sie Jerry liebte – er war aufmerksam, witzig und äußerst kreativ. Sein Lebensziel war, ein erfolgreicher Cartoonist zu werden, und vorerst verdiente er etwas Geld mit Schildermalen und dem Verkauf eines Teils ihrer Ernte. Die einzige Wolke am Beziehungshimmel war keine dunkle: Sie hassten es, voneinander getrennt zu sein. Sie meinte: „Jerry ist *nicht* mein Problem."
>
> Das Problem war „ihr ganzes Leben", und sie dachte, es könnte mit ihrer Sensibilität zu tun haben. Sie unterrichtete an einer Grundschule und hielt diese Arbeit auch für wichtig, hasste aber den Lärm und das Durcheinander im Klassenzimmer und die unausweichlichen Spannungen mit Eltern und Schulleitung. Ich fragte sie, was sie tun würde, wenn sie frei wählen

könnte, und erhielt eine prompte Antwort: „Meinen Doktor in Geschichte machen und dann an einem kleinen College unterrichten und nebenbei Bücher für Reisende über die Geschichte mittelalterlicher Stätten in verschiedenen Regionen Frankreichs schreiben." Aber sie und Jerry brauchten ein regelmäßiges, festes Einkommen, daher hatte sie stattdessen eine Lehrerlaubnis für den Unterricht an Grundschulen erworben.

Bella war in einer großen, wohlhabenden Familie aufgewachsen, in der ständig Lärm herrschte – insbesondere in Form von lautem, erbittertem Streit. Ihr Vater kritisierte alle und jeden und ihre Mutter wütete lautstark zurück, was aber nichts besserte. Bella war stolz darauf, dass sie und Jerry dieses Muster nicht wiederholten. Ich fragte sie, ob sie hoffe, eines Tages selbst Kinder zu haben, und sie schien verwirrt. Sie wollte das zwar sehr gerne, fürchtete aber, gegen ihren Willen Kinder großzuziehen, die ebenso unglücklich würden, wie sie selbst einst war. Jerrys Familie war während seiner frühen Jahre sehr arm gewesen. Er war ein Einzelkind und hatte mit fünf Jahren den Tod seines Vaters miterlebt. Dann musste er mit drei dominanten Stiefvätern in Folge fertigwerden. Auch er hatte einige Bedenken dagegen, Kinder zu bekommen. Ich dachte bei mir, dass diese Entscheidung angesichts von Bellas Alter bald fallen musste.

Die Beziehung einschätzen

Aufgrund ihrer emotionalen Intensität neigen sensible Patienten dazu, sich in extremer Weise über eine Beziehung zu äußern – vielleicht wissen sie, dass sie sie dringend brauchen und wollen sie deshalb nicht analysiert haben, weshalb sie sie als beinahe perfekt ansehen und schildern. Oder sie empfinden den Schmerz, den sie bei ihnen verursacht, so tief, dass es klingt, als würden sie die Hölle beschreiben. Eine Frage nach ihrer Liebe zum anderen kann auch einige nonverbale Informationen zutage fördern. Dabei kann die verbale Antwort weit von der Wahrheit entfernt sein. Manche halten Liebe für eine Tugend, manche für eine Emotion, die sie im Augenblick vielleicht nicht spüren, manche für ein Bedürfnis oder einen Wunsch, dem anderen um jeden Preis nahe zu sein, manche für das Gefühl der Anhänglichkeit nach jahrelanger Nähe, die man selbst für jemand Furchtbaren empfinden kann. Eine bessere Definition von Liebe ist für Therapeut und Patient eher der Grad des Entgegenkommens – dass man den anderen kennen und seine Bedürfnisse so weit als möglich erfüllen möchte (wobei man seine eigenen zentralen Bedürfnisse nicht ignoriert, zumindest nicht, ohne zuerst auf Augenhöhe zu verhandeln).

In Bellas Fall hatte ich den Verdacht, dass sie Jerry im Sinne von Entgegenkommen mehr liebte als er sie, wobei es allerdings riskant war, das anzunehmen, ohne seine Seite der Geschichte zu hören. Angesichts der Tatsache, dass sie noch nie allein gelebt hatte (selbst die Reise nach Europa hatte sie mit einem Bruder gemacht), vermutete ich, ihre Liebe sei zugleich oder sogar eher eine verzweifelte Anhänglichkeit. Daher beurteilte ich die Beziehung, wie meist, anhand von Verhaltensweisen und Einstellungen, bei denen sensible Patienten sich Mühe geben werden, auf der bewussten Ebene objektiv zu sein. Wie viel Zeit verbrachten sie zusammen? („All ihre Freizeit", was allerdings nicht dazu passte, dass Jerry bis spät in die Nacht Cartoons zeichnete und morgens lange schlief, während sie früh aufstehen und zur Arbeit gehen musste und ihn unter der Woche morgens gar nicht sah.) Wie sehr vertrauten sie einander? („Wir erzählen uns alles", aber sie hatte bisher noch nicht mit ihm über ihre Sorgen wegen der „biologischen Uhr" und nicht über ihren Traum von einer Promotion gesprochen.) Wie stand es um den Sex? (Jerry wollte gerne viel Sex haben; über ihre davon abweichenden Bedürfnisse sprach sie nicht mit mir, bis ich sie ausdrücklich danach fragte.) Fand die Patientin sexuelle Erfüllung? (Ihre Orgasmen blieben normalerweise unvollständig, was Jerry ebenfalls nicht wusste.)

John Gottman (1999; Gottman & Notarius, 2000), ein Experte für die Interaktion von Paaren, rät, eine „detaillierte Landkarte des Partners" zu erstellen, das heißt ein tiefes Wissen um den anderen zu erwerben. Dies sieht er auch als exzellentes Werkzeug zur Beurteilung der Qualität einer Beziehung. In der Partner-Landkarte sind unter anderem folgende Aussagen aufgelistet, die bejaht oder verneint werden sollen: „Ich kann die besten Freunde meines Partners nennen"; ich weiß, mit welchen Problemen mein Partner gerade kämpft; welche Lebensträume, welche Lebensphilosophie, welche Lieblingsmusik er hat; welche Verwandte er am wenigsten mag usw. (S. 69). Oft können sensible Patienten die Antwort für ihren Partner geben, wissen jedoch, dass ihr Partner das umgekehrt nicht könnte. Wie man hätte erraten können, war das auch bei Bella so, aber sie hatte kein Interesse daran, das gemeinsam mit Jerry zu bearbeiten. Die Partner-Landkarte immer detaillierter zu zeichnen ist eine Möglichkeit, mehr Nähe zu erreichen, und Widerstand dagegen verrät, wie schlecht es um die Beziehung eigentlich steht.

Fazit: Rechnen Sie damit, dass sich sensible Patienten in extremer Weise über ihre Beziehungen äußern, erschließen Sie daher so viel wie möglich aus tatsächlichem Verhalten (und berücksichtigen Sie dabei, dass Sie nur die Wahrnehmung der einen Seite zu hören bekommen.) Sensible Patienten werden im Allgemeinen versuchen, objektiv über Verhaltensweisen Auskunft zu geben.

Liebe und Macht

Paradoxerweise können in einer Liebesbeziehung die mit Macht zusammenhängenden Fragen sogar noch wichtiger sein als die Liebe – wie etwa das Paar mit begrenzten Ressourcen wie Aufmerksamkeit, Zeit und Geld umgeht oder wie Konflikte über beispielsweise die Leitlinien der Kindererziehung gelöst werden. Sensible Patienten sind häufig diejenigen, die in einer Beziehung weniger Macht haben. Sie fühlen sich oft unterlegen und ihre Partner sind vielleicht mit der Zeit dahin gelangt, das genauso zu sehen. Sie haben oft ganz unbewusst gelernt, den Wunsch des Sensiblen, der Übererregung aus dem Weg zu gehen, für sich zu nutzen und Konflikte bis zu dem Punkt anzuheizen, an dem der Sensible nachgeben wird, wie sie genau wissen. Außerdem fallen dem sensiblen Partner in der Hitze des Gefechts nicht so schnell Gegenargumente ein. Und sie vertreten oft auch die Anschauung, dass es irgendwie moralischer sei, dem anderen seinen Willen zu lassen. Sie können sogar dahin kommen, die Unterwerfung in gewisser Weise zu genießen – zumindest können sie sich dann freundlicher und tugendhafter fühlen. Noch öfter hoffen sie jedoch darauf, eines Tages für ihre Großzügigkeit belohnt zu werden, aber tatsächlich wird das normalerweise immer unwahrscheinlicher, je länger der andere seine Lieblingsposition innehat und sich zufrieden darin einrichtet.

Selbst in grundsätzlich guten Beziehungen setzen die meisten Partner Machtspielchen ein, ohne sie als solche zu identifizieren, haben aber zu viel zu verlieren, um ihr Verhalten nicht zu ändern, wenn der Partner mit weniger Macht auf die Unfairness hinweist. Mehr Gleichheit zu erarbeiten ist ein lohnendes Ziel, denn wie Gottman (1999) schreibt, haben glückliche und unglückliche Paare dieselbe Anzahl von ungelösten Konflikten – sie unterscheiden sich nur darin, wie sie mit ihnen umgehen. Wenn sich beide gehört fühlen und ein hinlänglich faires Arrangement finden, kann der Konflikt im größeren Kontext der gegenseitigen Zuneigung toleriert werden. Ein weiterer Grund, sich mit Fragen der Macht und mit Konflikten zu beschäftigen, ist – wie ich schon in Bezug auf die Erblichkeit von Scheidung gesagt habe –, dass viele Konflikte aufgrund von Temperamentsunterschieden entstehen und unlösbar scheinen, weil die Partner nicht wissen, was jeder von ihnen ändern kann und was nicht.

Wie Gottman erläutert, wollte man eine Zeit lang Partnern die Technik des aktiven Zuhörens beibringen, aber inzwischen wissen wir, dass es, besonders für den weniger mächtigen Partner, gleichermaßen wichtig ist, seine Bedürfnisse und die Gründe dafür deutlich auszusprechen zu lernen. Dabei hilft es, sich vorzustellen, das Bedürfnis oder der Wunsch sei mit einer Zahl von 1 bis 10 versehen, je nach der Wichtigkeit, die seine Erfüllung für den einen hat, und auch, welchen Preis der andere für seine Erfüllung bezahlen muss. Wie dabei ein faires Ergebnis aussieht, kann erst dann entschieden werden, wenn man einander so lange zuhört, bis man diese Wertungen kennt. Außerdem darf das Paar das Gewicht der Wünsche nicht danach beurteilen, wie laut oder hartnäckig sie vorgebracht werden, sondern nach den Gefühlen und Ergebnissen, die die unterschiedlichen Beschlüsse jeweils mit sich bringen.

Zum Beispiel wollte Dick, ein willensstarker, wortgewaltiger Rechtsanwalt und Vater, dass sein neugeborener Sohn katholisch getauft würde, während meine sensible

Patientin Lela, die immer sehr leise sprach, leidenschaftlich wünschte, ihr Sohn solle in ihrem eigenen, dem jüdischen Glauben, erzogen und auch beschnitten werden. Dick glaubte nicht an die Lehrsätze des christlichen Glaubens und ging auch niemals in die heilige Messe. Er wusste, dass sein Sohn von ihm keine religiöse Erziehung erhalten würde, aber seine Mutter war schon gegen seine Heirat gewesen und hatte ihm das Versprechen abgenommen, dass ihr Enkel katholisch erzogen würde. Ursprünglich hatte Lela dem zugestimmt, ohne es ihren Eltern zu sagen, aber als ihr Sohn geboren wurde, musste man sich zwischen Taufe und Beschneidung entscheiden, und Lela fiel in eine tiefe Depression. Dick hielt sie für eine postpartale Depression. Ich hörte mir Lelas Gefühle über eine Enttäuschung ihrer großen, liebevollen Familie an, die alle jüdischen Feiertage gemeinsam beging und sich schon auf die Bar-Mizwa ihres ersten Enkelsohnes in 13 Jahren freute. Also überwies ich die beiden zu einem Paartherapeuten meines Vertrauens, der bereit war, ihnen sofort einen Termin zu geben. Ich wusste, dass sich in dieser Therapie beide die Gefühle des anderen anhören mussten und dass ihre Entscheidung von Bedürfnissen und Gefühlen geleitet sein würde und nicht von der Frage, wer die lautere Stimme hatte oder besser argumentieren konnte. Der Therapeut setzte die Skala von 1 bis 10 ein, um abzuwägen, wie sich jeder der beiden fühlen würde, wenn die Entscheidung so oder so ausfiel. Diese Skala bezieht Gewinne und Verluste für beide mit ein, weil diese verschieden ausfallen können. Dicks Gefühle in Bezug darauf, einen katholischen Sohn zu haben, lagen bei 2, und der Verlust würde darin bestehen, die Entscheidung seiner Mutter mitzuteilen, was bei 5 lag. Für Lela lag der Gewinn, einen jüdischen Sohn zu haben, bei 10, und der Verlust war genauso hoch. So wurde ihr Sohn schließlich in ihrer Tradition erzogen.

Sensible Patienten brauchen oft Hilfe, um ihr Recht auf ihre Bedürfnisse zu erkennen, und ebenso darauf, der Erfüllung der Bedürfnisse anderer Grenzen zu setzen. Wie bereits dargelegt, beginnen sie ihr Leben mit durchlässigeren Grenzen, weil sie die Bedürfnisse anderer wahrnehmen, und viele haben sogar diese Grenzen schon längst aufgegeben, um den anderen glücklich zu sehen, um sich jemand Bedrohlichem zu fügen oder einfach, um zu vermeiden, dass sie allein bleiben. Manchmal brauchen sie Jahre, um sich darauf vorzubereiten, eine klare Haltung zu vertreten. Therapeuten können das unter anderem dadurch fördern, dass sie ein Vorbild dafür abgeben, wie man die Bedürfnisse der Patienten erfüllt, dabei jedoch freundlich, aber bestimmt, Grenzen setzt.

Wenn sensible Patienten bereit sind, für sich einzutreten, müssen sie immer noch üben, um zu lernen, was sie sagen sollen. Bis zu diesem Zeitpunkt haben ihre Partner schon längst ein schlagfertiges Gegenargument für alles und jedes entwickelt. Manchmal übe ich Dialoge im Rollenspiel ein und lasse den Patienten den Platz seines Partners einnehmen, während ich mögliche Entgegnungen vorführe. Ich betone, dass er das Thema jederzeit erneut ansprechen kann, wenn er das Gefühl hat, er hätte etwas Wichtiges weggelassen.

Fazit: Sensible Patienten brauchen in der Regel Hilfe, um die Machtfragen in ihrer Beziehung zu sehen und um ihre Rechte durchzusetzen.

Bella behauptet sich gegen Jerry

Bella gab nach einiger Zeit schließlich zu, dass das Marihuana-Rauchen ihr Einkommen als Lehrerin an einer staatlichen Schule gefährdete und ihrem Wunsch, mehr aus ihrem Leben zu machen, im Weg stand, weil es sie für ihr Gefühl ihren eigenen langfristigen Zielen gegenüber „abstumpfen" ließ. Als sie damit experimentierte, nur am Wochenende zu rauchen, stellte sie fest, dass sie wieder träumte, und das war ihr wichtig, denn wenn sie Träume hatte und wir sie besprachen, fand sie das sehr hilfreich. Außerdem hatte sie ohne Gras schon nach einer Woche mehr und bessere Orgasmen. Weil Marihuana innerhalb einer Woche nicht vollständig aus dem Körper ausgeschieden wird, begann sie seinen Gebrauch noch weiter einzuschränken.

Jetzt wurde Jerry nervös. Er hatte das Gefühl, sie würden auseinanderdriften, wenn das Marihuana sie nicht mehr verband. Und es stimmte auch, dass sie daran gewöhnt waren, high zu werden, wenn sie von der Arbeit nach Hause kam, und dann entspannt zusammen zu Abend zu essen, ehe er sich wieder zum Zeichnen zurückzog und sie abwusch.

Ich versuchte, neutral zu bleiben, während sie den Konsum mal drosselten, mal wieder steigerten, denn nach meiner Erfahrung ist es wichtig, dass der Konflikt im Patienten bleibt und nicht auf Patient und Therapeut verteilt wird, wobei der Therapeut die konservative Position vertritt. Wir nahmen häufig Kontakt mit dem Teil in ihr auf, der Jerry nicht beunruhigen wollte, einem kleinen Mädchen, das Angst hatte, ohne ihn zu leben, und seine verspielte Art und besonders den Spaß liebte, den sie beim Marihuana-Genuss hatten. Aber das kleine Mädchen hatte noch andere Bedürfnisse, nämlich, wirklich geschätzt zu werden und sich wieder weiterzuentwickeln, und Bella hatte das Gefühl, diese Bedürfnisse würden nicht erfüllt.

Eines Tages verkündete sie, sie würde das Marihuana-Rauchen vollständig einstellen, und hatte sogar den noch drastischeren Wunsch, auch Jerry solle aufhören. Sie meinte, sie wüssten beide, dass seine Cartoons nicht auf professionellem Niveau wären, dieser Traum wäre ein Luftschloss, das ihn davon abhielt, ernsthaft über seine Zukunft nachzudenken. Sie glaubte, dass er beträchtliches Talent besaß, aber eine Kunstschule besuchen musste. Ihre neue Vision war, dass sie in der Nähe einer

Großstadt wohnen sollten, in der sie beide eine Graduate School besuchen konnten, unterstützt durch Studienkredite. Anschließend würden beide einen „richtigen Job" brauchen, um die Darlehen zurückzahlen und eine Familie gründen zu können. Aber sie wollte ihr Leben jetzt gleich in die Hand nehmen, mit ihm oder ohne ihn.

Dann brach der Sturm los. Sie wich immer wieder zurück, wenn Jerry überzeugend gegen das Leben in der Stadt argumentierte und behauptete, Grundschulunterricht hätte einen höheren sozialen Wert als das Studium mittelalterlicher Geschichte, meinte, sein Zeichentalent würde durch eine offizielle Ausbildung ruiniert usw. Weil Bella nicht auf der Stelle schlüssige Entgegnungen fand, sprach sie jeweils mit mir durch, was sie bei der nächsten Runde antworten wollte. Sie konnten ja später wieder auf dem Land leben. Sie fand es zu riskant, als Lehrerin zu arbeiten, wenn gleichzeitig Marihuana auf ihrem Gelände wuchs. Geschichte auf College-Niveau zu unterrichten hatte durchaus sozialen Wert. Wenn es ihm mit seinem Talent ernst war und er wirklich welches hatte, konnte es durch weitere Schulung nur gewinnen. Er würde seine Fähigkeit verbessern, zu unterscheiden, was gut war und was nicht. Vor allem vertrat sie die Meinung, Gefühle seien einfach Gefühle, wie das Wetter. Sie sind weder gut noch schlecht und können nicht ignoriert werden. Sie wollte hören, welche Gefühle er hatte, und hatte nichts gegen Vorschläge, aber sie würde keine Argumente dulden, die im Grunde darauf abzielten, ihre Gefühle abzutun.

Schließlich kam das Unvermeidliche, der Angriff auf ihre Persönlichkeit – sie war ein Bücherwurm, wankelmütig, wurde langsam eine Nervensäge, wie seine Mutter. Wieder stimmte sie ihm zunächst zu. Daher musste ich ihr klarmachen, dass Schimpfworte austeilen, Etiketten anheften und Diagnosen in fairen Auseinandersetzungen nicht erlaubt sind, sondern dass jeder bei der Sache bleiben musste. In Bezug auf die Herkunftsfamilien konnte sie sagen, dass Jerry sich jetzt genau wie seine Stiefväter verhielt und auch wie ihr eigener Vater. Sie konnte nun entweder wie seine Mutter sein und sich auf der Nase herumtanzen lassen oder wie ihre eigene Mutter, die zwar kämpfte, aber verlor. Oder sie konnte ihn auffordern, beim Thema zu bleiben, statt zu diesen Verallgemeinerungen zu greifen, und schauen, was dann passierte.

Als Nächstes gab er mir die Schuld an allem. Er sagte, ich hätte einen schlechten Einfluss auf sie. Ich würde eine bisher sehr gute Beziehung kaputt machen. Wieder dachte sie, das könnte vielleicht stimmen, aber ich konnte sie darauf hinweisen, dass die Abkehr vom Marihuana-Rauchen und die Rückkehr an eine Hochschule ausschließlich ihre eigenen Ideen gewesen waren. Die Spannungen nahmen zu und Bella musste sich der Möglichkeit stellen, dass Marihuana und das Landleben für Jerry wichtiger waren als sie. Als sie ihm Fragen über eine Heirat und gemeinsame Kinder stellte, die ein weiteres Ziel von ihr waren, fragte er sie immer wieder, warum denn nicht einfach alles so bleiben könne wie bisher. Als sie nachhakte, sagte er, Kinder hätten im Leben eines Künstlers keinen Platz.

Als sie diese Antwort hörte, wusste sie, dass sie handeln musste, daher bewarb sie sich an mehreren Graduate Schools. Als sie gleich bei der Universität ihrer ersten Wahl angenommen wurde, bereitete sie sich darauf vor, zu gehen. Zu ihrer Überraschung beschloss er, sie zu begleiten. Zunächst war sie entzückt. Allmählich erkannte sie, dass sie in Wahrheit lieber alleine gehen wollte, falls er nicht bereit war, zu heiraten und Kinder zu bekommen, sobald sie die erforderlichen Kurse abgeschlossen hatte, noch ehe sie ihre Dissertation schrieb. Er müsste damit einverstanden sein, sie zu ernähren, bis das Baby zwei Jahre alt war – danach war sein Besuch einer Kunstschule an der Reihe –, und das Marihuana-Rauchen ab sofort einstellen. Für sie passte das nicht mehr zu dem Leben, das sie führen wollte. Sie versicherte ihm, sie würde ihn verstehen, wenn er nicht damit einverstanden sein konnte. Das waren dann eben seine Gefühle. Ihre eigenen waren eine tiefe Trauer und die Angst, zum ersten Mal allein zu sein.

Nach ihrem Umzug hatten wir gelegentlich eine telefonische Sitzung. Der Übergang stresste sie extrem – sie musste eine Unterkunft finden und dann allein dort leben, während sie zugleich in ein schwieriges Graduiertenprogramm einstieg und niemanden kannte. Jerry kam oft zu Besuch und unterstützte sie heroisch, half ihr ein Appartement finden und richtete es für sie ein. Innerhalb eines Jahres zog er zu ihr, frei von Marihuana. Fünf Jahre später brachte Bella ihren und Jerrys Sohn auf die Welt.

Konfliktvermeidung aus Angst vor Übererregung

Häufig vermeiden sensible Patienten Konflikte oder verlieren in Beziehungen an Macht, weil schon allein ein drohender Konflikt sie in einen höheren Erregungszustand versetzt als ihren Partner. Gottman (1999, dt. 2002) hat festgestellt, dass das für Männer allgemein gilt, aber ganz besonders dürfte das für sensible Männer gelten. Wenn jemand übererregt ist, vernebelt sich sein Denken und ein Streit artet oft zu etwas Irrationalem und Hässlichem aus. Außerdem wissen sensible Menschen häufig, dass sie es zugelassen haben, dass sich Ressentiments in ihnen aufbauen. Diese wollten sie eigentlich nicht zur Sprache bringen, aber wenn schwere Geschütze aufgefahren werden, haben sie mehr als genug Munition, um zurückzuschießen, und sehen voraus, dass das sehr schädliche Folgen hätte. Wenn sie negative Erfahrung mit Konflikten gemacht haben, gehen sie ihnen künftig noch mehr aus dem Weg.

Gottman empfahl für den Fall, dass bei einer Auseinandersetzung der Puls eines Beteiligten auf über 100 steigt – und beide sollten lernen, ihn zu zählen, und es auch tun –, eine Pause von mindestens 20 Minuten einzulegen, damit die Erregung auf ein normales Niveau absinken kann. Sensible Patienten und ihre Partner sollten schon vorher über solche Unterbrechungen sprechen, damit die Regeln bereits festliegen; so sollten sie sich auch darauf einigen, wann sie wieder zusammenkommen wollen. Der Wunsch, „darüber zu schlafen", ist nicht klug, wenn einer von beiden dann nicht schläft. Außerdem empfehle ich, Konflikte nur dann anzugehen, wenn beide ausgeruht und nicht durch etwas anderes übererregt sind. Und ich empfehle, die Aussprache vielleicht auch ins Freie zu verlegen. Ein Fluss, ein See und besonders ein Meer rücken die Dinge in eine andere Perspektive.

Auch weitere „Regeln der Kriegsführung" helfen sensiblen Patienten, etwa der Verzicht auf Schimpfwörter („Du bist eine schreckliche Heulsuse!") oder auf Diagnosen („Jetzt benimmst du dich genau wie dein Vater"); beim aktuellen Konflikt bleiben, statt sich gleich noch über andere wunde Punkte auszulassen; nicht sagen „du machst das auch" oder sonstige Ablenkungsmanöver verwenden; Ich-Aussagen machen und auf Generalisierungen verzichten („Es hat mich sehr gestört, dass du nur so ein kleines Trinkgeld gegeben hast, da es ja für uns beide war", und nicht: „Du gibst nie genug Trinkgeld"); viele positive Metaaussagen einflechten (sieben pro Kritik wären ideal: „Ich würde mir gar nicht die Mühe machen, das anzusprechen, wenn mir diese Beziehung nicht so wichtig wäre" oder: „Du bist meistens so umsichtig, dass es mich überrascht hat, als du …"). Schließlich kann sensiblen Patienten besonders dadurch geholfen werden, dass der Konflikt in die Praxis eines erfahrenen und geschickten Paartherapeuten verlegt wird, der als Schiedsrichter fungieren, auf ein optimales Erregungsniveau aufpassen und generell die Hoffnung und das Vertrauen vermitteln kann, dass beide Partner und die Beziehung diese schmerzhaften Störungen ihrer Vertrautheit überleben können. Dieser Therapeut sollte ein gutes Verständnis dafür haben, welche Rolle das Temperament und besonders die Sensibilität in Beziehungen spielen.

Vor allem ist es notwendig, dass Hochsensible die Bedeutung einer offenen Kommunikation in Konflikten erkennen. Sie müssen erfahren, wie sehr sich eine Beziehung verbessert, manchmal buchstäblich über Nacht, wenn die Gefühle erst einmal offen zutage liegen. Es kann sogar in dem Sinne einen Rückkoppelungseffekt geben, dass die beiden einander dann noch viel mehr lieben, weil sie den beängstigenden Abgrund, der sich zwischen ihnen auftat, gemeinsam überquert haben. Wenn es dazu kommt, sollte das deutlich hervorgehoben werden, sodass sie sich das nächste Mal daran erinnern, wenn sie sich fürchten, einen Konflikt auszutragen. Oft verdeutlicht ein Konflikt, der in der therapeutischen Beziehung ausgetragen wird, diesen positiven Effekt ganz besonders gut.

Fazit: Achten Sie auf Anzeichen von Konfliktvermeidung und zeigen Sie Möglichkeiten auf, so mit Auseinandersetzungen umzugehen, dass sie sich weniger katastrophal anfühlen oder weniger Übererregung erzeugen, etwa dass die beiden gemeinsam Regeln aufstellen können, die eine faire Art zu streiten fördern.

Missbrauch „meiner außergewöhnlich hohen Sensibilität"

Nicht alle sensiblen Patienten sind in ihren Beziehungen die Unterlegenen. Die meisten haben zumindest einige Methoden entwickelt, ihre Sensibilität für einen Machtgewinn zu nutzen, wiederum meist unbewusst. Oft hilft es, Macht als „Einfluss" zu definieren, um die Härte ihrer Selbstverurteilung abzumildern, die erfolgt, sobald sie begriffen haben, wovon Sie reden. Fakt ist aber, dass sie vielleicht gelernt haben, welch mächtige Wirkung es erzielt, wenn sie vor ihrem Partner weinen oder wenn sie tagelang „krank" oder erschöpft sind, nachdem sie widerstrebend etwas getan hatten, was sie nicht wollten. Kurz, diese Art von sensiblen Patienten kann außerordentlich unangenehm werden, wenn andere ihre Bedürfnisse nicht erfüllen.

Sensible Patienten müssen sich ihrer Macht bewusst werden, selbst dann, wenn sie anfangs ehrlich glauben, sie hätten gar keine. Häufig haben sie einen verblüffend großen Einfluss einfach dadurch, dass ihnen gute Vorschläge einfallen, wie man etwas besser machen könnte, oder auch aufgrund der Schwierigkeiten, die es gibt, wenn man ihre Bedürfnisse nicht erfüllt. Nichts davon ist notwendigerweise falsch, aber es ist Macht im Sinne von Einfluss, sodass es nötig sein kann, Ungleichheiten in der Beziehung festzustellen. Außerdem können alle Opfer früherer Ungerechtigkeiten sehr leicht unwissentlich zu dominierenden Personen werden, denen andere nicht entgegenzutreten wagen, aus Angst vor dem Vorwurf, sie selbst seien dominant.

Wenn sensible Patienten ihrer Macht gewahr geworden sind, ist es ihre Aufgabe zu lernen, über die Erfüllung ihrer Bedürfnisse fair zu verhandeln. Sie müssen sich der Erkenntnis stellen, welchen Preis der andere in Wahrheit für ihre Bedürfnisse bezahlt und sogar für ihren guten Einfluss. So können es ihre Partner manchmal einfach satthaben, dass sie fast immer recht haben. Sooft hochsensible Menschen einer Unternehmung zustimmen, um dem anderen einen Gefallen zu tun oder weil sie hoffen, Spaß daran zu haben, sollten sie unbedingt die Verantwortung für ihre Entscheidung übernehmen und sich nicht zum Opfer erklären. In einer Beziehung, die auf Zuneigung beruht, kann niemand den anderen dazu *zwingen*, irgendetwas zu tun.

Fazit: Helfen Sie sensiblen Patienten, ihre Macht (ihren „Einfluss") über ihr Gegenüber zu erkennen und sie im Einklang mit ihren Werten zu gebrauchen, ohne sich übermäßig zu sorgen, sie könnten den anderen aufbringen oder dominierend erscheinen, weil sie zufällig besser sehen, was zu tun ist, und das auch sagen.

Die Sensibilität das erste Mal zur Sprache bringen

Wenn Hochsensible erstmals etwas von ihrer Sensibilität erfahren (oder sonst eine wichtige Erkenntnis in der Therapie haben), brennen sie oft darauf, mit allen darüber zu sprechen, die ihnen wichtig sind, und natürlich erwarten sie eine begeisterte Reaktion. Manchmal warne ich sie vorab: Je mehr jemand sie liebt, desto weniger erfreut ist er vielleicht. Manchmal ist es einfach ein momentanes Problem – sie sind voller Enthusiasmus und den anderen wirft die Neuigkeit um. Oder der andere erkundigt sich zu Recht nach der Quelle dieser scheinbar verrückten Idee. „Wer hat dir gesagt, dass das auf dich zutrifft?" Damit ist die schöne Seifenblase für den sensiblen Patienten zerplatzt.

Schon allein einen Unterschied zwischen zwei miteinander vertrauten Menschen zur Sprache zu bringen erzeugt zunächst fast zwangsläufig einen Abstand. Denn es heißt so viel wie „Wir sind uns weniger ähnlich" und damit implizit auch weniger nah. Ferner können damit mögliche Veränderungen am Horizont auftauchen. Die Machtverhältnisse verschieben sich, wenn der andere neue Bedürfnisse erkennt und auch ein Recht auf deren Erfüllung beansprucht. Wenn beispielsweise sensible Patienten sagen, dass sie jetzt endlich verstehen, warum sie Rock-Konzerte, Einkaufszentren, Fußballspiele oder laute Partys nicht mögen, und ihre engen Vertrauten hatten Freude daran, diese Dinge gemeinsam mit ihnen zu erleben, wird sich etwas ändern. Und aus der Sicht desjenigen, der diese Erlebnisse gerne mit dem anderen geteilt hat, ist es keine Veränderung zum Guten. Ein besonders dominanter Partner wird sofort begreifen, dass der sensible Partner im Begriff ist, seine Rechte zu erkennen und geltend zu machen, anstatt eine Schwäche zu verbergen. Besonders in solchen Fällen ist es am besten, wenn ein Dritter mitwirkt, nämlich ein sehr guter Paartherapeut, der hilft, eine sich auf Macht gründende Beziehung in eine Beziehung zu verwandeln, die auf Liebe beruht.

Bei anderen Arten von engen Beziehungen können etwa die Eltern von sensiblen Erwachsenen sehr abwehrend reagieren, wenn sie das Gefühl bekommen, ihr Kind sage, ihre Erziehung hätte ihm geschadet, weil sie seine Sensibilität nicht berücksichtigt oder – was noch schlimmer ist – gar nicht bemerkt hätten. Eltern haben natürlich stets das Gefühl, sie wüssten alles Wichtige über ihr Kind oder sollten es wissen. Hier ist großes Taktgefühl erforderlich und dabei werden manche Patienten Hilfe benötigen.

Der Schlüssel dafür ist Empathie, zu der sie sehr befähigt sein sollten, wenn sie erst einmal ihre eigene Begeisterung beiseitelassen und versuchen sich vorzustellen, wie der andere die Kunde von ihrer Sensibilität aufnehmen wird. Dann können sie sich auf die ersten, zweiten und dritten Reaktionen des anderen einstellen. Damit der

Patient das kann, sollte er zunächst abwarten, bis sich ein Teil der anfänglichen Aufregung gelegt hat. Ich steuere manchmal noch die ernüchternde Perspektive bei, dass dem Patienten zwar momentan die Hochsensibilität als die bedeutendste Information erscheint, die er je bekommen hat, dass er sie aber in ein paar Monaten ganz natürlich einbeziehen und kaum einmal erwähnen wird.

Fazit: Bereiten Sie sensible Patienten auf eine wenig begeisterte erste Reaktion aufseiten ihrer Partner, Freunde und Angehörigen vor, wenn sie von ihrer neu entdeckten Sensibilität erfahren.

Widerstand dagegen, unbefriedigende Beziehungen zu beenden

Sensible Patienten – vor allem diejenigen mit großen Schwierigkeiten im Bereich der Bindung, einem niedrigen Selbstwertgefühl und einer Tendenz zu Depression und Angst – neigen zu der Befürchtung, es wäre ihr Untergang, wenn sie ohne ihren Partner leben müssten, ganz gleich, wie schlecht er ist. Sie haben vielleicht das Gefühl, allein nicht überleben zu können und mit Sicherheit niemand anderen mehr zu finden. Manchmal trifft das tatsächlich zu, deshalb muss man äußerst vorsichtig sein, auf eine Trennung zu dringen, zumindest solange kein adäquater innerer Halt und keine geeignete äußere Unterstützung entwickelt sind.

Selbst wenn mir eine Beziehung hoffnungslos erscheint, widerstrebt es mir immer sehr, den Patienten zum Aussteigen zu drängen, besonders wenn ich das Gegenüber nie gesehen habe. Allerdings hat es Fälle gegeben, in denen ich den Plan, wegzugehen, unterstützt habe, wenn sensible Patienten mich darum gebeten haben, das zu tun, weil sie immer wieder aus den falschen Gründen einen Rückzieher machten.

Obwohl ich versuchte, nicht für Bella Partei zu ergreifen, als sie um Entscheidungen für ihr künftiges Leben rang, muss ich zugeben, dass ich geradezu enthusiastisch Bellas Vorhaben unterstützte, Jerry zu verlassen, als sie diese Entscheidung erst einmal getroffen hatte oder getroffen zu haben schien. Und obwohl die Tatsache, dass Bella entschlossen handelte, der Schlüssel zu den Veränderungen gewesen sein mag, die Jerry durchlief, sodass am Ende alles gut ausging, hatte ich mich doch in ihm geirrt. Er wurde ein guter Ehemann und verantwortungsvoller Vater.

Heute, wo ich mehr Erfahrung habe, würde ich nicht mehr so einseitig Stellung beziehen, selbst nicht, nachdem sie sich entschlossen hatte, da gerade sensible Patienten sich ebenso leicht wieder umentscheiden. Bella hätte leicht wieder zu Jerry und dem Marihuana zurückkehren können, weil sie nur allzu deutlich spürte, wie viel seelischen Schmerz eine Trennung bedeutet. Das ist für jeden schmerzlich, für Sensible aber besonders intensiv. Wenn die Patienten all das überdenken, werden sie dann, wenn sie sich für das Zusammenbleiben entscheiden, obwohl der Therapeut sich für eine Trennung ausgesprochen hat, zu Verbündeten ihres Partners, und Sie werden als derjenige dastehen, der ihre Ehe ruinieren will, so wie es der Partner wahrscheinlich schon die ganze Zeit über gesagt hat. Wenn es keine Gründe gibt, die Beziehung als allzu destruktiv anzusehen, ist es besser, beide inneren Stimmen des Patienten zu Wort kommen zu lassen, Pro und Kontra, während er hin und her schwankt, auch wenn das bedeutet, dass die Patienten länger brauchen, um auszusteigen. (Erklären Sie aber, dass genau das Ihr Plan ist, um dem Patienten zu versichern, dass Ihnen an einem bestimmten Ausgang der Sache liegt. – Sie wollen lediglich, dass es seine eigene Entscheidung ist.) Ein weiterer großer Vorteil davon, nicht für eine Seite des inneren Konflikts des Patienten Partei zu ergreifen, ist, dass Patienten dann, wenn sie am Ende nicht fähig sind, die „richtige Entscheidung" durchzuziehen, sich nicht so große Sorgen darüber machen müssen, Sie damit zu enttäuschen. (Ein- oder zweimal habe ich jedoch, wenn sensible Patienten viele Male einen Rückzieher gemacht haben, obwohl die Entscheidung sich so endgültig und naheliegend anfühlte, gefragt, ob sie einen Vertrag mit mir unterzeichnen möchten, wann und wie sie aussteigen wollen. Das hat auch sehr gut funktioniert, denn sensiblen Patienten ist es oft sehr wichtig, dass sie Versprechen halten.) Wichtig ist, dass Sie den aktuellen Stand einer schwierigen Beziehung immer wieder erfragen, weil sensible Patienten manchmal das Thema meiden, da sowohl das Gehen als auch das Bleiben für sie zu leidvoll sind.

Fazit: Die meisten sensiblen Patienten haben Schwierigkeiten, Lebensentscheidungen zu treffen, also etwa eine langfristige Beziehung zu beenden, in der sie schlecht behandelt werden, sodass sie ihre Haltung viele Male wieder ändern. Therapeuten sollten dafür sorgen, dass sie ihre Entscheidung dafür oder dagegen im Blick behalten, dabei jedoch so lange wie möglich versuchen, neutral zu bleiben, damit der Patient die damit verbundenen Fragen durcharbeiten kann.

Patienten helfen, die Notwendigkeit einer Veränderung mit dem Partner zu besprechen

Veränderungen zu initiieren oder Klarheit zu gewinnen, ob man gehen muss, erfordert, dass Patienten diese Themen überdies mit ihren Partnern besprechen. Kein Partner verdient es, verschmäht oder verlassen zu werden, ohne überhaupt genau zu erfahren, warum, doch viele sensible Patienten werden überhaupt nichts sagen, ehe sie von Trennung sprechen, oder zumindest nicht mit der „Lautstärke", die etwas bewirken könnte. Wenn ich Patienten vorschlage, Konflikte offen anzusprechen, überlege ich mit ihnen, wann ein günstiger Zeitpunkt ist, wie eine Abwehrreaktion so weit wie möglich vermieden werden kann und was die passenden Erwiderungen auf die vorhersehbaren Antworten ihres Partners sein können. Ich mache ihnen jedoch klar, dass sie die Situation besser kennen als ich. Es liegt bei ihnen, ob oder wie sie versuchen, überhaupt ein solches Gespräch zu führen. Besonders wenn ich einige Zeit darauf verwendet habe, Vorschläge zu machen, betone ich, dass alles, was geschieht, für mich in Ordnung ist. Wenn ein sensibler Patient handeln möchte und es absolut nicht fertigbringt, weise ich darauf hin, dass das lediglich eine weitere Information ist, die wir betrachten sollten.

Oft kehren Patienten von solchen Versuchen mit einer traurigen Geschichte zurück und sagen, sie seien ignoriert oder von ihrer Position abgebracht worden. Hören Sie genau hin, welchem Argument sie nichts entgegenzusetzen hatten – meist ist es ein Etikett oder eine Diagnose vom Partner, die dem Patienten das Gefühl gegeben hat, das Gesagte sei allzu wahr. Ob wahr oder nicht, auf jeden Fall ist ihnen entgangen, wie effektiv ihr Partner damit weiteren Verhandlungen ausgewichen ist. Noch einmal: Für sensible Patienten ist es besonders schwierig, schnell auf ein Argument zu antworten, und jedes Zögern kann beiden Partnern als Zeichen dafür erscheinen, dass der Sensible unterlegen ist. Die Antworten müssen fast wie im Schlaf sitzen und für die Patienten wirklich stichhaltig sein, was für sie sowieso wichtig ist, wenn sie an ihre eigenen Worte glauben sollen.

Nachdem sie sich durch das Üben in einer Therapiestunde besser vorbereitet fühlen, wollen sie gewöhnlich einen zweiten Anlauf nehmen. Dieses Hin und Her zwischen der Praxis des Therapeuten und zu Hause kann eine lange Zeit so weitergehen und neben anderer Arbeit herlaufen. Was immer dabei herauskommt: Auf alle Fälle lehrt es sensible Patienten, den Mund aufzumachen, gut auf abwehrende, unfaire Gegenangriffe zu reagieren und es wieder zu versuchen, falls sie zu Unrecht beim ersten Mal einen Rückzieher gemacht haben. (Übungsdialoge klappen auch für andere Situationen gut – zum Beispiel wenn man einem Patienten helfen will, klar und deutlich um eine wohlverdiente Beförderung zu bitten.)

Natürlich ermutige ich sensible Patienten normalerweise dazu, ihren Partner in eine Paartherapie mitzunehmen. Manchmal scheitern alle diese Versuche. Dann stehen wir vor dem größeren Problem einer Trennung, und das ist für sensible Patienten eine außerordentlich schwierige Aufgabe, da sie die Bindung und den Verlust so intensiv empfinden, ganz gleich, wie schlecht der Partner ist. Ich versuche sensible Patienten nicht damit zu beruhigen, dass sie gewiss einen anderen, besseren Partner finden werden oder dass es leicht ist, allein zu leben, obwohl sie natürlich gerne einen solchen Trost hätten und ich ihn gerne geben würde. Aber ich gebe mir Mühe, ihnen zu helfen, sich ein anderes Leben vorzustellen, ohne den anderen, denn ob jemand eine Alternative hat, ist das beste Anzeichen dafür, ob ihm der Ausstieg gelingen wird.

Alles Gesagte kann auch in langjährigen Freundschaften geschehen, die den Patienten unzumutbares Leid bescheren, meist, weil sie ausgenutzt werden, während ihre eigenen Bedürfnisse ignoriert werden. Oft ist dieses Muster dann in mehreren Freundschaften zu finden, sodass eine Veränderung der bisherigen Haltungen und Verhaltensweisen erforderlich ist, die die Botschaft aussenden, es sei in Ordnung, sie auszunützen. Auch hier gilt, dass es selbst in einer dem Untergang geweihten Freundschaft eine gute Übung ist, den Mund aufzumachen, denn es wird den Patienten helfen, dieses Problem in der nächsten Freundschaft zu vermeiden.

Fazit: Eine richtige und faire Entscheidung darüber, ob man eine Beziehung beenden soll, kann erst getroffen werden, wenn sensible Patienten ihre Kümmernisse offen angesprochen haben. Oft brauchen sie Hilfe, um zu wissen, wie sie das machen können, und das ist ein unschätzbares Training, was immer dabei herauskommt.

Langfristige Beziehungen: Wenn der Partner nicht ebenso sensibel ist

Jetzt wenden wir uns zwei unterschiedlichen Situationen zu: Was ist, wenn das Gegenüber in einer langfristigen Beziehung wesentlich weniger sensibel ist? Und im nächsten Abschnitt: Wie sieht es in langfristigen Beziehungen aus, in denen beide ähnlich sensibel sind? Beim ersten Paar werden im Allgemeinen die Konflikte das größte Problem sein, beim zweiten die Langeweile. Zumindest ist eine Ehe zwischen gegensätzlichen Menschen nie fade.

Die Vorteile

Die zahlreichen Vorteile der Kombination sensibel – nichtsensibel sind denen ganz ähnlich, die ein sensibler Patient mit einem nichtsensiblen Therapeuten hat. Als Paar können sie sich einer breiten Palette von Fähigkeiten erfreuen – der eine nimmt sich Zeit, die Feinheiten zu bemerken, der andere kann bei Bedarf sehr schnell handeln. Der eine führt sie zu inneren Abenteuern, der andere zu äußeren. Einer stellt sicher, dass alle Optionen in Betracht gezogen werden, der andere sorgt dafür, dass am Ende auch eine gewählt wird. Einer erträgt die dunklen Augenblicke und bedeutsamen

Geheimnisses des Lebens ganz gut, der andere kann gut mit den Veränderungen des Lebens umgehen und zuweilen mit einem hohen Grad an Stimulation.

Beide können den anderen erstaunlich und faszinierend finden. Beide werden mehr über ihren „Schatten", ihre abgelehnten Anteile, lernen, als zwei ähnliche Partner das könnten. Wenn beispielsweise nichtsensible Partner beide nur Arbeit und kein Spiel im Leben kennen, werden sie die fehlende Balance nicht bemerken. Wenn der Sensible mehr Erholungszeit braucht und auch darauf besteht, dass beide ihrer Beziehung genügend Aufmerksamkeit widmen, wird der Nichtsensible überlegen müssen, warum er so getrieben ist. Letztlich werden die beiden einander näher an die Mitte heranbringen – Ungleiche werden einander im Laufe der Jahre im Wesen ähnlicher (Karney & Bradbury, 1997) und sehen sich mit der Zeit sogar immer ähnlicher (Zajonc, Adelmann, Murphy & Niedenthal, 1987).

Die Sensiblen in diesen Beziehungen profitieren persönlich in vielfacher Weise. Es ist zu hoffen, dass sie dabei die heilende Erfahrung machen, mit ihrer Sensibilität geschätzt zu werden. Gleichzeitig haben sie jemanden, der manche der Dinge erledigen kann, die sie selbst am unangenehmsten finden – jemanden, der vielleicht sogar Spaß an diesen Aufgaben hat. Mein nicht ganz so sensibler Mann plant mit großem Vergnügen Ferien, beschäftigt sich eifrig mit Fahrplänen und nimmt Reservierungen vor. Ich hasse solche Aufgaben – zu viele Möglichkeiten. Sind wir an Ort und Stelle, geht er gerne nach draußen, während ich ausruhe, erkundet die Gegend und hält nach Dingen Ausschau, die er mir zeigen möchte. Ihm wäre es ein Gräuel, einfach nur auszuruhen, sobald wir da sind. Keiner von uns beiden hat irgendwelche Schuldgefühle, weil wir das machen, was wir am liebsten tun.

Gleichzeitig erlebt der Sensible mehr Abenteuer. Ich würde von mir aus nicht so oft am Abend ausgehen, wie mein Mann das gerne tut, aber ich würde es außerordentlich bedauern, nicht die Konzerte und Theaterstücke genossen zu haben, zu denen er mich gedrängt hat. Ich habe mich zu dem Kompromiss entschlossen, gemeinsam mit ihm Dinge zu tun, die mir allein nie in den Sinn gekommen wären, wie etwa drei Monate im Jahr in Manhattan zu leben. Schließlich bin ich dahin gekommen, unsere Aufenthalte dort zu genießen. Mit ihm verheiratet zu sein hat mich ganz allgemein wesentlich flexibler gemacht.

Die Nichtsensiblen können ebenso profitieren oder sogar noch mehr. So konsultiert er mich beispielsweise häufig bei seinen Entscheidungen, weil er weiß, dass ich alle Seiten sehen werde. Ich mache ihn auf Punkte aufmerksam, die er sonst niemals bemerken würde; er ist durch mich sicherer und gesünder, und seine Spiritualität ist fokussierter. Ich kann ihm bei der Deutung von Träumen helfen, die ihm sonst rätselhaft bleiben würden, und meinetwegen nimmt er Träume sehr ernst und hat enorm viel aus ihnen gelernt.

Fazit: Wenn zwei Freunde oder Partner bezüglich der Sensibilität unterschiedlich sind, haben sie als Paar ein breites Spektrum an möglichen Vorteilen und finden einander wahrscheinlich auch besonders interessant. Jeder erfreut sich der Bewunderung des anderen aufgrund seines Andersseins, was besonders für sensible Patienten wichtig ist. Und beide können einander in vielfacher Weise helfen.

Die Probleme

Die Möglichkeiten für Konflikte sind zahlreich, aber einige stechen heraus. Sensible werden mehr Erholungszeit brauchen als ihr nichtsensibler Partner, der sich vielleicht dadurch abgelehnt fühlt. In diesen Fällen dränge ich die Patienten, ihre stille Zeit mit dem Partner zu verbringen – der denkt vielleicht, er wird sich langweilen, und dann doch dazu kommen, dieses meist schweigende Intermezzo zu genießen. Wenn sensible Partner alleine weggehen, sollten sie klar sagen, wann sie zurückkommen werden.

Ein größeres Problem ist, dass der Sensible ganz allgemein weniger Stimulation aushält, als der Nichtsensible gerne hätte. Ersterer möchte oft auf dem Land leben, weniger Kinder haben oder nicht bis zum Umfallen arbeiten, auch wenn das bedeutet, dass weniger Geld da ist. Viele Nichtsensible finden diese Optionen unannehmbar.

Zusätzlich möchte der Sensible vielleicht noch die finanziellen Risiken minimieren und die Sicherheit maximieren, während der Nichtsensible davon ewig frustriert sein kann oder vielleicht die Sache selbst in die Hand nimmt und dem Sensiblen ständige Ängste beschert. Der Nichtsensible kann den Sensiblen auch generell als zu zimperlich, reizbar oder emotional labil empfinden – still und langweilig im einen Moment und beängstigend intensiv im nächsten. Der Sensible kann den Nichtsensiblen zu gesprächig, oberflächlich oder dominant finden.

Ein besonders heikles Problem ist die Enttäuschung des sensiblen Partners, dass der andere nicht ohne Begleitung dieselbe Tiefe erreichen kann, und auch nie spontan. Der nichtsensible Partner kann sich deswegen schief angesehen fühlen. Der Sensible kann nichts dafür, dass er Fehler und irritierende Gewohnheiten so schnell wahrnimmt. Er muss dann wählen, ob er etwas sagt und authentisch ist, sich dabei aber anhört, als würde er werten – was er ja auch tut –, oder ob er still sein möchte, ertragen, sich entfernen, entwerten und grollen, wobei all das meist unter der Oberfläche vor sich hin köchelt. Wenn sich einer von beiden von jemand anderem angezogen fühlt, dann fast immer von einer Person mit dem eigenen Temperament.

Und schließlich entstehen immer Kommunikationsprobleme, weil der Sensible sich mit Andeutungen oder Stimmlagen mitteilt, die dem anderen entgehen, während beim Nichtsensiblen die einfachsten Äußerungen wie Befehle oder unumstößliche Ansichten klingen können. Bei Konflikten wird, wie gerade beschrieben, der Sensible übererregt und macht zu oder wird von Emotionen überflutet, was der Nichtsensible unerträglich finden oder als reines Theater ansehen kann. Oft werden diese Unterschiede im Kommunikationsstil der eigentliche Mittelpunkt des Konflikts, und der ursprüngliche Streitpunkt gerät aus dem Blick. Weil beide so allergisch auf die „Fehler" des anderen reagieren (also die Verhaltensweisen, die sie aufgrund ihres eigenen Temperaments nicht mögen), können sie anfangen, den anderen mit Diagnosen oder Schimpfwörtern zu belegen, die in gewissem Sinne auch außerordentlich treffend sind. Aber dabei werden die Vorteile vergessen, die mit eben diesem Fehler einhergehen, den sie jetzt so beschimpfen.

Das Haupthindernis für eine Lösung ist, dass die beiden im Allgemeinen nicht wissen, welche Verhaltensweisen der andere ändern könnte, das aber stur verweigert, und welche Verhaltensweisen er unmöglich ändern kann. In unserem derzeitigen sozialen Klima wird angenommen, dass jeder alles ändern kann, was er will – wir sollten uns ständig ändern und wachsen. Partner bekommen sogar manchmal zu hören, dass der Fordernde ein Recht hat, darauf zu bestehen – sich an den anderen anzupassen hieße, dass man nachgibt. Diese Haltung funktioniert bei Temperamentsunterschieden nicht.

Fazit: Paare mit unterschiedlicher Sensibilität werden erhebliche Konflikte darüber haben, wie viel Zeit sie miteinander verbringen, welches Stimulationsniveau sie bevorzugen, wie viel Risiko im Leben sie akzeptabel finden. Konflikte ergeben sich, weil sie eine Abneigung gegen die generelle Denkweise des jeweils anderen haben und weil sie mit unterschiedlicher Intensität kommunizieren. Außerdem haben sie keine Ahnung, dass ihr Partner sich womöglich gar nicht ändern kann.

Helfen, das Unlösbare zu lösen

Ein Therapeut, der etwas von Temperament versteht, kann dieser Art von Paaren enorm helfen, ganz gleich, ob er mit dem sensiblen Partner allein oder mit dem Paar arbeitet. Zunächst einmal können Sie bei der Beantwortung der Frage behilflich sein, was sich verändern lässt, was nicht und wo Kompromisse möglich sind. Zweitens können Sie dem Paar helfen, wieder eine tragfähige Machtbalance herzustellen, wenn die Ungleichheit darauf beruht, dass beide Partner oder zumindest einer die

Sensibilität noch immer als eine Schwäche ansieht. In diesem Fall scheint der sensible Patient schon allein aus diesem Grund makelbehaftet zu sein und daher verdient er vielleicht mehr Mitgefühl, aber weniger Einfluss. Solche Patienten brauchen vielleicht Einzeltherapie, um erst einmal ein Gefühl für gleiches Recht zu entwickeln, und dann Paartherapie als sicheren Ort, an dem sie es einfordern können.

Wenn hingegen der sensible Partner dominiert oder den nichtsensiblen Partner herabsetzt, vielleicht ohne es zu bemerken, kann es sogar noch viel länger dauern, bis der Sensible diese Tatsache verdauen und verstehen kann, warum das so ist und wie sehr es dem im Wege steht, was er sich wünscht, nämlich, dass sie einander lieben.

Wenn ihre Bewunderung gegenseitig ist, außer dass sie immer wieder in eine ratlose Verzweiflung über die temperamentsbedingen Eigenschaften des jeweils anderen geraten, müssen sie ein Stück Trauerarbeit leisten und dann weitergehen. Sie müssen sich dem stellen, was sie verlieren, weil ihr Partner ein anderes Temperament hat als sie selbst. Das sollte nicht allzu schwer zu verstehen sein – man kann nicht alles haben, was man im Leben oder von einem einzigen Partner möchte. Das gibt es nur im Kino, wo Männer und Frauen anrührend sensibel sind und gleichzeitig heroisch und unbeeindruckt extremen Stresssituationen standhalten. Im wahren Leben kommt es einfach nicht vor, dass jemand beides kann. Aber der Kummer darüber ist echt und sollte zugelassen und empfunden werden.

Ohne diese Trauerarbeit wird jeder heimlich auf irgendeine wundersame Veränderung des anderen hoffen, wenn dieser nur die rechte Einstellung finden, ein Seminar machen, Medikamente oder Nahrungsergänzungsmittel nehmen, Übungen machen, Biofeedback lernen oder was auch immer tun könnte. Sie werden unbewusst mit vielen kleinen, aber systematischen Kämpfen an einer klammheimlichen Front beschäftigt sein, die am Ende zum Sieg über diesen Feind führen sollen, der in der DNA des anderen verborgen ist. Diesen Sieg wird es nicht geben.

Sie können den Kummer dadurch abmildern, dass Sie das Paar gleichzeitig an die Vorteile erinnern, die aus dem Temperament des anderen und allein schon aus der Ungleichheit erwachsen. Außerdem ist die Wahrheit, dass der Charakter eines jeden Menschen dadurch gestärkt wird, dass er das annimmt, was sich nicht ändern lässt, sowohl an sich selbst als auch am anderen, ob es nun um eine kleine Statur, die Neigung zu Tränenausbrüchen oder die ersten Fältchen im Gesicht geht – und den anderen dennoch zu lieben.

Doch wie immer das erreicht wird – haben die beiden ihre Temperamentsunterschiede (nicht andere Dinge) wirklich als unveränderlich akzeptiert, empfinden die meisten, dass sich ihre Liebe dadurch erneuert hat. Mit der neuen Liebe kommt ein Schub von Kreativität. Sie finden vielerlei Wege, ihr Leben so einzurichten, dass beide zufrieden sind: Sie fahren mit zwei Autos zu einer Party, damit einer früher nach Hause gehen kann, leben einen Teil des Jahres oder ihres Lebens in der Stadt und den Rest auf dem Land usw.

Mir gefallen Gottmans (1999) Überlegungen dazu, dass Konflikte oft auf unausgesprochene Zukunftsträume zurückzuführen sind, die der andere durch sein Handeln ahnungslos durchkreuzt. Wenn das Temperament zweier Partner sehr verschieden ist, dann haben sie oft sehr unterschiedliche Träume. Wenn A B vorwirft, er würde zu viel Geld ausgeben, dann vielleicht deshalb, weil A im Sinn hatte, das Geld zu sparen, damit sie später ein Blockhaus an einem See kaufen können, um dort ihren Ruhestand zu genießen. Diese Träume müssen offengelegt werden. Zwei Menschen, die sich lieben, werden einen Weg finden, die Träume beider zu erfüllen, oder vielleicht müssen die Träume des einen zumindest zeitweilig für die des anderen geopfert werden. Aber in einer liebenden Beziehung sollte die gegenseitige Liebe durch das Geben und Empfangen eines solchen Geschenks wachsen.

Fazit: Wenn ein Partner sensibel ist und der andere nicht, wird es viele Konflikte geben, aber diese können erst gelöst werden, wenn beide sich klarmachen, dass sich Temperament nicht ändern lässt, die daraus entstehenden Verluste betrauern, die Vorzüge der Eigenschaften des jeweils anderen und der Verschiedenheit an sich schätzen und dann zu kreativen Lösungen für ihre unterschiedlichen Vorlieben und Bedürfnisse finden.

Wenn beide hochsensibel sind

Auch hier möchte ich wieder unterstreichen, dass diese Abschnitte ebenso für Freunde und Angehörige gelten wie für langfristige Beziehungen. Dennoch klingt das Folgende vielleicht so, als beträfe es vor allem Paare. Beispielsweise stellten wir bei der Analyse der Daten aus unserer Umfrage zu Temperament und Sexualität (Aron, 2001) fest, dass viele Sensible, vor allem Frauen, ihre Partner nicht für sensibel hielten, obwohl sie das waren. Diese Entdeckung machten wir durch Zufall. Bei der Umfrage wurden die Teilnehmer aufgefordert, einen gleichlautenden anonymen Fragebogen und einen Umschlag einer nichtsensiblen Person zu geben, damit diese ihn separat einschicken konnte. Um zu verifizieren, dass diese Person nichtsensibel war, sollte sie die Fragen einer Kurzform der HSP-Skala beantworten. Viele gaben diese Fragebogen ihren Partnern, vor allem Frauen ihren Ehemännern, und viele dieser Männer kamen nicht für die Kontrollgruppe infrage, weil auch sie hohe Werte auf der HSP-Skala hatten.

Angesichts dieser Entdeckung möchten Therapeuten vielleicht die Sensibilität der Partner oder Freunde ihrer sensiblen Patienten ergründen, statt einfach anzunehmen, die beiden lägen mit ihrer angenommenen Unterschiedlichkeit richtig. Wenn der Patient die Sensibilität des anderen übersehen hat, dann werden Sie darüber sprechen wollen, was das für die Beziehung bedeutet und in welcher Weise das Wissen darum die Konflikte der beiden verringern könnte.

Vorteile

Wie schon zu Beginn dieses Kapitels erwähnt, liegen die Vorteile einer solchen Verbindung darin, dass hochsensible Menschen etwas glücklicher sind, wenn ihr Partner ebenfalls hochsensibel ist, wie aus einigen unserer Untersuchungsergebnisse hervorgeht. Die Gründe dafür scheinen auf der Hand zu liegen, denn die Probleme, die speziell bei einem gemischten Paar entstehen, werden meist nicht verstanden und bleiben ungelöst, während Paare mit ähnlichen Partnern nicht halb so viele Konflikte haben. Diese Paare kommunizieren mit derselben „Lautstärke", werden sich leichter einig, wie viel Zeit in Ruhe verbracht werden soll und was zu stimulierend ist, und Konflikte eskalieren seltener bis zum Punkt der Übererregung. Sie können sich auch über Strategien austauschen, wie man mit der nichtsensiblen Mehrheit fertigwerden kann. Wenn sie sich mit ihrer Sensibilität wohlfühlen, bilden sie einen Club mit zwei Mitgliedern und jeder kann das Selbstwertgefühl des anderen stärken. Sie können ausgiebig über Gefühle sprechen, und zwar sowohl über die, die der Heilung bedürfen, als auch über die aktuellen. Daher kann es gut sein, dass sie mehr Vertrautheit erreichen als andere Paare.

Fazit: Zwei sensible Menschen werden in einer Beziehung wahrscheinlich etwas glücklicher sein als ein ungleiches Paar. Sie genießen sicherlich viele Vorteile wie zum Beispiel, dass sie die gleichen Bedürfnisse und Vorlieben haben.

Die Probleme und wie man dabei helfen kann

Das größte potenzielle Problem ist, dass das sensible Paar ein gemeinsames Defizit empfindet, das ich gern als „niedriges Selbstwertgefühl von Paaren" bezeichne. Sie können sich in so vieler Hinsicht als mangelhaft erleben – insofern als sie als Paar weniger Geld verdienen (wenn das so ist), weniger Abenteuer haben und weniger „Vergnügliches" unternehmen, sich zu viele Sorgen machen, nicht genug finanzielle Risiken eingehen, unentschlossen sind, zu nett zueinander sind und Konflikte auf die lange Bank schieben, keinen Mut haben, nichtsensiblen Menschen entgegenzutreten, die einem von ihnen Unbehagen bereiten usw. Manche dieser Probleme können für zwei sensible Menschen sehr schwerwiegend sein, und die meisten können auch zwischen zwei Freunden oder Freundinnen entstehen, die vielleicht beide das Gefühl bekommen können, sich mit einem weniger attraktiven Freund begnügt zu haben, weil sie bei anderen nicht beliebter sind, als es der Fall ist.

Wenn sensible Patienten mit einem sensiblen Partner unzufrieden sind, ist es wichtig, nach Projektionen ihrer Unzufriedenheit mit der eigenen Sensibilität Ausschau zu halten: „Er ist zu vorsichtig" aus dem Munde einer ängstlichen Patientin, oder „Sie ist zu emotional" aus dem Munde eines ebenso gefühlsintensiven Patienten. Außerdem können sensible Frauen (und nichtsensible genauso) sensible männliche Partner aufgrund ihrer kulturellen Erziehung oder der Reaktion ihrer eigenen Väter auf den Partner kritisch betrachten, was beides dazu führen kann, dass sie auf den Mann ihrer Wahl herabblicken, nachdem sie ihn gewählt haben. Die Medien und alle anderen charakterisieren einen echten Mann als entschlossen (kann Ihre Patientin vielleicht erkennen, das man das auch unbeherrscht nennen könnte?), entschieden (starrsinnig?), selbstbewusst (narzisstisch?), unerschütterlich (gefühlsarm?) und durchsetzungsfähig (aggressiv und selbstbezogen?) sowie als jemanden, der „männliche" Interessen hat, wie professionellen Mannschaftssport, Autorennen (Gewalt?) Jagen oder Angeln (noch mehr Gewalt), Politik und Investment (Machtbesessenheit?), sexuelle Witze oder Pornografie (Sexismus?). Natürlich haben auch viele sensible Männer einige dieser Interessen, aber das Gesamtbild des idealen Mannes entspricht nicht typischerweise dem sensiblen Mann. Wenn sensible Frauen über all das nachdenken, sind sie oft wieder sehr zufrieden mit ihrer Wahl.

Vielleicht ist die Wurzel des kulturellen Vorurteils von Frauen das Gefühl, dass sensible Männer keine echten „Krieger" und damit weniger wahrscheinlich gute Beschützer sind. Es kann sich lohnen, das mit Frauen in solchen Beziehungen näher anzusehen, denn meist geben sie zu, dass ihr hochsensibler Partner sich überlegt hat, was in fast jeder Notlage zu tun ist, und automatisch für die sorgen würde, die er liebt, ehe er an sich selbst denkt. (Ein Patient schnürte sogar für mich und seine Familienmitglieder ein „Notfallpaket für Terrorangriffe", und das mit einem Hauch von Humor, wie die enthaltenen Schokoladenriegel zeigten, aber es enthielt auch einen Mundschutz und Jodtabletten, die meine Schilddrüse vor radioaktiven Strahlen schützen sollten.) Wenn diese Art von Fürsorge und Vorsorge nicht „männlich" ist, dann fragt sich, was wir damit eigentlich über „echte Männer" sagen. Obwohl sensible Menschen in Notfällen in Übererregung geraten können, sind sie dank ihrer Gewissenhaftigkeit und Voraussicht wahrscheinlich selbst in den schlimmsten Notfällen die besseren Gefährten.

Während also homogene Dyaden weniger temperamentsbedingte Konflikte haben als gemischte Paare, können sie dafür mehr Probleme mit Langeweile haben. Ich komme gleich darauf zu sprechen.

Fazit: Es kann sein, dass sensible Paare sich im Vergleich mit nichtsensiblen und gemischten Paaren negativ beurteilen; insbesondere sensible Frauen haben unter Umständen eine weniger hohe Meinung von ihren sensiblen männlichen Partnern. Ein weiteres potenzielles Problem ist Langeweile.

Die Liebe lebendig halten

Langeweile wird selten als Problem in Beziehungen thematisiert, aber mein Mann, ich und unsere Mitarbeiter (Aron, Aron & Norman, 2001; Aron, Norman, Aron, McKenna & Heyman, 2000; Reissman, Aron & Bergen, 1993) denken, dass sie eine große Rolle spielen kann. Wir haben festgestellt, dass Paare, die gemeinsam selbsterweiternde Aktivitäten („neu, aufregend") unternehmen, sei es zu Hause oder in einem Laborversuch, von einer größeren Liebe zu ihrem Partner und einer größeren Zufriedenheit mit der Beziehung berichten, und dass sogar von mehr positiven Kommunikationsmustern bei der Ausführung von Testaufgaben berichtet wird, die im Blindverfahren beurteilt wurden. Wir glauben, dass das so ist, weil wir alle darauf aus sind, „unser Selbst zu erweitern" und kompetentere und vollkommenere Menschen zu werden. Zwar möchten sensible Menschen nicht überstimuliert werden, aber sie mögen es, sich selbst in einer Weise weiterzuentwickeln, die sie verlockend und interessant finden.

Von Geburt an sind die meisten von uns sehr davon angetan, uns zu erweitern, indem wir jemandem nahe genug kommen, um „den anderen in unser Selbst einzuschließen". Durch ein langes Forschungsprogramm (ein Überblick findet sich in Aron et al., 2004) haben wir Folgendes herausgefunden: Je näher sich zwei Menschen sind, desto eher werden sie den andern in dem Sinne mit einschließen, dass sie ihre Beziehung als zwei sich weitüberschneidende Kreise darstellen; desto mehr kommt es zu kognitiver Verwechslung zwischen dem Selbst und dem anderen; desto großzügiger werden sie gegenüber dem anderen sein, selbst wenn dieser nichts davon erfährt; sie werden bei dem Gedanken an einen nahestehenden Menschen Gehirnaktivität aufweisen, die der Gehirnaktivität beim Denken an sich selbst ähnelt. (Alle in diesem Abschnitt geschilderten Untersuchungen werden in Aron et al. [2004] zusammengefasst.) Das ist eine schöne Lösung für die Frage, ob Liebe auf Altruismus oder auf Egoismus beruht: Weder noch oder beides, je nachdem wie man es betrachtet.

Wenn wir uns verlieben, erleben wir nach dieser Theorie eine gewaltige Erweiterung des Selbst. In einer Langzeitstudie (Aron, Paris & Aron, 1995) von frisch verliebten Menschen über ein Jahr hinweg fand man heraus, dass ihre Selbstbeschreibung komplexer war als vorher. Wenn man sich verliebt, besteht also ein Teil der Verzückung darin, dass wir einen anderen an uns teilhaben lassen und ihn in unser Selbst einbeziehen, während der andere uns in sein Selbst einbezieht; laut einer Definition des eigentlichen Wesens der Liebe möchte sogar jeder den anderen bis zum Punkt der Vereinigung in sich einschließen.

Wenn dieses Gefühl der Selbsterweiterung durch den anderen allmählich abflaut, lässt auch die Intensität der Gefühle nach. Die Liebesgefühle können bis auf ein niedriges Niveau absinken oder sogar ganz verschwinden. Wir haben jedoch festgestellt, dass Beziehungen dann wieder als selbsterweiternd wahrgenommen werden, wenn das Paar gemeinsame Aktivitäten pflegt, die das Selbst erweitern. (Selbsterweiterung, die nicht mit der Beziehung zusammenhängt, hat diese Wirkung nicht. [Aron et al., 2001]). Diese Aktivitäten können viele Gesichter haben, von gemeinsamen sportlichen Wettkämpfen bis zu einem ersten Opernbesuch – das Paar entscheidet selbst, was es als selbsterweiternd empfindet. Offenkundig ist das ein bemerkenswert leichter Weg, Beziehungen zu verbessern, und ganz besonders wichtig für diejenigen, die sich ähnlich sind, auch wenn sie in gewissem Sinne weniger das Gefühl der Selbsterweiterung brauchen, da viele Teile des anderen schon fast von Anfang an im eigenen Selbst vorhanden waren.

Falls nicht einer von beiden zugleich ein High Sensation Seeker ist, versäumt es ein sensibles Paar vielleicht, genügend aufregende, neuartige Aktivitäten auszuprobieren, weil es die Beziehung eher als Zufluchtsort vor einer überstimulierenden Welt ansieht. Sie bleiben entweder beide zu Hause oder pflegen, wenn sie Freunde sind, jedes Mal die gleiche Aktivität, weil es geruhsamer und leichter ist, als sich zu etwas Neuem zu entschließen. Dennoch muss jede Beziehung ein bestimmtes Gefühl der Selbsterweiterung mit sich bringen, sonst wird sie langweilig. Wenn Sie an die Leute denken, die Sie langweilig finden, dann ist das Problem, dass Sie „nichts davon haben", mit ihnen zusammen zu sein; sie näher kennenzulernen bietet Ihnen keine Erweiterung.

Natürlich kann sich ein sensibles Paar auch nach innen erweitern, indem es gemeinsame Erfahrungen immer tiefer verarbeitet. Aber auch dann muss es sich die Zeit dazu nehmen und nicht einfach ein vernünftiges Verhaltensmuster entwickeln, zeitig zu Bett zu gehen, jeder mit einem Buch, und dann das Licht auszumachen. Außerdem sollte ein Teil der Selbsterweiterung unbedingt nach außen gehen, nicht nur nach innen. Für Hochsensible, vor allem für introvertierte, ist Selbsterweiterung nach außen besonders geheimnisvoll, aufregend und sogar im richtigen Maße angenehm riskant.

Tatsächlich werden sich die zwei Personen in einer Dyade immer irgendwo in die Welt hinaus erweitern, also weg von der Zweisamkeit – vielleicht bei der Arbeit oder in anderen Beziehungen. Um einander nahe zu bleiben, brauchen sie es auch, dass sie einige dieser erweiternden Erfahrungen gemeinsam machen. Darauf können Sie ihre Patienten aufmerksam machen, und wenn das jemand schwierig findet, könnten Sie vielleicht Vorschläge machen, was die beiden spannend finden könnten, ohne dass es zu viel wird.

Fazit: Sensible Paare müssen gemeinsam Dinge unternehmen, die sie auf eine *angenehme* Weise aufregend und neu finden, um das Gefühl zu bekommen, dass ihre Beziehung noch immer zu ihrer Selbsterweiterung beiträgt.

Depression, Medikamente und Beziehungen

Viele sensible Patienten sind depressiv, wenn sie zur Behandlung kommen, oder werden es noch, aber das merken oft nur diejenigen, die ihnen am nächsten stehen, weil die Hochsensiblen so gewissenhaft darum bemüht sind, bei der Arbeit reibungslos zu funktionieren. Ihre Partner bemerken es jedoch nicht nur, sondern sie leiden natürlich auch darunter, manchmal nicht weniger als der Patient selbst. Erstens verlieren sie ihren Gefährten an die Depression, fühlen sich irgendwie schuldig und werden vielleicht auch beschuldigt und bekommen mitunter vermehrt Kritik zu hören. Depressive sensible Patienten beurteilen ihre Partner in solchen Zeiten oft wesentlich unduldsamer. Nach meiner Beobachtung können Menschen, die sich wertlos und hoffnungslos fühlen, das auch im Hinblick auf ihre engsten Beziehungen empfinden, da sie den anderen in ihr depressives Selbst einbezogen haben. Das wirkt nach außen sehr hart, besonders wenn die Betreffenden sowieso dazu neigen, sehr kritisch zu sein. Gleichzeitig profitieren sensible Patienten wahrscheinlich mehr davon, während einer Depression soziale Unterstützung zu bekommen, daher ist es wichtig, dass der Therapeut die verschiedenen sozialen Beziehungen eines sensiblen Patienten gerade in diesen Zeiten beobachtet und dafür sorgt, dass sie nicht vollständig untergehen.

Wenn sensible Patienten den Einsatz von Medikamenten aufschieben wollen, was sehr oft der Fall ist, dann mache ich ihnen klar, dass sie auch eine Verpflichtung gegenüber denjenigen haben, die sie lieben, und zumindest einmal eine niedrige Dosis ausprobieren sollten. Und ich meine es auch wirklich ernst, wenn ich erkläre, das sei ein Stück weit eine moralische Entscheidung – sie schulden es denen, die sie lieben. Manchmal weise ich sie sogar auf das hin, was sie in ihrer Depression vielleicht gar nicht bemerken – dass sie für ihre Nächsten zermürbend sind und dass diese im Augenblick sehr wenig von einer Beziehung mit ihnen haben. Man muss jedoch aufpassen, solche Dinge gegenüber einem depressiven Patienten nicht überzubetonen, vor allem weil Medikamente ihnen vielleicht gar nicht helfen. Meist gibt aber schon allein die Bereitschaft des Patienten, es mit einem Medikament zu versuchen, den Menschen in seiner Umgebung das Gefühl, der Depressive sei bereit, etwas zur Änderung dieser für alle belastenden Situation beizutragen.

Sensibilität und Sexualität

Ein angeborenes Wesensmerkmal wie die Sensibilität, die den „Stil" in jedem Lebensbereich beeinflusst, wirkt sich natürlich auch in der Sexualität aus. Um diese Wirkung genauer zu erforschen, haben wir 1998 eine Umfrage durchgeführt, die ich in Kapitel 6 geschildert habe, bei der wir einem vierteljährlich erscheinenden Newsletter, der an rund 600 Personen verschickt wird, Fragebögen beilegten. Die Empfänger wurden gebeten, den Fragebogen selbst auszufüllen und ihn anonym im beigelegten Umschlag zurückzuschicken. Um eine möglichst ähnliche Kontrollgruppe zu bekommen, baten wir die Empfänger außerdem, den gleichen Fragebogen jemand anderem zu geben, der ihn separat einschicken (nicht der ersten Person zurückgeben) sollte. Neben dem Fragebogen legten wir ein Formular mit 15 Fragen zur Hochsensibilität und eines mit 6 Fragen zum High Sensation Seeking bei. Schließlich baten wir die Befragten noch, etwas mehr zu ihrem Sexualleben, ihrer Sensibilität oder dem Fragebogen selbst zu sagen.

Wir bekamen Antworten von 308 Frauen und 135 Männern, von denen 120 der Kontrollgruppe aus Freunden angehörten. Das Durchschnittsalter lag bei den Frauen bei 46, bei den Männern bei 48 Jahren. Die Rücklaufquote war hoch, nämlich bei 45 Prozent der Newsletter-Liste, aber die Umfrage unterlag zahlreichen anderen Quellen der Verzerrung neben dem Nichtreagieren. Am wichtigsten mag dabei gewesen sein, dass viele von denen, die nicht geantwortet hatten, keine so persönlichen Informationen preisgeben wollten, selbst in einer vorgeblich anonymen Umfrage. Die viel niedrigere Antwortrate bei den Nichtsensiblen, die gebeten worden waren, den Fragebogen auszufüllen (sofern die Empfänger tatsächlich unsere Anweisungen befolgt hatten, uns bitte bei der Erstellung einer Kontrollgruppe zu helfen), lässt viele Quellen für verzerrte Ergebnisse vermuten, sei es das Thema und vielleicht mangelndes Interesse daran, da die Befragten nicht hochsensibel waren, oder seien es die Gefühle über die Person, die ihnen die Fragen gegeben hatte. Dennoch kann die gewonnene Information zumindest für die sensiblen Personen verallgemeinert werden, die bei einer solchen Umfrage mitmachen.

Worin sich Sensible nicht von Nichtsensiblen unterschieden

Es gab keine signifikanten Unterschiede zwischen sensiblen und nichtsensiblen Menschen im Hinblick auf folgende Punkte: Die Anzahl der Sexualpartner, mit denen sie gelebt hatten; die Dauer ihrer letzten sexuellen Begegnung; die Einschätzung, dass Sex zu den potenziell befriedigendsten Bereichen des Lebens gehört; die Vorliebe dafür, der aktive Teil zu sein und zu entscheiden, was die beiden miteinander machen; Fantasien, man hätte Macht über einen anderen Menschen; die Vorliebe, beim Sex zu sprechen, und die Häufigkeit von Orgasmen oder Masturbation. Sensible scheinen also sexuell genauso aktiv zu sein wie andere.

Es gab auch keine signifikanten Unterschiede bei körperlichen oder emotionalen Problemen oder bei einer Medikamenteneinnahme, die den Sex beeinträchtigt; bei der Häufigkeit von sexuellem Missbrauch; im Falle von Missbrauchserfahrungen bei der Beeinträchtigung ihres Lebens durch diese Erfahrungen; bei angegebenen sexuellen Dysfunktionen (Mangel an Interesse, Sex nicht lustvoll finden, Impotenz, vorzeitiger Samenerguss); bei den Gefühlen von Befriedigung, Besorgnis, Aufregung oder Schuld beim Sex. Kurz, Sensible scheinen nicht mehr Probleme mit der Sexualität zu haben. Allerdings wurden alle Analysen auf Angst und Depression kontrolliert, um diese Faktoren auszuklammern. Da sensible Patienten bei einem bestimmten Grad an Trauma gewöhnlich eine negativere Affektlage haben, gelten diese Ergebnisse vielleicht nicht für die meisten sensiblen Patienten, die zu Ihnen kommen.

Generelle Unterschiede

Die Antworten der Hochsensiblen unterschieden sich von denen der Kontrollgruppe signifikant darin, dass Sexualität für sie eine Komponente des Geheimnisvollen oder der Macht enthält, und dass es für sie schwierig ist, nach dem Sex abrupt zu einer Alltagsbeschäftigung überzugehen, was wenig überrascht. Angesichts der angegebenen Intensität erstaunt es auch nicht, dass sie den Ablauf am liebsten jedes Mal gleich hatten und Abwechslung bei sexuellen Aktivitäten nicht besonders genossen. Dieser Unterschied im Bedürfnis nach Abwechslung war sogar noch größer zwischen sensiblen und nichtsensiblen Männern – wenn aber jemand ein High Sensation Seeker war, wurde dadurch bei beiden Geschlechtern der Unterschied zwischen Sensiblen und Kontrollgruppe statistisch insignifikant. Das heißt, selbst sensible Sensation Seeker mochten lieber Abwechslung.

Es überrascht nicht, dass im Vergleich zur Kontrollgruppe Hochsensible angaben, sie würden von starken, explizit sexuellen Reizen nicht in Erregung versetzt, würden es nicht mögen, wenn sie im Genitalbereich schmerzhaft oder zu intensiv berührt würden, selbst wenn sie schon erregt seien (das galt für sensible Männer und Frauen gleichermaßen, allerdings für Frauen noch mehr). Sie berichteten davon, den Sex abbrechen zu müssen, wenn sie sich überwältigt oder überstimuliert fühlten, und dass ihre sexuelle Erregung durch eine Störung oder Unterbrechung beendet würde. Sie würden auch leicht abgelenkt, sogar durch leise Geräusche, schwache Gerüche oder unbedeutende visuelle Objekte in der Umgebung oder derartigen Reizen, die von der anderen Person ausgingen.

Geschlechtsunterschiede

Einige Unterschiede traten nur zutage, wenn das Geschlecht der Sensiblen und der Kontrollgruppe berücksichtigt wurde. Sensible Frauen hatten seltener Probleme, einen Orgasmus oder ausreichende Gleitfähigkeit zu erreichen als nichtsensible, wurden seltener traurig oder ängstlich und fühlten sich häufiger geliebt. (Gleichzeitig hatten sie auch weniger gerne Sex, was das Ergebnis einiger extremer Punktzahlen gewesen sein mag, oder auch davon, dass Sensible oft schon von allzu vielen stark stimulierenden Aktivitäten gestresst sind und Sex dann nur noch als eine weitere solche empfinden.) Ich habe mich gefragt, ob ihr generelles sexuelles Lustempfinden mit den folgenden weiteren Unterschieden zusammenhängen könnte: dass sie im Laufe ihres Lebens oder im aktuellen Jahr weniger Sexualpartner hatten, im letzten Jahr seltener Sex hatten, ihren ersten Geschlechtsverkehr erst relativ spät hatten, sich mehr Gedanken über die Auswirkung einer sexuellen Beziehung auf die andere Person machten und sich vor Aufnahme einer sexuellen Beziehung mehr Sorgen über Geschlechtskrankheiten oder eine Schwangerschaft machten. Vielleicht lohnt sich Vorsicht.

Im Vergleich zu nichtsensiblen Frauen brauchten sensible Frauen viel mehr das Gefühl, ihren Partner zu lieben, um Freude am Sex zu haben; sie genossen ihn weniger mit jemandem, den sie nicht liebten; hatten weniger stark den Wunsch nach Abwechslung bei den Sexualpartnern, selbst wenn sie nicht in einer festen Beziehung lebten, und waren in geringerem Maße dazu fähig, „Sex leicht zu nehmen". Das Zusammenfallen von Sexualität und Liebe, das die meisten Menschen sich wünschen, scheint gerade sensiblen Frauen noch wichtiger zu sein und ist vielleicht ein weiterer Grund für ihre generelle Zufriedenheit und das Fehlen negativer sexueller Erfahrungen.

Sensible Frauen hatten auch mit geringerer Wahrscheinlichkeit sexuelle Fantasien, während sie Sex mit einem Partner hatten, weder romantische sexuelle Fantasien noch Vorstellungen, ein anderer Mensch hätte Macht über sie.

Weil bei der Umfrage weniger Männer antworteten, gab es auch weniger signifikante Unterschiede zwischen sensiblen und nichtsensiblen Männern, als wahrscheinlich vorhanden sind. Aber einige Differenzen traten doch zutage. Die sensiblen Männer lebten zum Zeitpunkt der Befragung häufiger in einer Beziehung. Sensible Männer hatten eine signifikant größere Abneigung gegen Musik beim Sex als nichtsensible, was vielleicht ihre generelle Erfahrung mit Stimulation widerspiegelt, nämlich dass weniger mehr ist. Interessanterweise hatten sie im Gegensatz zu den Frauen eher eine sexuelle Fantasie, während sie Sex mit einer Partnerin hatten oder masturbierten. Und schließlich beeinflusste Alkohol im Vergleich zu nichtsensiblen Männern ihre sexuelle Leistung häufiger negativ – was angesichts der Tatsache, dass Alkohol bei allen Männern in gewissem Maße diese Wirkung hat, und der allgemein stärkeren Reaktion sensibler Menschen auf Alkohol, Kaffee und Medikamente nicht überrascht.

Fazit: Hochsensible Menschen berichten im Allgemeinen nicht mehr von sexueller Dysfunktion oder von Missbrauchserfahrungen und Schäden aufgrund sexuellen Missbrauchs als andere. Sie berichten nicht von weniger sexueller Aktivität und nicht von weniger befriedigender Sexualität, aber sie sehen sie als geheimnisvoller und mächtiger an, erstreben weniger Vielfalt in ihren Erfahrungen oder unverhohlene sexuelle Stimuli (Pornografie), lassen sich leichter ablenken und sind schneller überstimuliert. Sensible Frauen, die die Mehrzahl der Antworten einreichten, hatten auch weniger unangenehme sexuelle Erfahrungen, was wahrscheinlich ihre Vorliebe widerspiegelt, sorgfältig zu überlegen, ehe sie handeln.

Die Besprechung dieser Ergebnisse und der Sexualität allgemein mit Patienten

Zweifelsohne wurden in der Umfrage Fragen gestellt, von denen ich schon vermutet hatte, dass sie für sensible Menschen bedeutsam sind. Ich habe festgestellt, dass die Ergebnisse ihnen ein großer Trost sind. Sie sehen, dass sie gar nicht so ungewöhnlich sind, sondern wahrscheinlich in Sexualverhalten und Einstellungen 20 Prozent der Bevölkerung recht ähnlich sind. Das erlaubt ihnen, sexuell mehr sie selbst zu sein, auch wenn sie überwältigt, überstimuliert oder abgelenkt sind oder plötzlich die Lust verlieren, was nichtsensiblen Sexualpartnern merkwürdig vorkommen kann. Es ermöglicht ihnen sogar oft, ihre sexuellen Vorlieben und Abneigungen etwas freier auszudrücken. Wenn sie beispielsweise bevorzugen, dass der Ablauf jedes Mal gleich ist, und sich mit den „befremdlichen" sexuellen Aktivitäten, die ihr Partner wünscht, unwohl gefühlt haben, bitten sie vielleicht darum, diese Spielart seltener anzuwenden oder sie zumindest vorher anzukündigen. Jener Partner stellt dann vielleicht fest, dass sein Einverständnis mit weniger Abwechslung ihr sexuelles Leben im Endeffekt verbessert. Der sensible Partner hat keine Angst mehr, er müsste vielleicht etwas Unangenehmes machen oder sich ständig fragen, was wohl als Nächstes geschieht. Jetzt passen sich beide aneinander an, statt den Sensiblen die ganze Anpassung alleine leisten zu lassen. Viele sensible Patienten haben ein wesentlich größeres sexuelles Verlangen, wenn sie mit ihrem Partner erst einmal die Aspekte der Sexualität besprochen haben, die ihnen keine Freude bereitet oder die sie sogar fürchten gelernt haben.

In den meisten guten Beziehungen wird der Partner schließlich akzeptieren, dass die Vorlieben des Sensiblen ein Teil des Gesamtpakets sind. Jeder hat bei der Sexualität Präferenzen. Wahrscheinlich mögen die Nichtsensiblen die intensiven emotionalen Reaktionen ihres sensiblen Partners beim Sex, das Gefühl, dass es etwas Besonderes ist, wenn sie Sex haben, und die Gewissheit, dass dieser Mensch viel weniger dazu tendiert, sich Abwechslung durch einen anderen Sexualpartner zu suchen. Wer braucht noch ständige Neuerungen, wenn die vertraute Sexualität schon geheimnisvoll und intensiv ist? Wichtig ist, dass ihr Partner sich schon sehr auf den Liebesakt mit ihnen freut.

Besonders wichtig ist das Wissen, dass sensiblen Partnern beim Sex leicht etwas wehtut, denn manche Patienten werden es äußerst schwierig finden, sich über Schmerzen zu beklagen, weil sie fürchten, damit die Lust ihres Partners zu beeinträchtigen. Aber Schmerz ist Schmerz, und sensible Menschen haben eben eine niedrigere Schmerzgrenze. Schmerzhafte Erfahrungen verringern mit Sicherheit den Wunsch nach künftigem Geschlechtsverkehr.

Da die Umfrage ergab, dass sensible Frauen beim Sex mit einem Partner weniger sexuelle Fantasien haben (beim Masturbieren gab es keinen Unterschied hinsichtlich der Fantasien), frage ich im Falle von Schwierigkeiten mit dem Orgasmus manchmal nach den Fantasien. Viele Frauen glauben, es sei falsch, eine sexuelle Fantasie zu haben, während man Sex mit dem Partner hat, und diese Idee versuche ich zu korrigieren. Sexuelle Fantasien sind sogar eng mit ehelicher Zufriedenheit assoziiert, solange diese Fantasien nicht jemandem gelten, mit dem man tatsächlich eine Affäre im Sinn hat (Griffin, 1990).

Obwohl das nicht Gegenstand der Umfrage war, habe ich es bei manchen sensiblen Patienten auch hilfreich gefunden, über normale genitale Empfindungen zu sprechen, die sie ungewöhnlich stark wahrnehmen und die Schuldgefühle in ihnen verursachen können, da diese Empfindungen häufig entstehen, wenn es unangemessen oder irrelevant erscheint. Ich weise sie darauf hin, dass bei jedem die Genitalien aufwachen können, wenn er sich wohlfühlt oder jemanden mag. Sie können „lächeln, wenn sie glücklich sind". Ein genitales „Lächeln" impliziert ebenso wenig eine ernsthafte sexuelle Absicht, wie ein Lächeln auf den Lippen den Wunsch impliziert, zu küssen.

Ich spreche auch die Masturbation an, besonders als Möglichkeit zum „Üben" und Lernen, was bei den Einzelnen klappt und was nicht. Dabei müssen Therapeuten jedoch besonders aufmerksam auf die religiöse oder kulturelle Einstellung eines Menschen zur Masturbation achten.

Natürlich haben sensible Patienten auch oft besondere Hemmungen, überhaupt über Sexualität zu sprechen. Häufig haben sie gar nicht so viel dagegen, über ihre eigene zu reden, wissen aber nicht, ob das Thema überhaupt angebracht ist. Ich ermutige sie dann durch den Hinweis, dass Sexualität ein mental und körperlich sehr einflussreicher Aspekt jedes Einzelnen ist, sodass ich einen Fehler begehen würde, wenn ich ihn nicht zur Sprache brächte. Unser Interesse daran ist ein wohlwollendes, angemessenes klinisches Interesse.

Für Therapeuten, die das als relevant erachten, müssen sexuelle Gefühle, die in der Übertragung auftauchen, natürlich *sensibel* auf Wegen erkundet werden, die für den Einzelfall angemessen sind. Es ist wichtig, zu erkennen, dass solche Gefühle vielleicht noch mehr als bei nichtsensiblen Patienten vorhanden sein können, aber nicht angesprochen werden. Die Patienten können diese Gefühle sehr lebhaft empfinden und sich gleichzeitig sehr dafür schämen. Wenn man ihnen sagt, dass auch das sehr akzeptable Gefühle sind, die zudem auch wertvolles Material für die therapeutische Arbeit liefern, und dass keiner von beiden diese Gefühle ausleben wird, berichten die Betreffenden vielleicht sehr gewissenhaft davon und können so einen Teil ihrer natürlichen Impulse freisetzen, die oft allzu kontrolliert sind.

Häufig haben beide Partner die Sensibilität als einen Mangel oder eine Schwäche angesehen, in der alle Schwierigkeiten des Patienten wurzeln. Die Forschungsergebnisse über die positive Auswirkung ihrer Sensibilität auf ihre Sexualität können für beide eine Offenbarung sein und sensiblen Patienten helfen, wieder gleichen Einfluss in der Beziehung zurückzugewinnen, was zu Verbesserungen auf anderen Gebieten ihrer Beziehung führen wird.

Fazit: Der Therapeut muss bei der Besprechung von Sexualität mit sensiblen Patienten eine aktive Rolle spielen. Wenn sie Teil einer sexuell aktiven Dyade sind, führen diese Gespräche sehr häufig nicht nur zum Erleben einer größeren sexuellen Befriedigung, sondern auch zu mehr Gleichberechtigung und Glück in allen Bereichen ihrer Beziehung.

Zusammenfassung und Schlussfolgerung

Was nach der Entdeckung eines „Scheidungsgens" aussieht, ist in Wirklichkeit die Entdeckung der Bedeutung des angeborenen Temperaments, was ein guter Hinweis für Therapeuten ist, dass sie das Leben ihrer Patienten sehr verbessern können, wenn sie die angeborenen Unterschiede berücksichtigen, mit denen Paare vielleicht zu kämpfen haben. So führt Sensibilität sehr häufig zur Ungleichheit in der Beziehung. Sensible Partner brauchen auch Hilfe dafür, Konflikte nicht länger aus Furcht vor den Konsequenzen oder vor einer Übererregung zu meiden. Beide Befürchtungen lassen sich meist dadurch zerstreuen, dass der Therapeut dem Paar hilft, Unterbrechungen einzubauen und andere Absprachen über Streitverhalten zu treffen, die ebenfalls den Effekt haben, die Erregung zu reduzieren. Sensible Patienten müssen auch oft üben, mit den schlagfertigen Entgegnungen eines Partners fertigzuwerden, da sie normalerweise Zeit brauchen, um sich in Ruhe eine Antwort zu überlegen.

Paare mit einem sensiblen und einem nichtsensiblen Partner haben viele Konflikte zu lösen, aber sie brauchen keine Angst vor Langeweile zu haben. Jeder wird den anderen ständig auf neuen Gebieten herausfordern. Paare, bei denen beide Partner sensibel sind, müssen sich aktiv gemeinsame Aktivitäten suchen, die sie herausfordern und anregen.

Die Besprechung des sexuellen Erlebens eines sensiblen Patienten kann ihn dahingehend befreien, Bedingungen herbeizuführen, die eine größere Befriedigung in diesem Bereich versprechen und den Patienten überdies befähigen, freier mit einem Partner über Sexualität zu sprechen sowie generell mehr für seine Bedürfnisse und Präferenzen einzutreten.

Alles in allem eröffnet ein Verständnis für die Auswirkungen des Temperaments, insbesondere der Sensibilität, auf Beziehungen vielleicht den am häufigsten ignorierten und dabei fruchtbarsten Weg zur Verbesserung der Behandlung von Paarproblemen und ermöglicht dem Paar, zu einer größeren Zufriedenheit miteinander zu gelangen.

8. Hochsensible Menschen am Arbeitsplatz

Ich werde nie vergessen, wie ich als Studentin einmal als Schreibkraft bei einer Versicherung gejobbt habe. Ich hörte eine andere Schreibkraft sagen, sie mache diesen Job schon seit 20 Jahren – Namen und Adressen auf Versicherungsformulare tippen. Doch es sei interessanter geworden, als sie mit einem anderen Formular gearbeitet habe, bei dem die Informationen umgekehrt wurden. Sie können sich vorstellen, was ich in diesem Moment gedacht und empfunden habe. Es kommt nicht darauf an, was andere Leute an ihrer Arbeit aufregend finden, sondern was man selbst aufregend findet. Glauben Sie mir, Sie können nicht einfach „irgendeinen Job" ertragen. Selbst wenn Sie ihn in einem übersichtlichen kleinen Winkel Ihres Lebens verstauen. Natürlich gibt es einige hochsensible Menschen, die das tun müssen aufgrund einer Familie oder anderer gewichtiger Verantwortlichkeiten. Aber unsere Seele wird irgendeinen Verlust erleiden.

(Barrie Jaeger, *Making Work Work for the Highly Sensitive Person*, S. 29)

Das Zitat von Pearl S. Buck am Anfang von Kapitel 5 benennt ebenso wie dieses von Barrie Jaeger den Grund dafür, dass ich Angebote abgelehnt habe, ein Buch über sensible Menschen am Arbeitsplatz zu schreiben. Es kann nämlich eine beinahe tragische Kluft zwischen ihrem Bedürfnis nach sinnvoller, kreativer Arbeit und den tatsächlichen Jobs geben, die sie annehmen müssen, um ein vernünftiges Einkommen zu erzielen, von dem sie leben können. Bei sensiblen Menschen ist diese Kluft oft besonders breit. Jaeger betont in ihrem Buch, wie wichtig es für Hochsensible ist, ihre Berufung zu finden, aber praktische Ratschläge dafür kann man nicht so leicht geben.

Dennoch ist Hochsensibilität in sehr vielfältiger Hinsicht ein Vorteil am Arbeitsplatz – diese Arbeitskräfte besitzen Kreativität im Überfluss, dazu Gewissenhaftigkeit, Loyalität und Empathie für Kunden und Mitarbeiter. Wenn ich daher ihre „typischen Probleme" schildere, behalten Sie bitte im Kopf, dass viele hochsensible Menschen keines davon je hatten. Sie haben Arbeit gefunden, die sie lieben, sind gut darin, behalten die Ruhe und haben Freude an ihren Kollegen und ihrem Arbeitsplatz. Trotzdem tauchen bestimmte Schwierigkeiten häufig auf.

Vorbereitung auf den Beruf und Berufswahl

Die Berufswahl verdient bei sensiblen Patienten besondere Aufmerksamkeit, weil diejenigen mit einer von Stress geprägten Lebensgeschichte sich mit ihrer Entscheidung oft ausnehmend schwergetan oder bereits eine schlechte Berufswahl getroffen haben. Sie mussten den Beruf vielleicht mehrmals wechseln oder haben eine Arbeit behalten, die nichts für sie ist, weil sie Angst hatten, noch ein zweites Mal eine schlechte Wahl zu treffen. Oft wurden sie in der Jugend nicht dazu angehalten, überhaupt über ihre Zukunft nachzudenken, als wäre die schon abgeschrieben. Junge Patienten, die noch nicht wissen, was sie wollen, ermuntere ich in der Regel zu einer Ausbildung in den Freien Künsten *(liberal arts)* und rege zusätzlich an, dass sie mehrere Sommer-Praktika machen, um in so viele Spezialgebiete wie möglich hineinzuschnuppern. Weiter empfehle ich eine Berufsberatung, bei der Eignungstests und der Myers-Briggs-Typindikator angewendet werden (die meisten werden entweder als Introvertierte oder Intuitive klassifiziert, oft auch beides). Vor allem sollten sie in ihrem gewählten Fachgebiet den höchstmöglichen Abschluss oder die hochwertigste Ausbildung machen, die es gibt, damit sie Glaubwürdigkeit und Selbstvertrauen erwerben und eine so gute Leistung erbringen können, wie sie gerne möchten. Aber ein Hochschulstudium erfordert bei ihnen oft, dass sie mehrmals für einige Zeit unterbrechen und nicht zu viele Kurse pro Semester belegen. Nicht alle werden den Wunsch oder die Begabung für eine so anspruchsvolle Bildung haben. Für sie ist die Berufsberatung dafür umso wichtiger.

Wenn sensible Patienten Schwierigkeiten mit ihrer Berufswahl haben, sollten Sie sie nicht nur daraufhin abklopfen, wie ihre persönlichen Schwierigkeiten zu ihren Problemen beitragen, sondern auch sicherstellen, dass sie verstehen, wie wichtig es ist, dass sie ihre Sensibilität berücksichtigen. Auch sollten Sie unbedingt herausfinden, welche Art von Druck andere auf sie ausüben. Patienten kommen selten nur mit Fragen zur Berufswahl in Therapie.

> **Beispiel**
>
> Les, ein bei unserer ersten Begegnung sehr jugendlicher 29-Jähriger, kam aus einer Familie mit einer langen Reihe von Unternehmern und Investoren, überwiegend aufseiten seines Vaters – seine Sensibilität hatte er von der Mutter. Alle gingen davon aus, dass er der Familientradition folgen und eine prominente Business School besuchen würde. Diesen Teil der Erwartung zu erfüllen fiel ihm leicht und war interessant, sein erster Job jedoch nicht. Aus irgendwelchen Gründen hatte er angenommen, sein Spezialgebiet Finanz- und Rechnungswesen würde keine besonders starke Konkurrenz mit den Kollegen mit sich bringen, aber es gab viel mehr, als ihm lieb war. Außerdem hatte es ihm nichts ausgemacht, viele Stunden für sich allein zu lernen, aber wenn er einen sehr langen Arbeitstag in einem Gebäude hatte,

machte ihm das eine Menge aus. Sein Vaters sah, wie er kämpfte, und schlug vor, sein Sohn solle zu ihm ins Familienunternehmen kommen, was wahrscheinlich von vornherein der Plan des Vaters gewesen war.

Als Les in diesem Unternehmen anfing, wurde er willkommen geheißen, man sorgte für sein Wohlbefinden und er wurde mit mehr Hochachtung behandelt, als er zu verdienen glaubte. Inzwischen wurde er immer sensibler für soziale Fragen, auf die er während seines Grundstudiums gestoßen war, die aber in seiner Business School nicht behandelt wurden. Ohne Wissen seines Vaters hatte er an der Universität einige Kurse belegt, die ihn zu einer Haltung bewogen hatten, die sein Vater als „liberale Tendenz" bezeichnet hätte, und hatte anschließend seine Zeit überwiegend mit Freunden verbracht, die politisch aktiv waren. Zwar hatte er in der Unternehmenswelt schon ein geringeres Interesse an sozialen Fragen erwartet, aber die absolute Feindseligkeit gegenüber diesen Fragen in der Firma seines Vaters belastete ihn stark. Er fühlte sich zunehmend schuldig, weil er so viel besaß, während andere so wenig hatten. Er wollte etwas daran ändern, fürchtete sich aber davor, seinen Vater zu enttäuschen. Er beriet sich mit seinen alten Studienfreunden und kam zu dem Schluss, er wolle wieder an die Universität zurückkehren, um Pädagogik zu studieren, und später Rektor an einer Innenstadtschule werden. Zuerst musste er jedoch das tun, was er so sehr fürchtete – seinen Vater enttäuschen.

Ich versuchte in diesem Dilemma neutral zu bleiben, weil ich das Gefühl hatte, es sei wichtiger, wie er diese Entscheidung traf, als was dabei herauskam. Offenkundig war sein Vater ein charismatischer, engagierter Mann, der die Erziehung und Ausbildung seines vielversprechenden und willigen Sohnes sorgfältig gelenkt hatte. Die frühen Anzeichen für die Sensibilität seines Sohnes hatten ihm Kummer gemacht, und er hatte sich dafür entschieden, jedes Zögern seines Sohnes mit motivierenden Vorträgen zu überfahren. Les hatte gelernt, sich selbst ebenso zu überfahren, aber es widerstrebte ihm, die Benachteiligten genau so zu behandeln.

Wie bei Bella im letzten Kapitel dauerte es auch hier ein Jahr, bis Les seine „Lautstärke" so weit gesteigert hatte, dass sein Vater ihn wirklich hörte. Das Ergebnis war, dass sein Vater ihn enterbte – kein Treuhandfonds, kein Erbe. Les war schockiert. Er wollte nicht länger in Therapie bleiben, um darüber zu sprechen. Therapie erschien ihm jetzt nur noch wie ein Firlefanz für Reiche, eine Gruppe, zu der er nicht mehr gehörte. Er nahm sofort sein neues Berufsziel in Angriff.

Ich war froh, fünf Jahre später wieder von ihm zu hören, aber nicht überrascht, dass ihn jetzt die Frage umtrieb, wie er ein Burnout-Syndrom vermeiden konnte. Er war endlich bereit, mehr über seine Sensibilität und seine beiden bisherigen Berufsentscheidungen zu sprechen. Dem ersten Beruf fehlte der ihn persönlich erfüllende Sinn, der zweite war zu überstimulierend. Im Laufe weiterer Termine kam er zu dem Schluss, er würde jetzt gerne in meine Fußstapfen treten und Therapeut werden, sich aber auf benachteiligte Jugendliche in Notlagen spezialisieren.

Wieder sahen wir uns mehrere Jahre nicht mehr. Inzwischen hatte er seine Zulassung als Therapeut erworben, geheiratet und zwei Kinder. Jetzt stellte er fest, dass er sie nicht mit den

Honoraren ernähren konnte, die er seinen Patienten zumuten konnte, und auch nicht mit den mageren Einkünften bei den gemeinnützigen Einrichtungen, die er bewunderte. Er war zutiefst über sich selbst beunruhigt. In einer Sitzung stellte ich fest, dass mir das Bild eines großen Fußes in den Sinn kam, der in einen kleinen Schuh zu passen versuchte, und teilte ihm das mit. Es kam mir so vor, als zwänge er sich in einen Job, der seine vielen Talente in keiner Weise voll ausschöpfe. Das brachte uns zu ihm und seinem Vater zurück und zu der Erkenntnis, wie sehr alle beide auf dem Weg das Vertrauen in den jungen Les verloren hatten. Er wurde als jemand angesehen, der einen Abstieg in der Welt vollzogen und sich unter jene eingereiht hatte, die anderen mit dem Herzen dienen, weil sie an Leib und Seele nicht stark genug für einen Job sind, der Konkurrenz mit sich bringt. Er selbst sah sich ebenso. Als Nächstes hörte ich von ihm, dass er als Nebentätigkeit begonnen hatte, anderen Therapeuten bei ihrer Buchhaltung und ihrer Steuererklärung zu helfen und das dann bei anderen Freunden mit Kleinunternehmen verschiedenster Art fortsetzte. Diese Arbeit war überwiegend langweilig, aber während er einem Freund bei einer Unternehmensgründung behilflich war, fiel ihm eine ungewöhnlich gute Geschäftsmöglichkeit ins Auge, die bis auf einige wenige alle übersehen hatten. Monatelang hörte ich von seinen Ängsten, in diese Idee zu investieren. Diesmal achtete ich ganz besonders darauf, neutral zu bleiben, aber Energie auszustrahlen – er hatte so viel zu gewinnen und so viel zu verlieren.

In der Zeit der Umsetzung seiner Idee hatten wir keine Sitzungen, doch er erzählte mir später, er hätte anfangs einfach ein bisschen herumprobiert, aber als er die wichtigen Parameter erst einmal verstanden hatte, verdiente er sich eine goldene Nase. Er stellte mehrere Assistenten ein, die die eher mühsamen Anteile der Arbeit erledigten, hauptsächlich Forschung, sodass er nur zwei Stunden am Tag arbeiten musste. Das gab ihm die Freiheit, Seminare darüber abzuhalten, wie man in seinem Bereich erfolgreich sein konnte. Aber bald fand er das Unterrichten sowohl langweilig als auch stressig für einen Introvertierten, daher arbeitete er wieder zwei Stunden täglich in seiner Firma und fragte sich, was er als Nächstes tun sollte. Seine Familie hatte ein komfortables Auskommen, seine Ehe war gut – warum fühlte er sich unbefriedigt?

Ich hörte ihm überwiegend nur zu, als er sich daran erinnerte, wie er an einem anderen Ort unterrichtet hatte, nämlich der verarmten Highschool, aus der er wegen seines Burnout geflohen war. Das war jetzt 20 Jahre her. Er machte dort einen Besuch und arbeitete dann auf freiwilliger Basis dort mit, woraufhin er sich glücklicher fühlte.

Wieder sah ich ihn mehrere Jahre nicht. Dann kam er für eine Sitzung vorbei, um mir zu erzählen, dass er beschlossen hatte, seine Talente mit seinem tiefsten Wunsch zu verbinden und ein gemeinnütziges, sich selbst tragendes Tutoren-Programm zu initiieren, das sich der gescheitesten und gefährdetsten männlichen Schüler in seiner Stadt annahm und ihnen half, sich an Colleges und um finanzielle Hilfe zu bewerben, wenn sie so weit waren. Aber jeder musste dazu bereit sein, Zeit für die Betreuung der nächsten Welle von Schülern aufzuwenden. Les berichtete mir, seine „sechs Versuche, das Richtige zu finden" gäben ihm einen gewissen Vertrauensvorschuss bei den Jugendlichen, die er zu sehen bekam, von denen die meisten aus der Highschool abgegangen oder geflogen waren, und die von einem miesen Job in den anderen drifteten, ehe sie in sein Programm kamen.

Das typische Muster der Berufslaufbahnen sensibler Menschen

Die Kämpfe von Les sind typisch für jene, die selbst einige sehr emotional stabile, begabte und wohlhabende sensible Menschen auszufechten haben. Wie Les gehorchen sie oft dem Drängen ihrer Eltern und Lehrer, die sowohl ihre Begabung als auch ihre Sensibilität erkennen, aber über Letztere sehr besorgt sind. Diese wohlmeinenden Menschen möchten die Sensibilität entweder ignorieren und den Sensiblen in eine hochkarätige Karriere treiben, „als wäre alles in Ordnung", oder ihn sicher in einem lukrativen Beruf mit hohem Ansehen untergebracht sehen: als Arzt, Anwalt, Zahnarzt, Hochschullehrer oder Ingenieur.

Andere haben erhebliche Talente, die sie in die falsche Richtung geführt haben, weil sie ihre Sensibilität nicht berücksichtigt haben. So haben sie etwa die Intelligenz, ein juristisches Examen abzulegen, aber trotzdem oft keine Freude an juristischer Tätigkeit – weder in einem Unternehmen noch in den bedrückenden Arbeitsräumen der Strafverteidiger oder Staatsanwälte und auch nicht in einer privaten Kanzlei, wo sie für sich Werbung machen müssen. Auch Susan aus Kapitel 1 ist ein typisches Beispiel dafür. Sensible Menschen können in der Unternehmenswelt schnell aufsteigen, stellen aber in den Spitzenpositionen fest, dass sie aus irgendeinem Grund unglücklich sind. Manchmal nehmen es die Kollegen auch weniger genau mit subtilen ethischen Fragen, die sensible Menschen tief beunruhigen können und die sie entweder dulden müssen oder bei denen sie den Eindruck erwecken, sie säßen auf dem Richterstuhl. Ich sollte noch hinzufügen, dass ich hochsensible Menschen im Rechtswesen und in Unternehmen kenne, denen es blendend geht, aber der Haken ist, dass Talent einen in eine sehr stimulierende Umgebung führen kann, mit der Sensible dann nicht mehr fertigwerden. Wir alle kennen Geschichten von großen Talenten, die unter dem Druck eines allzu großen Erfolgs zusammenbrachen. Einige von ihnen waren mit Sicherheit hochsensibel.

Wenn sich diese Menschen in die Ecke gedrängt fühlen, wie Les, wenden sie sich oft einem der kreativeren Randgebiete ihres Bereichs zu. So üben sie ihren Beruf etwa in einem Umfeld aus, in dem sie wenig verdienen, wenden die neusten alternativen Methoden an oder arbeiten für gemeinnützige Einrichtungen. Sehr häufig wählen sie einen beruflichen Weg, der das Zurechtrücken einer Ungerechtigkeit in den Mittelpunkt stellt, sei es durch Unterricht an einer Innenstadtschule, wie Les, oder durch ein Medizinstudium, nach dem sie sich den Ärzten ohne Grenzen anschließen. Aber leider gehören sie nicht an die „Front". Sie sind weit nützlicher in anderen Rollen – in der Beratung, der strategischen Planung, der Unterstützung oder auch in der Ausbildung derer, die auf den Posten bestens gedeihen, die sie selbst zu stimulierend und belastend empfinden würden. Das widerspricht nicht meiner Behauptung, dass sensible Menschen hervorragend mit Notfällen oder Krisen umgehen können. Sie eignen sich aber nicht für ganze Berufslaufbahnen, die sie in fast aussichtslose Situationen bringen –Konfrontationen mit richtig grausamen Menschen, die Arbeit mit Opfern, die so stark gelitten haben, dass man ihnen im Grunde nicht mehr viel helfen kann, sei es, dass es um stark unterernährte Kinder oder um Wale mit Harpunen im Leib geht. (Sie alle sind aber dazu geeignet, Nichtsensible anzuspornen und in ein optimales Erregungsniveau für heroisches Handeln zu versetzen).

Viele sensible Menschen wenden sich ganz selbstverständlich dem Bereich der Künste oder einer Arbeit im Umfeld von Kunst und Kultur zu: Sie führen Buchhandlungen, Galerien, kleine Verlage, organisieren Konzerte oder geben Musikunterricht. Wieder andere haben das Gefühl, sie müssten draußen im Freien arbeiten und etwas tun, das mit ökologischer Landwirtschaft, umweltverträglichem Bergsteigen, Zimmerei oder der Leitung eines Tierheims zu tun hat. Manche wenden sich der Wissenschaft und einem akademischen Umfeld zu, wo sie ihre Ideen ein wenig freier verfolgen können, als das im Allgemeinen in der Unternehmenswelt möglich ist, wobei sie manchmal beträchtliche Schwierigkeiten damit haben, die niedrigen Semester zu unterrichten oder mit Hochschulpolitik umzugehen. Viele entscheiden sich für irgendeine Art von Körperarbeit oder einen der zahlreichen alternativen Heilberufe.

Manchmal kommen sie zu dem Schluss, sie müssten sich zwischen einem guten Einkommen und einem sinnvollen Tun entscheiden. Ein Therapeut kann die Hoffnung in ihnen stärken, dass sie einen Weg finden können, ihre Leidenschaft auch finanziell lohnend zu machen. Es gibt keine größere Freude als die Liebe zu einer Arbeit, die einen auch gut ernährt, und die tritt ein, wenn man an der Stelle arbeitet, an dem die eigene größte „Glückseligkeit" mit dem größten Bedürfnis der Welt übereinstimmt. Es kann auch sinnvoll sein, es wie Les zu machen – sich darauf zu konzentrieren, gut zu verdienen und seine Freizeit dafür einzusetzen, „seiner Glückseligkeit zu folgen". Das scheint ein besonders geeigneter Weg im künstlerischen Bereich zu sein, denn aus Untersuchungen ging hervor, dass auf jede angemessen bezahlte Stelle sieben Bewerber kommen, die darauf hoffen, auf diesem Weg ihren Unterhalt verdienen zu können (Eikleberry, 1999).

Wenn Hochsensible fast in allem gut sind, wie Les, brauchen sie Hilfe, um Prioritäten zu setzen und zu akzeptieren, dass ihr Gehirn sich wesentlich mehr Vorhaben ausdenken kann, als sie je verwirklichen können. Außerdem passen manche ihrer Träume einfach nicht zu ihrem sensiblen Körper.

Im Gegensatz zu Les bleiben jedoch viele sensible Patienten zu lange in Berufen, die für sie unbefriedigend oder zu stressig sind, einfach, weil sie denen gegenüber loyal sind, die sich gewohnheitsgemäß auf sie verlassen. Jaeger (2004) unterscheidet zwischen Schinderei, Handwerk und Berufung. Schinderei sind die Jobs, in denen wir die Stunden zählen, bis wir den Arbeitsplatz verlassen dürfen. Mit „Handwerk" meint sie Arbeiten, an denen man aus dem Wissen heraus Freude hat, dass man normalerweise gut ist in dem, was man tut. Aber wenn man ein Handwerk erst einmal beherrscht, kann die Arbeit zur Schinderei werden. Wenn sensible Menschen irgendetwas arbeiten, das sie nicht als Berufung empfinden, sind sie normalerweise unglücklich, ewig müde und unzufrieden.

Fazit: Die Berufswahl ist für hochsensible Menschen besonders schwierig, und sie können mehrmals die Richtung wechseln, ehe sie ihre Nische finden, denn für sie muss Arbeit sinnvoll sein, darf sie aber nicht überstimulieren. Sie haben das Talent, vieles gut zu machen, und fühlen sich oft von anderen unter Druck gesetzt.

Das Gesamtbild im Blick

Eine erweiterte Perspektive hilft mir zu verstehen, womit sensible Menschen zu kämpfen haben, und wie viel ich in bestimmten Fällen voraussichtlich helfen kann. Zwar sind die folgenden Ausführungen spekulativ, aber es hat doch den Anschein, als hätten sensible Menschen traditionell mehr die Rollen in der Gesellschaft gespielt, die Überlegung und Bildung verlangen – also eine gründlichere und tiefere Informationsverarbeitung. Ich habe den Eindruck, dass in der Vergangenheit viel mehr Ärzte, Rechtsanwälte, Lehrer, Krankenschwestern, Pfarrer, Naturwissenschaftler, Historiker, Künstler und Berater von Personen in Führungsrollen hochsensibel waren. Ich bin mir nicht sicher, warum sich das geändert hat, außer vielleicht, dass bis vor Kurzem die Mehrzahl der Nichtsensiblen auch in anderen Bereichen Arbeit finden konnte, in Berufen, die gleichermaßen lukrativ waren, dabei aber Stärke und Ausdauer betonten oder eine hohe Toleranz gegenüber Monotonie oder ständig hohen Stimulationsniveaus erforderten (z. B. Fabrikarbeit, Landwirtschaft und Militär). Den Familienunterhalt zu sichern, die Kameradschaft bei der Arbeit zu genießen oder sich auf die Ferien oder den Ruhestand zu freuen genügte vielen weniger sensiblen Menschen. Da die schweren, langweiligen Arbeiten immer mehr mechanisiert wurden, haben sich die Nichtsensiblen vielleicht Berufen zugewandt, die vorher meist von sensiblen Menschen ausgeübt wurden. Außerdem ist die Anzahl derer, die die Dienste von Ärzten, Anwälten, Wissenschaftlern und Lehrern in Anspruch nehmen wollen, enorm nach oben geschnellt, sodass deren Tätigkeit jetzt in einer Atmosphäre von Zeitdruck oder begrenzten Geldmitteln oder vom Streben nach sehr hohen Profiten geprägt wird. Diese Atmosphäre scheint diejenigen zu begünstigen, die diese Arbeiten schneller verrichten können oder zu sehr langen Arbeitszeiten bereit sind, wobei sie sich weniger Gedanken über die unterschiedlichen Folgen machen und angesichts von Unvollkommenheit weniger Bedauern empfinden.

In manchen Fällen sieht es auch so aus, als erforderten die Aufgaben, zu denen sensible Menschen früher tendierten, einfach mehr Härte, wie im Fall von Rangern, die Schutzgebiete im Wald, in Nationalparks und Ähnlichem betreuen. Früher pflegten wir – halb im Scherz – zu sagen, dass diese Berufe in Eignungstests nur deshalb vorkamen, damit sie auch Introvertierten etwas bieten konnten. Jetzt müssen Ranger lernen, mit Menschenansammlungen umzugehen, und manchmal auch Waffen tragen. Auch der Klerus ist ein Beispiel für Veränderungen. Seminaristen haben mir gesagt, dass Sensibilität bei Geistlichen jetzt eher ein Hindernis ist, da sie lange Arbeitszeiten haben, unter großer Konkurrenz Spenden auftreiben und Mammutgemeinden führen können müssen, in denen kontrovers diskutiert wird. Eine Leidenschaft für Gebet, Einsamkeit, Gelehrsamkeit und Reflexion ist einfach nicht ganz so wichtig.

Wenn es noch mehr Hochsensible in Berufen wie dem Lehramt oder der Medizin gäbe, würden sie vermutlich die Arbeit einfach anders machen und deren Qualität in einigen Fällen sicher verbessern. Aber die Arbeitsbedingungen sind dort sehr hart. Ich könnte eine große Selbsthilfegruppe allein aus vielen hochsensiblen Krankenschwestern zusammenstellen, die ich kenne und die sich große Mühe geben, in der Atmosphäre eines modernen Krankenhauses für Patienten sensibel zu bleiben. Auch in Kunst, Literatur und Musik kann eine gute Werbung für sich selbst und gekonntes Networking ebenso wichtig sein wie die Begabung. Daher geht uns vielleicht ein bestimmter Blickwinkel verloren, weil wir unabsichtlich viele sensible Menschen aus diesen Bereichen ausschließen, in denen sie traditionell zu Hause sind.

Sobald die Maßstäbe, aus welchen Gründen auch immer, erst einmal von der nichtsensiblen Mehrheit gesetzt werden, wird es für die Sensiblen schwierig, mit ihnen gemeinsam zu arbeiten. Ich meine nichts von dem Gesagten als Ausrede (und schon gar nicht als Anklage), sondern halte es vielmehr für ein Thema, das Therapeuten bedenken und vielleicht mit ihren sensiblen Patienten, die den rechten Arbeitsbereich für sich suchen, eingehend besprechen sollten. Ich möchte diese Überlegungen auch ein Stück weit als Herausforderung für Hochsensible betrachten – damit sie einen Weg finden, in ihren traditionellen Berufen zu arbeiten, diese aber auf ihre Weise ausüben. Beispielsweise suchen immer mehr Medizinstudenten nach menschlicheren Ausbildungsbedingungen und erzwingen damit eine allmähliche Veränderung auf diesem Gebiet. Vielleicht wird das Ergebnis sein, dass wir mehr sensible Ärzte haben. Sehen wir Abraham Lincoln als hochsensibel an, was wahrscheinlich zutreffen dürfte, können wir sagen, dass die Politik ganz sicherlich davon profitieren würde, wenn es dort mehr Menschen seines Schlages gäbe.

Die Hochsensiblen können beinahe jede Arbeit machen, wenn sie sie auf ihre Art tun können. Ich kenne einen sensiblen Immobilienmakler, der sich darauf spezialisiert hat, die wirklich wichtigen Bedürfnisse von Kunden zu erfassen und dann das für sie passende Heim zu finden. Ein anderer verkauft erlesene Weine. Ich finde Sensible auch in Rollen, in denen ich sie nie suchen würde – als Motivationstrainer, Ordnungshüter und Feuerwehrleute. Der Motivationstrainer hatte damit Erfolg, dass er ungewöhnlich interessante Botschaften verkündete. Bei einer Telefonumfrage in einer Gemeinde, deren Ergebnisse zu unseren nicht publizierten Daten gehören (Aron & Aron, 1997), konnten wir als einzigen beruflichen Trend feststellen, dass etwas mehr hochsensible Menschen zu Hause blieben, um ihre Kinder zu versorgen.

Im Allgemeinen sind die Hochsensiblen am besten darin, die anderen an das „große Ganze" und die langfristigen Vorteile oder Gefahren zu erinnern, die eine bestimmte Entscheidung mit sich bringen könnte. Normalerweise achten Hochsensible sehr aufmerksam auf Ethik und Qualitätskontrolle. Sie bewähren sich in Berufen, für die Kreativität, strategisches Denken, die Weitergabe von Wissen, Beratung und Problemlösungen bedeutsam sind. Wir brauchen sie dringend wieder in einigen ihrer alten Rollen und bedürfen ihrer Mitwirkung an einer Neuerfindung dieser Berufe.

Fazit: Behalten Sie das Gesamtbild im Blick und bedenken Sie, dass die Zeiten sich geändert haben und viele der traditionellen Rollen der Hochsensiblen jetzt nur noch schwer von ihnen auszufüllen sind. Wenn möglich, ermutigen Sie sie, zu diesen Rollen zurückzukehren, aber auf ihre eigene Weise.

Typische zwischenmenschliche Probleme am Arbeitsplatz

Wenn ich mich den Problemen am Arbeitsplatz zuwende, sehe ich, dass die meisten zwischenmenschlicher Natur sind. Die anderen, die mit einer überstimulierenden Umgebung zu tun haben, werden später besprochen. Was im letzten Kapitel über die Vorteile und Probleme sensibler Menschen in persönlichen Beziehungen gesagt wurde, gilt auch hier. Diese Menschen können gut zuhören, sind umsichtige Mitarbeiter, faire Manager und bauen oft eine gute Stimmung und Arbeitsmoral auf, sodass sie häufig auch eine loyale Anhängerschaft haben, besonders wenn sie extravertiert sind.

Was die Probleme betrifft, so werden viele Hinweise aus dem vorigen Kapitel ebenfalls zutreffen, aber nicht alle. Mitarbeiter und Vorgesetzte stehen nicht unter der gleichen Verpflichtung, sich an sensible Menschen anzupassen wie Freunde und Partner. Vielmehr müssen Sensible ihre Bedürfnisse vorbringen und darauf verweisen, dass ihre Erfüllung dem Wohl des Arbeitgebers dient: „Ich werde mehr leisten können, wenn …" Oder: „Da Sie meine Kreativität schätzen, können Sie sie noch mehr fördern, wenn Sie …" Anders als in einer Beziehung kann man bei einer Auseinandersetzung am Arbeitsplatz nicht um eine Unterbrechung bitten. Lassen Sie Patienten, wenn möglich, eine erwartete Konfrontation in einem Rollenspiel in der Therapie einüben und suchen Sie mit ihnen zusammen Wege, die Bedrohlichkeit zu verringern – beispielsweise durch die Anwesenheit eines Kollegen, der ebenfalls etwas von der Sache versteht.

Bei der Arbeit ist es besonders wichtig, die „Lautstärke" des Sprechens hochzudrehen, also ebenso forsch und geradeheraus zu sein wie die nichtsensiblen Menschen um sie herum, und nicht zu erwarten, dass andere Andeutungen oder Vorschläge hören, die mehr als das sein sollen. Andererseits können Hochsensible so aufmerksam für Fehler sein, dass andere sie zu kritisch finden. Daher haben sie auch zu lernen, wie sie die Kämpfe, die sich lohnen, auswählen und manche Dinge durchgehen lassen. Wenn sie Kritik vorbringen, müssen sie sich an die Regel erinnern, dass sieben positive Äußerungen auf eine negative kommen sollten. Die sieben positiven lassen sich viel leichter in ein normales Gespräch einflechten, als sie vielleicht denken: „Ich schätze Sie als Mitarbeiter sehr. Ich weiß, dass ich auf Sie zählen kann, wenn ich Hilfe brauche. Sie kommen immer zurecht. Ganz besonders mag ich Ihren Sinn für Humor. Es macht mir einfach große Freude, mit Ihnen zusammenzuarbeiten. Gerade, weil ich unsere Beziehung so schätze, sollte ich wohl mal mit Ihnen darüber reden, was mit mir passiert, wenn Sie … Wir konnten doch immer alles miteinander besprechen und so hoffe ich sehr, dass Sie das nicht als generelle Kritik an Ihrer Arbeit ansehen, die ich im Ganzen so schätze."

Wenn sensible Menschen zudem noch introvertiert sind, können sie anfänglich im sozialen Umfeld einer neuen Arbeitsstelle leicht fälschlicherweise als weniger intelligent oder psychisch nicht ganz gesund wahrgenommen werden (Paulhus & Morgan, 1997), es sei denn, sie bemühen sich eigens, am geselligen Leben und an Besprechungen aktiv teilzunehmen. Wenn mehr Zeit verstreicht und sie ihre Arbeit ruhig, aber sehr gut machen, werden sie meist trotzdem nicht genügend gewürdigt. Das gilt ganz besonders, wenn sie an der Überzeugung festhalten, dass harte Arbeit immer belohnt wird und dass es schlecht ist, sich seiner Leistungen zu rühmen. Sie müssen lernen, sich ins rechte Licht zu setzen, und zwar in einer „Lautstärke", die andere auch hören.

Manchmal kann das auch ein weniger sensibler Mensch für sie tun: Ein sensibler Mann wartete einmal zehn Jahre, bis Freunde aus der Studienzeit, die um seine ungewöhnlichen Fähigkeiten wussten, hohe Positionen erreicht hatten und ihn einstellen konnten, was sie dann auch taten. Sensible können auch ihr Feingefühl nutzen, um zu beobachten, wie andere für sich eintreten, was dabei gut klappt und was nicht, und dann eigene Methoden entwickeln, die zu ihrer Persönlichkeit passen. Geben Sie ihnen die Erlaubnis dazu, indem Sie die Tatsache ansprechen, dass das Zurückhalten der vollständigen Sachinformationen über den eigenen Wert auch selbst wieder ethische Fragen aufwirft, weil der Arbeitgeber die Talente seiner Angestellten kennen muss, um sie umfassend einsetzen zu können und sie nicht an einen anderen Arbeitgeber zu verlieren.

Ein größeres Problem können Hochsensible am Arbeitsplatz bekommen, wenn sie an Gemeinschaftsprojekten oder Konferenzen teilnehmen. Häufig erkennen sie die richtige Lösung für ein Problem früher als andere oder sind die Einzigen, die die langfristigen negativen Konsequenzen eines bestimmten Vorhabens erkennen. Aber das laut zu sagen hat einen hohen Preis. Wenn jemand eine bessere Idee hat, sollte das den anderen eigentlich gefallen, aber tatsächlich stellt es vielleicht eine Bedrohung dar oder der Vorschlag erscheint allzu ausgefallen. Auf die Probleme hinzuweisen, die ein Plan mit sich bringt, kann diejenigen kränken, die ihn vertreten oder dem Sensiblen das Etikett einbringen, er sei ein Neinsager und Pessimist. Aber den Mund zu halten hat ebenfalls seinen Preis. Wenn man sich zurückhält, führt das zu einem wachsenden Gefühl der Entfremdung von der Gruppe und andere werden das normalerweise spüren und vielleicht einen anderen Grund dafür vermuten.

In solchen Situationen brauchen sensible Menschen wiederum Ermutigung, ihre Intuition einzusetzen, um die Abwehrmechanismen, die Befürchtungen, die Loyalitäten, die Verständnisfähigkeit und alle übrigen Gegebenheiten bei den anderen Menschen im Raum wahrzunehmen und dann mit ihnen umzugehen. Genauso wie Lehrer Schüler auf dem Niveau ansprechen müssen, das sie verstehen, können Sensible den Nichtsensiblen ihre Perspektive nahebringen, wenn sie sich nicht schon mit einer Niederlage abfinden, ehe sie überhaupt etwas sagen. Aber das erfordert Vertrauen in die eigene Fähigkeit, andere von etwas zu überzeugen, was oft bedeutet, dass man die geringe Meinung von sich selbst überwinden muss. Erinnern Sie sensible Patienten auch daran, dass eine Lösung, die fast ebenso gut ist wie ihre, dafür aber den Gruppenzusammenhalt stärkt, am Ende vielleicht die beste sein könnte.

Ein weiteres Thema ist Macht. Die meisten Arbeitnehmer sind jemandem übergeordnet und jemand anderem untergeordnet. Sensible Menschen gewinnen mit der Zeit häufig an Status und Macht, sehen jedoch beides oft als nahezu in sich unethisch an – sie wollen andere nicht kontrollieren oder ihnen das Gefühl geben, sie hätten einen geringeren Status. Erinnern Sie sie daran, dass man Macht auch als Einfluss definieren kann, den man zum Guten oder zum Schlechten nutzen kann, und dass dann, wenn ein Verantwortungsträger die Macht nicht übernimmt, jemand anders sie an sich ziehen wird. Joseph Badaraccos Buch *Lautlos Führen: Richtig entscheiden im Tagesgeschäft* (2002) kann dabei hilfreich sein. Badaracco beschreibt seine lautlos Führenden als Menschen, die „nicht dem Stereotyp des kühnen und unerschrockenen Führenden entsprechen … was sie wollen, ist, das ‚Richtige' zu tun … aber unauffällig und ohne Verluste" (übersetzter Klappentext des engl. Originals). Das Buch bietet Vorbilder für ethische Führungskräfte auf allen Ebenen von Organisationen an, die nicht naiv und unterwürfig sind, sondern ihre Macht wirkungsvoll einsetzen können, weil sie außerordentlich gut wahrnehmen, realistisch sind und strategisch geschickt die Werte hochhalten, die sensible Menschen tendenziell haben.

Einige weitere Vorschläge möchte ich noch ergänzen. Erstens sollten sensible Menschen genau wie bei der Vorbereitung auf einen Beruf so viel zusätzliches Training wie möglich absolvieren, um ihre Meinung überzeugender vertreten zu können und mehr Selbstvertrauen zu gewinnen. Zweitens kann manches zwischenmenschliche Umfeld weitaus anstrengender sein als andere. Wenn ihnen ein Manager oder Mitarbeiter fast pathologisch schwierig vorkommt, sollten sie überlegen, ob auch andere unter diesem Menschen leiden. Wird das Problem geleugnet, besteht keine Aussicht auf Besserung. Dann ist es besser, sich etwas Neues zu suchen, statt mit zusammengebissenen Zähnen auszuharren und zu hoffen, dass sich die Dinge irgendwie bessern werden.

Und schließlich werden sensible Arbeitskräfte oft auf Management-Positionen befördert und müssen vor bestimmten potenziellen Schwierigkeiten gewarnt werden oder Hilfe erhalten, um sie zu bewältigen. So müssen sie ihre „Lautstärke" noch weiter erhöhen und bereit sein, bei Problemen mit der Disziplin rasch zu handeln. Sie müssen wachsam auf illegitime Winkelzüge von Untergebenen achten, die mehr Macht wollen. Sie müssen fast sicher längere Arbeitszeiten hinnehmen und werden es schwieriger finden, ihre Arbeit liegen zu lassen, wenn sie nach Hause gehen, um sich auszuruhen oder andere Pflichten zu erfüllen. Ich schlage vor, dass sie zumindest Management-Kurse besuchen, selbst wenn ihr Unternehmen ihnen diese nicht anbietet, oder überlegen, ob sie nicht einen Schritt zur Seite machen können und eher eine Rolle als Management-Berater spielen können.

Fazit: Hochsensible Menschen müssen bei der Arbeit ihre „Lautstärke" steigern, besonders wenn sie andere managen, damit ihre Bedürfnisse erfüllt und ihre Standpunkte gehört werden und damit sie nicht als schwach oder wenig intelligent wahrgenommen werden. Sie sollten immer wieder Trainings besuchen, um mehr Einfluss zu gewinnen, und weiterziehen, wenn sie sich in hoffnungslosen zwischenmenschlichen Situationen befinden.

Typische Probleme mit der Arbeitsumgebung

Beinahe alle sensiblen Menschen, die nicht als Selbstständige arbeiten, sehen sich mit einer Arbeitsumgebung konfrontiert, die für Menschen konzipiert wurde, die weniger unter Lärm, schlechtem Licht, fehlenden Fenstern, Großraumbüros ohne geschlossene Trennwände, Räumen mit völlig offenem Grundriss, in denen ständig gesprochen wird und Leute unterwegs sind, krank machenden Umgebungsfaktoren in Gebäuden und vielem anderem leiden. Wenn das Unternehmen einen sensiblen Mitarbeiter schätzt, hat er einen gewissen Verhandlungsspielraum und sollte ihn auch nutzen. So beklagte sich eine sensible Wissenschaftlerin, die in einem Labor arbeitete, einmal bei mir, sie könne sich nicht konzentrieren, weil ihre Kollegen das Radio laufen ließen. Da sie die Einzige war, die das störte, weigerten sich die anderen, Ohrhörer zu benutzen. Ich fragte sie, ob ihre Arbeit geschätzt würde, und sie sagte, wenn die anderen Probleme hätten, die sie nicht lösen könnten, kämen sie damit zu ihr. Ich schlug ihr vor, ihnen zu erklären, sie könne diese zusätzlichen Konzentrationsleistungen nicht erbringen, wenn nicht entweder das Radio abgestellt würde oder die anderen Ohrhörer benutzten. Mit meiner Unterstützung gelang es ihr, diese Forderung zu erheben, und sie wurde auch erfüllt.

Wenn sensible Angestellte in einer schwächeren Verhandlungsposition sind oder zu Recht das Gefühl haben, sie sollten sich von dieser Seite ihrer Sensibilität besser nichts anmerken lassen, dann müssen sie die Stimulation auf jeglichem für sie möglichen Weg verringern. Sie können in Pausen nach draußen gehen, ihren Weg zur Arbeit irgendwie verkürzen und die Arbeit, die die meiste Konzentration erfordert, dann machen, wenn die anderen nicht da sind, vielleicht mithilfe von gleitender Arbeitszeit. Manche sensible Krankenschwestern entscheiden sich beispielsweise für die Spätschicht, in der sie auf dem Weg zur Arbeit keinen Berufsverkehr haben und die Geschäftszeiten schon vorbei sind.

Wenn man sich zu weit zurückzieht, entsteht aber leicht das Problem, dass man in soziale Isolation gerät oder fälschlicherweise als Einzelgänger oder gar Störenfried angesehen wird. Noch schlechter ist, dass man das Risiko eingeht, für die vielen Aspekte der „Büropolitik" blind zu werden, die man nur durch zwangloses Plaudern unter Kollegen mitbekommt und mitsteuern kann. Daher sollte die Reduzierung der Stimuli nicht in erster Linie die Mitmenschen betreffen.

Und schließlich neigen sensible Menschen dazu, gewissenhaft und perfektionistisch zu sein. Daher haben sie vielleicht das Gefühl, sie müssten länger arbeiten, um die Dinge richtig zu machen, und andernfalls unter der Angst leiden, sie würden eine unvollkommene Leistung erbringen und dafür getadelt werden. Helfen Sie ihnen, ein dauerhaftes Gleichgewicht zwischen ihrer Arbeit und ihrem sonstigen Leben herzustellen. Die Hochsensiblen müssen kreativ sein und sich überlegen, wie sie „weniger tun können, um mehr zu erreichen". Für sie ist die Grundlage guter Arbeit, dass sie ausgeruht sind. Dann wird ihnen ihre Sensibilität helfen, Wege zu größerer Effektivität zu finden.

Wenn Ihnen das passend erscheint, bringen Sie Selbstständigkeit ins Spiel. Selbstständige sind mit überproportional höherer Wahrscheinlichkeit hochsensibel (Jaeger, 2004). Vielen sensiblen Menschen wird schon allein der Gedanke daran, ein eigenes Unternehmen zu starten, überwältigend erscheinen – zu riskant und auch mit mehr Arbeit verbunden als ein geregelter Job. Andere wiederum werden Selbstständigkeit einfacher finden, denn die „Politik" entfällt weitgehend, man bestimmt seine Arbeitszeiten selbst und Gewissenhaftigkeit wirkt sich ausschließlich zum eigenen Vorteil aus. Das Vorhaben muss auch nicht überwältigend oder riskant sein, wenn die Betreffenden nach und nach in die Selbstständigkeit wechseln und noch eine Zeit lang ein festes Einkommen aus einer anderen Quelle behalten. Eine hohe Einstiegsinvestition ist dann weniger wichtig, wenn man vorhat, sich auf ein langsames Wachstum einzustellen, das auf Qualität beruht, statt gleich mit großen, auf Dauer gedachten Räumlichkeiten und umfangreichen Werbemaßnahmen zu beginnen.

Fazit: Hochsensible Menschen werden unter Arbeitsbedingungen leiden, die nichtsensible Arbeitskräfte nicht stören. Wenn ihre Arbeitgeber sie schätzen, können sie um Änderungen bitten. Andernfalls müssen sie allein einen Weg zur Anpassung finden, ohne sich dabei zu sehr von den anderen zurückzuziehen. Sie können auch Selbstständigkeit in Betracht ziehen.

Die Arbeitsprobleme sensibler Patienten mit tieferen psychischen Problemen

Therapeuten sind all die Probleme bekannt, die ihre Patienten mit stärker ausgeprägten Störungen bei ihren Bemühungen haben, eine Erwerbstätigkeit dauerhaft zu behalten, beispielsweise die ständige Angst, ob sie genug leisten. Vielleicht hält eine Depression sie von der Arbeit ab oder schränkt ihre Leistungsfähigkeit ein. Zwischenmenschliche Schwierigkeiten führen zu dem Gefühl, ausgeschlossen zu sein oder schlecht behandelt zu werden. Vielleicht haben sie Probleme mit Grenzen, wenn sie Arbeitsbeziehungen für die Befriedigung unerfüllter kindlicher Bedürfnisse nutzen wollen, oder können keine klare Grenze bei der Erfüllung der Bedürfnisse anderer ziehen. Ihr generell niedriges Selbstwertgefühl kann sie bei jedem Schritt behindern, ob sie sich bewerben, gut mit anderen auskommen oder um eine Gehaltserhöhung bitten möchten. Dabei können jedoch bei sensiblen Patienten ein paar spezifische Unterschiede in den Arbeitsproblemen auftreten, die es wert sind, erwähnt zu werden.

Beispiel

Richard, 31 Jahre alt, war ein begabter Mann mit zwei Master-Abschlüssen, der arbeitslos war und von einem rasch dahinschwindenden Erbe lebte, als er mich wegen seiner Hochsensibilität aufsuchte, die „ein paar zwischenmenschliche Probleme" verursachte. Als er die Tiefe seiner Probleme erkannte, die aus dem Zusammenwirken seiner Sensibilität und den Folgen einer Erziehung durch narzisstische Eltern entstanden waren, wollte er mehrere Termine in der Woche bei mir haben. Doch zunächst musste ich meine Befürchtung mit ihm besprechen, dass seine Mittel ausgehen würden, ehe wir die erforderliche Arbeit abgeschlossen hatten. Außerdem war mir klar: Wenn er einen Großteil seines verbliebenen Geldes für Therapie ausgab, sie dann aber aus finanziellen Gründen vielleicht vorzeitig abbrechen musste, war es gut möglich, dass er die Therapie, also mich, dafür verantwortlich machte, mittellos und dabei kein bisschen besser dazustehen.

Ich schlug ihm vor, eine Halbtagsarbeit zu suchen, damit sein Geld weiterreichte oder um eine Reserve zu schaffen, die für die Therapie bestimmt war. Er explodierte. Teilzeitarbeit war unter seiner Würde. Mein Vorschlag entsprach einer Fortsetzung des Genörgels seiner Mutter. Schon allein diese Diskussion an sich würde ihm zeigen, wie falsch mein Ansatz sei. Seine Finanzen seien doch wohl seine Sache, meinte er. In gewissem Sinne stimmte das auch, und es ist mir unbedingt lieber, Patienten solche Dinge selbst zu überlassen, ohne Ratschläge meinerseits. Ich gab nach und beschloss im Stillen, weniger ehrgeizige Ziele anzustreben – ihm einfach zu helfen, einiges Geschick im Umgang mit anderen zu entwickeln und einige Erkenntnisse zu gewinnen.

Noch ehe die Sache mit dem Geld geklärt war, erfuhr ich von Richards körperlichen Beschwerden – den Kopfschmerzen, der Übelkeit, den Muskelschmerzen und plötzlichen Erschöpfungsanfällen, die wir übereinstimmend als weitgehend psychosomatisch einstuften, da seine Eltern ihm einst ein wenig mehr Fürsorge angedeihen ließen, wenn er krank war, und weil niemand von einem kranken Menschen viel erwartet. Daher waren diese Symptome ein zusätzlicher Grund dafür, nicht zu arbeiten – er fürchtete, die körperliche Belastung nicht verkraften zu können. Natürlich argwöhnte ich dahinter eine tiefere und generelle Angst, zu versagen.

Seine Träume kamen uns zu Hilfe – eine Gestalt im Rollstuhl tauchte auf, ein Veteran namens Sam, den er als Kind gekannt hatte. Im wahren Leben hatte Richard gehört, dass ungeachtet des Rollstuhls Sams eigentliche Krankheit eine Kriegsneurose war, verbunden mit der Angst, wieder zur Arbeit zu gehen und seine seelischen Wunden zu offenbaren. Richard glaubte inzwischen, dass Sam hochsensibel gewesen und für den Kriegseinsatz überhaupt nicht geeignet war. Der Traum half Richard, die eigene verletzte Seele zu erkennen und zu akzeptieren und auch den Zusammenhang mit seiner Gesundheit.

Wir lernten Richards inneren Sam kennen und Richard sah allmählich, dass auch er fürchtete, jemand, mit dem er zusammenarbeitete, könnte seine inneren Verletzungen bemerken, die viel schlimmer waren als die von anderen, weil er „zu" sensibel und kein echter Mann war. Je niedriger ein Job war, desto beschämender wäre es, darin zu versagen, und ein Versagen bei jeglicher Arbeit schien ihm unvermeidlich.

Um unsere gemeinsame Arbeit fortsetzen zu können, musste er schließlich das Risiko eingehen, sich um einen Teilzeitjob zu bewerben, und wählte dafür eine Fachbuchhandlung aus. Zu seiner Überraschung wurde er genommen, obwohl der Besitzer ihn als „bedenklich überqualifiziert" ansah. Richard hatte große Angst vor dem ersten Tag in der Buchhandlung, aber wir hatten besprochen, wie er sich darauf vorbereiten konnte. Vor allem ließ er sich von einem Verwandten in die Art von Registrierkasse einweisen, die in der Buchhandlung verwendet wurde. Als Richard das anfängliche Einlernen hinter sich hatte, fand er die Arbeit leicht und die Kollegen interessant. Er war sogar stolz darauf, wie rasch er die Abläufe in der Buchhandlung erlernt und intuitiv die Grundprinzipien des Verkaufens begriffen hatte, über die er auch für sich allein etwas zu lesen begann. Dort wiederum war man begeistert, einen so gebildeten Mann zu haben, der den Kunden helfen konnte.

Nach wenigen Wochen waren jedoch die morgendliche Übelkeit und die Muskelkrämpfe zurückgekehrt und er begann bei der Arbeit zu fehlen. Wir erforschten, was an dem Tag, an dem seine Symptome erstmals wieder aufgetreten waren, geschehen war. Nach langem Verschweigen gestand er, er sei getadelt worden, weil er bei der Arbeit gelesen hatte. Als Reaktion darauf war er auf den Inhaber wütend geworden und aus dem Laden gestürmt. Später sprachen die beiden über den Vorfall und klärten ihn zur Zufriedenheit des Inhabers, aber Richard war tief beschämt. So beschämt, dass er mir bis dahin nichts davon erzählt hatte.

Die erste Aufgabe war, seine Scham zu verringern. Wir kamen überein, dass sein Vergehen nicht so groß war wie ein Diebstahl. Niemand war zu Schaden gekommen. Das Geschäft war leer. Er hatte sich einfach gelangweilt und bei seinem geistigen Format griff er natürlich zu einem Buch. Wenn er einige der empfohlenen Bücher zumindest quergelesen hatte, konnte er sie umso begeisterter empfehlen. Als er sich dann nicht mehr so schämte, konnte er den Standpunkt des Inhabers verstehen und das Problem anerkennen, das seine sehr abwehrende Reaktion verursacht hatte. Noch am gleichen Tag ging er wieder mit neuer Energie und wiedergefundenem Stolz zur Arbeit.

Bei jedem Wiederauftreten dieses Symptoms kamen wir der Ursache ein Stück näher und konnten sie schließlich ausfindig machen – es war jeweils irgendein Vorfall, der seine verzweifelte Angst wieder aufflackern ließ, dass andere die Wertlosigkeit entdecken würden, die er im Innersten fühlte. Wenn diese Angst überwunden war, ebbten die Symptome ab. Aber wir standen vor einem anderen Problem. Mit jedem Jahr seines Lebens kamen seine Altersgenossen in Karrieren, die ihm sehr erfolgreich erschienen, weiter voran, während er, der einst als der Vielversprechendste von ihnen allen gegolten hatte, in einer Buchhandlung arbeitete.

Es dauerte eine Weile, bis er akzeptiert hatte, dass es noch einige Jahre dauern mochte, ehe er in einen Beruf mit Vollzeitarbeit einsteigen konnte, dass aber bei ihm, wie bei vielen sensiblen Menschen, ein verzögerter Start normal war. Bei ihm war der Grund, dass er erst einmal seine Therapie zu Ende bringen musste. Die Arbeit mit mir und die in der Buchhandlung waren für ihn die notwendigen Grundlagen für seine anderen Ziele.

Richard wusste, dass es ein Zeichen für echten Fortschritt war, als er die höflichen Fragen der Leute nach seinem Beruf mit der Auskunft beantworten konnte: „Derzeit studiere ich noch." Wurde er dann gefragt, was er denn studiere, pflegte er lächelnd zu sagen: „Mich selbst. Sie kennen doch den Spruch: ‚Erkenne dich selbst'?" Ging es um seine Teilzeitstelle, sagte er, es sei angenehm, von Büchern umgeben zu sein, während er ohne Ablenkung die Vision seiner Berufung im Leben entwickle, über die er jedoch im Augenblick lieber noch nicht sprechen wolle. Dass er ehrlich und sogar interessant ohne Scham erklären konnte, was er gerade machte, war ein großes Plus für sein soziales Leben, weil er die Begegnung mit anderen teilweise nur aus dem Grund gescheut hatte, dass er die Frage: „Was machen Sie denn so?" nicht beantworten konnte. Als jemand ihn daran erinnerte, dass Einstein in einem Patentamt gearbeitet hat, während er seine Relativitätstheorie entwickelte, freute ihn das sehr, und er konnte zugleich Zweifel daran einräumen, dass sein Lebenswerk ebenso eindrucksvoll ausfallen würde.

Spezielle Erwägungen bei der Behandlung von Arbeitsthemen sensibler Patienten

Viele von Richards Problemen gelten auch ganz besonders für hochsensible Menschen. So kann ihr Gefühl der Besonderheit, sei es berechtigt oder nur eine Abwehr, ihre Arbeitsschwierigkeiten noch beschämender machen. Arbeit steigert oft das Hin-und-Herschwanken zwischen dem Gefühl einer ungewöhnlich großen Begabung einerseits und einer ungewöhnlich großen sozialen und emotionalen Beeinträchtigung andererseits. Was körperliche Beschwerden angeht, so entwickeln diese sensiblen Patienten, die sowieso körperlich empfindlich sind, unter Stress oft noch stärkere Symptome. Manche reagieren auch sehr empfindlich auf Umweltfaktoren, was ebenfalls durch Spannung noch zunimmt. Da Arbeit etwas ist, das jeder Erwachsene leisten muss, besteht schließlich auch kein Zweifel daran, dass körperliche Schwäche eine adäquate Entschuldigung ist, wenn man sich der Arbeit nicht gewachsen fühlt. Ich habe nie einen Fall von Simulieren – die tatsächliche Entscheidung, Krankheit vorzutäuschen – bei sensiblen Patienten gesehen. Ich hege jedoch auch keinen Zweifel daran, dass der Körper kooperieren kann, wenn das die einzige Lösung für ein bedrohliches Problem ist.

Hochsensible Menschen neigen besonders dazu, sich als Opfer anderer zu fühlen. Manche werden stillschweigend viel zu viel aushalten, bis Sie Ihren Patienten zustimmen müssen, dass die Situation so beleidigend oder missbräuchlich geworden ist, dass sie kündigen müssen. Andere erheben Vorwürfe, beklagen sich oder sind passiv aggressiv, bis sie ihre Stelle verlieren.

Zum Glück sind sensible Patienten oft die ersten, die die notwendige Frage stellen, was denn ihre eigene Rolle in einer langen Reihe von gescheiterten Arbeitsverhältnissen ist. Seien Sie jedoch vorsichtig und stürzen Sie sich nicht zu schnell auf die gezeigte Blöße. Auch hier gilt: Die Patienten versehentlich zu beschämen ist nicht hilfreich. Sie müssen lernen, ihre grundlegenden guten Qualitäten ebenso zu akzeptieren wie ihre echten, tiefen Probleme, und dabei tendieren sie dazu, letztere stärker zu gewichten, selbst wenn Sie nichts davon erfahren. Ich versuche ihnen zu helfen, sich der Aufgabe bewusst zu bleiben, gleichzeitig Selbstliebe und Selbstkritik zu entwickeln. Vielleicht bringe ich bei der Arbeit nur ein einziges Thema zur Sprache und konzentriere mich darauf, oder warte mehrere Wiederholungen einer Auffälligkeit wie eine Verspätung ab, ehe ich die Frage stelle, was da wohl los sei. Die Aufgabe besteht darin, sie behutsam dahin zu bringen, dass sie uns erlauben, ihre Rolle in diesem Prozess deutlicher zu sehen.

Die besten Hinweise darauf, wie der Patient mit anderen umgeht, werden Sie oft aus Ihrer eigenen Erfahrung mit ihm gewinnen. In welcher Weise ermöglicht mir der Patient, ihn auf subtile Weise schlecht zu behandeln, etwa indem ich denke „Dieser Patient ist ein einfacher Fall – da brauche ich nicht viel Aufmerksamkeit zu investieren"? Oder gibt der Patient eher mir das Gefühl, ich würde schikaniert oder bekäme die Schuld an etwas zugeschoben? Wiederholt sich das auch in der Situation am Arbeitsplatz?

Wenn sensible Patienten aus guten Gründen eine Stelle kündigen, dann sorgen Sie dafür, dass sie sich die nächste genau ansehen, ehe sie sie annehmen, statt einfach derart dankbar zu sein, überhaupt genommen zu werden, dass sie gar nicht überlegen, dass auch sie eine Auswahl treffen. Besinnen Sie sich auf das Kriterium der Passung *(goodness of fit)* – die Kompatibilität zwischen dem Temperament des Einzelnen und den Anforderungen und Erwartungen der Umgebung. Da beispielsweise alle sensiblen Arbeitskräfte am besten gedeihen, wenn sie reichlich Lob und positives Feedback erhalten, ganz besonders jedoch die bedrückten, schlage ich manchmal vor, dass die Patienten erklären, dass sie besonders gut auf positive Verstärkung ansprechen, und dann schauen, wie der Gesprächspartner reagiert.

In gewissem Sinne wird der wichtigste Faktor für den Erfolg des Patienten sein, welche kommunikativen Fähigkeiten die Menschen um ihn herum haben. Diese kann man relativ schwer einschätzen, wenn man sie nur durch die Brille des Patienten sieht, aber ein sensibler Patient kann vielleicht ein Stück weit die Kultur eines Unternehmens beurteilen – setzt es mehr auf Teamarbeit oder auf Konkurrenz? –, wenn man ihm sagt, darauf solle er beim Bewerbungsgespräch achten. Ich spreche mit den Patienten über Menschen, die eine Verbindung herstellen können, und solche, die das nicht können, und rate ihnen, sich so viel wie möglich im Umfeld der ersteren aufzuhalten. Auch sie selbst sollen versuchen, eine echte Verbindung zu allen herzustellen, mit denen sie in Interaktion treten – so präsent, so ehrlich und so interessiert zu sein wie möglich. Wenn ihnen das nicht gelingt, sollen sie versuchen festzustellen, woran das liegt. Meist lässt es sich darauf zurückführen, dass die Patienten in ihren „Minderwertigkeitskomplex" geraten, sich unfair behandelt fühlen oder sich schämen. Das sorgt verständlicherweise dafür, dass sie vor allem mit sich selbst beschäftigt sind.

Ich habe mich noch nicht zur Berufswahl bei Patienten mit ausgeprägter Störung geäußert. Sie haben vielleicht mit hochfliegenden Plänen begonnen, die eine dauerhafte Lösung für das Gefühl sein sollten, dass sie mit einem Mangel behaftet sind, und wollten Arzt oder ein berühmter Schriftsteller werden. Wenn diese Pläne scheitern, geraten sie in eine tiefe Krise. Selbst wenn es Fortschritte bei anderen Themen der Therapie gibt, wächst der Druck, „etwas zu werden", doch immer mehr, je mehr Zeit verstreicht. Das Selbstwertgefühl solcher Patienten scheint immer einen Schritt vor und zwei Schritte zurück zu machen, wenn sie ihre Altersgenossen die Früchte einer geglückten Karriere genießen sehen.

Wie bei Richard versuche ich dann je nachdem, ihnen akzeptieren zu helfen, dass im Augenblick ihre innere Arbeit ihr eigentlicher „Beruf" ist. Oder ich riskiere, sie zu einer Wiederaufnahme ihrer Arbeit oder Ausbildung zu ermutigen, und hoffe, dass ihre Entschlossenheit in Kombination mit ihren neuen Erkenntnissen und unserer gemeinsamen Arbeit durch alle Krisen hindurch letztlich den Sieg davontragen wird. Sie auf ein Scheitern vorzubereiten kann ihnen dabei sogar zum Erfolg verhelfen, weil es den Druck herausnimmt, zumindest von meiner Seite: „Wir wissen ja beide, dass das vielleicht nicht gut geht, und wenn nicht, dann gewinnen wir dabei ebenfalls Informationen – kein Grund, sich zu schämen, nur neue Informationen." Auch hier ist es hilfreich, respektvoll von der *Arbeit* zu sprechen, die sie in der Therapie leisten, und wie sehr es von ihrer Integrität zeugt, dass sie sie tun.

Bei anderen, die zu starke Beeinträchtigungen haben, um einen Beruf auszuüben, der ihren Talenten entspricht, entscheidet man sich vielleicht dafür, zur Annahme einer einfacheren Tätigkeit zu ermutigen, die für sie jedoch ebenso sinnvoll oder noch sinnvoller ist als ein Beruf, der andere beeindrucken oder ein Gefühl der Wertlosigkeit heilen soll. Statt Arzt zu werden, können sie etwa Massage erlernen. Dann können sie in ihrer Freizeit das tun, wozu sie innerlich tendieren, ohne den Druck eines Medizinstudiums aushalten zu müssen. So könnte jemand, der gern Arzt wäre, als Freiwilliger in einer Ambulanz für Obdachlose helfen.

Fazit: Hochsensible Patienten erheben vielleicht Vorwürfe gegen andere, fühlen sich schlecht behandelt oder entwickeln schwächende psychosomatische Symptome, um sich ihrer Arbeitsleistung nicht schämen zu müssen, besonders, wenn sie an der Idee festhalten, etwas Besonderes zu sein und keine persönlichen Probleme zu haben. Müssen sie wiederholt Arbeitsstellen verlassen, denken sie manchmal auch über ihre eigene Rolle dabei nach. Vielleicht möchten Sie ihre Scham darüber, dass sie hinter ihren Altersgenossen zurückbleiben, dadurch zu verringern suchen, dass Sie hervorheben, wie wichtig im Augenblick ihre „innere Arbeit" ist.

Gelegenheiten, Scham zu verringern

Obwohl die Arbeit Probleme schafft, bietet sie sensiblen Patienten auch wichtige Möglichkeiten. Wenn sie auf diesem Gebiet Erfolg haben, können Sie auf ihre Leistungsfähigkeit verweisen, wenn sie sich schämen. Die Arbeit schafft auch Gelegenheiten, über Grenzen, Idealisierung, das Gefühl, schlecht behandelt zu werden, und andere Themen zu sprechen, die das Leben der Patienten in allen Bereichen beeinträchtigen – und sensible Patienten entdecken die Parallelen häufig sehr schnell, etwa zwischen ihren Reaktionen gegenüber den Arbeitskollegen und gegenüber ihren dysfunktionalen Familien. Mitarbeiter erinnern sie wieder an Geschwisterrivalität. Reaktionen gegenüber Vorgesetzten spiegeln den Umgang mit den Eltern, etwa, wenn man sie idealisiert, ihre Liebe sucht, von ihnen enttäuscht ist und dann auf sie wütend wird, um die tiefere Scham der Zurückweisung zu überdecken.

Sensible Menschen können aus ihrem Arbeitsverhalten auch Erkenntnisse gewinnen und ihre Scham dadurch verringern, dass sie auf ihren Umgang mit ihrer Sensibilität achten. Verstecken oder kompensieren sie sie einfach, nutzen sie sie, um die Bedürfnisse anderer zu erraten und ihnen um jeden Preis zu gefallen, oder nehmen sie die Vorteile der Sensibilität gar nicht wahr, sodass ihnen entgeht, wie viel sie zu ihrem Erfolg beitragen kann?

Und schließlich können Arbeitsaspekte der Weg sein, Ihnen beiden vor Augen zu führen, wie tief die Probleme des Patienten sind. Mit der Zeit stellen Sie vielleicht fest, dass ein bestimmter sensibler Patient momentan einfach gar nicht arbeiten kann und das vielleicht niemals können wird. Das Zusammenwirken seiner Sensibilität und seiner Erfahrungen hat einfach zu viel Schaden angerichtet. Hoffentlich kann ihn dann jemand anders unterstützen – seine Familie oder die Sozialhilfe. Manchmal können solche Patienten dann, wenn sie aufhören, ihren Lebensunterhalt verdienen zu wollen, sogar beginnen, in anderer sinnvoller Weise einen Beitrag zur Gesellschaft zu leisten, sei es durch Dichtung, Musik, Schreiben oder ehrenamtliche Arbeit. Tatsächlich konnten viele Menschen, die Großes zu unserer Kultur beigetragen haben, aus emotionalen Gründen ihren Lebensunterhalt nicht verdienen und brauchten die Förderung durch Mäzene. Aber dieser Gedanke kann einen Patienten auch zu stark unter Druck setzen. Vielleicht ist es einfach in Ordnung, dass einige Menschen bescheiden von irgendeiner finanziellen Unterstützung von außen leben, von Geld, das andere verdienen, die weniger Schaden genommen haben, und nichts Greifbares beitragen außer ihre Sensibilität. In diesem Fall werden sensible Patienten jedoch mehr unter Scham leiden als mancher andere, und es ist Ihre Aufgabe, ihnen zu helfen, ihre Situation zu akzeptieren, und ihnen deutlich zu machen, dass man ihnen die Traumata, die sie erlitten haben, nicht vorwerfen kann.

Fazit: Ereignisse am Arbeitsplatz bieten Gelegenheiten, die Scham sensibler Patienten zu reduzieren, etwa indem man ihre Erfolge bei der Arbeit bespricht, indem sie Erkenntnisse gewinnen, in welcher Weise sie durch ihr Verhalten am Arbeitsplatz die Dynamik in ihrer Familie wiederholt haben, oder wie sie es fertigbringen, ihre Sensibilität nicht zu ihrem Wohl einzusetzen. Wenn sie nicht für eine Arbeit geeignet sind, die ihnen Geld einbringt, oder vielleicht noch nicht dazu imstande sind, werden sie mehr Scham empfinden als andere in einer solchen Lage, und es ist Ihre Aufgabe, diese Scham zu reduzieren.

Zusammenfassung und Schlussfolgerung

Allzu oft haben Sensible einen Beruf gewählt oder wurden in ihn hineingedrängt, der ihrer Sensibilität nicht Rechnung trägt, vor allem ihrem Bedürfnis nach sinnvoller Arbeit nicht. Aber auch wenn sie das Richtige gefunden haben und das tun, was ihrer Berufung entspricht, können sie dennoch Schwierigkeiten haben, mit den sozialen und physischen Aspekten ihrer Arbeitsumgebung gut zurechtzukommen, die andere erträglich finden. Ihnen bei diesen Dingen beizustehen ist für Sie besonders ergiebig, denn wenn Sie ihre Fortschritte dabei sehen, spüren Sie, dass jetzt etwas besonders Wertvolles frei geworden ist und sich ausdrücken kann. Jemand blüht auf und reift – und ohne Therapie wäre das nicht geschehen.

Wir brauchen hochsensible Menschen an jedem Arbeitsplatz, in jedem Bereich, aber ganz besonders in den Bereichen, in denen sie einst traditionell zu Hause waren. Diejenigen, die das Selbstvertrauen entwickeln, das durch erfolgreiche innere Arbeit mit Ihnen entsteht, werden einen beträchtlichen Einfluss haben, weil sie unkluge Vorhaben infrage stellen und stattdessen neue, wohldurchdachte Ideen ins Spiel bringen, wobei sie ihr Augenmerk darauf richten, wie sie auch die Zweifler ins Boot holen können. Es ist sogar vorstellbar, dass sich die Lage der Welt verbessern könnte, wenn manche von ihnen an Schaltstellen der Macht säßen. Das ist die Art von positivem Ergebnis, das Therapeuten gerne glauben erreichen zu können, und in diesem Fall könnte das sehr wohl stimmen.

9. Persönlichkeitsvarianten bei hochsensiblen Menschen

> [Extravertierte sensible Menschen finden gesellschaftliche Ereignisse] wegen des scheinbar endlosen Smalltalks, des Austauschs von Höflichkeiten und oberflächlichen Geplauders über tausend unwichtige Themen sehr anstrengend ... Ich glaube, das kommt von unserer natürlichen Neigung, andere „kennen zu wollen und erkannt zu werden" und uns in einer authentischen Weise mit anderen in Beziehung zu setzen ... [Aber] wenn wir nicht sehr vorsichtig und uns unserer Absichten bewusst sind, tragen wir dann, wenn wir „draußen" in der Welt sind, manchmal das Herz auf der Zunge, was uns ungewöhnlich verletzlich macht.
>
> (Jacquelyn Strickland, *An Insider View of the Extravert High Sensation Seeking HSP*, HSP-Highlights-and-Insights-Newsletter, Winter/Frühjahr 2007, ↗ http://www.lifeworkshelp.com)

Zum Abschluss seien in diesem letzten Kapitel Therapeuten an die große Vielfalt hochsensibler Patienten erinnert, die zu ihnen kommen können und die ungeachtet anderer Eigenschaften und Interessen doch zugleich sensibel sind. Fälle, die schon in diesem Buch vorkamen, und erfundene Kombinationen werden hierfür als Beispiele herangezogen.

Sie haben inzwischen hoffentlich ein kohärentes Bild von hochsensiblen Menschen gewonnen, von den vier Indikatoren für Sensibilität in Kapitel 1 bis zu den verschiedenen klinischen Problemen und Lebensfragen Sensibler, die in den weiteren Kapiteln behandelt wurden. In Kapitel 2 haben Sie ausführlich erfahren, wie Sie Hochsensibilität diagnostizieren können, aber nachdem Sie jetzt so viel mehr wissen, muss dieses Thema noch einmal aufgegriffen werden. Sie haben eine Art Schablone entwickelt, die Sie an jeden Patienten anlegen und dann nachschauen können, ob es eine Übereinstimmung gibt und er oder sie hochsensibel ist. Die möglichen Variationen bei sensiblen Patienten sind nahezu unbegrenzt. Jede ist einzigartig. Jetzt müssen wir einen Schritt weitergehen und überlegen, wie andere Merkmale, seien sie angeboren oder erworben, das ursprüngliche Muster wie ein Transparentbild überlagern und jeweils etwas zur Endversion des Bildes beitragen. Wenn es viele von diesen Überlagerungen gibt, kann das ursprüngliche Muster der Sensibilität fast ganz verschleiert sein, aber es ist dennoch da und übt seinen Einfluss aus.

Bereits besprochene Varianten

Ich habe bereits die Rolle des Geschlechts, des Alters, der ethnischen Zugehörigkeit und des Zusammenwirkens der persönlichen Lebensgeschichte mit der Sensibilität besprochen. Wichtig sind auch die klinischen Symptome einer emotionalen Über- oder Unterkontrolle, einer anhaltenden übermäßigen Stimulation und einer vielleicht daraus folgenden chronischen Übererregung gegenüber den Symptomen eines allzu behüteten und stimulationsarmen Lebens. Diese Faktoren rufen erhebliche Unterschiede hervor, die Sie bei jedem Patienten einzeln bedenken müssen.

Sie wissen bereits über die grobe Unterteilung in introvertiert versus extravertiert Bescheid, die mit einem niedrigen oder hohen Grad an Sensation Seeking einhergeht. Diese Unterschiede verdienen eine erneute Erwähnung, da ich als introvertierter Sensation Seeker dazu tendiere, diesen Blickwinkel einzunehmen.

Extraversion

Die Autorin des Zitats zu Beginn dieses Kapitels, Jacquelyn Strickland, sieht sich als extravertiert an. Sie hat einige der Eigenschaften solcher Menschen in dem Artikel genannt, aus dem der Text stammt. So schrieb sie etwa, dieser Typ könne „leicht neue Bekanntschaften schließen, aber nur in der richtigen Umgebung ... allein unterwegs im Bus, allein in einem Restaurant, allein am Strand". Diese Leute fühlen sich entschieden unwohl in „Einkaufspassagen, auf Nominierungsparteitagen oder bei Vorstandssitzungen". Insgesamt geben extravertierte sensible Typen an, dass sie sich ganz anders fühlen als andere Extravertierte – viel sensibler.

Strickland glaubt, dass viele solche Menschen „Aktivisten für soziale Gerechtigkeit" sind, sie würden jedoch nie daran denken, „für ein öffentliches Amt zu kandidieren, obwohl unsere leidenschaftlichen Überzeugungen manchmal den Eindruck erwecken, wir wären geeignete Kandidaten". Wie andere sensible Menschen haben Extravertierte Freude an kreativen Prozessen, wollen allerdings die Ergebnisse sofort anderen mitteilen. Sie haben auch Spaß an gemeinschaftlichen Prozessen, etwa an Komitees.

Kurz gesagt: Sie werden viele sensible Patienten finden, die recht kontaktfreudig und gesprächig sind und viele Freunde haben oder zumindest im Zentrum eines großes sozialen Netzes stehen. Dennoch zeichnet sie aus, dass sie viel Zeit für sich allein brauchen, starke emotionale Reaktionen haben, tiefgründige Gesprächsthemen bevorzugen, sich Gedanken über andere machen, leicht verletzlich sind und manchmal auch über große Kreativität oder Intuition verfügen, die Natur sehr lieben und ausgeprägte spirituelle Interessen haben.

High Sensation Seeking

Und vergessen Sie schließlich nicht die erstaunlichen Unterschiede zwischen sensiblen Menschen, je nachdem, ob sie High Sensation Seeker sind oder nicht. Wie ich in Kapitel 2 erläutert habe, halte ich das für einen angeborenen Unterschied, der bei starker Ausprägung oft zur Extraversion führt, aber nicht notwendigerweise. Auch Introvertierte können auf eine Art und Weise High Sensation Seeker sein, die das Maß der sozialen Interaktion mit unbekannten Personen nicht erhöht. Dieses Merkmal beeinflusst die Berufswahl, die Auswahl von Freunden und Partnern, die Erholung und die Gesamtbeteiligung an Aktivitäten. Bei sensiblen Menschen, die zugleich Sensation Seeker sind, zeigt sich die Sensibilität in ihrer Gewissenhaftigkeit, ihrer Anteilnahme an anderen und ihrer Abneigung gegen Risiken oder unbeherrschtes Verhalten. Ihren Reizhunger nutzen sie vielleicht für Reisen oder das Engagement für einen guten Zweck, etwa für das Sammeln von Spenden.

Demografische Unterschiede

Sensible Menschen, die in einer städtischen oder großstädtischen Umgebung aufwachsen, unterscheiden sich von denen, die auf dem Land wohnen, dadurch, dass sie wesentlich mehr Stimulation gewohnt sind, auch wenn sie einen Teil davon zu vermeiden suchen. Ihnen ist die soziale Dichte vertraut und sie finden sie auch ein Stück weit beruhigend. Sie fühlen sich auf Gehsteigen und in Geschäften mit vielen Menschen sicherer, ebenso bei Gesprächen mit Fremden oder in einer freundlichen Wohngegend, und sie nutzen sogar die U-Bahn oder Stadtbahn, statt mit dem Auto zu fahren. Besondere Freude werden sie an kulturellen Aktivitäten haben. Sie machen häufige Ausflüge aufs Land, sagen jedoch, sie würden nicht gerne dort leben. Diese Stadtbewohner wirken oft selbstsicherer, kontaktfreudiger, humorvoller als andere und sprechen auch lauter. Bei manchen Patienten wird eine Identifikation mit der städtischen Szene auf Kosten ihrer Sensibilität narzisstische Bedürfnisse befriedigen.

Diejenigen, die auf dem Land wohnen, tun das meist, weil sie es bevorzugen, ob sie nun dort geboren sind oder nicht. Sie lieben die Stille und die visuelle Ruhe. Sie leben erdverbunden, sind stärker mit Tieren verbunden und pflanzen ihre Nahrungsmittel oft selbst an. Allerdings geben sie sich nicht mit Gesprächen über die besten Kettensägen oder Kompostiermethoden zufrieden. Sie werden mit irgendeinem Aspekt des Lebens in Verbindung bleiben, der ihnen eine tiefere intellektuelle oder künstlerische Befriedigung schenkt – vielleicht sind sie Schriftsteller, Künstler oder Hobbyforscher. Das Internet macht diesen Aspekt des Lebens viel leichter für sie.

Natürlich nutzen manche sensiblen Patienten das Land auch als Möglichkeit, sich zurückzuziehen.

Auch sozioökonomische Unterschiede haben erhebliche Auswirkungen. Reiche sensible Menschen tendieren dazu, ihr Geld für andere auszugeben und sich damit Ruhe und Ungestörtheit zu verschaffen. Ich habe auch sensible Menschen kennengelernt, die arm waren und keine höhere Bildung besaßen, jedoch durch ungewöhnliche Interessen auffielen und auf mindestens einem Gebiet sehr belesen waren, sei es Oper, Meteorologie, Geschichte oder Psychologie. Wenn sie ein niedriges Einkommen hatten, gingen sie umsichtig mit ihrem Geld um (wobei manche Patienten auch besondere Schwierigkeiten mit Geld hatten, die sie oft von den Eltern erlernt hatten und die bewirkten, dass sie arm blieben). Zu Intelligenzunterschieden möchte ich anmerken, dass ich noch nie die Kombination von niedriger Intelligenz und hoher Sensibilität gesehen habe, und vielleicht wäre sie bei der gründlichen Informationsverarbeitung der Sensiblen auch gar nicht möglich.

Persönlichkeitsunterschiede

Hochsensible werden sich auch stark in anderen Persönlichkeitsmerkmalen unterscheiden, ob sie nun angeboren, erworben oder ein Ergebnis dysfunktionaler Familien sind. Anfangen kann man bei den Merkmalen, die man schon bei drei Monate alten Babys feststellen kann und die vielleicht angeboren sind. Thomas und Chess (1977) haben die erste Liste solcher Merkmale vorgelegt, die auf Beobachtung beruht. Neben einer niedrigen Schwelle für Sinnesreize identifizierten sie noch acht weitere Unterschiede: Grad der Flexibilität (eine Richtungsänderung vornehmen, wenn sie von anderen dazu aufgefordert werden), Regelmäßigkeit des biologischen Rhythmus (Schlaf, Hunger usw.), Annäherungsverhalten versus Rückzug, Ablenkbarkeit, Hartnäckigkeit (von der Ablenkbarkeit getrennt, weil jemand sich ablenken lassen, jedoch zu seinem vorherigen Aufmerksamkeitsfokus zurückkehren kann, wenn er hartnäckig ist), Aktivitätsniveau, Intensität des emotionalen Ausdrucks und positive versus negative Stimmung (bei diesem Merkmal zweifelt man inzwischen daran, dass es angeboren ist). Evans und Rothbarth (2007) haben auf der Grundlage der Arbeit von Thomas und Chess einen Erwachsenen-Temperament-Fragebogen *(Adult Temperament Questionnaire, ATQ)* entwickelt, der vier Merkmale aufführt: negative Affektivität, Extraversion, Sensitivität für Reize und willentliche Kontrolle[3].

---

3   Nach Wiltink, Vogelsang und Beutel, die den ATQ 2006 ins Deutsche übersetzt haben. „Sensitivity" wird daher mit „Sensitivität" übersetzt, was von der im gesamten vorliegenden Buch gewählten Übersetzung („Sensibilität") abweicht.

Im Folgenden finden Sie eine unvollständige Liste weiterer individueller Unterschiede, ob angeboren oder das Resultat von Erfahrung, die wahrscheinlich zumindest teilweise von der Hochsensibilität unabhängig sind.

- Neugier, Aufgeschlossenheit und Lerneifer versus Desinteresse oder sogar Misstrauen
- Neigung zu Ärger. Ich habe keinen Zusammenhang zwischen diesem Merkmal und Sensibilität gefunden, obwohl der Ausdruck von Ärger über- oder unterkontrolliert sein kann.
- Unordentlich versus ordentlich. Während man den Eindruck haben kann, sensible Menschen wären stets ordentlich, adrett gekleidet und pünktlich, können diejenigen, die ein sehr kreatives Leben führen, diese Details auch vergessen. Sie versuchen vielleicht, Sie vor ihrer Unordentlichkeit zu bewahren, aber Sie werden sie auch an anderen Dingen erkennen, etwa daran, dass sie Dinge verlieren.
- Grad körperlicher Koordinationsfähigkeit und sportlicher Betätigung
- Spürbare Unabhängigkeit, Abhängigkeit oder Interdependenz. Damit verbunden ist der Grad der persönlichen Macht, der in unterschiedlichen Beziehungen empfunden wird. Dieser kann von einer ausgeprägten Führungsrolle bis zu intensiven Gefühlen der Minderwertigkeit reichen.
- Unterschiede in der Erscheinung und der Attraktivität sind zwar vielleicht kein Persönlichkeitsmerkmal, aber auf jeden Fall feststellbar, und sie beeinflussen die Persönlichkeit auch.
- Besondere Begabungen
- Besondere Werte und Einstellungen bezüglich Politik, Religion, den Beziehungen zwischen Ethnien und unzähligen anderen Themen
- Gesundheit
- Bindungsstil
- Auswirkungen von Traumata und Stress in der Lebensgeschichte

Sich sensible Persönlichkeiten vorstellen

Die soeben beschriebenen Varianten kamen ganz natürlich über das ganze Buch verteilt in den Fallbeispielen vor: bei Susan, Anna, Ida, Bella, James, Kevin, Tom, Josh, Julian, Les, Richard und anderen. Ihre Lebensgeschichten und demografischen Daten variierten von reich zu arm und von selbstsicher bis zu schweren Persönlichkeitsstörungen, ihre Merkmale von introvertiert und künstlerisch bis extravertiert und auf die Geschäftswelt hin orientiert.

Zum Abschluss schlage ich Ihnen vor, mithilfe der folgenden Übungen Ihre Fähigkeit zu festigen, sensible Patienten zu erkennen und zu behandeln.

Die Fallbeispiele erweitern

Denken Sie über die Fälle nach, die ich gerade aufgezählt habe. Stellen Sie sich weitere Eigenschaften vor, die Sie von diesen Patienten nicht wissen, und wie sie Ihr Verständnis für diese und Ihre Behandlung verändern würden. Nehmen Sie beispielsweise an, Sie hätten erfahren, dass Susan extravertiert, Josh schüchtern oder Richard politisch ausnehmend konservativ ist.

Sich ganze Persönlichkeiten vorstellen

Ich werde Ihnen einige Typen vorschlagen und Sie sollen schauen, ob Sie sich diese vorstellen können. Dann werde ich Veränderungen am Bild der Einzelnen vornehmen, und Sie werden sehen, ob Sie sich vorstellen können, in welcher Weise diese Faktoren die Gesamtpersönlichkeit verändern, ohne jedoch die Tatsache der Hochsensibilität zu ändern. Kehren Sie zu den vier Indikatoren für Sensibilität zurück, falls nötig – stellen Sie sich vor, zwei oder drei davon würden in den ersten Sitzungen erwähnt. Wie würde das Ihr Gefühl für diese Person beeinflussen?

Stellen Sie sich zunächst einen sensiblen Mann vor, der die Highschool nicht beendet hat, arm ist, auf dem Land lebt, ledig ist und kein Interesse an einer Heirat hat. Er hat auch Selbstvertrauen und ist außerordentlich kreativ. Wie wäre er? Wovon könnte er leben? Warum käme er in Therapie? Welche Probleme könnte er haben? Es gibt kein einzelnes richtiges Bild einer Person, das Ihnen in den Sinn kommen sollte, worauf es aber nach alledem ankommt, ist, wie Sie die Sensibilität des Mannes erkennen und wie seine sonstigen Eigenschaften deren Erscheinungsform vielleicht beeinflussen könnten.

Jetzt verwandeln Sie den Mann in eine Frau mit allen oben genannten Eigenschaften, außer dass sie verheiratet ist, wenig Selbstwertgefühl und Selbstvertrauen hat.

Jetzt versetzen Sie sie in die Stadt – noch immer sensibel, arm, ohne viel Bildung, verheiratet, wenig selbstbewusst, aber kreativ. Wie würde sie wirken und wie würden Sie die Tatsache aufdecken, dass sie hochsensibel ist?

Jetzt stellen Sie sich vor, sie wäre reich und ledig, aber immer noch kreativ, wenig gebildet und hätte wenig Selbstvertrauen.

Jetzt stellen Sie sich vor, sie hätte ein durchschnittliches Einkommen und einen hohen Wert beim Sensation Seeking.

Stellen Sie sich eine Frau mit einem Doktortitel vor, reich, ledig und sensibel. Ihre Mutter litt unter schweren Depressionen und beging schließlich Selbstmord, als die Patientin zehn Jahre alt war, doch sie wurde von einer reichen Familie adoptiert, die sie mit Geschick und Geduld großzog. Sie ist ebenfalls politisch konservativ und sehr introvertiert, eine Afroamerikanerin und eine fromme Muslima.

Stellen Sie sich dieselbe Frau als europäische Amerikanerin vor, extravertiert und ohne Reichtum oder Doktortitel.

Stellen Sie sich einen sensiblen Mann mit durchschnittlicher Bildung und durchschnittlichen finanziellen Mitteln vor, der verheiratet ist, Kinder hat, lateinamerikanische Wurzeln hat und wenig Selbstwertgefühl besitzt.

Stellen Sie sich vor, er sei südasiatischer Abstammung und Buddhist.

Fahren Sie fort, sich solche Variationen vorzustellen – ich bin sicher, Sie haben das Prinzip verstanden. Und tun Sie es gleich, solange Sie das Buch noch frisch im Kopf haben.

Bekannte Leute einschätzen

Wenn ich jemanden nicht persönlich kenne und nicht ausdrücklich seine Erlaubnis zu einer Einschätzung habe, bleibe ich möglichst bei dem Grundsatz, nicht zu verkünden, ob jemand hochsensibel ist. Denn erstens kann ich es nicht genau wissen und zweitens halte ich es für eine Verletzung seiner Privatsphäre. Nach Michael Jacksons Tod erschien jedoch ein Artikel in einem Blog, in dem erklärt wurde, er sei hochsensibel gewesen. Natürlich begann ich mir daraufhin vorzustellen, wie ich entschieden hätte, ob er das tatsächlich war. Hätte ich ihn eine Stunde in Therapie gehabt, welche Fragen hätte ich ihm gestellt? Nach welchen Verhaltensweisen hätte ich Ausschau gehalten? Was hätte ich gerne herausgefunden, wenn ich Interviews mit seiner Familie, seinen Freunden und Mitarbeitern hätte machen können?

Wenn Sie eine Stunde mit den folgenden Persönlichkeiten verbringen könnten, wie würden Sie herausfinden, ob sie hochsensibel sind oder waren (wobei Sie bitte die Möglichkeit in Erinnerung behalten, dass sie extravertiert oder High Sensation Seeker sind oder waren)? Die Beispiele sind: der frühere Präsident Jimmy Carter, Marilyn Monroe, „Unabomber" Theodore Kaczynski (der zahlreiche Briefbomben verschickte), Abraham Lincoln, Martin Luther King, Coretta Scott King, Al Gore und die Interviewerin Terry Gross vom *National Public Radio*. Wenden Sie die oben gestellten Fragen auf einige weitere berühmte Leute an, die Sie gut kennen, weil Sie ihre Biografien gelesen haben.

Menschen einschätzen, die Sie kennen

Wenn Sie sich Ihrem persönlichen Umfeld nähern, möchten Sie vielleicht über Freunde und Angehörige nachdenken, falls Sie das nicht schon getan haben. Sie müssen natürlich im Umgang mit Ihren Erkenntnissen vorsichtig sein, aber besonders, wenn Sie ein sensibles Kind kennen, könnten Sie für Eltern und Kind sehr hilfreich sein, wenn Sie die Möglichkeit der Sensibilität ins Spiel bringen.

Und wie steht es um Sie selbst?

Wenn Sie hochsensibel sind, überlegen Sie, wie Ihre sonstigen Persönlichkeitsmerkmale mit der Sensibilität zusammenwirken. Welche Arten von sensiblen Patienten könnten Ihnen entgehen, weil sie sich in diesen anderen Eigenschaften von Ihnen unterscheiden? Das gilt auch, wenn Sie nicht ebenfalls hochsensibel sind. Wie würden Eigenschaften, die Sie mit einem sensiblen Patienten gemeinsam haben, dazu führen, dass Ihnen seine Sensibilität entgeht? Nehmen wir beispielsweise an, Sie lieben Kunst, Literatur und Musik, sind gewissenhaft und möchten Zeit für sich allein haben. Wie beeinflusst Sie das?

Übrigens: Wenn Sie hochsensibel sind, dann gratuliere ich Ihnen zu der Entscheidung, Psychotherapeut zu werden. Ich finde nur allzu wenige Hochsensible in unserem Beruf, dabei könnte man meinen, Hochsensibilität sei fast eine Voraussetzung dafür. Und dieser Beruf gehört sicherlich auch zu den Rollen, die uns entsprechen. Es gibt dabei jedoch Probleme, weil wir beispielsweise Risiken nicht mögen. Therapeut zu sein bringt immer Risiken mit sich. Vielleicht ist es für Sie eine Hilfe, zu erfahren, dass zwischen 1995 und 2001 gesammelte Daten über zugelassene Psychotherapeuten ergaben, dass im Jahr nur über etwa 2 Prozent dieser Therapeuten Beschwerden bei der Zulassungsbehörde eingehen (Van Horne, 2004). Weniger als 20 Prozent davon führen zu irgendwelchen konkreten Schritten, und nur 13 von 10.000 sind je von einer formellen Disziplinarmaßnahme betroffen. Wenn Sie die professionellen ethischen Standards einhalten, Ihre Grenzen kennen, dokumentieren und mit anderen beraten, ist das Risiko einer gegen Sie gerichteten Aktion „zu vernachlässigen" (S. 177).

Aber wir haben nicht nur eine Abneigung gegen Risiken, sondern werden auch nicht gerne überstimuliert, und in Zeiten, in denen die Fälle sich häufen oder auch nur ein Patient in der Krise steckt, werden Sie übererregt sein. Wir befassen uns ungern mit den potenziell schädlichen Konsequenzen unseres Handelns jenseits von ethischen und rechtlichen Überlegungen. Wir fürchten uns, Schaden anzurichten. Wir reagieren emotional stark, daher berühren uns unsere Patienten stärker als andere, besonders die zornigen, kritischen Patienten. Offensichtlich sollten Sie alle üblichen Methoden der Selbstfürsorge anwenden, aber Sie brauchen mehr davon als andere. Das wird Ihr Einkommen begrenzen und vielleicht Ihren professionellen Stolz verletzen, aber so ist es einfach.

Sehen Sie sich Ihre Patienten vorher genauer an, als andere das vielleicht tun, denn sie werden bei einigen Patienten sehr effektiv sein, aber viel weniger bei jenen, die für Sie viel Stress bedeuten. Wir alle kennen Therapeuten, die solche Fälle lieben. Für sie gilt: Je anspruchsvoller, desto besser. Überweisen Sie entsprechende Kandidaten an sie und widmen Sie Ihre Energie denen, für die Sie am hilfreichsten sein können. Dazu werden häufig sensible Patienten gehören, aber auch da nicht einmal alle. Sie können sehr anspruchsvoll sein, wenn sie tief gestört sind, und Sie sollten stets bedenken, dass bei ihnen schon weniger Belastendes in der Kindheit zu einer Störung führen kann.

Wenn Sie nicht hochsensibel sind, dann gratuliere ich Ihnen, dass Sie so viel Wissen über dieses Merkmal erworben haben. Sie werden dadurch ein wesentlich besserer Therapeut werden, das verspreche ich Ihnen. Sie werden mehr Freude an Ihren sensiblen Patienten haben und sehen, wie sie strahlen, wenn sie besser verstehen, wer sie sind.

Zusammenfassung und Schluss

Trotz der grundlegenden Gemeinsamkeiten wird es bei den sensiblen Menschen, denen Sie begegnen, und den Patienten, die zu Ihnen kommen, eine große Variationsbreite geben – mit Unterschieden, die aus demografischen Variablen resultieren, auf sonstigen Merkmalen beruhen, ob angeboren oder erworben, auf Interessen und Einstellungen. Sie haben sich einige dieser möglichen verschiedenen Erscheinungsformen vorgestellt. Sie möchten vielleicht auch über manche Ihrer Patienten noch einmal neu nachdenken, die Sie bisher nicht als sensibel eingestuft hatten.

Wir sind am Ende dieses Kapitels und dieses Buches angelangt. Sie haben jetzt ein deutliches Gefühl dafür entwickelt, wie Hochsensibilität aussieht, wie Sie sie feststellen können, wie Sie sich als Therapeut auf sensible Patienten einstellen können, welche typischen Probleme sie haben, wie ihre Sensibilität ihre Beziehungen und ihre Arbeit beeinflusst und wie stark sie sich voneinander unterscheiden können, dabei jedoch immer noch hochsensibel sind. Ihre derzeitigen und zukünftigen Patienten werden Ihnen dafür dankbar sein.

ANHANG

Anhang A | Die HSP-Skala – Sind Sie hochsensibel? Ein Selbsttest

Anleitung: Beantworten Sie jede dieser Fragen ganz nach Ihrem Empfinden. Antworten Sie mit „zutreffend" (Z), wenn die Aussage wenigstens einigermaßen auf Sie zutrifft. Antworten Sie mit „nicht zutreffend" (N), wenn sie auf Sie nicht besonders oder überhaupt nicht zutrifft.

Z	N	Ich fühle mich durch starke Sinneseindrücke leicht überwältigt.
Z	N	Ich scheine Feinheiten in meiner Umgebung wahrzunehmen.
Z	N	Die Stimmungen anderer Menschen beeinflussen mich.
Z	N	Ich reagiere eher empfindlich auf körperlichen Schmerz.
Z	N	Ich habe an geschäftigen Tagen das Bedürfnis, mich zurückzuziehen – entweder ins Bett, in einen abgedunkelten Raum oder an einen anderen Ort, wo ich allein sein und mich von Reizen erholen kann.
Z	N	Auf Koffein reagiere ich heftiger als viele andere Menschen.
Z	N	Ich fühle mich schnell überwältigt von Dingen wie grellen Lichtern, starken Gerüchen, rauen Stoffen oder Einsatzwagen mit Martinshorn in der Nähe.
Z	N	Ich habe ein reiches, vielschichtiges Innenleben.
Z	N	Laute Geräusche bereiten mir Unbehagen.
Z	N	Kunst oder Musik bewegen mich tief.
Z	N	Manchmal liegen meine Nerven derart blank, dass ich nur noch allein sein möchte.
Z	N	Ich bin ein gewissenhafter Mensch.
Z	N	Ich bin schreckhaft.
Z	N	Es bringt mich leicht aus der Fassung, wenn ich in kurzer Zeit viel erledigen muss.

Z	N	Wenn andere Menschen sich in einer Umgebung unwohl fühlen, weiß ich eher als manche andere, was notwendig ist, um Wohlbefinden herzustellen (zum Beispiel durch eine Veränderung der Beleuchtung oder der Sitzordnung).
Z	N	Ich werde ärgerlich, wenn man von mir erwartet, zu viele Dinge gleichzeitig zu tun.
Z	N	Ich gebe mir große Mühe, Fehler zu vermeiden oder Dinge nicht zu vergessen.
Z	N	Fernsehsendungen und Spielfilme mit Gewaltszenen meide ich.
Z	N	Ich fühle mich unangenehm aufgeregt, wenn sich um mich herum viel abspielt.
Z	N	Großer Hunger löst bei mir eine starke Reaktion aus, er stört nachhaltig meine Konzentration und beeinträchtigt meine Stimmung.
Z	N	Veränderungen in meinem Leben treffen mich sehr heftig.
Z	N	Ich bemerke und genieße feine Düfte und Geschmäcker, schöne Klänge oder Kunstwerke.
Z	N	Ich empfinde es als unangenehm, wenn vieles um mich herum auf einmal geschieht.
Z	N	Für mich ist es sehr wichtig, mein Leben so zu organisieren, dass ich Situationen vermeide, die mich aufregen oder überwältigen.
Z	N	Laute Geräusche, chaotische Szenen und ähnliche starke Reize stören mich.
Z	N	Wenn ich mit anderen Menschen konkurrieren muss oder beobachtet werde, während ich eine Aufgabe erfülle, macht mich das so nervös und unsicher, dass ich weitaus schlechter als sonst abschneide.
Z	N	Als Kind haben meine Eltern und Lehrer mich als sensibel oder schüchtern angesehen.

Anleitung für die Auswertung des Selbst-Tests für Hochsensibilität

(Das ist die Anleitung für das breite Publikum, aber auch Therapeuten sollten sie befolgen.)

Wenn Sie mehr als 14 Fragen mit „zutreffend" beantwortet haben, sind Sie wahrscheinlich hochsensibel. Aber offen gestanden ist kein psychologischer Test so treffsicher, dass ein Mensch sein Leben danach ausrichten sollte. Wir Psychologen versuchen gute Fragen zu entwickeln und legen dann auf der Grundlage der Durchschnittsantworten den Testtrennwert fest. Wenn auf Sie weniger Aussagen zutreffen, die aber dafür ganz und gar, dann können Sie sich ebenfalls mit Fug und Recht als hochsensibel bezeichnen, besonders wenn Sie ein Mann sind.

Eine Forschungsfassung dieses Tests erhalten Sie, wenn Sie eine E-Mail an aron@ic.sunysb.edu schicken.

Die HSP-Skala und das Geschlecht

Wie in Kapitel 1 erwähnt, gibt es keine Belege dafür, dass es von Haus aus mehr sensible Mädchen als Jungen gibt. Aber in unseren Untersuchungen haben Frauen durchweg etwas höhere Werte auf der HSP-Skala erreicht als Männer, obwohl wir uns bemüht haben, eine Skala ohne geschlechtsspezifischen Verzerrungseffekt zu entwickeln. Zum Beispiel korreliert Weinen in hohem Maße mit der restlichen Skala, da aber wesentlich weniger Männer das als für sich zutreffend ansahen als Frauen, ließen wir es weg. Im Gegensatz dazu gab es kaum geschlechtsspezifische Unterschiede bei Dingen wie der Sensibilität für die vorhandenen Tageslichtstunden, die biologisch und neutral waren. Dennoch gab es am Ende einen Geschlechtsunterschied bei den Gesamtwerten, was ganz sicher das westliche kulturelle Ideal widerspiegelt, dass Männer nichtsensibel sein sollten. Wahrscheinlich würde jede Auswahl von Fragen, wie schmeichelhaft oder geschlechtsneutral auch immer, Männer an bestimmte kulturelle Stereotype sensibler Menschen erinnern, die es ihnen schwer machen würden, so vielen Fragen zuzustimmen, wie Frauen es können, ohne negative Gefühle in Bezug auf sich selbst auszulösen.

Anhang B | Sensibilität von DSM-Störungen unterscheiden

Der Unterschied wird zunächst zwischen Hochsensibilität und Störungen im Allgemeinen und dann zwischen dieser und spezifischen, im DSM definierten Störungen herausgearbeitet, bei denen eine Verwechslungsgefahr besteht, wie etwa bei der Posttraumatischen Belastungsstörung (PTBS). Bei der Diskussion einer jeden solchen Störung finden sich auch Hinweise darauf, wie sich ihr Erscheinungsbild bei einem hochsensiblen Patienten ändern kann, der die Kriterien erfüllt. Am Ende finden sich Vorschläge für die Arbeit mit diesen Patienten, wenn sie Störungen haben, die nicht mit Sensibilität verwechselt werden können, wie etwa Substanzmissbrauch.

Ist Sensibilität selbst eine Störung?

Laut der Definition im *Diagnostic and Statistical Manual of Mental Disorders IV* (*DSM*, dt. *Diagnostisches und Statistisches Manual Psychischer Störungen*) der *American Psychiatric Association* wird jede psychische Störung als „ein klinisch bedeutsames Verhaltens- oder psychisches Syndrom oder Muster aufgefasst, das bei einer Person auftritt und das mit momentanem Leiden (z. B. einem schmerzhaften Symptom) oder einer Beeinträchtigung (z. B. Einschränkung in einem oder mehreren wichtigen Funktionsbereichen) oder mit einem stark erhöhten Risiko einhergeht, zu sterben, Schmerz, Beeinträchtigung oder einen tief greifenden Verlust an Freiheit zu erleiden. Zusätzlich darf dieses Syndrom oder Muster nicht nur eine verständliche und kulturell sanktionierte Reaktion auf ein bestimmtes Ereignis sein, wie z. B. den Tod eines geliebten Menschen. Unabhängig von dem ursprünglichen Auslöser muß gegenwärtig eine verhältnismäßige, psychische oder biologische Funktionsstörung bei der Person zu beobachten sein." (APA, 1994, S. 944)

Diese Definition ist offenkundig mit dem Problem behaftet, dass eine *Störung ein Stück weit im Auge des Betrachters liegt.* Im Fall der Sensibilität könnte besonders ein nichtsensibler Kliniker einen sensiblen Patienten betrachten und wie folgt argumentieren: „Liegt Leiden vor? Ganz offensichtlich. Diese Person erklärt, dass sie schon leidet, wenn sie lediglich ein paar Stunden unter vielen Menschen verbringt und abends die Nachrichten anschaut. Beeinträchtigung? Sie hat Beförderungen abgelehnt, weil sie das Gefühl hat, andere zu managen sei zu schwierig für sie. Erhöhtes Risiko? Laut der Forschungslage hat sie ein erhöhtes Risiko, von Depression oder Angst beeinträchtigt zu werden, und sie hat bereits in erheblichem Maße die Freiheit zur Teilnahme an einer breiten Palette von Aktivitäten eingebüßt – sie kann nicht mal eine normale Party genießen. Sind ihre Reaktionen auf Ereignisse erwartbar oder kulturell sanktioniert? Nein. Sie kann nicht in einem Restaurant essen, in dem es ein bisschen laut ist und in dem sich hundert andere Leute offenkundig wohlfühlen. Ich muss in Betracht ziehen, dass sie eine Störung hat." Und die Person könnte sogar widerstrebend zustimmen.

Andererseits weiß man aber inzwischen, dass diese oder ähnliche Reaktionen bei 20 Prozent der Bevölkerung sehr wohl zu erwarten sind und dass Sensibilität neben Schwachstellen auch viele Vorteile und Fähigkeiten mit sich bringt (z. B. Belsky et al., 2009). Zudem sehen sich die Hochsensiblen nicht mehr als beeinträchtigt an, sondern lediglich als Menschen mit einer subkulturell sanktionierten Reaktionsweise, daher wird die oben angeführte Einstellung zunehmend unhaltbar und sogar lächerlich werden. (Wie man Temperament generell von Störung unterscheidet, besonders bei Kindern, wird in Kristal [2005] diskutiert.)

Es ist wichtig, sich darüber im Klaren zu sein, dass zu der Zeit, in der Diagnosen normalerweise gestellt werden, nämlich in den ersten Wochen einer Psychotherapie, sensible Menschen nicht ihr normales Verhalten an den Tag legen, sondern eher ein extremes. Diese Verzerrungen können durch ihre anfängliche Überstimulation, ihre Angst vor Kritik, durch kulturell bedingte Scham wegen ihrer Sensibilität oder durch eine übertriebene Gewissenhaftigkeit beim Berichten über Symptome und Schwächen zustande kommen. Diese anfänglichen Reaktionen führen zu Übererregung, und jeder, der nicht in seinem optimalen Erregungszustand ist, wird bei jeglicher Aufgabe schlecht abschneiden. Diese Leistungsschwäche könnte man fälschlicherweise als Zeichen einer geringen Intelligenz, chronischen Angst oder aller möglichen sonstigen Probleme werten. Ein Zustand der Übererregung kann auch zu einem angstbedingten Mangel an Bezogenheit führen, den man zu Unrecht als extreme Schüchternheit, desorganisierten Bindungsstil, Vermeidungsstörung oder als schizoide Persönlichkeitsstörung deuten kann. Diese Störungen können auch tatsächlich vorhanden sein, aber ich möchte hier betonen, dass sie es vielleicht auch nicht sind, obwohl es so *aussehen* kann.

Zum Schluss sei noch angemerkt, dass Patienten das Internet und das *DSM* zunehmend dafür nutzen, sich selbst zu diagnostizieren – korrekt oder auch nicht. Weil die Hochsensiblen mehr als andere über sich nachdenken und auch irgendeine Erklärung dafür finden müssen, warum sie anders sind als andere, ist bei ihnen die Wahrscheinlichkeit besonders hoch, dass sie in der ersten Sitzung mit schon recht klaren Vorstellungen davon erscheinen, was mit ihnen nicht in Ordnung ist. Dann ist es sehr sinnvoll, genau auf ihre Argumentation zu hören. Schließlich kennen sie sich selbst schon am längsten und haben schon viele Kommentare anderer über sich gehört. Beim Zuhören kann sich der Therapeut nebenbei überlegen, ob der Patient richtig liegt oder nicht, und falls nicht, ob dieser falsch positive Befund auf unzutreffenden Informationen oder auf Abwehr beruht, die zu der das Selbst am wenigsten belastenden Diagnose „Sensibilität" geführt haben, oder ob ein falsch negativer Befund vorliegt und der Patient die normalen Merkmale der Sensibilität mit einer Störung verwechselt hat.

Störungen, mit denen man Hochsensibilität verwechseln kann oder bei denen sie das Erscheinungsbild verändern kann

Störungen, die gewöhnlich zuerst im Kleinkindalter, in der Kindheit oder der Adoleszenz diagnostiziert werden

Geistige Behinderung

Es ist ziemlich merkwürdig, ausgerechnet damit zu beginnen, aber das ist die erste relevante Störung, die im *DSM* aufgelistet ist. Einige wenige Patienten, die bei mir waren, hatte man fälschlicherweise in der Kindheit für kurze Zeit als geistig behindert diagnostiziert, weil sie aufgrund von Übererregung bei Intelligenztests sehr schlecht abgeschnitten hatten (oder weil in einem Fall der Test ganz verweigert worden war) und sie in zwei Kriterien-Bereichen, nämlich bei der Kommunikation und bei sozialen oder zwischenmenschlichen Fertigkeiten, keine gute Anpassungsfähigkeit hatten. In allen drei Fällen lag jedoch eine Fehldiagnose vor, wie spätere Leistungen in der Schule zeigten. Tatsächlich sind die Hochsensiblen meist eher am anderen Ende des Kontinuums angesiedelt (Silverman, 1994).

Autistische Störung und Asperger-Störung

Angeborene Sensibilität wird besonders dann, wenn sie mit Schüchternheit verwechselt wird, manchmal als die mildeste Form von Autismus angesehen (Ratey & Johnson, 1998). Ein Leiden unter sensorischer Stimulation ist jedoch bei den *DSM*-Kriterien für diese Störungen nicht aufgeführt. Es taucht in der Beschreibung lediglich als „sonderbare Reaktionen auf sensorische Reize" (APA, 1994, S. 105) auf, daneben ist eine „hohe Schmerzschwelle" genannt, keine niedrige. Inkonsistenz scheint das Hauptmerkmal dieser sonderbaren Reaktionen zu sein – auf manche Reize richtet sich der Fokus, andere werden ignoriert. Dennoch wird im Allgemeinen sensorisches Leiden mit einer autistischen Störung assoziiert (z. B. in Mark Haddons Buch *The curious incident of the dog in the night-time* [2003], dt. *Supergute Tage oder die sonderbare Welt des Christopher Boone* [2003]). Ansonsten würde nach der hier verwendeten Definition kein hochsensibler Erwachsener und kein hochsensibles Kind auch nur ein einziges Kriterium für Autismus oder Asperger erfüllen, und zwar vor allem, weil *Hochsensible ungewöhnlich lebhaft auf soziale Signale reagieren* und in sozialer Interaktion sehr geschickt sind, zumindest wenn sie sich in einer vertrauten Umgebung befinden. Außerdem haben sensible Menschen *intensive Fantasien und vielfältige Interessen,* statt sich auf enge Themenbereiche zu beschränken.

Der Fehler einer Verwechslung passiert meistens bei sensiblen Männern (da diese Störungen bei Männern häufiger auftreten), die besonders anfällig für einen emotionalen Rückzug sind, weil sie nicht den männlichen Stereotypen unserer Kultur entsprechen. Sie müssen sich aber trotzdem in irgendeiner Weise beweisen, brauchen soziale Kontakte und müssen ihren Unterhalt verdienen, daher ergreifen sie oft Berufe mit wenig Sozialkontakt, wie es sie in bestimmten Bereichen des Ingenieurwesens und der technologischen Innovation gibt. Dort können sie sich diese Bedürfnisse erfüllen und zumeist übererregende emotionale Begegnungen vermeiden. Wenn ein Mann oder seine Familie eine nicht vorwurfsvolle Erklärung dafür sucht, dass er sich als Junge immer in sein Zimmer zurückgezogen hat und noch immer nicht verheiratet ist, findet man sie vielleicht in einer biologischen Erklärung, in der vom „unteren Ende des autistischen Spektrums" die Rede ist.

Andererseits können Männer mit einer nicht diagnostizierten Asperger-Störung durchaus in Therapie kommen und meinen, ihr Gefühl, nicht richtig in die Gesellschaft zu passen, ließe sich mit Hochsensibilität erklären. Manchmal hat ihnen das auch jemand gesagt. Sie können eine Differenzialdiagnose stellen, indem Sie das tatsächliche Einfühlungsvermögen des Patienten in Sie genau beobachten (nach einigen Sitzungen zum Ankommen und Lockerwerden) und außerdem darauf achten, wie er seine Beziehungen zu anderen beschreibt. In der Lebensgeschichte solcher Patienten ist die Frage, ob ihre geringe Teilnahme an Geselligkeit das Ergebnis von Schwierigkeiten mit sozialen und emotionalen Signalen ist, die von ihnen selbst oder anderen kommentiert werden, oder ob sie auf Angst vor Zurückweisung beruht. Bei einer Untersuchung kam heraus, dass sogar schüchterne Kinder meist gut wissen, wie sie sich in einer sozialen Situation verhalten sollten (wenn sie ein Video anschauen, können sie gutes Sozialverhalten identifizieren oder Vorschläge dafür machen), aber trotzdem schlecht abschneiden, weil sie nur geringes Selbstvertrauen haben (Cartwright-Hatton, Hodges & Porter, 2003).

Aufmerksamkeitsdefizit- / Hyperaktivitätsstörung (ADS und ADHS)

ADS und ADHS werden überraschend oft mit Hochsensibilität verwechselt, vor allem, weil das eine so häufige Diagnose für jedes Kind ist, das irgendwelche Schwierigkeiten in der Schule hat, oder für jeden Erwachsenen, der sich überwältigt fühlt oder Probleme hat, sich an das Leben anzupassen. *Aber wenn sie nicht überstimuliert sind, fehlen den Hochsensiblen alle auffallenden DSM-Merkmale für ADHS.* Das heißt, die Merkmale für ADHS werden eindeutig fehlen: nicht fähig sein, Einzelheiten zu beachten, nicht längere Zeit mit der Aufmerksamkeit bei Aktivitäten bleiben können, anscheinend nicht zuhören, wenn sie angesprochen werden, sich nicht an Anweisungen halten und Aufgaben nicht zu Ende bringen, nicht fähig sein, Aufgaben zu organisieren, längerer geistiger Anstrengung aus dem Weg gehen, Dinge verlieren, die für eine Aufgabe benötigt werden, und allgemein vergesslich sein. Noch viel entschiedener fehlen sensiblen Menschen die Symptome der Hyperaktivität und Impulsivität. Außerdem hängen ADS und ADHS fast sicher mit überschüssigem Dopamin zusammen, das mit Impulsivität und hoher Risikobereitschaft assoziiert ist und nicht mit der entgegengesetzten Strategie, etwas „nur einmal und dann richtig" zu machen, die mit Hochsensibilität assoziiert ist (und wahrscheinlich mit einem hohen Serotoninspiegel zusammenhängt). Hochsensible können auch High Sensation Seeker sein, aber dabei bildet die ihnen angeborene Vorsicht ein Gegengewicht.

Natürlich kann ein sensibles Kind, das im Klassenzimmer von Stimulation überwältigt wird, Mühe haben, aufmerksam zu sein oder Anordnungen zu befolgen, und dadurch den Eindruck erwecken, die unaufmerksame Variante von ADHS zu haben. In der Sicherheit, die es zu Hause findet, kann ein hochsensibles Kind Wutanfälle bekommen, wenn es überwältigt ist, oder widerborstig sein, ganz ähnlich wie ein Kind mit ADHS. Aber diese Verhaltensweisen würden normalerweise nicht in der Schule oder bei anderen Kindern zu Hause vorkommen, und ist die Überstimulation erst abgeklungen, ist das sensible Kind normalerweise rücksichtsvoll, ruhig, aufmerksam und sehr gewissenhaft.

Sensible Menschen werden, wie alle anderen, Aufgaben meiden, die Konzentration oder die Befolgung von Anweisungen erfordern, wenn sie darin früher schon einmal gescheitert sind. Oder sie scheitern wieder. Der ursprüngliche Grund dafür wäre dann aber nicht eine Unfähigkeit zur Konzentration gewesen. Vielmehr erkennen sensible Menschen manchmal nicht, wie viel Übung und Vorbereitung sie brauchen, um mit dem schwächenden Erregungsniveau fertigzuwerden, das Tests, Auftritte aller Art und sonstige Aufgaben begleitet, die bewertet werden. Daher war der ursprüngliche Grund für ihr Scheitern Übererregung, und nach einem Fehlschlag werden sie beim nächsten Mal noch übererregter sein und erst recht mit einem Scheitern rechnen. Kein Wunder also, dass sie daher bewusst oder unbewusst solche Aufgaben meiden oder sich nicht konzentrieren können, wenn sie sich an ihnen versuchen.

Abgesehen vom Problem der Angst vor dem Scheitern kann sowohl ein Erwachsener mit ADS (Hallowell & Ratey, 1995; ADS bei Erwachsenen ist nicht im *DSM-IV* enthalten) als auch ein Erwachsener mit Hochsensibilität – besonders dann, wenn er zugleich High Sensation Seeker ist – den Eindruck erwecken, zu viele Projekte auf einmal anzupacken. Der Sensible tut das jedoch, weil er so viele Möglichkeiten sieht, nicht weil er schlecht darin ist, etwas zu Ende zu bringen. Im Allgemeinen wird der Sensible irgendwann Prioritäten setzen und einige Projekte abschließen, die übrigen fallen lassen. Außerdem können sich beide darüber beklagen, zerstreut oder überwältigt zu sein, aber wenn man nach ihrer To-do-Liste fragt, wird die der Person mit ADS wesentlich länger sein – wenn es überhaupt eine Liste gibt! Die Liste des Sensiblen wird eine normale Länge haben oder sogar ungewöhnlich kurz sein. Beim Sensiblen wird die Quelle des Leidens der Wunsch sein, am liebsten alles geschafft zu haben.

Andere Merkmale, die Menschen mit ADS zugeschrieben werden (Hallowell & Ratey, 1995), jedoch nicht in der *DSM*-Beschreibung von ADHS erscheinen, sind wahrscheinlich die Hauptgründe für die Verwechslung. Diese sind schwache Leistung *(underachievement)*, Prokrastination und dass die Betroffenen „kreativ, intelligent und sehr intuitiv" sind (Hallowell & Ratey, 1995, S. 74), dazu neigen, sich Sorgen zu machen, unsicher sind und chronische Probleme mit dem Selbstwertgefühl haben. All das ist auch bei sensiblen Menschen zu finden, allerdings aus anderen Gründen als bei einer ADS. Hält man sich an die *DSM*-Kriterien, bietet sich keine Chance, Sensibilität mit ADS oder ADHS zu verwechseln.

Es ist nicht klar, ob diese Störungen und Hochsensibilität gleichzeitig auftreten können. Chess und Thomas (1987) halten Ablenkbarkeit bis zu einer nicht näher definierten Grenze für normal, und sie ist sicher zusammen mit den Merkmalen einer niedrigen Reizschwelle, geringen Anpassungsfähigkeit und Rückzugstendenz anzutreffen (im Merkmalkatalog dieser beiden Autoren sind diese Verhaltensweisen wahrscheinlich das beobachtbare Äquivalent der Hochsensibilität). Ich habe Menschen kennengelernt, die dachten, sie hätten beides. Wenn ein Überschuss an Dopamin der wichtigste Unterscheidungsfaktor ist, sind Aufmerksamkeitsdefizitstörungen vielleicht dem High Sensation Seeking sehr ähnlich und könnten ebenso zusammen mit Sensibilität auftreten. Die Gene, die bei all diesen Merkmalen eine Rolle spielen, sind noch nicht vollständig identifiziert, und sie sind zweifellos zahlreich und vielfältig – es handelt sich nicht einfach nur um jene, die Dopamin und Serotonin steuern.

Affektive Störungen

Major Depression und Dysthyme Störung

In Bezug auf eine Fehldiagnose ist zu sagen, dass hochsensible Menschen die negativen Ereignisse in ihrem Leben viel gründlicher „wiederkäuen" und verarbeiten als andere. *Die bei ihnen normale intensive Emotionalität bedeutet, dass man hier mit der Diagnose einer affektiven Störung ganz besonders vorsichtig sein muss.* Die entscheidenden Fragen dabei sind die nach Dauer und Beeinträchtigung. Sensible Patienten weinen viel leichter als andere und können daher in der ersten Sitzung ebenso weinen, wie es ein depressiver Patient tun würde. Sie können aufgrund von Stress vorübergehend gedrückter Stimmung sein oder anfallartig von gegenstandslosen Sorgen erfasst werden. Oft hat ihre Niedergeschlagenheit mit etwas zu tun, das sie gehört oder gesehen haben. Schon allein, wenn sie sich die Sorgen anderer anhören oder etwas über den betrüblichen Zustand unserer Welt lesen, kann sie das deprimieren und ängstigen, was jedoch nicht gleich eine depressive Episode oder eine affektive Störung ist. Man sollte bei ihnen auch nicht allein wegen ihrer pessimistischen Sicht auf die Zukunft der Welt oder auf ihre eigenen Fähigkeiten eine leichte chronische Depression diagnostizieren (denn dieser Pessimismus könnte sehr wohl gerechtfertigt sein, wie im Falle des depressiven Realismus [Alloy & Abramson, 1979]).

Im Hinblick auf ein gleichzeitiges Auftreten von Sensibilität und einer depressiven Störung ist noch einmal zu betonen, dass sensible Menschen *stärker zur Depression neigen, wenn sie eine schwierige Kindheit hatten,* wie bereits mehrfach erläutert. Weiterhin wird Angst oder Trauer in der Gegenwart aus einem triftigen Grund, wie die Erkrankung eines Angehörigen oder der völlig angemessene Kummer nach einem Todesfall, dann zur Depression führen, wenn diese Verfassung zu lange andauert, wie das bei jedem der Fall wäre. Dieser Übergang kann bei Hochsensiblen schneller und häufiger stattfinden, was an ihren stärkeren emotionalen Reaktionen liegt.

Es kann auch andere, weniger leicht vorhersehbare Auslöser geben. Ein sensibler Freund von mir zog sich einmal eine Art von Grippe zu, bei der sein Hausarzt schon bei anderen Patienten beobachtet hatte, dass sie eine Depression auslöste. Er verordnete ihm Antidepressiva, und nach sechs Monaten konnte der Freund die Einnahme wieder beenden und die Störung trat nie wieder auf.

Zur Erstellung einer Diagnose ist noch zu sagen, dass sensible Menschen normalerweise wirken, als ginge es ihnen besser, als es ihnen tatsächlich geht, weil sie fähig sind, ihre Persona gut zu managen, und weil sie den Wunsch haben, so weiterzumachen wie gewohnt, und sehr gewissenhaft sind. Das wichtigere Kriterium ist daher das „klinisch bedeutsame Leiden" aufgrund subjektiver Zustände, die sie hoffentlich mit Ihnen besprechen, wie etwa Wertlosigkeit, Leere, ständige Traurigkeit, und nicht die „Beeinträchtigung in wichtigen Funktionsbereichen" aufgrund von Müdigkeit, Konzentrationsverlust oder Anhedonie. Auch diese können vorliegen, aber verdeckt sein. Häufig werden nur Menschen, die mit dem Patienten zusammenleben und ihn schon einmal in einer Depression gesehen haben, eine aktuelle Episode erkennen.

Paradoxerweise geben sensible Patienten manchmal öfter als andere zu, Selbstmordgedanken zu haben und auch einen Suizid zu planen, weil sie so weit vorausschauen und alle potenziellen Folgen dessen im Blick haben wollen, was sie fühlen, weil sie peinlich genau ehrlich sein wollen und versuchen, möglichst präzise auszudrücken, wie tief ihre Verzweiflung ist. Gleichzeitig ist bei ihnen die Wahrscheinlichkeit höher, dass sie sich an ein Abkommen halten, diese Gedanken nicht in die Tat umzusetzen, da sie wissen, wie sehr das andere beeinträchtigen würde oder auf lange Sicht ein Fehler sein könnte. Doch die Einschätzung eines Suizidrisikos verlangt offenkundig eine sorgfältige klinische Beurteilung in jedem einzelnen Fall.

Manische Episode, Hypomane Episode, Bipolare und Zyklothyme Störung

Die Bipolare Störung ist bei Hochsensiblen relativ selten und hat wahrscheinlich andere genetische Ursachen, aber die starken positiven und negativen Reaktionen sensibler Menschen und die oft große Kreativität, die ihnen eigen ist, können zu Zuständen führen, die einer Störung ähneln, besonders der Zyklothymen Störung. Und die Kriterien für eine Hypomane Episode sind sogar so vage gehalten, dass ihnen ein sensibler Mensch zu manchen Zeiten leicht entsprechen kann, zumal das *DSM* auch darauf hinweist, dass die Störung nicht zu einer Beeinträchtigung führt und bei den folgenden drei Kriterien (von sieben, die im *DSM* aufgeführt sind) vorliegen kann, wenn sie vier Tage anhalten: Das erste ist ein „übersteigertes Selbstwertgefühl" (APA, 1994, S. 396 ff.) statt der unkritischen Selbsteinschätzung während einer manischen Episode. Das zweite ist eine gesteigerte Betriebsamkeit und die Planung vieler Aktivitäten, „die oft kreativ und produktiv sind, wie z. B. Schreiben von Leserbriefen oder die Erledigung von Schreibarbeiten" (APA, 1994, S. 397 f.) statt des riskanten Verhaltens während einer manischen Episode. Das dritte erforderliche Kriterium wäre statt einer echten Ideenflucht ein schnelleres Sprechen als sonst, voller Witze, Wortspielereien und Belanglosigkeiten (wobei die Belanglosigkeit wiederum im Auge des Betrachters liegt), oder eine erhöhte Geselligkeit. Ein sensibler Mensch (oder vielleicht jeder), der auf hohes Lob wie auf eine Auszeichnung oder eine außergewöhnliche Chance reagiert, könnte diese Merkmale an den Tag legen.

Eine Manische oder Hypomane Episode beginnt jedoch plötzlich und bringt eine deutliche Veränderung der Persönlichkeit mit sich, die andere identifizieren können.

Aber diese anderen können die größere emotionale Reaktivität von sensiblen Menschen leicht mit Zyklothymie verwechseln.

Es bleibt daher unklar, ob bei Beobachtung bestimmter Verhaltensweisen deren Bezeichnung als Hypomane Episode eine Fehldiagnose, also eine Verwechslung dieser Störung mit Hochsensibilität, wäre oder ob es sich um ein gleichzeitiges Auftreten handelt.

Und was gilt bei einer echten Manischen Episode? Wenn das keine Fehldiagnose ist, könnte sich ein gleichzeitiges Auftreten bei diesen Patienten anders darstellen – etwa dass sie plötzlich eine erhöhte Intuition oder mehr übersinnliche Fähigkeiten hätten und eine „übermäßige Beschäftigung mit angenehmen Tätigkeiten, die mit hoher Wahrscheinlichkeit unangenehme Konsequenzen nach sich ziehen" (APA, 1994, S. 388), an den Tag legen würden. Diese angenehme Tätigkeit mit unangenehmen Konsequenzen würde darin bestehen, die neu entdeckten Aktivitäten für Prophezeiungen oder schlechte Ratschläge für andere zu nutzen. Es ist gut möglich, dass die *DSM*-Kriterien im Falle hochsensibler Menschen dahingehend abgeändert werden müssten, dass bei ihnen das übersteigerte Selbstwertgefühl und das riskante Verhalten weniger betont werden, damit die Störung auch bei ihnen leichter zu erkennen ist.

Angststörungen

Panikattacken, Panikstörung und Agoraphobie

Die meisten sensiblen Patienten hatten schon einmal so etwas wie eine Panikattacke – Momente, in denen sie sich überwältigt fühlten und sehr deutlich spürten, dass ihr Körper an den Rand einer Verfassung geriet, in der sie noch nie waren. Wie bei einer Hypomanen Episode könnte das zu einer Fehldiagnose führen oder ein gleichzeitiges Auftreten von Sensibilität und Panik sein. Jeder sensible Mensch wird zu irgendeinem Zeitpunkt vier oder mehr der dafür erforderlichen Symptome erlebt haben: Herzrasen oder Palpitationen, Schwitzen, Zittern, Atemnot, Erstickungsgefühle, Brustschmerzen, Übelkeit, Schwindel, Benommenheit, Kälteschauer oder Hitzewallungen, Taubheit, Derealisation, Todesangst, Angst, die Kontrolle zu verlieren oder verrückt zu werden.

Etwas Ähnliches wie eine Panikreaktion muss Hochsensiblen beinahe per definitionem gelegentlich zustoßen, da sie durch die gründliche Verarbeitung von Input so leicht überstimuliert werden. Bis sie erkennen, wie sehr sie sich in dieser Hinsicht von anderen unterscheiden, wird ihre Reaktion für sie beängstigend sein. Außerdem nehmen sie die Empfindungen der Überstimulation bei sich stärker wahr, was die Panik noch steigert. Dieses einschneidende Ereignis findet meist irgendwann bei sensiblen Jugendlichen statt, die gerne dazugehören wollen und daher versucht haben, die Reaktionen ihres Körpers auf hohe Stimulationsniveaus zu ignorieren. Eine typische Situation für eine Panikattacke wäre bei ihnen die Einnahme einer Partydroge bei einem Rockkonzert.

In den meisten Fällen verschwindet ihre Angst vor diesen Gefühlen während ihres Auftretens und ihre Furcht, sie könnten wiederkommen, sobald sie verstehen, wie leicht sie durch starke Stimulation generell in Übererregung geraten. So hört auch Agoraphobie meist auf, wenn sie erfahren, wie ihre angeborene Sensibilität mit der Situation zusammengewirkt hat, in der sie sich bei der ersten Attacke befanden. Mit dieser Information ausgestattet, können sie Pläne machen, wie sie künftig vermeiden wollen, derart überwältigt zu werden, oder sind zumindest nicht mehr so besorgt, wenn es doch passiert. Daher könnte die Diagnose anfänglich richtig sein, aber meist nicht für lange, und es muss mehr als eine spontane, unerwartete, nicht abgeklungene „komplette" Panikattacke geben, damit die *DSM*-Kriterien für diese Störung erfüllt sind.

Wenn Sensibilität und Panik gleichzeitig auftreten und alle Kriterien erfüllt sind, kann die Panikstörung bei Sensiblen dennoch leichter geheilt werden als bei anderen. Am anderen Extrem wären Fälle angesiedelt, in denen die Störung auf eine tiefe Konditionierung auf eine Bedrohung zurückzuführen ist und auf das Dasein in der Welt überhaupt ausgedehnt wurde, was auch bei Hochsensiblen möglich ist.

Soziale Phobie

Die Kriterien für eine Soziale Phobie gehören wohl zu den schwammigsten im *DSM*, weil fast jeder irgendwann im Leben schon einmal Anfälle von „ausgeprägter und anhaltender Angst" davor erlebt hat, kritisch betrachtet zu werden und sich zu blamieren, und dabei wusste, dass die Angst übertrieben ist. Diese Angst hat die Betroffenen insofern beeinträchtigt, als sie sie daran gehindert hat, so gut und unbefangen zu funktionieren, wie sie das gerne getan hätten.

Entscheidend für eine Diagnose ist, wie anhaltend oder häufig diese Angst auftritt. Sie müssen im Hinterkopf behalten, dass sensible Menschen sich der Tatsache, dass Leute einander kritisch mustern, noch stärker bewusst sind als andere, dass die entsprechenden Situationen übererregend sind und dass Übererregung ihre Reaktion beeinträchtigt, sodass sie sich noch prüfender betrachtet fühlen. Dieser Zyklus kann dafür sorgen, dass ihre Angst auch begründet ist. Aus alledem wird eine Störung, wenn diese Menschen sich in fast allen Situationen völlig machtlos fühlen, ihre Angst zu besiegen. Ob sie eine Soziale Phobie haben, würde davon abhängen, wie weit die

Vermeidung zu einer Beeinträchtigung geworden ist. Vielleicht sollte diese Diagnose darauf basieren, ob das Mitteilen der Diagnose für den Patienten in irgendeiner Weise nützlich ist, was in der Regel nicht der Fall ist.

Natürlich können auch Menschen mit einer echten Sozialen Phobie zu Ihnen kommen, die nichtsensibel sind. Die Sensiblen würden noch weitere Merkmale ihrer Sensibilität aufweisen, außer einer extremen Schüchternheit.

Zwangsstörung

Hier sind Fehldiagnosen leicht möglich, denn die *meisten sensiblen Menschen nehmen bei sich anhaltende oder immer wiederkehrende Gedanken wahr, die sie als intrusiv empfinden, lieber nicht hätten und zu ignorieren versuchen – das ist die Definition von Zwangsgedanken.* Diese intensivieren sich unter Stress oder während Episoden von Angst und Depression, die bei Hochsensiblen wahrscheinlich häufiger auftreten. Für die Diagnostizierung einer Zwangsstörung verlangt das *DSM*, dass diese Gedanken „nicht einfach nur ausgeprägte Sorgen über reale Lebensprobleme" sind (APA, 1994, S. 480 f.). Sie werden mit Sicherheit Patienten haben, die diese Art von Sorgen zugeben. Die Frage wäre auch hier, was „ausgeprägt" ist. Hier hilft das *DSM*, weil es sehr spezifisch ist und erklärt, dass diese Zwangsgedanken mehr als eine Stunde täglich beanspruchen und die Funktionsfähigkeit deutlich beeinträchtigen müssen. Außerdem treten bei Hochsensiblen keine Versuche auf, die Zwangsgedanken durch andere zwanghafte, wiederholte und unrealistische Maßnahmen zu neutralisieren. Sensible können im Allgemeinen ihre Affekte ausreichend regulieren, um diese Art von Lösung zu vermeiden.

Andererseits könnte ein gleichzeitiges Auftreten von Sensibilität und Zwangsstörung schwierig korrekt zu diagnostizieren sein, da die Anpassungsfähigkeit und Gewissenhaftigkeit Sensibler gerade Zwänge verbergen könnten. Eine Person mit einer Zwangsstörung, die Selbsthilfegruppen für Betroffene organisiert, glaubt, dass alle mit dieser Störung hochsensibel sind und dass die meisten sich an das belastende Ereignis erinnern können, das ihre Sensibilität in eine Zwangsstörung umschlagen ließ. Ich habe nicht genügend Erfahrung mit dieser Störung, um diese Vermutung zu bestätigen.

Posttraumatische Belastungsstörung (PTBS) und akute Belastungsstörung

Die Kriterien für eine PTBS verlangen *traumabezogene* Albträume, quälende Erinnerungen, ausgeprägte Stressreaktionen, Rückzug von anderen, reduzierte Fähigkeit, Gefühle zu empfinden, psychische Abgestumpftheit oder Zukunftsängste, die vor dem Ereignis nicht vorhanden waren. Die Störung kann sich auch in Form von Schlaflosigkeit, Hypervigilanz oder übertriebenen Schreckreaktionen (die auch in der HSP-Skala auftauchen) manifestieren. Die entscheidende Frage ist, ob es ein Trauma gab, das den spezifischen Kriterien entspricht. Wenn nicht, hätte ein Mensch mit all diesen Symptomen theoretisch keine PTBS.

Dennoch kann einem diese Diagnose momentan in den Sinn kommen, wenn ein sensibler Patient einige dieser Symptome erwähnt – z. B. Reaktionen des vegetativen Nervensystems wie einen häufig beschleunigten Puls (Hochsensible können eine extreme Sympathikus-Erregung schon von einer einzigen Tasse Kaffee aufweisen, wenn sie ihn nicht gewohnt sind) oder bizarre, lebhafte, beängstigende, wiederkehrende Träume. Man könnte leicht den Fehler begehen, die Ursache dafür in einem traumatischen Ereignis zu suchen, vielleicht mit verzögertem Einsetzen der Symptome. Tatsächlich können sensible Patienten, die ihre Affekte beispielsweise aufgrund einer Kombination von traumatischen Kindheitserlebnissen und einer unsicheren Bindung nicht regulieren können, durchaus in eine Verfassung kommen, die ich bereitwillig als chronische PTBS bezeichnen würde, wenn das eine tröstliche Erklärung für einen Patienten wäre. Sie werden viele Fälle sehen, in denen Patienten die meisten Kriterien der reinen Symptomliste erfüllen. Für die Diagnose PTDS bedarf es aber laut *DSM* einer spezifischen Art von Ereignis.

Häufig treten jedoch Sensibilität und PTBS gemeinsam auf, weil sensible Patienten mit ihren stärkeren emotionalen Reaktionen vielleicht eine PTBS auch nach Ereignissen entwickeln, die für andere nicht traumatisch wären. Unter Umständen wird dabei zusätzlich die Strategie der jeweiligen sensiblen Person ausgelöst, künftige Risiken zu vermeiden, die ihr jetzt noch lebhafter vor Augen treten.

Generalisierte Angststörung

Wie bei der Sozialen Phobie *hängen die DSM-Kriterien für diese Störung in hohem Maße von der Definition von „ausgeprägt" ab* („ausgeprägte über mindestens 6 Monate an der Mehrzahl der Tage auftretende Angst und Sorge", APA, 1994, S. 496), sodass die Diagnose leicht bei jedem Hochsensiblen gestellt werden könnte, je nachdem welches Maß an Leiden und Beeinträchtigung man gerade als gegeben ansieht. Wissen wollen, wo in einem Hotel oder Theater der Notausgang ist, mag einem als übertriebene Sorge erscheinen, bis ein Feuer ausbricht. Ein sensibler Mensch, der unter Stress steht oder auch nur eine 40-Stunden-Woche unter einem unangenehmen Chef durchstehen muss, könnte leicht auch die übrigen Kriterien erfüllen, also 6 Monate lang an der Mehrzahl der Tage drei oder mehr der folgenden Symptome haben: Ruhelosigkeit, leichte Ermüdbarkeit, Konzentrationsschwierigkeiten oder Leere im

Kopf, Reizbarkeit, Muskelverspannungen und Schlafprobleme. Diese Symptome könnten genauso gut als Anpassungsstörung mit Angst diagnostiziert werden oder auch gar nicht zu einer Diagnose führen, weil sie bei Hochsensiblen normal sind.

Natürlich gibt es ein gleichzeitiges Auftreten von generalisierter Angst und Sensibilität, und die Lebensgeschichte hilft bei der Entscheidung, ob Ereignisse in der Vergangenheit bei einem Patienten zu mehr chronischer Angst geführt haben als bei anderen Sensiblen.

Somatoforme Störungen

Bei sensiblen Menschen wird leicht die Fehldiagnose somatoformer Störungen gestellt (Somatisierungs-, Konversions-, und Schmerzstörung, Hypochondrie und Körperdysmorphe Störung). Erstens sind sich sensible Menschen von Natur aus ihrer Körpervorgänge stärker bewusst, sodass sie Symptome schneller bemerken und stärker von ihnen beunruhigt und beeinflusst werden. Zweitens haben sie eine niedrigere Schmerzschwelle, ein reaktiveres Immunsystem (Boyce et al., 1995) und zweifellos auch stärkere Reaktionen auf bewusstseinsverändernde Substanzen. Drittens treten bei ihnen mehr Nebenwirkungen von Medikamenten auf, sodass sie niedrigere Dosierungen brauchen und selbst dann diese Nebenwirkungen vielleicht nicht ertragen (Jagiellowicz, Aron & Aron, 2007). Man gelangt sehr leicht zu der Annahme, dass der daraus resultierende Bedarf einer besonderen medizinischen Aufmerksamkeit nur „in ihren Köpfen existiert", aber in Wahrheit steckt all das in ihrer DNA.

Aus diesen und anderen Gründen (z. B. weil sie mehr Fragen zu Untersuchungen und Behandlungen stellen) gehen wahrscheinlich rund 45 Prozent aller Arztbesuche in einer Praxis auf das Konto sensibler Menschen (Kowal, 1998). Da die meisten Ärzte vermutlich nicht sensibel sind, sind ihre Ansicht über diese zeitraubenden Patienten und ihre Klagen verständlich, und Psychotherapeuten akzeptieren vielleicht diese Perspektive ihrer ärztlichen Kollegen. Schließlich gilt: „Das gemeinsame Merkmal aller Somatoformen Störungen ist das Vorhandensein von körperlichen Symptomen, die einen medizinischen Krankheitsfaktor nahelegen" (APA, 1994, S. 509). Allerdings muss dieses Muster schon vor dem Alter von 30 Jahren begonnen haben, aber das ist bei sensiblen jungen Menschen, die noch nicht gelernt haben, wie sie ihre stärkeren Körperreaktionen interpretieren und wie sie mit ihnen umgehen sollen, auch oft der Fall.

Die anderen Somatoformen Störungen erfordern ähnlich subjektive Beurteilungen. Auch hier gilt, dass sie leider im Allgemeinen von Ärzten vorgenommen werden, die ihren eigenen Körper weit weniger sensibel und aufmerksam wahrnehmen. Eine

Konversionsstörung „umfaßt nicht erklärbare Symptome oder Ausfälle" (APA, 1994, S. 509), aber die Versuche, Erklärungen zu finden, fallen vielleicht weniger zahlreich aus, wenn der Patient abnorm sensibel erscheint. Eine Schmerzstörung wird diagnostiziert, wenn „Schmerzen im Mittelpunkt der klinischen Aufmerksamkeit stehen" und „psychischen Faktoren eine wichtige Rolle" beigemessen wird (APA, 1994, S. 509). Auch hier gilt: Wenn ein Patient ungewöhnlich sensibel erscheint, kann der Arzt das als psychischen Faktor statt eines genetischen beurteilen.

Hypochondrie ist „die übermäßige Beschäftigung mit der Angst ... eine ernsthafte Krankheit zu haben, was auf einer Fehlinterpretation von körperlichen Symptomen ... beruht" (APA, 1994, S. 509). „Die Beschäftigung mit den Krankheitsängsten bleibt trotz angemessener medizinischer Aufklärung und Rückversicherung durch den Arzt bestehen" (APA, 1994, S. 531). Ich vermute, dass jeder sensible Mensch (und vielleicht überhaupt jeder) schon einmal solche Befürchtungen hatte. Sensible Menschen könnten ihre körperlichen Symptome leicht falsch interpretieren oder fürchten, dass andere sie zu Unrecht als normal eingestuft haben. In dem Wissen, dass Ärzte Fehler machen, sorgen sich Hochsensible vielleicht auch noch, nachdem man ihnen versichert hat, es liege nichts vor. Da sie gewissenhaft sind und etwas gegen Risiken haben, möchten sie vielleicht mehr Untersuchungen haben, als ihr Arzt ihnen empfiehlt. Gelegentlich hatten Patienten damit recht und ihre Ärzte hatten unrecht, worauf die Diagnose der Hypochondrie zurückgenommen wurde. All das werden Sie bedenken müssen, wenn Sie eine Diagnose stellen.

Eine Körperdysmorphe Störung schließlich ist „die übermäßige Beschäftigung mit einem eingebildeten oder überbewerteten Mangel" (APA, 1994, S. 509). Das kommt bei Hochsensiblen vor. Ob es in ihrem Normalitätsbereich liegt, ist wiederum eine Frage, der schwer zu beantworten ist.

Zusammenfassend lässt sich sagen, dass bei sensiblen Patienten die Kriterien nur allzu leicht als erfüllt gelten, weil diese Störungen eine Beurteilung durch andere erfordern, die den Sensiblen sehr unähnlich sind und die entscheiden, ob ein Symptom „vollständig durch einen bekannten medizinischen Krankheitsfaktor" erklärt werden kann und „über das hinausgeht ... was zu erwarten wäre" (APA, 1994, S. 514).

Das gleichzeitige Auftreten von Sensibilität und diesen Störungen kommt natürlich ebenfalls vor. Wenn sensible Patienten viele Jahre lang keine geeigneten Wege fanden, mit ihren intensiveren emotionalen Reaktionen umzugehen, wird die erhöhte und andauernde Stressreaktion ihres Körpers mit Sicherheit Symptome hervorgerufen oder zu chronischen Krankheiten geführt haben, für die es keine definitiv klärenden Untersuchungen gibt, sodass die Symptome oder Erkrankungen primär psychischer Natur sind oder zu sein scheinen.

Außerdem ist es so, dass sensible Patienten, denen in den frühen Stadien ihrer Entwicklung adäquate Beruhigung und Geborgenheit vorenthalten wurden, wie alle anderen Menschen mit einer solchen Geschichte verständlicherweise unbewusst danach streben werden, diese Bedürfnisse von den einzigen fürsorglichen Personen, die den meisten Erwachsenen zur Verfügung stehen, nämlich Ärzten, erfüllt zu bekommen. Ein Unterschied zwischen den Sensiblen und den Nichtsensiblen mit diesen Störungen ist jedoch, dass die Symptome der sensiblen Patienten vielleicht schneller abflauen, wenn die Psychotherapie diese Bedürfnisse nach einer verständnisvollen Aufmerksamkeit einbindet und auffängt, weil diese Patienten ja wahrscheinlich die Fähigkeit besitzen, mehr Gewinn aus der therapeutischen Umgebung zu ziehen.

Ein weiterer Unterschied ist, dass sensible Menschen im Vergleich zu nichtsensiblen mit Somatoformen Störungen zwar ein stärkeres Unwohlsein empfinden, aber sich vielleicht dennoch *weniger bei ihren Ärzten beklagen*, und auf alle Fälle weniger aggressiv und vorwurfsvoll. Der Grund dafür ist, dass sie schärfer als andere wahrnehmen werden, dass ihre Ärzte in Zweifel ziehen, dass sie eine echte Krankheit haben. (Aufgrund dieser Überkompensation erlitt eine meiner Patientinnen einen Blinddarmdurchbruch, weil sie sich ihres Somatisierens so sehr schämte.)

Sensible Patienten wenden sich im Allgemeinen häufiger der alternativen Medizin zu als die breite Bevölkerung, und das tun auch solche mit Somatoformen Störungen – die entsprechenden Ärzte und Heilpraktiker schenken den subtileren Erfahrungen der Sensiblen mit Symptomen und Behandlungen mehr Aufmerksamkeit. Sensible ohne Somatoforme Störungen werden jedoch aufmerksamer auf Scharlatane achten, während Nichtsensible mit Somatoformen Störungen eher bei der „Schulmedizin" bleiben.

Persönlichkeitsstörungen

Erstens *ist die allgemeine Definition einer Persönlichkeitsstörung der eines klar umgrenzten Temperamentstyps wie Hochsensibilität sehr ähnlich:* „Eine Persönlichkeitsstörung stellt ein überdauerndes Muster von innerem Erleben und Verhalten dar, das merklich von den Erwartungen der soziokulturellen Umgebung abweicht, tief greifend und unflexibel ist, seinen Beginn in der Adoleszenz oder im frühen Erwachsenenalter hat [oder vermutlich sogar noch früher, obwohl sie nicht früher diagnostizierbar ist], im Zeitverlauf stabil ist und zu Leid oder Beeinträchtigungen führt" (APA, 1994, S. 711). Hier sind gewiss einige Urteile bei der Interpretation der Bedeutung von „abweicht", „tief greifend", „unflexibel" und „zu Leid oder Beeinträchtigung führt" erforderlich. Aber diese Urteile können nur allzu leicht auch über ein ungewöhnliches Temperament gefällt werden, besonders wenn ein Mitglied der

Mehrheit urteilen soll, das dieses Temperament nicht besitzt. Jedes Temperament ist mit Sicherheit eine Abweichung, die tief greifend unflexibel ist, und kann auch unbedingt wie eine Quelle von Leid und Beeinträchtigung erscheinen, besonders wenn ein redefreudiger Experte für geistige Gesundheit die geistige Gesundheit eines ruhigen Menschen beurteilt (Gough & Thorne, 1986.)

Kurz gesagt, sind selbst die kaum beeinträchtigten hochsensiblen Menschen statistisch anormal und waren das ihr ganzes Leben lang, und es kann für sie und für andere so aussehen, als führten die Unterschiede zu Beeinträchtigungen, die sich durch keine Art von Behandlung substanziell ändern werden, nicht einmal mit Medikamenten – sie sind sehr „unflexibel". So sind Gene eben.

Natürlich gibt es auch ein gleichzeitiges Auftreten dieser Störungen mit Sensibilität. Sie bilden das Gros der Fälle, die ich behandle. Die Persönlichkeitsstörungen, die man am leichtesten mit Hochsensibilität verwechselt, sind wenig überraschend jene, die sensible Menschen auch am ehesten entwickeln: die Schizoide, Borderline, Vermeidend-Selbstunsichere, Dependente und Zwanghafte Persönlichkeitsstörung. Interessanterweise laufen diese Störungen quer zu den drei *DSM*-Clustern (Hauptgruppen) „sonderbar-exzentrisch", „dramatisch, emotional oder launisch" und „ängstlich-furchtsam", vielleicht, weil die verschiedenen Arten von Entwicklungstraumata und entsprechenden Abwehrstrategien, die zu diesen drei Kategorien führen, jeden betreffen können, ob nun sensibel oder nicht, oder weil die Art der Persönlichkeitsstörung das Ergebnis eines Zusammenwirkens von Trauma und anderen Persönlichkeitszügen ist, die diese Patienten besitzen mögen. Was die anderen Persönlichkeitsstörungen angeht, so können die Hochsensiblen außerdem paranoid *erscheinen*, wenn sie subtile Motivationen anderer beschreiben, die die meisten gar nicht bemerken; schizotypisch dank ihrer ungewöhnlichen Wahrnehmungen oder spirituellen Neigungen; narzisstisch aufgrund ihrer stärkeren Beschäftigung mit sich selbst oder ihrer Begabung – wenn sie von ihr sprechen; und histrionisch in ihren intensiven emotionalen Reaktionen. Jetzt wenden wir uns den fünf Störungen zu, die am leichtesten mit Sensibilität verwechselt werden können.

Schizoide Persönlichkeitsstörung

Es gibt im Grunde wenig Ähnlichkeit zwischen einem normalen sensiblen Menschen und einem schizoiden Patienten, aber manchmal höre ich dennoch, dass sie gleichgesetzt werden. Die Wurzel der Verwirrung ist dabei anscheinend, dass Hochsensible ebenfalls eine leicht zu beobachtende Tendenz haben: „Sie verbringen ihre Zeit lieber allein als in Gesellschaft anderer Menschen" (APA, 1994, S. 721). Alle sensiblen Menschen brauchen mehr Auszeit, um die sensorischen Reize des Tages zu verarbeiten. Das gilt ganz besonders, wenn ihr Beruf ein hohes Maß an Stimulation oder geistiger Anstrengung mit sich bringt, ob sie nun Computer programmieren oder Hochzeiten planen.

Außerdem zieht es sowohl die Sensiblen als auch die mit einer Schizoiden Persönlichkeitsstörung häufig zu Gebieten wie dem Ingenieurswesen, der Mathematik oder dem Programmieren, und beide Gruppen mögen diese Bereiche gerade wegen ihres Mangels an sozialer Stimulation bevorzugen (für gesellige Wesen wie Menschen sind soziale Interaktionen die häufigste Stimulationsquelle). Die Sensiblen sind aber häufiger deswegen in diesen Bereichen tätig, weil ihre Kreativität und Intuition ihnen zu der Fähigkeit verhelfen, abstrakte oder räumliche Probleme besonders gut zu lösen. Außerdem sind das Berufsfelder, in denen sensible Männer akzeptiert und bewundert werden können, und in denen man von sensiblen Frauen nicht erwartet, fortwährend sozial zu sein. (Manchmal wird Sensibilität als hauptsächlich wohlig warme Eigenschaft angesehen, besonders bei sensiblen Frauen, die bei Myers-Briggs der „fühlende Typ" sind. Aber meine Daten [Aron & Aron, 1997] zum Myers-Briggs-Test ergaben keine Unterschiede hinsichtlich „denkenden Typen" im Gegensatz zu „fühlenden Typen" bei den Hochsensiblen.)

Was das gleichzeitige Auftreten von Sensibilität und einer Schizoiden Störung angeht, so trifft es zu, dass sensible Menschen, die sogar bezogen auf den Standard dieses Merkmals allzu zurückgezogen leben, mit höherer Wahrscheinlichkeit als andere Patienten schizoid sind.

Borderline Persönlichkeitsstörung (BPS)

Obwohl die Impulsivität und die Wutanfälle, die man bei dieser Störung erwartet, weit vom Verhalten der meisten sensiblen Menschen entfernt sind, *kann selbst diese Diagnose fälschlicherweise gestellt werden, und zwar aufgrund der intensiven Emotionen hochsensibler Menschen.* Schließlich ist ein Kriterium der Störung „eine affektive Instabilität, die auf eine ausgeprägte Reaktivität der Stimmung zurückzuführen ist" (APA, 1994, S. 736). Auch das ist ein Fall, in dem besonders ein nichtsensibler Therapeut eine bei sensiblen Patienten normale Reaktion als bedenklich ansehen könnte.

Meist wäre es jedoch schwierig, einen typischen sensiblen Menschen, den man vor sich sieht, mit jemandem zu verwechseln, der mit einer BPS kämpft. Diese Verwechslungsgefahr besteht offenbar nur auf „dem Papier", wenn der Gedanke an Sensibilität auftaucht. So haben etwa Stone (1988, 1991) und Grotstein (1995) den Begriff „Hyperirritabilität" benutzt, um ein Symptom der Borderline Störung zu beschreiben, das sowohl angeboren sein als auch durch ein Trauma ausgelöst werden kann. Die Autoren bilden eine Analogie zu physikalischen Systemen und erklären, diese

Sensibilität führe zu einer niedrigeren Reizschwelle, übertriebenen Reaktionen und chaotischen Schwankungen.

Es erscheint aber ebenso begründet, dass bei einem lebenden System eine angeborene niedrigere Reizschwelle, die von einer gründlicheren Verarbeitung begleitet wird, zu korrekteren, geordneteren Reaktionen führt statt zu Chaos. Bei Menschen wäre Chaos nur dann das Resultat, wenn die Affektregulierung fehlt. Die meisten sensiblen Menschen lernen jedoch, ihre Affekte zu regulieren. Wenn also die nachteilige Überreaktivität, die diese Kliniker beschreiben, ererbt ist, handelt es sich aller Wahrscheinlichkeit nach nicht um dasselbe angeborene Merkmal wie das hier beschriebene. Sensibilität bringt eine Vorliebe für Reflexion oder Aktion mit sich, die sich auf dem langen Weg der Evolution hartnäckig gehalten hat.

Zwar ist van der Kolks Beobachtung (1996) zutreffend, dass „ausnehmend sensible Kinder normale Wachstumserfahrungen als schreckenerregend ansehen können. Unsere Untersuchung legt nahe, dass Schüchternheit und biologische Verletzlichkeit nicht die vorherrschenden Faktoren sind, die dazu führen, dass Menschen eine BPS entwickeln; der wahrscheinlichste Schlüssel dazu ist, dass Schrecken aus der Kindheit Situationen im Erwachsenenleben überlagern" (S. 189).

Sensible Patienten können eine Eigenschaft haben, die man besser als extreme Bindungsunsicherheit ansehen könnte, und erfüllen einige der DSM-Kriterien für eine PBS sehr wohl, aber nicht alle. So können sie sich etwa anscheinend „verzweifelt bemühen, tatsächliches oder erwartetes Verlassenwerden zu vermeiden" (APA, 1994, S. 735). Aber die Bemühung richtet sich eher auf den – vielleicht vergeblichen – Versuch, ihre Angst vor einem möglichen oder einem tatsächlichen Verlust während Trennungen zu kontrollieren, als dass sie jemanden zu zwingen versuchen, bei ihnen zu bleiben.

Während ein sensibler Patient ebenso wie Menschen mit einer PBS andere aus Abwehr idealisieren oder entwerten kann, würde er selten beides zu unterschiedlichen Zeiten mit derselben Person tun. Das Selbstwertgefühl sensibler Menschen schwankt mehr als das anderer, je nachdem, was sich ereignet, aber sie haben normalerweise kein „deutlich und andauernd instabiles Selbstbild" (APA, 1994, S. 735), und besonders nicht in der grandiosen Richtung. Außerdem liegt, wie bereits gesagt, affektive Instabilität ein Stück weit im Auge des Betrachters. Dissoziation und „chronische Gefühle von Leere" (APA, 1994, S. 736) können bei sensiblen Patienten ebenfalls vermehrt auftreten und beschrieben werden, wenn sie eine Therapie beginnen wollen oder wenn diese bereits läuft, aber unter dem Strich kann man eine Störung nur dann diagnostizieren (obwohl das bei den Persönlichkeitsstörungen seltener erwähnt wird), wenn eine Beeinträchtigung vorliegt.

Andererseits *treten Sensibilität und BPS häufig gleichzeitig auf.* Es gibt tatsächlich eine enge Beziehung zwischen den Symptomen dieser beiden Merkmale, vor allem bei einem Zusammenwirken mit einer Beschädigung in der frühkindlichen Entwicklung oder Missbrauch. In einer Untersuchung (Meyer, Ajchenbrenner & Bowles, 2005) wurde eine Korrelation von .43 zwischen der HSP-Skala und auf Selbstbeurteilung beruhenden Borderline-*Zügen* einer nichtklinischen Stichprobe festgestellt. Eine andere provokative Studie (Park, Imboden, Park & Hulse, 1992) verglich ambulante Patienten mit BPS mit einer Kontrollgruppe, die andere Persönlichkeitsstörungen hatte. Beachtliche 74 Prozent der BPS-Versuchspersonen wurden sowohl als begabt als auch als psychisch missbraucht eingestuft, verglichen mit nur 13 Prozent in der Kontrollgruppe, für die Autoren ein Hinweis darauf, dass einige der Symptome außergewöhnlich hohe Wahrnehmungsfähigkeiten repräsentieren – vielleicht dank einer hohen Sensibilität –, die aufgrund eines Traumas in den Dienst von Abwehrmechanismen gestellt werden.

Verhaltensweisen, die für sensible Menschen atypisch sind, wie Wut zeigen und impulsives Verhalten, kommen bei sensiblen Patienten mit einer BPS vor, werden sich jedoch weniger wie eine aggressive Attacke anfühlen, sondern eher wie das Herauslassen von überwältigenden negativen Gefühlen, was für sensible Menschen, die ein frühes Trauma nacherleben, vielleicht auch tatsächlich nötig ist. Häufiger vermeiden jedoch sensible Menschen mit einer BPS möglichst peinlich, sich in einer Weise zu benehmen, die anderen unangenehm wäre, selbst wenn sie es unabsichtlich doch tun. Erkennen sie das, fallen sie meist sofort in eine Depression und machen sich Sorgen, sie könnten einer Beziehung schaden, von der sie spüren, dass sie sie brauchen. Außerdem sind sie später eher in der Lage, über die Gründe für ihre Reaktionen nachzudenken (selbst wenn das diese Reaktionen nicht unterbindet), wie man es von denen erwarten würde, die darauf spezialisiert sind, Reize erst einmal zu verarbeiten, ehe sie handeln.

In der Begrifflichkeit von Melanie Klein ausgedrückt (Klein, 1935/1984), könnte man sagen, ihre angeborene Sensibilität und Gewissenhaftigkeit machen es ihnen ein wenig leichter, sich von der paranoid-schizoiden Position, die für diese Störung so typisch ist, in die depressive Position zu bewegen, die die tatsächlichen Gefühle anderer berücksichtigt.

Wie in Kapitel 2 besprochen (im Fall Anna), können Patienten mit dieser Störung oder einem ähnlichen Problem in den ersten Sitzungen so wirken, als würden sie überraschend gut funktionieren, weil ihre Sensibilität ihnen erlaubt, angemessenes Verhalten zu beobachten und nachzuahmen. Der beste Schlüssel zu einer korrekten Diagnose ist nach meiner Erfahrung eine Kindheitsgeschichte mit einem schweren Trauma oder Missbrauch. Es scheint so zu sein, dass kein sensibler Mensch mit einer solchen Erfahrung ohne irgendeine Art von Persönlichkeitsstörung davonkommt. Selbst wenn die gute Präsentation nur eine Umorganisation hinter der Persona darstellt, wird jede Form von Anpassung, die einem Patienten hilft, einige stabile, unterstützende Beziehungen aufrechtzuerhalten, einer Arbeit nachzugehen oder andere Ressourcen zu mobilisieren, mit denen er eine Behandlung bezahlen kann, zu einem besseren Ergebnis führen. Wie Grotstein (1995) sagt, haben Patienten mit einer Persönlichkeitsstörung ein doppeltes Selbst, eines, das gut funktioniert, und eines, das nicht funktioniert. Um mit beiden arbeiten zu können, benötigen Therapeuten bei ihren Patienten die Fähigkeit, das besser funktionierende Selbst zum Einsatz zu bringen, wenn sie nicht in einer Therapiesitzung sind, und nach meiner Erfahrung gelingt das sensiblen Patienten häufig. Zusammengefasst kann ein gleichzeitiges Vorliegen von Sensibilität und BPS bedeuten, dass die Störung leichter zu behandeln ist, wenn auch vielleicht nicht schneller.

Vermeidend-Selbstunsichere Persönlichkeitsstörung

Ein paranoider sensibler Mensch könnte sagen, dass die sensible Minderheit zu Unrecht von den *DSM*-Kriterien für eine Vermeidend-Selbstunsichere Persönlichkeitsstörung ins Visier genommen wird. Natürlich existiert diese Störung wirklich und legt viele sensible Menschen völlig lahm. Aber *es ist entscheidend wichtig, dass Kliniker zwischen einer Vermeidend-Selbstunsicheren Persönlichkeitsstörung und einem stillen, introvertierten oder schüchternen hochsensiblen Menschen unterscheiden können, der einfach vorsichtig ist – vielleicht zu Recht –, um in sozialen Situationen nicht falsch beurteilt zu werden.* Eine Vermeidend-Selbstunsichere Persönlichkeitsstörung bedeutet „soziale Gehemmtheit, Insuffizienzgefühle und Überempfindlichkeit gegenüber negativer Beurteilung" (APA, 1994, S. 747). *Die spezifischen Kriterien, von denen nur vier erforderlich sind, um in diese Kategorie zu fallen, können als gute Auflistung von Verhaltensweisen angesehen werden, die die Hochsensiblen lediglich dazu nutzen, um potenziell belastende Situationen aufzuspüren, die anderen wahrscheinlich kaum etwas ausmachen.* Die sieben Kriterien sind: „vermeidet aus Angst vor Kritik, Mißbilligung oder Zurückweisung ... Aktivitäten; läßt sich nur widerwillig mit Menschen ein, sofern er/sie sich nicht sicher ist, daß er/sie gemocht wird; zeigt Zurückhaltung in intimeren Beziehungen, aus Angst, beschämt ... zu werden; ist stark davon eingenommen ... kritisiert oder abgelehnt zu werden; ist ... in neuen zwischenmenschlichen Situationen gehemmt; hält sich für gesellschaftlich unbeholfen, persönlich unattraktiv oder anderen gegenüber unterlegen [in diesem Fall wegen des Gefühls der Andersartigkeit aufgrund der lebenslangen Sensibilität]; nimmt außergewöhnlich ungern persönliche Risiken auf sich oder irgendwelche neuen Unternehmungen in Angriff, weil dies sich als beschämend erweisen könnte" (APA,

1994, S. 751). Beinahe jeder introvertierte sensible Mensch würde selbst dann, wenn er nicht schüchtern ist, in einer unvertrauten oder bedrohlichen sozialen Situation mindestens vier dieser Kriterien an den Tag legen. (Vielleicht sogar jeder Mensch.)

Der Hauptunterschied ist, dass Menschen mit einer Vermeidend-Selbstunsicheren Persönlichkeitsstörung *immer* von ihrer Angst vor negativer Bewertung behindert werden. Normalerweise sind Sensible sicher und selbstbewusst genug, um darauf zu vertrauen, dass zumindest diejenigen, die sie richtig kennenlernen, sie mögen werden, und befürchten keine negativen Bewertungen von vertrauten Menschen. Sie haben lediglich eine gewisse Scheu vor Begegnungen mit Fremden und vor großen Gruppen (erinnern Sie sich, dass etwa 70 Prozent von ihnen introvertiert sind), weil sie fürchten, falsch beurteilt zu werden. Sensible Menschen haben durchaus enge Freunde und sind sehr motiviert, engen Kontakt mit ihnen zu pflegen. Ob diese Diagnose angebracht ist, hängt davon ab, wie unrealistisch die Ängste des Patienten sind und wie viele potenziell wertvolle, nicht überstimulierende Gelegenheiten zu sozialem Kontakt er vermeidet.

Ein gleichzeitiges Auftreten von Sensibilität und Vermeidend-Selbstunsicherer Persönlichkeitsstörung kommt selbstverständlich vor. Zwei Untersuchungen von Meyer und Kollegen (Meyer & Carver, 2000; Meyer et al., 2005) an einer Stichprobe nichtklinischer Studenten befassten sich mit sensorischer Empfindlichkeit und selbst eingeschätzten Verhaltensweisen, die der *DSM*-Kriterienliste für eine Vermeidend-Selbstunsichere Persönlichkeitsstörung entsprachen. In beiden Untersuchungen korrelierten die kombinierten Merkmale der Störung mit einem Wert von .43 mit sensorischer Empfindlichkeit.

Bei der Frage, wie eine Vermeidend-Selbstunsichere Persönlichkeitsstörung bei sensiblen Menschen ihre Erscheinungsform ändern könnte, habe ich festgestellt, dass viele ein geselliges Leben durch ein inneres Leben, einen spirituellen Weg, vielleicht auch eine Liebe zu Tieren, Natur oder Kunst, Musik und Literatur ersetzen. Viele sensible und nichtsensible Menschen mögen diesen Dingen nachgehen, aber bei den Sensiblen steckt häufig eine Vermeidungshaltung dahinter, und Sie werden auf einen tiefen Schmerz wegen des Mangels an Beziehungen stoßen, wenn Sie danach forschen. Manchmal werden Sensible mit einer Vermeidend-Selbstunsicheren Persönlichkeitsstörung erfolgreich ihr Berufsleben an die Stelle von engen Beziehungen setzen, wenn sie einen Beruf finden, der keine soziale Interaktion erfordert (ich erinnere mich an jemanden, der vollkommen damit zufrieden war, Parkuhren zu reparieren). Natürlich sind sie außerordentlich vorsichtig mit einer Übertragungsbeziehung, können jedoch anhänglicher erscheinen, als sie es sind, weil sie die Gefühle des Therapeuten nicht verletzen möchten, während das nichtsensible Patienten mit einer Vermeidend-Selbstunsicheren Persönlichkeitsstörung eher weniger kümmert.

Dependente Persönlichkeitsstörung

Sensibilität und Abhängigkeit, sogar im Ausmaß einer Störung, sind leicht zu verwechseln, weil hochsensible Menschen oft in einer engen Beziehung leben, in der der nichtsensible Teil der Dyade alle Fähigkeiten beisteuert, die den Sensiblen nicht gleichermaßen zur Verfügung stehen. Meist sind sie sich dieser Arbeitsteilung bewusst. (Wenn nicht, sollten Sie sie zur Sprache bringen.) Der nichtsensible Teil des Paares kümmert sich vielleicht um alles potenziell Überstimulierende, bis dahin, dass er vielleicht alle Anrufe erledigt, bei denen es mit Fremden zu sprechen gilt. Er ist vielleicht für die gemeinsame Kasse zuständig, wenn die beiden mehr Geld ausgeben möchten, während der Sensible die Finanzen in die Hand nimmt, wenn man sparen muss. Immer wieder wird der Nichtsensible tüchtiger wirken, wenn man die Beiträge außer Acht lässt, die der Sensible leistet – Kreativität, Empathie, Loyalität, sorgfältige Beobachtung, gründliche Informationsverarbeitung usw.

Aber wenn der Sensible um eine Entscheidung ringt, hilft der Nichtsensible vielleicht dadurch, dass er am Ende die Entscheidung trifft, sodass es so aussieht, als hätte er sie allein getroffen. Der Nichtsensible verdient vielleicht mehr Geld und teilt es mit dem Sensiblen, der weniger verdient oder zu Hause bleibt. Diese Arbeitsteilung macht das Paar stärker als andere Paare, und der sensible Teil einer solchen Beziehung gesteht vielleicht, dass es sehr schwierig wäre, außerhalb der Beziehung zu leben. Dennoch haben die Betreffenden dann keine Störung, wenn sie in manchen Bereichen ihres Lebens – im Beruf oder in anderen Beziehungen – eigene, unabhängige Entscheidungen treffen können.

Selbst wenn sich ein Patient selbst als abhängig einstuft, sollten sowohl er als auch der Therapeut genau hinschauen, weil ja normalerweise der Nichtsensible ebenfalls eine Menge gewinnt. Wahrscheinlich hätte sich dieses Merkmal beim Menschen tatsächlich nicht herausbilden können, wäre nicht eine Abhängigkeit *zwischen* Sensiblen und Nichtsensiblen entstanden, in der Weise, dass sensible Menschen zwar in manchen Situationen nur schwer allein zurechtgekommen wären, dafür aber die Nichtsensiblen in anderen Situationen wiederum auf die Sensiblen angewiesen waren. In einer Gruppe von Sensiblen und Nichtsensiblen bleibt demnach das Merkmal Sensibilität erhalten, weil Gruppen mit sensiblen Mitgliedern im Wettbewerb mit Gruppen ohne sie bessere Überlebenschancen haben (Sober & Wilson, 1998). So könnten die Nichtsensiblen davon abhängig sein, dass die Sensiblen höhere Einsichten über die physikalische oder soziale Welt beisteuern (das Wetter, die Strategien von Feinden) oder spirituellen Beistand leisten (die Hochsensiblen waren zweifellos die frühen Schamanen und Priester). Wenn sich herausstellt, dass bei einem Paar beide voneinander abhängig sind, sollte man diesen Sachverhalt als Interdependenz bezeichnen, und dies ist keine Persönlichkeitsstörung.

Sensibilität und eine Dependente Persönlichkeitsstörung könnten aber auch gleichzeitig auftreten, wenn sensible Patienten einfach allzu stark den Kriterien für diese Störung zu entsprechen scheinen. In diesem Fall *werden sie sich dennoch von nichtsensiblen Menschen mit einer Dependenten Persönlichkeitsstörung dadurch unterscheiden, dass ihr Mangel an Lebenstüchtigkeit und ihr Gefühl, andere zu brauchen, mit ihrer Sensibilität zusammenhängen, wie etwa dem Vermeidenwollen von Überstimulation* sowie mit Problemen wie Traumata, die ihr Selbstvertrauen erschüttern, mit einem unsicheren Bindungsstil oder dem Aufwachsen in einer patriarchalen Familie. Außerdem gibt es vielleicht nicht allzu viel echte Interdependenz, denn der sensible Patient mit einer Dependenten Persönlichkeitsstörung hat vielleicht ein Gefühl der Scham, das ihn schwächt, und schätzt seine Einsichten nicht sehr hoch, denn die könnten ja sowieso verzerrt sein. Das heißt, die Kernprobleme sind vielleicht eher Scham und ein erschwerter Selbstausdruck, nicht ein Mangel an Fähigkeiten, die für ein eigenständiges Leben erforderlich sind. Solche sensiblen Patienten geraten vielleicht in einen Teufelskreis: Sie haben ein niedriges Selbstwertgefühl, was sie daran hindert, ihre ausgleichenden Talente zu nutzen, sind daher unfähig, diesen Talenten Ausdruck zu verleihen, was dafür sorgt, dass niemand sie würdigt. Die Folge ist, dass ihre Abhängigkeit noch beschämender und die Unterstützung noch notwendiger wird, sodass das Selbstwertgefühl weiter sinkt und der Selbstausdruck noch stärker eingeschränkt wird.

Zwanghafte Persönlichkeitsstörung

Sensible Menschen schenken gewöhnlich dem Bestreben, „Dinge richtig zu machen", erhebliche Aufmerksamkeit. *Die meisten würden nicht alle Verhaltensweisen an den Tag legen, die als Kriterien für eine Zwanghafte Persönlichkeitsstörung aufgelistet sind, aber doch einige davon.* So können sie „übertrieben sorgsam" in Bezug auf Mülltrennung und Recycling sein; Wohnbereich, Arbeitsplatz, Sammlungen oder persönliche Papiere peinlich in Ordnung halten; ihre Arbeit sorgfältig überprüfen, um Fehler zu vermeiden; Fahrpläne mehrmals nachschauen, um sicher zu sein, dass sie richtig gelesen oder sie richtig behalten haben; ihre Emotionen mithilfe von Methoden wie Meditation oder durch geistliche Lehren über Gleichmut und Gelassenheit zu kontrollieren suchen. Die Frage wäre, ob diese Verhaltensweisen „tief greifend" sind und eine „starke Beschäftigung" mit diesen Dingen darstellen, die so weit führt, dass der eigentliche Beweggrund für die Aktivität aus dem Blickfeld gerät.

Hier sind die *DSM*-Kriterien sehr hilfreich. Im Gegensatz zu einem Menschen mit einer Zwanghaften Persönlichkeitsstörung würden *normale Sensible nicht erlauben, dass vorbereitende Tätigkeiten oder Zusatzaktivitäten ihr Leben beeinträchtigen oder ihren Zweck verlieren* –, z. B. würden sie auf ein Recycling verzichten, wenn der Preis für die Umwelt dafür offenkundig höher wäre (etwa eine lange Autofahrt) als der langfristige Nutzen des Recycelns. Sie würden ganz entschieden ein Vorhaben lieber rechtzeitig beenden, als darauf zu achten, dass alle Details perfekt sind. Sie würden kein unausgeglichenes Leben führen und die berufliche Produktivität über Beziehungen stellen oder herumstehendes Gerümpel dulden, anstatt Dinge wegzuwerfen.

Andere Punkte sind weniger klar. Was als „übermäßige Gewissenhaftigkeit" gilt, ist Ansichtssache. Die meisten Leute finden es heute normal, Dinge zu kopieren, für die es ein Copyright gibt, ein privates Abendessen in ein steuerlich absetzbares Arbeitsessen zu verwandeln, indem sie ein paar Minuten über die Arbeit plaudern, oder unethisches Verhalten eines Kollegen nicht zu melden. Aber manche Sensible würden all das niemals tun und stolz darauf sein. Sind sie übermäßig gewissenhaft?

Was das Widerstreben angeht, etwas an andere zu delegieren, es sei denn, dass „alles auf ihre Art erledigt wird" (APA, 1994, S. 757), so kommt es ganz auf die jeweilige Situation an. Bei einem Neurochirurgen oder auch einem Automechaniker würde man das nicht als Beeinträchtigung ansehen. Die Frage, wie viel Geld „im Hinblick auf befürchtete künftige Katastrophen gehortet werden" muss (APA, 1994, S. 759), wird sicher von Sensiblen und Nichtsensiblen verschieden beantwortet, kann aber selbst unter Wirtschaftsfachleuten ein legitimer Diskussionsgegenstand sein. Allgemeine „Rigidität und Eigensinn" (APA, 1994, S. 757) können ebenfalls mit den Augen des nichtsensiblen Betrachters gesehen werden.

Beim gleichzeitigen Auftreten von Sensibilität und einer Zwanghaften Persönlichkeitsstörung würden diese Patienten wahrscheinlich weniger deutlich auffallen als nichtsensible Patienten mit einer Zwanghaften Persönlichkeitsstörung, da sie anderen ihr Verhalten nicht so aufzwingen würden. Außerdem hätten sie wohl plausiblere Rationalisierungen für ihre extremen Verhaltensweisen parat, wie etwa die Notwendigkeit, Überstimulation zu reduzieren. In Kapitel 2 habe ich eine Patientin erwähnt, die ihr Haus zugenagelt hatte, um den Lärm von Schulkindern abzuhalten. Ihre auffälligen Verhaltensweisen weiteten sich derart aus, dass sie eindeutig den Kriterien einer Zwanghaften Persönlichkeitsstörung entsprachen. So war ihr Haus beispielsweise voller sehr gut geordneter Sammlungen, die ihre gesamte Zeit in Anspruch nahmen, was so weit ging, dass sie keine Freunde und keinen Kontakt zur Familie mehr hatte.

Störungen, die bei Hochsensiblen in Erscheinungsbild oder Ursache vom Standard abweichen können

Substanzinduzierte Störungen

Die Gründe, aus denen Menschen sich den übermäßigen Genuss ihrer bewusstseinsverändernden Lieblingssubstanzen genehmigen, sind offenkundig äußerst vielfältig und reichen von der Genetik bis zur sozialen Schicht. Aber einige Untersuchungen haben auch eine bedeutsame Rolle von Temperamentsmerkmalen ergeben, besonders bei High Sensation Seeking (Andrew & Cronin, 1997), Impulsive Sensation Seeking (Robbins & Bryan, 2004) und entweder einem starken Bedürfnis nach Neuem oder einer gering ausgeprägten Schadensvermeidung oder beidem (Galen, Henderson & Whitman, 1997). In denselben Studien ist ein niedriges Niveau dieser Merkmale mit verantwortungsvollem Umgang mit solchen Substanzen oder Abstinenz assoziiert. Während sensible Menschen durchaus High Sensation Seeker sein können, sind sie im Allgemeinen nicht impulsiv und meiden Schaden nach Kräften, daher würden sie auch ungesunde, verantwortungslose oder riskante Verhaltensweisen meiden.

Die Ausnahmen erreichen das Stadium der Abhängigkeit oder des Missbrauchs normalerweise deshalb, weil sie Erleichterung bei Überstimulation suchen oder unbewusst wünschen, den Verantwortlichkeiten des Erwachsenseins aus dem Weg zu gehen, die ihnen intuitiv nur allzu klar sind. Die Substanz kann als Übergangsobjekt gesehen werden, zu dem sie eine tröstliche Bindung hergestellt haben (Denning, 2000/2004). Bei anderen geht es weniger offenkundig um Sensibilität und mehr um Biologie, soziale Umgebung oder Trauma. Aber auch in diesen Fällen sind sich die Betreffenden im Allgemeinen der Gefahren für sich selbst bewusst und haben deshalb mehr innere Konflikte, als es bei anderen Patienten mit demselben Maß an „Ausagieren" zu beobachten wäre.

Sexuelle Störungen und Geschlechtsidentitätsstörungen

Betrachtet man die Ergebnisse der Umfrage anhand von Fragebogen, von der in Kapitel 7 berichtet wurde, gibt es anscheinend keine Unterschiede in Anzahl oder Art der sexuellen Störungen. Dennoch könnte es einige Verwirrung bezüglich des sexuellen „Stils" geben. Sensible Menschen störten sich mehr an unangenehmen Geräuschen und Gerüchen und hatten weniger Interesse an Pornografie, was fälschlicherweise als Zeichen für eine sexuelle Aversionsstörung angesehen werden könnte. Sensible gaben auch häufiger an, so sehr von Reizen überwältigt zu werden, dass es schmerzhaft wurde und sie aufhören mussten, was man mit Dyspareunie verwechseln kann. Sie hatten Schwierigkeiten mit Ablenkungen während des Geschlechtsverkehrs und mit dem Übergang zum Alltagsleben danach und waren wesentlich vorsichtiger in Bezug auf Risiken durch unbekannte Partner, sexuell übertragbare Krankheiten oder Schwangerschaft – Verhaltensweisen, die man mit verminderter sexueller Appetenz verwechseln kann, ohne dass die anderen Kriterien erfüllt sind.

Was Geschlechtsidentitätsstörungen betrifft, so ist zu erwarten, dass die allgemeine kulturelle Haltung, Sensibilität mit Weiblichkeit gleichzusetzen, manchmal bei der Verwirrung eines sensiblen Mannes bezüglich seiner Geschlechtsidentität eine Rolle spielen kann.

Schlafstörungen

Ein Punkt, der aus der HSP-Skala herausgenommen wurde, betraf Schlafstörungen, weil diese hochsensible Menschen nicht von anderen unterscheiden. Klagt ein hochsensibler Mensch über Schlaflosigkeit, dann beruht sie normalerweise auf Überstimulation (die meist der Hauptgrund für Schlaflosigkeit sein dürfte).

Anpassungsstörungen

Wie zu erwarten, haben Hochsensible mehr Anpassungsstörungen, weil diese Patienten generell stärkere Reaktionen auf Stressoren haben und von einem hohen Stimulationsniveau leichter gestresst werden, emotionaler auf Ereignisse reagieren und sich mehr Sorgen um die Langzeitfolgen von Dingen machen als nichtsensible Menschen. Das Erscheinungsbild kann insofern anders aussehen, als dass sensible Patienten wirken können, als seien sie starke Emotionen gewohnt und würden sie vielleicht habituell über- oder unterkontrollieren, was man aus ihrer Lebensgeschichte entnehmen kann. Ein nichtsensibler Mensch mit einer Anpassungsstörung würde Emotionen eher als stärker denn je zuvor schildern. Außerdem könnte der Hauptstressor bei sensiblen Menschen subtiler oder stärker zukunftsgerichtet sein – z. B. könnte es um die Angst gehen, den Arbeitsplatz zu verlieren, statt um einen bereits eingetretenen Verlust.

Anhang C | Forschungsüberblick zum Konzept der Hochsensibilität

In diesem Anhang wird die Forschungslage zum Konzept der Hochsensibilität detaillierter vorgestellt. Zu Beginn wird die anfängliche Forschung erläutert, die zur Entwicklung des Konzepts und zur HSP-Skala geführt hat, gefolgt von weiteren Arbeiten von mir und anderen, die die HSP-Skala anwenden, darunter auch neuropsychologische Daten, sodann Arbeiten anderer über ähnliche Merkmale bei Mensch und Tier. Am Ende finden Sie einige Theorien über die genetische und evolutionäre Grundlage der Sensibilität und die Antworten auf einige Fragen, die Sie vielleicht noch immer haben. (Bitte beachten Sie, dass Sie bei der Suche nach Untersuchungen über Hochsensibilität in Datenbanken wie PsychInfo die meisten Ergebnisse erzielen, wenn Sie den Begriff Sensory Processing Sensitivity oder SPS eingeben.)

Anfängliche Forschung

Da ich erst einmal ein Gefühl für die Qualität der Sensibilität entwickeln wollte, ehe ich eine quantitative Untersuchung begann, interviewte ich zunächst Personen, die sich mit dem Begriff „hochsensibel" identifizierten. Dabei beschrieb ich dies entweder als einen hohen Grad von Introversion (da ich noch davon überzeugt war, einen unterbewerteten Aspekt der Introversion zu untersuchen) oder als Tendenz, leicht durch Stimulationen wie Lärm, emotional bewegende Situationen oder schockierende Filme überwältigt zu werden (Aron & Aron, 1997, Studie 1).

Interviews: Methoden und Ergebnisse

Die Interviewpartner wurden aus dem Studiengang Psychologie an der University of California in Santa Cruz gewonnen, an der ich damals lehrte. Damit ich eine breitere Stichprobe erhielt, gab es auch Anzeigen in einem Campus-Newsletter für Lehrende sowie im Newsletter eines ortsansässigen Kunstvereins, mit denen nach „erwachsenen Nichtstudierenden" gesucht wurde.

Rund 10 Prozent der Studierenden im Fach Psychologie fühlten sich von dem Begriff „hochsensibel" angesprochen und erklärten sich zum Mitmachen bereit, und die Resonanz auf die Newsletter war ebenfalls stark. Die Interviews dauerten jeweils drei bis vier Stunden und wurden nur mit solchen Freiwilligen geführt, bei denen ich mich telefonisch vergewissert hatte, dass sie verstanden hatten, was in der Anzeige gemeint war, und die das Gefühl hatten, das träfe auf sie zu (rund 85 Prozent). Nachdem ich die ersten 30 Teilnehmer beisammen hatte, versuchte ich eine repräsentativere Stichprobe zu gewinnen, indem ich bestimmten Altersgruppen, Männern und Künstlern (daher die Anzeige im Kunst-Newsletter) eine gewisse Priorität einräumte und außerdem auch solchen Personen, die nach konventionellen Standards als beruflich erfolgreich angesehen wurden. Insgesamt wurden 39 Personen interviewt, von denen 12 Studierende waren, 17 Männer und 30 ledig (acht von ihnen aufgrund einer Scheidung). Je eine Frau und ein Mann bezeichneten sich als homosexuell. Das Alter variierte von 18 bis 66, wobei es pro Dekade mindestens vier Teilnehmer gab.

Das Interviewprotokoll begann mit Hintergrundinformationen, ging weiter mit allgemeinen Fragen darüber, was die Teilnehmer von der Beschreibung der Sensibilität in den Anzeigen gehalten hatten und wie sie sie für sich selbst verstanden. Die Fragen gingen dann von weniger persönlichen (welche Art von Filmen sie gerne sahen, welche Umgebung sie bevorzugten) zu persönlichen über (erste Erinnerungen, Beziehung zu den Eltern, Schulzeit, Freundschaften, Verabredungen und Liebesbeziehungen oder Ehe, kreative Aktivitäten und religiöse und philosophische Einstellungen). Anschließend füllten die Interviewten einen kurzen Fragebogen zum Bindungsstil aus (Hazan & Shaver, 1987) und den Myers-Briggs-Typindikator (MBTI; Myers, 1962).

Rund die Hälfte der Interviewten hatte schon viel darüber nachgedacht, ob sie hochsensibel waren, auch wenn sie keine exakte Bezeichnung dafür hatten. Bei anderen rückte die Anzeige die Sensibilität erstmals ins Zentrum der Aufmerksamkeit. (In drei Fällen kam man während des Interviews überein, dass die Interviewten nicht in dem Sinne sensibel waren, wie der Begriff für die Untersuchung definiert war; die Daten aus diesen Interviews wurden nicht in die quantitative Datenanalyse einbezogen.)

Das überraschendste Ergebnis war, dass von 35 Interviewten, die den MBTI ausfüllten, 28 introvertiert waren, sieben jedoch extravertiert, obwohl in der Suchanzeige ausdrücklich von Introvertierten die Rede gewesen war (weil ich damals dachte, Introversion und Sensibilität könnten identisch sein, da die Forschung über Introvertierte eine größere physische Sensibilität ergeben hatte). Eine der extravertierten Personen war auf einer gemeinschaftlich betriebenen Farm aufgewachsen und fand Fremde selbst in großen Gruppen eher beruhigend als erregend. Allerdings war sie sehr empfindlich gegen Stadtlärm. (Ihr Bindungsstil und der einer weiteren Person unter den Extravertierten war sicher.) Zwei weitere Extravertierte schienen als Abwehr oder unter dem Druck der Familiendynamik eine extravertierte Persona angenommen zu haben (und fielen im Bindungsfragebogen unter unsicher-vermeidend). Drei schienen aus einer Art energiegeladener, rastloser Untriebigkeit und vielseitigen Talenten heraus eine extravertierte Haltung angenommen zu haben. (Ihr Bindungsstil schwankte zwischen sicher und unsicher.)

Ein weiterer Eindruck aus den Interviews, der diesmal durch den Fragebogen zum Bindungsstil bestätigt wurde, war, dass etwa die Hälfte der Teilnehmer eine „ausreichend gute" Kindheit gehabt hatten, jedoch trotzdem eindeutig hochsensibel waren – das heißt, ihre Sensibilität war nicht einfach die Reaktion auf eine chronische Familiendysfunktion oder ein frühes Trauma. Diese hochsensiblen Interviewten mit einer guten Kindheit waren im Allgemeinen erfolgreich, ob im Studium oder im Beruf, und sahen viele Vorteile in ihrer Sensibilität, obwohl sie ihr Leben erheblich geprägt hatte. Ihre Geschichte enger Beziehungen war auch weitaus besser als die der Personen, die eine schwierige Kindheit gehabt hatten. Unter Letzteren hatten manche schon in beträchtlichem Umfang Psychotherapie erhalten, und sie machten fast alle Interviewten aus, die auf dem Fragebogen zwischen dem sicheren und dem unsicheren Bindungsstil schwankten. Die übrigen mit einer unglücklichen Kindheit wiesen als Erwachsene ziemlich schwere Anpassungs- oder Persönlichkeitsstörungen auf, allerdings hingen diese Probleme nicht unbedingt in offensichtlicher Weise mit ihrer Sensibilität zusammen (beispielsweise hatten zwei von ihnen Essstörungen). In anderer Hinsicht schien ihre Sensibilität jedoch problematischer zu sein und wirkte sich stärker auf ihre Erfahrungen in der Schule, im Beruf und in Beziehungen aus. Sie fühlten sich wegen dieses Merkmals besonders oft verletzlich, eingeschränkt oder mit einem Mangel behaftet.

Eine weitere Beobachtung, die bei über 70 Prozent zutraf, war ihr Gefühl, sie seien anders, besonders im Hinblick darauf, dass sie an vollen Tagen mehr Pausen als andere brauchten (was ihnen das Gefühl gab, mit ihnen sei etwas nicht in Ordnung, weil sie sich allein zurückziehen mussten). Weitere Beobachtungen waren, dass sie ihr Leben bewusst darauf ausrichteten, Stimulation und unerwünschte Überraschungen zu reduzieren, dass ihnen ihr spirituelles und inneres Leben wichtig war, einschließlich ihrer Träume, und dass sie eine generelle Gewissenhaftigkeit in Bezug auf Details sowie das Anliegen besaßen, „das Richtige zu tun".

Es entstand durchgängig der Eindruck von mindestens leicht niedrigerem Selbstwertgefühl, das nicht immer durch eine ungünstige Erziehung oder ein Trauma zu erklären war. Manche betrachteten schon allein ihr Anderssein als eine Schwäche. Andere hatten das Gefühl, sie hätten aufgrund ihrer Sensibilität schon viele

Fehlschläge einstecken müssen. Dadurch glaubten sie, weniger Kontrolle über ihre Reaktionen auf Situationen zu haben als andere, beispielsweise wenn sie bei der Arbeit beobachtet wurden, Tests machten, sich in einer Gruppe zu Wort melden oder in irgendeiner Weise auftreten sollten. Sie dachten, sie würden zu sehr die Sorge haben, bezüglich ihres allgemeinen Wertes beurteilt zu werden.

Die HSP-Skala

Aus den Interviews wurde eine Reihe von Merkmalen gewonnen, die auf sensible Menschen zutreffen sollten. Daraus wurde ein Fragebogen mit 60 Einzelfragen (Items) zusammengestellt (Aron & Aron, 1997), der 604 Psychologiestudenten aus zwei Stichprobengruppen gegeben wurde – 319 studierten an der University of California, Santa Cruz, 285 waren Statistikstudenten in sieben Kursen im ganzen Land. Weiterhin wurde der Fragebogen auch einer Stichprobe von 301 Personen einer Gemeinde gegeben, die durch Zufallstelefonbefragung gewonnen und von Studentinnen interviewt wurden (die Rücklaufquote betrug 37 Prozent, was für diese Methoden recht gut ist, und 8 Prozent der Interviews wurden auf Spanisch geführt). Aus diesen Daten filterten wir aus den 60 Items (mit einer Reihe von Faktorenanalysen und Item-Evaluierungsmethoden) die 27 Fragen für die endgültige HSP-Skala (Skala für Hochsensible Personen) heraus, die bei dieser und nachfolgenden Untersuchungen verwendet wurde. Bei umfangreichen Tests war dieser Fragebogen intern sehr konsistent – das heißt, die scheinbar sehr unterschiedlichen Items wiesen eine hohe Korrelation auf: Cronbachs Alpha bewegte sich zwischen .64 und .75. (Falls Sie mit dieser Statistik nicht vertraut sind: Die Werte von Cronbachs Alpha reichen von 0 bis 1, aber Extreme sind ungewöhnlich, daher sind diese Alpha-Werte relativ hoch, besonders für die sehr unterschiedlichen Items, die diese Skala enthält.) In nachfolgenden Untersuchungen (die weiter unten besprochen werden) wurden ähnliche Werte für Cronbachs Alpha gefunden.

Für jede Stichprobe gab es auch eine deutliche Einfaktorlösung mit einer drastischen Abnahme der Eigenwerte (aufgeklärte Gesamtvarianz) vom ersten zum zweiten unrotierten Faktor, wobei die verbleibenden Faktoren eindeutig dem Scree-Kriterium genügten (niedrige Werte, die ohne plötzlichen Abfall langsam abflachen). Demzufolge scheint die Messung nach den Kriterien des Scree-Test ein einzelnes Konstrukt zu erfassen. (Einige nachfolgende Studien legen jedoch Subskalen oder multiple Faktoren nahe – ein Problem, dem ich mich gleich zuwenden werde.) Aufgrund der großen Bandbreite an Verhaltensweisen und Einstellungen, die durch die Items abgedeckt wurden, von Schreckhaftigkeit und Empfindlichkeit gegen Koffein bis zu einem reichhaltigen Innenleben und einer Vorliebe für Kunst, Musik und Literatur passt eine Einfaktorlösung auch zu der Theorie, dass das Konstrukt etwas Fundamentales beschreibt, das den meisten oder allen Verhaltensweisen der Menschen zugrunde liegt, die das Merkmal besitzen. (Bei den meisten Messungen eines Merkmals oder Verhaltens, bei denen Cronbachs Alpha über .60 liegt, sind die Fragen beinahe identisch, damit man eine Skala erhält, die einen adäquaten Alpha-Wert aufweist und eindimensional ist.) In dieser ersten Arbeit (Aron & Aron, 1997, Studie 5) haben wir auch von der externen Validität der HSP-Skala berichtet und bei einer neuen Stichprobe von 119 Studenten eine substanzielle Beziehung zwischen der HSP-Skala und einem bereits validierten Messinstrument eines ähnlichen Konstrukts gefunden, nämlich Mehrabians (1977) Skala zur Beurteilung einer niedrigen sensorischen Reizfilterung.

Interessanterweise spiegelte die Verteilung der Werte auf HSP-Skala bei all unseren Stichproben (N = 1494) die Erfahrungen anderer mit dem Temperaments-Konstrukt „Gehemmtheit" wider, das man an Kleinkindern untersucht hatte (unter Verwendung formeller taxometrischer Methoden; Woodward, Lenzenweger, Kagan, Snidman & Arcus, 2000), dass das Merkmal eher wie eine annähernd dichotome kategoriale Variable verteilt ist und nicht wie eine kontinuierliche, normalverteilte Variable. Das heißt, wir haben in sämtlichen Verteilungen unserer Stichproben einen Knickpunkt gefunden, das heißt, die „Kurve" ging an dieser Stelle nach unten. Es war nicht so, dass der Großteil der Stichprobe in der Mitte gelegen hätte. Zwischen 10 und 35 Prozent fielen in die Kategorie der Hochsensiblen – je nach der Stichprobe –, so zogen beispielsweise Psychologiestudiengänge mehr sensible Studenten an als andere Fächer. (Eine Diskussion typologischer Persönlichkeitskonzepte findet sich in Robins, John und Caspi [1998], eine Diskussion der damit verwandten Idee der globalen Merkmale findet sich bei Funder [1991].)

Die HSP-Skala und soziale Introversion

Systematische statistische Vergleiche wurden zwischen der Messung der Sensibilität und mehreren Messungen von sozialer Introversion (Aron & Aron, 1997, Studie 2–4) gezogen, die in den Studien an den Universitäten und in der Gemeinde verwendet wurden. Bei unserer eigenen kurzen Messung der sozialen Introversion, die zwischen zwei und vier Fragen umfasste (Lernen Sie gerne Fremde kennen? Haben Sie einen großen Freundeskreis? Meiden Sie Menschenansammlungen? Laden Sie Ihre „innere Batterie" allein oder in Gesellschaft auf?), variierten die Korrelationen bei den verschiedenen Stichproben von .25 bis .52 (alle signifikant), was auf eine klare Beziehung zur sozialen Introversion hindeutet, aber zugleich auch beweist, dass die Variablen distinktiv sind.

Wir benutzen auch die Messverfahren anderer für soziale Introversion. Bei einer Stichprobe, bei der der MBTI benutzt wurde, betrug die Korrelation mit Sensibilität .14. Bei zwei Stichproben maßen wir die Introversion anhand von Eysencks (1981) *früherem* Eysenck-Persönlichkeits-Inventar (in dem Einzelfragen enthalten waren, die Impulsivität und Soziabilität maßen), und die Korrelationen betrugen .27 und .29 (beide signifikant). Verwendeten wir die *Extraversion Scale* von John, Donahue und Kentle (1992), die auf dem Fünf-Faktoren-Modell basiert (McCrae & Costa, 2003), war die Korrelation .12 (nicht signifikant). Die Messung von John, Donahue und Kentle (1992) ist kürzer als die anderen Fünf-Faktoren-Messungen, hat aber eine Reliabilität, die mit ihnen vergleichbar ist (alle Fünf-Faktoren-Messungen von Introversion betonen Soziabilität). Obwohl die meisten dieser Korrelationen signifikant waren, wie zu erwarten war, waren sie nicht hoch.

Bei einem anderen Verfahren, Introversion von *Sensory Processing Sensitivity* (SPS) zu trennen, verglichen wir die Skala mit Items zur Messung von Sensibilität, die aus den ursprünglichen 60 Items stammten und aus unterschiedlichen Gründen nicht in der endgültigen Skala enthalten sind, aber dennoch die Sensibilität betreffen, wie etwa leichtes Weinen, intensives Sichverlieben, Empfindlichkeit gegen Alkohol und Empfindlichkeit gegen tägliche und jahreszeitliche Schwankungen von Sonnenlicht. Wir benutzten diese Items als zweite „externe" Messung von Sensibilität, um eine Reihe von Analysen der Partialkorrelation durchzuführen.

Nachdem wir Introversion statistisch auspartialisiert hatten (was mehr oder weniger den Effekt hatte, dass wir sensible Menschen testeten, die nur durchschnittlich introvertiert waren), korrelierte die HSP-Skala immer noch stark mit dieser „externen" Sensibilitätsskala. Wenn wir die HSP-Skala aus Messungen der Introversion auspartialisierten, korrelierte die „externe" Sensibilitätsskala nicht mit Introversion. Als zusätzlichen Test der Spezifität der HSP-Skala im Verhältnis zu Introversion drehten wir die Sache auch noch um und erstellten eine „externe Skala" von Introversionsfragen (z. B. Ich lebe lieber auf dem Land), die mit den Messungen korrelierte, die wir für Introversion benutzt hatten. Wenn wir die Standardmessungen der Introversion auspartialisierten, korrelierte die HSP-Skala nicht mit der „externen" Introversionsskala. Wenn wir jedoch die HSP-Skala auspartialisierten, korrelierten die Standardmessungen für Introversion noch immer mit der „externen" Introversionsskala.

Die HSP-Skala und Neurotizismus

Dieselbe Reihe von Analysen führten wir an denselben Stichproben auch mit dem Ziel dreier Messungen von Neurotizismus (negative Affektivität) durch. Die erste Messung nahmen wir mit unseren eigenen drei Fragen vor, die wir in allen Studien stellten: „Neigen Sie zu Ängsten?", „Sind Sie ein angespannter oder von Depressionen belasteter Mensch?" und „Neigen Sie zu Depression?" Die Korrelationen dieser Skala mit drei Fragen der HSP-Skala reichten von .47 bis .62 (alle signifikant). Die Korrelation mit der Fünf-Faktoren-Messung von Neurotizismus in John et al. (1992) war .42 (ebenfalls signifikant).

Obwohl die Korrelationen zwischen Neurotizismus und SPS immer mäßig bis hoch waren, waren sie keineswegs perfekt. Als wir dieselbe Reihe von Analysen der Partialkorrelation mit „externen" Messungen von Neurotizismus und Sensibilität durchführten, fanden wir außerdem wiederum, dass die beiden Konstrukte eindeutig verschiedenartig waren. Das heißt, wenn man den Neurotizismus statistisch auspartialisierte, blieb die Korrelation der HSP-Skala mit „externen" Sensibilitäts-Items bestehen, wenn man die HSP-Skala auspartialisierte, korrelierten die Standardmessungen von Neurotizismus noch immer mit den „externen" Neurotizismus-Items.

Besonders wichtig ist angesichts der Tatsache, dass das Merkmal SPS eine größere emotionale Reaktivität mit sich bringt, unsere Feststellung, dass diese Reaktivität sowohl für negative als auch für positive Ereignisse gilt und unabhängig von Neurotizismus gegeben ist. So korrelierte etwa nach dem Auspartialisieren der Neurotizismus-Messung die HSP-Skala immer noch mit allgemeinen (nicht spezifisch negativen) emotionsbezogenen Fragen – bei einer Stichprobe (Aron & Aron, 1997, Studie 6) beispielsweise mit leichtem Weinen (.54 vor dem Auspartialisieren des Neurotizismus, .33 danach), mit dem intensiven Empfinden von Liebe (.31; .24) und mit der Frage: „Wenn Sie glücklich sind, ist dieses Gefühl dann manchmal sehr stark?" (.50; .30) Diese Ergebnisse stützen die Vorstellung, dass Menschen mit hohen Werten bei SPS allgemein stärkere emotionale Reaktionen haben, ob sie neurotisch sind oder nicht, was auch für positive Emotionen gilt. Das wurde weiter durch eine experimentelle Induktion von positiven und negativen Emotionen bestätigt (Aron et al., 2005, Studie 4), die nachfolgend geschildert wird und seitdem unter Einsatz von Neuroimaging nachgewiesen wurde (Bar-Haim et al., 2009).

Schließlich stellt die HSP-Skala auch keine simple Kombination von Introversion und Neurotizismus dar, obwohl Introversion und Neurotizismus signifikant miteinander korrelierten (.16, .22, .16) und ebenso vielfältige Korrelationen von beidem mit der HSP-Skala (.56, .62, .47) vorhanden waren. Im Gegensatz dazu blieben quer durch sämtliche Stichproben unseres anfänglichen Berichts (und bei jeglicher Studie, die seither eine solche Analyse umfasste) beinahe alle Korrelationen der HSP-Skala mit sensibilitätsbezogenen „externen" Items oder Variablen stark und signifikant, nachdem sowohl Introversion als auch Neurotizismus auspartialisiert wurden.

In der ersten Reihe von Untersuchungen (Aron & Aron, 1997) wurden Individuen, die eine belastete Vergangenheit hatten, bei diesen Analysen nicht systematisch ausgesondert. Wäre das der Fall gewesen, wären die Korrelationen mit Neurotizismus wahrscheinlich substanziell geringer gewesen. Was blieb, hätte sich durch Items erklärt, denen neurotische und nicht neurotische sensible Menschen gleichermaßen zustimmen würden – beispielsweise dass es sie stresst, vor anderen aufzutreten, plötzliche Veränderungen zu erleben, Abgabetermine einhalten zu müssen oder „eine Menge gleichzeitig laufen zu haben". Bei einer nicht neurotischen sensiblen Person würden die Hauptgründe dafür mit ihrer Abneigung gegen überstimulierende Situationen zusammenhängen. Bei einer neurotischen Person ginge es in erster Linie um die Angst vor Versagen und Demütigung oder vor den Folgen in Form von Depression und einem geringen Selbstwertgefühl.

Sensibilität und das Fünf-Faktoren-Modell

Neurotizismus war der einzige der fünf Faktoren (Neurotizismus, Extraversion, Gewissenhaftigkeit, Verträglichkeit, Offenheit für Erfahrungen), der bei unseren Stichproben von 1997 signifikant oder nahezu signifikant mit der HSP-Skala korrelierte. Die multiple Korrelation aller fünf Skalen mit der HSP-Skala war jedoch .54 ($p < .01$), eine Zahl, die nur wenig höher war als die Betrachtung von Neurotizismus und Introversion ohne die anderen drei Faktoren. Dieser kleine Zuwachs ist wahrscheinlich auf einige Fragen in den anderen Skalen zurückzuführen, die hochsensible Menschen beschreiben, aber die Skalen selbst tun das nicht. Selbst wenn eine Entsprechung von .54 offenkundig substanziell ist, bedeutet das, dass 71 Prozent der Varianz überhaupt nicht vom Fünf-Faktoren-Modell erklärt wurde, was nahelegt, dass SPS in diesen häufig eingesetzten Konstrukten nicht vollständig erfasst ist.

Smolewska, McCabe und Woody (2006) haben ebenfalls die HSP-Skala mit dem Fünf-Faktoren-Modell verglichen, unter Verwendung des NEO-Fünf-Faktoren-Modells, und haben eine Korrelation mit Neurotizismus gefunden (.45), was unserem Ergebnis ähnelt, und zusätzlich eine Korrelation von .31 mit Offenheit (mit der wir gerechnet hatten, die wir aber bei unserer Stichprobe nicht fanden). Außerdem wiederholte sich bei ihnen das Fehlen einer signifikanten Beziehung zu den anderen drei Skalen des Fünf-Faktoren-Modells, vor allem Introversion–Extraversion. Das ist nicht überraschend, da das Fünf-Faktoren-Modell Introversion mit einem Mangel an positiven Affekten gleichsetzt, während Sensibilität eng mit einer positiven Antwort auf die Frage: „Wenn Sie glücklich sind, ist dieses Gefühl dann manchmal sehr stark?" zusammenhängt.

Fazit: Die anfängliche Erforschung von SPS (Aron & Aron, 1997) begann mit Interviews, aus denen 60 Items ausgewählt und mehreren großen Stichproben vorgelegt wurden, ehe die Endfassung der HSP-Skala mit ihren 27 Items als eindimensionale, zuverlässige, intern und extern gültige Messung eines Merkmals erstellt wurde, von dem angenommen wird, dass damit tendenziell die Strategie einhergeht, vor dem Handeln zunächst Informationen zu verarbeiten.

Das Zusammenwirken von Sensibilität und einer belasteten Kindheit ermöglicht Vorhersagen über negative Affekte und Schüchternheit

Obwohl sich Sensibilität bei unseren Ergebnissen von 1997 klar von Neurotizismus unterschied, korrelierte beides dennoch mit .45. Die Interviews deuteten jedoch darauf hin, dass überwiegend diejenigen von Depression und Angst berichteten, die eine schwierige Kindheit gehabt hatten. In diesen Untersuchungen von 1997 fanden wir eine distinkte Untergruppe von sensiblen Personen, ungefähr 30 Prozent, die eine erheblich höhere Introversion und mehr negative Emotionen aufwies und deren negative Affektivität anscheinend mit einer belasteten Kindheit zusammenhing. Aber wir hatten nicht nach einem Zusammenwirken dieser Faktoren Ausschau gehalten – also nicht danach, ob sich chronische negative Emotionen oder eine ungewöhnlich positive Grundhaltung und positive Verhaltensweisen leichter vorhersagen lassen, wenn man Sensibilität und Kindheit zusammen betrachtet statt jeweils für sich genommen. (Genau gesagt erwarteten wir aufgrund der Interviews eine Wechselwirkung der Art, dass zwar jeder von der Qualität seiner Kindheit beeinflusst wird, die Auswirkungen der Kindheit bei Sensiblen jedoch viel stärker sein würden. Daher sollten diejenigen mit einer schwierigen Kindheit einen besonders hohen Grad an Neurotizismus aufweisen, diejenigen mit einer guten Kindheit jedoch, falls überhaupt ein Unterschied bestand, *weniger* Neurotizismus als nichtsensible Personen.)

Drei Studien

Bei der ersten Studie (Aron et al., 2005, Studie 1) wurde anhand einer Skala von sechs Items zu einigen Kindheitserfahrungen, die relativ objektiv beantwortet werden konnten, das Kindheitsumfeld gemessen (z. B. „Gab es in der Familie psychische Krankheiten oder Alkoholismus?", „War ein Elternteil abwesend?", „Standen Sie Ihren Eltern besonders nahe?" usw.). Wir setzten auch die Skala mit drei Items zu negativer Affektivität oder Neurotizismus ein, die wir für die Studien von 1997 benutzt hatten („Sind Sie von Haus aus angespannt oder leicht beunruhigt?", „Neigen Sie zu Ängsten?" und „Neigen Sie zu Depression?"). Bei allen drei Studien maßen wir auch die Schüchternheit, wofür wir den überarbeiteten Maßstab von Cheek (1983) einsetzten. Wir maßen die Schüchternheit, weil sie so oft mit Sensibilität gleichgesetzt wird und weil sie eine weitere Variable ist, von der wir aufgrund der Interviews dachten, sie würde vom Zusammenwirken von SPS und dem Kindheitsumfeld vorhergesagt (eine umfangreiche Diskussion der Beziehung zwischen Sensibilität und Schüchternheit findet sich in E. Aron [1999]). Zusätzlich untersuchten wir in all diesen Studien die Introversion. Wenn jedoch die Introversion auspartialisiert wurde, blieb das Ergebnis in allen Fällen unverändert.

In dieser ersten Studie ($N = 96$) fanden wir das vorhergesagte Zusammenspiel, aber mehr für Schüchternheit als für Neurotizismus. Bei den Hochsensiblen galt, je schlechter die Kindheit, desto größer die Schüchternheit, während es bei den Nichtsensiblen zwischen der Kindheitsskala und Schüchternheit eine Korrelation von nahe null gab. Für negative Affektivität war das Zusammenwirken beider marginal signifikant ($p < .07$). Die Korrelation zwischen der Kindheitsskala und negativer Affektivität betrug bei sensiblen Personen .40, bei nichtsensiblen .12. Bei der besten „Pfadanalyse" kam heraus, dass sensible Personen mit negativer Affektivität zu Schüchternheit neigten – das heißt, negative Affektivität war ein wichtiger Mittler. Wenn es Personen mit hoher SPS und einer schlechten Kindheit gelungen war, chronisch negative Affekte zu vermeiden, wurden sie nicht als schüchtern eingestuft (s. Abb. 1).

Bei der zweiten Studie ($N = 213$) wurden die gleichen Hypothesen untersucht, aber wir maßen auch die negative Affektivität anhand des Angst-Fragebogens nach Beck (Beck, Epstein, Brown & Steer, 1988) und des Depressions-Fragebogens nach Beck (Beck, 1978) sowie das Kindheitsumfeld anhand des Messinstruments zur Elternbindung (*Parental Bonding Instrument,* PBI; Parker, Tupling & Brown, 1979). Bei dieser größeren Stichprobe und den vermehrten Standardmessungen gab es ein eindeutig signifikantes Zusammenwirken der Art, dass SPS in Kombination mit entweder einem schlechten elterlichen Umfeld oder negativer Affektivität signifikant mit Schüchternheit zusammenhing. Bei Studie 3 ($N = 396$) wurden die gleichen Ergebnisse erzielt, wobei nur die Mutter eingestuft wurde: ein zusammengesetzter Wert aus dem Fragebogen zur Mutter im PBI und der Bewertung der tatsächlichen und der gewünschten Nähe zur Mutter im Alter von 5, 9, 13 und 16 Jahren (s. Abb. 2). Bitte beachten Sie, dass, obwohl positive Ergebnisse nicht eigens gemessen wurden, diejenigen mit positiven Werten beim PBI weniger neurotisch und schüchtern waren als nichtsensible Personen mit ähnlich positiven Werten beim PBI – das heißt, sensible Personen schnitten besonders gut ab. Studie 4 (bei der eine experimentelle Manipulation stattfand) wird später beschrieben.

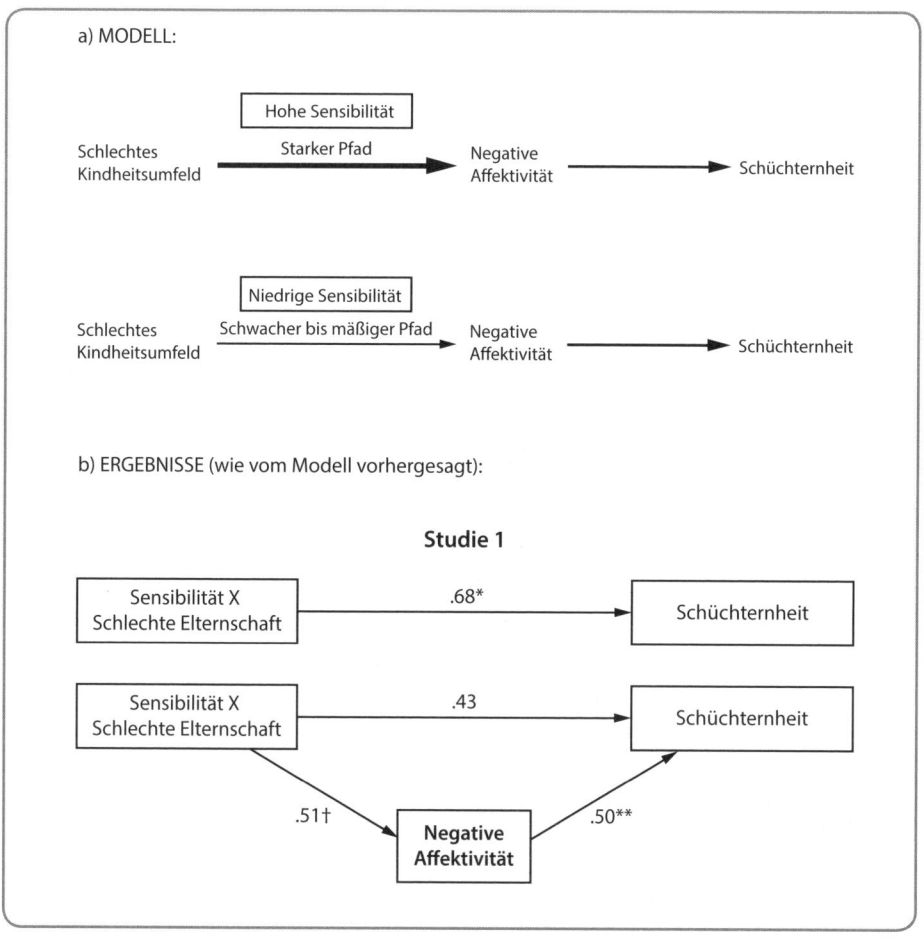

Abbildung 1

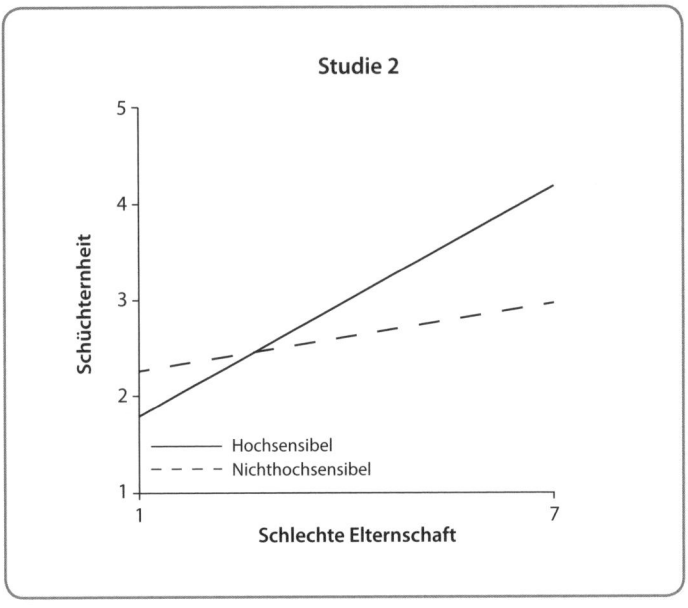

Abbildung 2

Über die Verwendung von retrospektiven Selbstbeurteilungen

Menschen mit einem hohen Neurotizismus-Wert beschreiben die Erinnerung an eine Erfahrung im Rückblick wahrscheinlich negativer, als sie die Erfahrung selbst zu dem Zeitpunkt beschrieben, als sie sie machten (Barrett, 1997; Cutler, Larsen & Bunce, 1996; Larsen, 1992), und Depressive neigen dazu, die meisten vergangenen Ereignisse negativer zu schildern als Nichtdepressive (Feldman, 1995). Daher wären Daten aus Langzeitstudien dem Studium dieser Variablen vorzuziehen gewesen, aber es gibt Gründe für die Annahme, dass solche Erinnerungsverzerrungen unsere Ergebnisse nicht beeinflusst haben.

Es gibt zweifellos Probleme mit retrospektiven Selbstbeurteilungen unter Bedingungen, bei denen das erhaltene oder vorhergesagte Ergebnismuster der wahrscheinlichen Richtung der Verzerrung entspricht. Das wäre beispielsweise der Fall, wenn man Depression bei Erwachsenen mit retrospektiven Berichten davon korrelieren würde, dass jemand eine schlechte Kindheit hatte. Aber diese Art von Korrelation kann nicht erklären, warum die Beziehung zwischen einer negativen Kindheit und negativer Affektivität bei Hochsensiblen höher sein sollte. Wenn SPS tatsächlich damit gleichzusetzen wäre, dass man mehr negative Affekte hat, oder bedeuten würde, dass man eine negativere Sicht des Lebens einschließlich der Kindheit hätte, wenn beim Vergleich zwischen einem sensiblen und einem nichtsensiblen Menschen, die aktuell beide das gleiche Depressionsniveau haben, eine solche Verzerrung wirksam wäre, dann würde der sensiblere eine negativere Kindheit beschreiben. Das beobachtete Ergebnismuster ist jedoch, dass beim gleichen aktuellen Grad von Depression Versuchspersonen mit hoher SPS von einer *weniger negativen* Kindheit berichten. (Das heißt, das Muster unserer Resultate für solche Menschen ist, dass bei ihnen im Vergleich zu Nichtsensiblen auch schon eine weniger negative Kindheit ausreicht, damit sie depressiv heranwachsen.)

Anders ausgedrückt: Würden Sie den Fehler machen, Sensibilität mit Neurotizismus und einem Hang zum Negativen gleichzusetzen, dann würden Sie, wenn ein sensibler Mensch zu Ihnen kommt, der verzweifelt ist, weil er keine Arbeit hat und von einer schrecklichen Kindheit berichtet, im Stillen denken, dass dieser Patient zwar sicherlich Kummer hat, dass aber seine Kindheit nicht so schlimm gewesen ist, wie er sagt – und dass er einfach ein Mensch ist, der negativ denkt.

In der nächsten Stunde kommt ein nichtsensibler Patient ebenso aufgeregt herein, weil er keine Arbeit hat, und hatte eine ähnlich belastete Kindheit. Diesmal glauben Sie, dass seine Kindheit so schlimm war, wie er sagt, weil Sie denken, ein nichtsensibler Patient würde nicht übertreiben – er hatte tatsächlich die schreckliche Kindheit, die er schildert. Unsere Ergebnisse zeigen jedoch, dass der sensible Patient für denselben Grad an Beeinträchtigung – denselben Kummer darüber, keine Arbeit zu haben – eine bessere Kindheit als der zweite Patient hätte beschreiben müssen, nicht eine schlechtere.

Angesichts der oben beschriebenen Resultate haben wir diese Verzerrung bei unserer Studie eindeutig nicht gefunden, und das deutet darauf hin, dass es angemessen ist, aus retrospektiven Selbstberichten zu schließen, dass das Zusammenwirken von SPS und einer belasteten Kindheit zu Neurotizismus führt (zu den negativen Affekten von Depression und Angst), nicht dass SPS mit Neurotizismus gleichzusetzen wäre. Wenn diese Verzerrung – dass alle sensiblen Menschen ihre Vergangenheit negativer sehen – vorhanden gewesen wäre, hätte sie vielmehr dem Ergebnismuster, das wir bekommen haben, entgegengewirkt. Wenn also irgendwann eine auf Beobachtung beruhende Langzeitstudie gemacht wird, wäre dasselbe Muster zu erwarten, das wir beobachtet haben, nur noch ausgeprägter.

Studie 4: Ein Experiment

Als wir die nächste Studie planten (Aron et al., 2005), fingen wir erst an, aktiv nach dem Zusammenwirken von Sensibilität und einer guten Kindheit zu suchen – also danach, dass diese Kombination offenbar zu positiveren Ergebnissen führt als eine ähnlich gute Kindheit bei nichtsensiblen Menschen. Unser Hauptziel dabei war, den Prozess verstehen zu lernen, der dazu führt, dass bestimmte Ereignisse sensible Kinder beeinflussen, und zwar mehr als andere. Wir nahmen an, dass dieser Prozess auch bei denen ähnlich wäre, die die Kindheit schon hinter sich gelassen haben, und sahen uns die Reaktionen von College-Studenten direkt nach einem Ereignis an, das für sie wichtig sein müsste. Diesmal versuchten wir, eine positive Erfahrung mit einzubeziehen, aber unglücklicherweise benutzten wir zur Messung der emotionalen Bedeutung des Ereignisses eine Skala, die den Grad der negativen Gefühle maß. Dennoch konnten die Teilnehmer wählen, dass sie „gar nicht" ängstlich, traurig usw. waren.

Bei dem Experiment wurde den Studenten ein Test gegeben, der die „angewandte logische Denkfähigkeit" maß, bei dem (ohne Wissen der Teilnehmer) die Hälfte nach dem Zufallsprinzip eine sehr schwierige Version erhielt und die andere Hälfte eine sehr leichte Version. Diejenigen, die den leichten Test bekamen, sahen sich von Leuten umgeben, die sich abmühten (für manche Aufgaben gab es überhaupt keine richtige Antwort), und die mit der schwierigen Version sahen, dass andere schnell fertig waren. (Wir verifizierten durch einen Manipulation Check, dass diejenigen mit der schwierigen Version, ob sie nun sensibel waren oder nicht, glaubten, sie hätten tatsächlich sehr schlecht in einem Test der logischen Denkfähigkeit abgeschnitten, und diejenigen mit dem leichten Test glaubten, sie hätten sehr gut abgeschnitten.) Wieder fanden wir ein Zusammenwirken der Art, dass sensible Studenten, die dachten, sie hätten schlecht abgeschnitten, sich schlechter fühlten als nichtsensible Studenten, die dieselbe Rückmeldung bekommen hatten, während Studenten, die dachten, sie hätten gut abgeschnitten, eine stärkere positive emotionale Reaktion hatten als nichtsensible Studenten, die die gleiche Auskunft bekamen (s. Abb. 3).

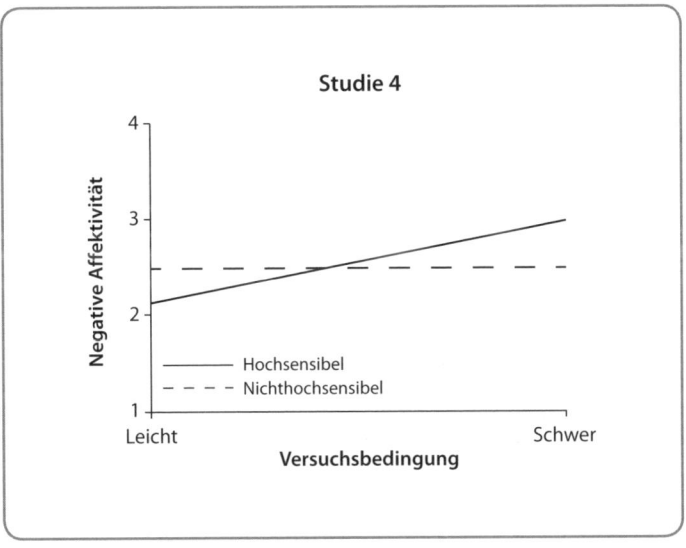

Abbildung 3

Die nichtsensiblen Studenten zeigten sogar fast gar keine Reaktion auf beide Arten von Test. Vermutlich waren die sensiblen Studenten stärker von dem Gefühl beeinflusst, sie hätten bei dem Test gut oder schlecht abgeschnitten, weil sie die subjektive Bedeutung des Ergebnisses gründlicher verarbeiteten. Jedenfalls dachten wir, wenn sensible Erwachsene stärker auf emotional geladene Ereignisse reagieren, könnte das auch auf Kinder zutreffen. Bitte beachten Sie, dass die sensiblen Studenten – wie bereits gesagt – auch stärker auf positive Rückmeldungen reagierten, nicht nur auf negative, was auf andere Weise das Ergebnis der Untersuchung von 1997 wiederholte, dass sensible Menschen von stärkeren glücklichen ebenso wie unglücklichen Reaktionen auf Situationen berichten. Nachfolgend dargestellte Forschungsarbeiten anderer haben dieselbe, über das Typische hinausgehende, positive Wirkung positiver Erfahrungen auf sensible Menschen festgestellt. Eine Gruppe (Boyce et al., 1995), die Schulkinder in guten und schlechten häuslichen und schulischen Umfeldern untersuchte, meinte, dass Kinder mit einer erhöhten Sensibilität für psychosoziale Prozesse „vielleicht auch besser in der Lage sind, zu bemerken, wann soziale Hinweise Ermutigung und Akzeptanz bedeuten" (S. 420).

Fazit: Bei der Weiterverfolgung der anfänglichen Forschung, die auf eine differenzielle Wirkung einer belasteten Kindheit bei sensiblen Menschen hindeutete, suchten und fanden wir (Aron et al., 2005) ein Zusammenwirken von belasteter Kindheit und Sensibilität dergestalt, dass sensible Menschen mit schwieriger Kindheit als Erwachsene stärker zu negativer Affektivität und Schüchternheit neigten, wobei die negative Affektivität der Mittler für das Ergebnis der Schüchternheit ist. Bei einem Versuch, mit dem wir herausfinden wollten, in welcher Weise negative Erfahrungen sensible Kinder stärker beeinflussen könnten, stellten wir fest, dass sensible College-Studenten stärker als andere auf eine negative Erfahrung reagierten, aber ebenso auf eine positive.

Neurowissenschaftliche Erkenntnisse

Die HSP-Skala ist ein nützliches Instrument für die Forschung. Letztlich verlangen jedoch das Konzept und die Skala die Art von Validierung, die darauf hinweist, dass die Sensibilität auf einem physiologischen Unterschied zwischen sensiblen und nichtsensiblen Menschen beruht, der das Verhalten beeinflusst.

Hochsensible Individuen weisen weniger kulturelle Voreingenommenheit in der Wahrnehmung auf

Bei einer Untersuchung (Hedden, Ketay, Markus & Gabrieli, 2008), die dazu dienen sollte, die Reaktion des Gehirns auf einen bekannten kulturellen Unterschied in der Wahrnehmung zu testen, wurde zehn Amerikanern europäischer Abstammung und zehn Ostasiaten, die erst seit Kurzem in den USA waren, die HSP-Skala vorgelegt, und sie unterzogen sich einer funktionellen Magnetresonanztomografie (fMRT), während sie einfache visuell-räumliche Aufgaben machten, die Urteile erforderten, die entweder kontextunabhängig waren (typischerweise leichter für Amerikaner) oder kontextabhängig (typischerweise leichter für Asiaten). Beide Gruppen zeigten bei der kulturell nicht bevorzugten Aufgabe eine stärkere Aktivierung der Frontalregion und der Parietalregion, verbunden mit größerer Anstrengung in der Aufmerksamkeitsleistung und im Arbeitsgedächtnis. Bei einer anschließenden Analyse, die die Ergebnisse der HSP-Skala in den Mittelpunkt stellte (Aron et al., 2007), wurde dieser Gesamteffekt jedoch dramatisch und signifikant durch individuelle Unterschiede in SPS modifiziert.

Insbesondere wiesen hochsensible Individuen in Übereinstimmung mit der Theorie wenig Unterschied als Funktion der Kultur auf; Menschen mit niedriger Sensibilität wiesen starke kulturelle Unterschiede auf. Dieses Zusammenwirken blieb signifikant ($p < .05$) bei der Kontrolle auf negative Affektivität (Neurotizismus), soziale

Introversion, Geschlecht und individuelle Unterschiede in der Stärke der kulturellen Identität. Mit anderen Worten brauchten die sensiblen Personen nur weniger oder gar keine Anstrengung aufzuwenden, um eine kulturell geprägte Wahrnehmung, wie man sie bei nichtsensiblen Menschen festgestellt hatte, zu überwinden (s. Abb. 4).

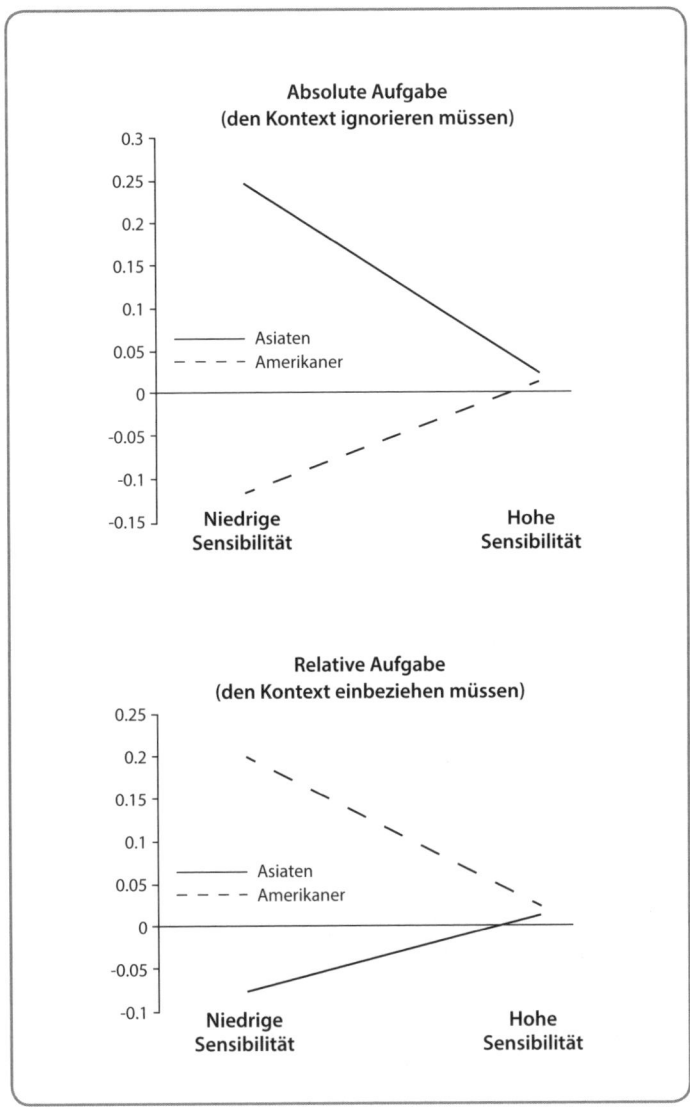

Abbildung 4

SPS ist bei Aufgaben zu feinen Wahrnehmungsunterschieden mit einer erhöhten Aktivität in Bereichen für Wahrnehmung assoziiert

Bei einer Untersuchung mit fMRT (Jagiellowicz et al., 2011) führten 16 Studenten mit unterschiedlichen Werten auf der HSP-Skala eine Reihe von Aufgaben im Kernspintomografen aus, bei denen sie mehrere Landschaftsaufnahmen sahen und beurteilen sollten, ob diese mit dem jeweils vorangegangenen Bild übereinstimmten oder davon verschieden waren. Die Darbietung erfolgte in Blöcken, bei denen die Abweichungen (wenn es welche gab) entweder sehr stark oder subtil waren. Es gab 12 Blöcke von jedem Typ, die in zufälliger Reihenfolge präsentiert wurden. Die Teilnehmer, die hohe Werte auf der HSP-Skala hatten, wiesen bei den Aufgaben zu den subtilen (versus sehr starken) Veränderungen eine dramatisch höhere Aktivierung in mehreren Hirnregionen auf (besonders in denen für visuelle Verarbeitung), was darauf hindeutet, dass sie an den subtilen Aufgaben aktiver arbeiteten als die nichtsensiblen Teilnehmer. Diese Resultate zeigen, dass sich selbst anhand einer kleinen Stichprobe feststellen lässt, dass sensible Menschen bei Unterscheidungsaufgaben ganz anders reagieren.

Voxel-basierte Morphometrie, Unterschiede in der Hirnstruktur zwischen SPS und Nicht-SPS

In einer Studie (Ersner-Hershfield et al., 2007), bei der die neue Methode der Voxelbasierten Morphometrie eingesetzt wurde, mit der man Unterschiede in der Dichte der grauen Substanz feststellen kann, wurden Variationen in SPS bei zwei Stichproben von amerikanischen College-Studenten und einer Stichprobe von asiatischen College-Studenten untersucht, die vor Kurzem in die USA gekommen waren. Bei allen drei Stichproben war die SPS stark mit komplexen, aber konsistenten Unterschieden in der grauen Substanz assoziiert.

Fazit: Neuropsychologische Untersuchungen ergaben, auch wenn nur sehr kleine Stichproben erhoben wurden, dass die Werte auf der HSP-Skala mit Unterschieden in der Morphologie des Gehirns assoziiert sind und auch mit vorhersagbaren Aktivierungsunterschieden bei Wahrnehmungsaufgaben.

Klinische und angewandte Forschung mit der HSP-Skala

Bei mehreren Studien wurde die HSP-Skala für klinische Forschung verwendet. Meyer und Carver (2000) setzten sie und andere Variablen ein, die damit zu tun haben könnten, dass College-Studenten von sich selbst glaubten, sie würden der *DSM*-Beschreibung einer Vermeidend-Selbstunsicheren Persönlichkeitsstörung entsprechen. Pessimismus ging mit dieser Einschätzung der Studierenden einher, wenn sie hohe Werte in SPS erzielten oder sich an negative Kindheitserlebnisse erinnerten. (Die Autoren prüften jedoch nicht, ob die Pessimismus-SPS-Korrelation auch erhalten bliebe, wenn man die negativen Kindheitserlebnisse auspartialisieren würde.)

Neal, Edelmann und Glachan (2002) benutzten per Post verschickte Antworten von Freiwilligen, die Selbsthilfegruppen für Menschen mit Angst und Depression angehörten, um die Beziehung verschiedener Störungen der psychischen Gesundheit zu Hochsensibilität zu untersuchen. Sensibilität hing in dieser Gruppe mit Angst (Sozialer Phobie, Agoraphobie, Angst, Panikstörung) zusammen, nicht jedoch mit Depression.

Liss et al. (2005) wiederholten die von uns festgestellten Befunde zum Zusammenwirken von HSP und der Kindheitserfahrung (Aron et al., Studie 1–3), maßen aber Depression und Angst getrennt und nicht als eine einzige Variable der negativen Affektivität (Neurotizismus). Bei ihrer Untersuchung hing SPS nur bei denjenigen mit Depression zusammen, die eine schlechte elterliche Fürsorge erhalten hatten, mit Angst hingegen bei allen, unabhängig von der Qualität der elterlichen Fürsorge.

Meyer et al. (2005) untersuchten eine Stichprobe, die zu 50 Prozent aus College-Studenten bestand und zu 50 Prozent aus Probanden aus dem Bereich London, um die Vorgeschichte zu Vermeidend-Selbstunsicheren und Borderline Persönlichkeitsstörungen zu finden, und stellten keine Haupteffekt-Beziehung zwischen Hochsensibilität und einer dieser beiden Störungen oder negativen Kindheitserfahrungen fest. Wenn sie jedoch die HSP-Skala in Unterskalen teilten (dieses Thema wird später noch besprochen), gab es einige Bezüge.

Benham (2006) fand heraus, dass bei College-Studenten hohe Werte auf der HSP-Skala mit ausgeprägtem Stress-Empfinden und selbst beobachteten körperlichen Symptomen für schlechte Gesundheit korrelierten. Im selben Jahr teilte Kemler (2006) Sportler in solche mit hohen und solche mit niedrigen Werten auf der HSP-Skala ein und stellte fest, dass nach der Teilnahme an einer Sportveranstaltung diejenigen mit den hohen Werten mehr Angst, Scham und eine größere Diskrepanz zwischen ihrer Selbsteinschätzung und ihrem Ideal sowie zwischen ihrer Selbsteinschätzung und ihrer Zielvorstellung von sich selbst berichteten. (Eine mögliche alternative Deutung ist, dass ihre Angst zu einer schwächeren Leistung führte und die übrigen emotionalen Folgen vielleicht daraus resultierten.)

Hofmann und Bitran (2007) erforschten die Beziehung zwischen den Werten auf der HSP-Skala und einer Sozialen Angststörung bei einer Stichprobe von Personen, bei denen aufgrund klinischer Interviews diese Diagnose gestellt worden war. Obwohl die Interviews den für eine Soziale Angststörung angewandten Test im Allgemeinen validiert hatten, korrelierten Hochsensibilität und die Diagnose der Störung nicht mit den Werten in diesem Test. Sensibilität korrelierte jedoch mit einem generalisierten Subtypus Sozialer Angst und Agoraphobie sowie mit dem gemessenen Wert für Schadensvermeidung, als hätten Hochsensible eine atypische Soziale Angststörung. Diese Ergebnisse kann man auch so deuten, dass die sensiblen Patienten, bei denen man mithilfe klinischer Interviews eine Soziale Angststörung diagnostiziert hatte, in Wirklichkeit keine hatten, da der Test, der normalerweise die Diagnose validierte, das in ihrem Fall nicht tat.

Evers, Rasche und Schabracq (2008) erforschen die Auswirkungen von Hochsensibilität auf Arbeitsstress: ob man mit der Arbeit nicht zurechtkommt, sie nicht sinnvoll oder verständlich findet und ob die Arbeit zu Selbstentfremdung, niedriger Selbstwirksamkeit und negativen Affekten führt. Evers et al. untersuchten Freiwillige, die sie durch Freunde gefunden hatten, die wiederum nach dem Schneeballprinzip weitere Teilnehmer anwarben (es ist nicht klar, ob sie vom Zweck der Studie wussten), und stellten fest, dass die meisten der vorhergesagten negativen Auswirkungen der Sensibilität für die ganze HSP-Skala zutrafen und auch für die beiden Unterskalen, die negative Aspekte des Merkmals testeten. SPS korrelierte nicht mit der Ansicht, es mangele der Arbeit an Sinn oder die Arbeit führe zu einer niedrigen Selbstwirksamkeit.

Fazit: Mehrere andere Forscher haben die HSP-Skala in unterschiedlicher Weise eingesetzt und konnten dabei unter anderem das Ergebnis wiederholen, dass das Zusammenwirken von Sensibilität und einer belasteten Kindheit zu negativer Affektivität führt, besonders zu Depression, nicht aber zu Angst. Das Auftreten von Angst bei allen sensiblen Menschen, wie immer ihre Kindheitserfahrungen waren, passt zu dem Bild, dass sie Menschen sind, die lieber zuerst einmal zuschauen, ehe sie handeln, statt Risiken einzugehen. Sensible College-Studenten berichteten von mehr Stress und körperlichen Symptomen als ihre nichtsensiblen Mitstudenten, und sensible College-Sportler litten nach einem Spiel mehr unter Angst und Scham. Bei sensiblen Menschen wurde keine erhöhte Neigung zu einer Vermeidend-Selbstunsicheren oder einer Borderline Persönlichkeitsstörung gefunden, und bei einer Untersuchung über die Auswirkungen der Sensibilität auf Arbeitsstress waren die Ergebnisse gemischt.

Ist die HSP-Skala einfaktoriell?

Die HSP-Skala beruht auf empirischen Fragen in Interviews, mit deren Hilfe wir eine große Anzahl von Items gewannen, aus denen wir dann eine kleine Anzahl aussiebten, die gut miteinander korrelierten (Aron & Aron, 1997). Da wir nicht genau wussten, was wir eigentlich untersuchten, war das ein angemessenes Vorgehen. Als die Skala vollständig war, überraschte es uns, wie breit die Palette von Items war, die gut miteinander korrelierten, von Schmerzempfindlichkeit und Schreckhaftigkeit bis zu einem komplexen Innenleben und Gewissenhaftigkeit. Dieses Ergebnis brachte uns dazu, weiter über das Konzept nachzudenken, das wir hier aufdeckten, und zu vermuten, dass es mit einer gründlichen und tiefen Verarbeitung zu tun hat, nicht nur mit einer scharfen Sinneswahrnehmung und der Tendenz, von zu viel Stimulation leicht überwältigt zu werden. Diese Art von Sensibilität mit einer tieferen Verarbeitung hatte sowohl erfreuliche wie unerfreuliche Auswirkungen und führte zu Strategien, die unangenehmen Wirkungen der Überstimulation möglichst zu vermeiden.

Zudem führt, wie Aron et al. (2005) und andere später entdeckten, SPS zu einer Verletzlichkeit gegenüber belastenden Lebensereignissen, die die Messung beeinflusst. Ohne dass wir eine schwere Kindheit oder ähnliche Stresserlebnisse ein Stück weit auspartialisierten, korrelierte die Skala, die wir entwickelt hatten, übermäßig mit Neurotizismus und Messungen negativer Affektivität, weil ein gewisser Prozentsatz sensibler Menschen in unseren Stichproben eine schwierige Kindheit gehabt hatte und davon stärker beeinflusst worden war als nichtsensible Menschen mit einer schwierigen Kindheit. Dennoch hatte die HSP-Skala die Ergebnisse gut vorhergesagt, auch bei den neurophysiologischen Untersuchungen, von denen berichtet wurde.

Kurz, sie ist anscheinend ein unvollkommenes, aber dennoch überraschend nützliches Messinstrument. Wichtig dabei ist, dass sie eine so große Bandbreite an Phänomenen abdeckt, die anscheinend alle die Folge eines einzigen, tiefer liegenden, individuellen Unterschieds sind. Cronbachs Alpha ist ein Indikator dafür, wie wahrscheinlich jemand, der bei einem Item mit Ja antwortet, auch bei einem anderen mit Ja antwortet. In den Untersuchungen, in denen Cronbachs Alpha eine zentrale Rolle spielte (Aron & Aron, 1997; Benham, 2006; Hofmann und Bitran, 2007; Meyer & Carver, 2000; Meyer et al., 2005; Neal et al., 2002), lag der Wert typischerweise bei .85 oder höher, was auf eine kohärente, eindimensionale Skala hindeutete.

Faktorenanalysen sind ein weiterer Weg, zu erkennen, ob ein Set von Items eindimensional ist oder in Subskalen unterteilt werden kann. Es herrscht eine gewisse Uneinigkeit darüber, wann man von einer Skala sagen kann, sie hätte Subskalen. In manchen Studien, in denen die Messung für andere Zwecke benutzt, aber von Faktorenanalysen berichtet wurde, kam man zu dem Ergebnis, die HSP-Skala sei eindimensional (Aron & Aron, 1997; Hofmann & Bitran, 2007; Neal et al., 2002). Sie beruhten im Allgemeinen auf der häufig verwendeten Standardmethode des Scree-Tests, bei dem ein Scree-Plot (Eigenwertediagramm) erstellt wird und man sich das Muster der Eigenwerte ansieht (der erklärten Varianz), während man vom ersten bis zum letzten unrotierten Faktor weitergeht und nach dem Punkt Ausschau hält, an dem der Eigenwert für jeden der verbleibenden Faktoren abflacht wie Geröll auf einem Abhang. (Wenn es nur einen Faktor gibt, ist der erste Eigenwert vielleicht 7 und die nächsten 2, 1.8, 1.7, 1.5, 1.4 usw.) In den Studien, die die Eigenwerte für die ersten paar Faktoren beschrieben haben, waren die Ergebnisse alle ähnlich. Es gab einen sehr hohen ersten Eigenwert (z. B. 26 % erklärte Varianz), der zweite war erheblich niedriger (z. B. 8 % oder weniger) und der Rest fiel nach und nach auf 0 ab.

In einigen Studien gab es jedoch noch einen zweiten Abfall irgendwann nach dem großen ersten Abfall, der als Hinweis darauf interpretiert wurde, dass es mehr als einen Faktor gibt. So berichteten Meyer et al. (2005) von vier Faktoren und Smolewska et al. (2006) berichteten von drei. Evans und Rothbart (2008), die eine andere Methode zur Identifizierung der Anzahl von Faktoren benutzten, berichteten von zwei. Im Anschluss fasse ich einige Ergebnisse dieser Studien und ihre mögliche Bedeutung für die tiefer liegende Struktur der HSP-Skala summarisch zusammen. Meyer et al. (2005) haben, wie schon erwähnt, ihre Ergebnisse als Hinweis auf vier Faktoren gesehen. Nach der Rotation bezeichneten sie diese Faktoren als „generelle Sensibilität / Überstimulation" (die 28 % der Gesamtvarianz erklärt), „negative Reaktionen" (8 %), „feines psychisches Unterscheidungsvermögen" (7 %) und „kontrollierte Schadensvermeidung " (4 %). Bei ihrer Untersuchung von Vermeidend-Selbstunsicheren und Borderline Persönlichkeitsstörungen differenzierten diese Faktoren (die als Subskalen gewertet wurden) die beiden Gruppen, denn die Vermeidend-Selbstunsichere Persönlichkeit korrelierte signifikant mit Schadensvermeidung und die Borderline Persönlichkeit mit feinem psychischen Unterscheidungsvermögen.

Smolewska et al. (2006) bezeichneten die drei Faktoren als „leichte Erregbarkeit" (26 %), „ästhetische Sensibilität" (8 %) und „niedrige Schwelle für Sinnesreize" (6 %). Die Items bei den Faktoren von Meyer et al. und Smolewska et al. waren jedoch nicht dieselben.

Evans und Rothbart (2008) verglichen die HSP-Skala mit Rothbarts Erwachsenen-Temperament-Fragebogen (*Adult Temperament Questionnaire,* Evans & Rothbart, 2007), der anders entwickelt wurde. Sie begannen mit der Definition von Merkmalen und nahmen nur Items auf, die den Definitionen entsprachen. Sie benutzten die Parallelanalyse (eine kürzlich entwickelte Methode zur Bestimmung der Anzahl der Faktoren) und stellten bei einer Gegenprobe mit konfirmatorischer Faktorenanalyse fest, dass die HSP-Skala in zwei Faktoren aufgeteilt werden konnte, die ihren Skalen der Negativen Affektivität (spezifisch der Subskala „Distress aufgrund von sensorischen Missempfindungen") und Sensibilität für Reize (spezifisch der Subskala „sensorische Empfindlichkeit») entsprechen, zwischen denen nur eine mäßige Korrelation besteht. (Ihre Faktoren-Lösung lässt sich recht gut auf die drei Faktoren von Smolewska et al. abbilden, und zwar in dem Sinne, dass einer sich weitgehend mit einem Faktor von Smolewska deckt und der zweite die beiden anderen enthält. Wesentlich geringere Überschneidungen gibt es mit den vier Faktoren von Meyer et al.)

Bei all diesem Hin und Her möchte ich anmerken, dass unsere sämtlichen Faktorenanalysen wahrscheinlich durch das Zusammenwirken der Hochsensibilität und dem Kindheitsumfeld verzerrt sind. Evans und Rothbart, die ausschließlich die Perspektive des Temperaments im Blick haben, besprechen nicht die zahlreichen Studien, die diese Interaktionen festgestellt haben, und wussten möglicherweise nichts von ihnen.

Wird die HSP-Skala in unterschiedlicher Weise in Subskalen geteilt, stellte sich bei einigen Subskalen heraus, dass sie mit verschiedenen Störungen korrelierten (Liss, Mailloux & Erchull, 2008; Meyer et al., 2005). Das war zu erwarten, da die gesamte HSP-Skala ziemlich hoch mit Neurotizismus korreliert und Skalen, die Items über sensorische Missempfindungen einschließen, mit Störungen des autistischen Spektrums korrelieren, bei dem derartige Missempfindungen beobachtet werden, wenn auch in einer inkonsistenten Weise. Aber wir behaupten dennoch, dass zwar manche Züge der Sensibilität auch bei Menschen zu finden sind, die nicht zur Population der Hochsensiblen gehören, dass aber eine Konzentration auf diese Züge ihre Ursache außer Acht lässt. Als Vergleich möge dienen, dass Frauen häufig Röcke tragen, Männer aber auch Röcke tragen können, und Hunde einen Schwanz haben, aber viele andere Tiere auch – von Salamandern bis zu Ponys. Aber Frauen, Hunde und sensible Menschen haben auch etwas, was für sie spezifisch und einzigartig ist. Es geht hier darum, dass das Ganze nicht durch seine einzelnen Teile beschrieben werden kann.

Wenn die Leute ein Messinstrument für sensorische Missempfindung brauchen, können sie es in einer Subskala der HSP-Skala finden, auch wenn zweifellos andere Messungen den Fokus dabei direkter auf Reizschwelle und Missempfindung richten – z. B. das Erwachsenen-Sensorik-Profil *(Sensory Profile)* von Brown und Dunn (2002) oder ihre Skala für sensorische Missempfindungen *(Sensory Discomfort Scale)*, die auf dem Konzept einer Störung der sensorischen Reizverarbeitung beruht und ihren Ursprung in der Beschäftigungstherapie hat. Solche Messungen erfassen aber vermutlich nur negative Auswirkungen des Aspekts der sensorischen Empfindlichkeit bei Hochsensibilität. SPS nach unserem Verständnis des Konzepts und dem anderer, die eher von einer biologischen und evolutionären Perspektive her kommen, sehen mit diesem Merkmal nicht nur mehr sensorische Wahrnehmung verbunden, die vielleicht Unbehagen erzeugt (bei Menschen mit einer schwierigen Kindheit noch mehr als bei anderen), sondern auch eine andere Art und Weise, auf Reize zu reagieren und sie zu verarbeiten, als die Mehrheit das tut.

Bei der Frage, ob das Konstrukt eindimensional oder komplex ist, steht noch nicht endgültig fest, welche von drei Hauptmöglichkeiten zutrifft: a) Es besteht aus unabhängigen, nur minimal miteinander korrelierenden Faktoren (eine Möglichkeit, die von einigen Studien gestützt wird, sich aber im Allgemeinen nicht bestätigt). b) Es besteht aus partiell korrelierenden Faktoren, Subskalen oder „Facetten" eines insgesamt kohärenten Konstrukts (eine Möglichkeit, die mit mehreren Studien konsistent ist; allerdings wecken die Variationen der Vorstellungen, wie die Gesamtskala unterteilt werden sollte, durch die diversen Studien hindurch einige Zweifel). c) Es handelt sich um einen einzigen Faktor, der ein gemeinsames, tiefer liegendes Merkmal mit unterschiedlichen Ausdrucksformen repräsentiert, die von Umständen wie der Erziehung abhängen (eine Möglichkeit, die mit einer großen Anzahl von Daten übereinstimmt, besonders bei der nachfolgend noch beschriebenen Forschung an Tieren, aber dennoch nicht definitiv nachgewiesen ist.)

Fazit: Die Items der HSP-Skala variieren stärker als die Skalen der meisten Persönlichkeits- oder Temperamentsmessinstrumente. Daher ist es nicht überraschend, dass sich die verschiedenen Items in Untergruppen aufteilen lassen. Die Überraschung ist vielmehr, dass derart breit gestreute Fragen so stark miteinander korrelieren, wie das der Fall ist, als läge ihnen ein einziges fundamentales Merkmal zugrunde. Außerdem scheint dieses Set von breit gestreuten Fragen Menschen in Gruppen *mit* dem Merkmal und solche *ohne* das Merkmal zu trennen, die sich in wichtigen Punkten messbar unterscheiden, unter anderem in der Gehirnfunktion und der Neuroanatomie.

Forschung zu ähnlichen Merkmalen

Die erste moderne Forschung über Temperamente begann, zumindest in den USA, als Alexander Thomas, Stella Chess und ihren Mitarbeitern (Thomas, Chess, Birch, Hertzig & Korn, 1963; Thomas, Chess & Birch, 1968) Unterschiede auffielen, von denen sie glaubten, sie seien nicht allein das Ergebnis von Erziehung, und daher eine Langzeitstudie einleiteten, bei der sie diese sehr früh auftretenden Merkmale durch Beobachtung identifizieren wollten. Damals wurden die Ursachen für Unterschiede in Persönlichkeit und Verhalten ausschließlich durch psychoanalytische Theorien und Lerntheorien erklärt. Nachdem die Forscher eine große Stichprobe von Kindern beobachtet hatten, kamen sie zu neuen Temperamentsmerkmalen, die wiederum nur auf beobachtbarem Verhalten basierten. SPS sieht häufig wie zwei Merkmale aus, die nicht immer gemeinsam auftreten – eine niedrige Reizschwelle und Rückzug (versus Annäherung). Selbst wenn SPS dabei das tiefer liegende Merkmal wäre – tatsächlich beobachten konnten Thomas und Chess am Verhalten der Kinder nur, dass beispielsweise manche empfindlich auf Lärm, kratzige Kleidung und neue Nahrungsmittel reagierten und dass andere sich von neuen Situationen und Menschen zurückzogen. Beides trat manchmal gemeinsam auf (das Kind, das „langsam auftaut" [Thomas et al., 1968]), aber nicht immer, da Kinder mit SPS, die gleichzeitig High Sensation Seeker waren, sich nicht zurückgezogen hätten. Alles in allem wäre es schwierig, die darunterliegende Strategie einer gründlicheren Reiz- oder Informationsverarbeitung zu sehen.

Andere, die durch die Beobachtung von Kleinkindern angeborene Merkmale finden wollten, stellten fest, dass manche Säuglinge schneller weinten, sodass zweifellos in manchen Fällen eine hohe SPS nicht als solche, sondern stattdessen als „affektive Negativität" bezeichnet wurde (Marshall & Fox, 2005). Wie bereits erwähnt, hat Kagan (1994) den Begriff „gehemmtes Verhalten gegenüber Unbekanntem" geprägt, nachdem er Kinder ab dem Alter von vier Monaten bis in die Adoleszenz beobachtet und bei einigen gesehen hatte, dass sie innehielten, ehe sie einen Laborraum voller neuer, teilweise komplizierter Spielzeuge betraten. Kagan assoziierte dieses Merkmal mit Angst und der Amygdala. Neue Untersuchungen mit bildgebenden Verfahren (Bar-Haim et al., 2009) haben jedoch festgestellt, dass das Belohnungszentrum des Gehirns bei „gehemmten" Jugendlichen ebenso leichter zu aktivieren ist wie das Angstzentrum. Das heißt, sie scheinen stärker auf alle Situationen zu antworten, als ließe sich ihr gehemmtes Verhalten am besten als Innehalten erklären, damit sie eine neue Situation beobachten können. Je nachdem, was sie dabei feststellen, sind sie dann entweder stärker als andere von der Aussicht auf eine potenzielle Belohnung erregt oder sie fühlen sich stärker als andere von Gefahr bedroht.

Weniger Versuche unternahm man, um das Temperament Erwachsener zu verstehen. Die Persönlichkeit von Erwachsenen wird im Allgemeinen ohne den Versuch unter die Lupe genommen, zu entscheiden, was angeboren ist, abgesehen davon, dass man die Erblichkeit beispielsweise der Eigenschaften des Fünf-Faktoren-Modells (der „Big Five") erwähnt. Aber die Erblichkeit bezieht sich nur auf den Grad, in dem ein Merkmal aufgrund der Genetik vorhanden ist, nicht darauf, dass es etwa Gene für Introversion oder Neurotizismus gäbe. (Röcke zu tragen ist in hohem Maße erblich, weil es eng mit dem Geschlecht verknüpft ist, aber es gibt kein Gen für das Röcketragen.) Evans und Rothbart (2008) haben versucht, die Temperamentsmerkmale von Thomas und Chess mithilfe des Erwachsenen-Temperament-Fragebogens *(Adult Temperament Questionnaire)* zu messen, wobei sie die ursprünglichen neun auf fünf reduziert haben: Sensitivität für Reize, Willentliche Kontrolle, Extraversion, Zugehörigkeit und Negative Affektivität. Wie bereits erwähnt, erfasst man bei einer Fokussierung auf den Grad der Wahrnehmung von Reizen mit geringer Intensität (Reizempfindlichkeit) statt auf die Tiefe der Verarbeitung sensorischer Information nur einen einzelnen Aspekt des umfassenderen Merkmals.

Carver und White (1994) entwickelten eine Theorie und eine Messung zweier Temperamentszüge von Erwachsenen, die auf Grays (1981,1985) Beschreibung eines *Verhaltenshemmungssystems (Behavioral Inhibition System, BIS)* und eines *Verhaltensaktivierungssystems (Behavioral Activation System, BAS)* beruhten. Wäre eines dieser beiden Systeme bei einer Person aktiver, wäre das ein angeborener individueller Unterschied. Sie gründeten ihre Messung jedoch auf Grays früherer Version seiner Theorie, die ein aktives Verhaltenshemmungssystem mit einer stärkeren Angstorientierung gleichsetzt. Diese ursprüngliche Gleichsetzung stellte Gray in seinem entsprechenden Artikel jedoch selbst infrage (1981). Er schrieb, seine Theorie würde bedeuten, dass ein Individuum nur für Bedrohungen sensibler wäre, eine solche Erklärung wäre aber „bemüht, angenommen dass sie überhaupt tragfähig ist" (Gray, 1981, S. 270). Wenn es die Aufgabe des Verhaltenshemmungssystems wäre, den gegenwärtigen Augenblick mit der Vergangenheit zu vergleichen (wie Gray 1985 formulierte), um lediglich Anzeichen für eine Bedrohung oder Strafe ausfindig zu machen, müsste es dennoch alle Stimuli prüfen, nicht nur die bedrohlichen. Außerdem müsste die Funktion des Verhaltenshemmungssystems, wenn es Angst hervorriefe, generell desorganisierend sein und den Vergleichsprozess stören, aber das tut es nicht. Vielmehr verlangsamt das System die Aktivität, wenn ein Individuum mit einem starken Verhaltenshemmungssystem „innehält, um zu prüfen". Im Vergleich dazu sind es diejenigen, die belohnungsorientiert sind (ein starkes Verhaltensaktivierungssystem haben) und rasch auf ihr Ziel zugehen, statt vorher prüfend innezuhalten, die sich ängstlicher und desorganisierter bewegen (Patterson & Newman, 1993).

Wenig überraschend wurde Grays Theorie des Verhaltenshemmungssystems revidiert (McNaughton & Gray, 2000), wobei teilweise Beobachtungen an Tieren verwendet wurden, um *drei* Systeme zu differenzieren. Das Verhaltenshemmungssystem beinhaltet waches Interesse und die Verarbeitung von Information, einen Ausgleich oder ein Verhandeln zwischen dem Drang, einfach seine Bedürfnisse zu befriedigen (Verhaltensaktivierungssystem), und dem Bedürfnis, innezuhalten und zu überlegen, wie man die gebotene Gelegenheit am besten nutzt, während man zugleich andere Bedürfnisse, wie das nach Sicherheit, erfüllt. Das dritte System steuert echte Angst–Flucht- oder Angriffsreaktionen. Bis heute setzen jedoch diejenigen, die sich für Persönlichkeitsunterschiede interessieren, weiterhin das Verhaltenshemmungssystem mit Angst vor Bedrohung und Rückzug gleich. Wie Gray jedoch in seinem revidierten Modell betont hat, ist ein Individuum, das prüfend innegehalten hat, gleichermaßen bereit, vorwärtszugehen wie sich zurückzuziehen, je nachdem, was es beobachtet hat.

Die interessanteste Diskussion darüber, was dieses Merkmal ausmachen könnte, kommt aus Studien über andere Arten. Mehr als 100 verschiedene Spezies (Wolf et al., 2008) haben anscheinend die Strategie, erst zu beobachten, ehe sie handeln, statt rasch und beinahe beliebig zu handeln. Beide Strategien haben je nach Ort und Zeit ihre Vorteile. Biologen glauben nicht, dass dieser Unterschied in der Strategie hauptsächlich auf schärfere Sinnesorgane zurückzuführen ist. So gibt es beispielsweise bei verschiedenen Arten „Falken" und „Tauben" (Korte et al., 2005), vergleichbar mit sensibel oder nichtsensibel. „Tauben" schenken Details in der Umgebung größere Aufmerksamkeit – Futterplätzen, der Aggressivität anderer Tiere, Augenblicken, in denen potenzielle Partnerinnen nicht von dominanten Männchen bewacht sind –, nutzen diese Information aber auch, um eine Vielzahl von Strategien zu entwickeln, je nachdem, was „Tauben" in ihrer jeweiligen Spezies tun. Dieser neutrale Blick auf das Merkmal – das manchmal nützlich ist und manchmal nicht – führt uns zu den Themen der Theorien über das Merkmal bei Menschen, die die Möglichkeit von entweder sehr positiven oder sehr negativen Auswirkungen betonen, je nach der Umgebung, in der sich sensible Individuen, besonders in der Kindheit, befinden.

Fazit: Die Forschung über Temperamente begann mit Studien an Kindern und wurde durch den Erwachsenen-Temperament-Fragebogen von Evans und Rothbart und durch die Messungen von Carver und White, die auf dem Verhaltenshemmungssystem und dem Verhaltensaktivierungssystem beruhten, auf Erwachsene ausgedehnt. Sie alle diskutieren Merkmale, die eng mit dem Konstrukt der SPS verwandt sind.

Studien, in denen Sensibilität sowohl potenziell positiv als auch potenziell negativ gesehen wird

Der jüngste Trend beim Blick auf die Sensibilität ist, diese als neutralen Unterschied zu betrachten, der sowohl Vorteile als auch Nachteile mit sich bringt, je nach der Umgebung. Diesen Blickwinkel hatten vielleicht als Erste Boyce und seine Kollegen (1995) sowie Gannon et al. (1989), die den Begriff „psychobiologische Reaktivität" gebrauchten, um Kinder zu beschreiben, bei denen man mehr Verletzungen und Krankheiten feststellte als bei anderen, wenn sie zu Hause oder in der Schule unter Stress gerieten, aber weniger, wenn sie nicht unter Stress standen. Nachdem sie dieses Phänomen außer an Menschen auch an Tieren weiter erforscht hatten, entwickelten sie den Begriff „biologische Kontextsensibilität" (BCS; Boyce & Ellis, 2005) und setzten diese Kontextsensibilität mit Hochsensibilität gleich oder sahen einen engen Zusammenhang mit dieser (S. 286). Sie glauben, diese Kontextsensibilität könnte von einem Gen gesteuert werden, das den Nachkommen des Menschen und mancher anderer Arten (besonders Rhesusaffen) erlaubt, sich an die Umgebung anzupassen, in der sie sich nach der Geburt vorfinden. Das stünde im Gegensatz dazu, dass eine fixe Überlebensstrategie vererbt wird, die unter bestimmten Bedingungen erfolgreich ist, was bei manchen Arten eindeutig der Fall ist.

Boyce und Ellis (2005) behaupteten, dass eine solche Plastizität oder Formbarkeit beim Menschen und anderen Primaten erforderlich ist, bei denen die Bindung zwischen Mutter und Kind verlängert und für das spätere soziale und psychische Wohlbefinden essenziell ist. Diese Mutter-Kind-Beziehung kann variieren: Sie kann einen starken Schutz vor Stress bieten, keinen Schutz bieten oder sogar selbst eine Stressquelle sein. Ein Gen für biologische Kontextsensibilität würde die Fähigkeit mit sich bringen, „spezifische Eigenschaften der Kindheitsumgebungen zu überwachen, damit auf dieser Grundlage die Entwicklung des Stressreaktionssystems so justiert werden kann, dass es diesen Umgebungen entspricht" (Boyce & Ellis, 2005, S. 271).

Boyce und Ellis führen in ihrer Argumentation weiter aus, dass ein Gen für biologische Kontextsensibilität in Bezug auf Elternbeziehung und frühen Stress drei potenzielle Szenarien erlauben würde. In einer Umgebung mit hohem Stress wird die biologische Kontextsensibilität aktiviert, damit das Individuum maximale Wachsamkeit auch für minimale Gefahrensignale besitzt. Diese notwendige Wachsamkeit hat jedoch viele negative Auswirkungen auf die Gesundheit und die spätere Persönlichkeitsentwicklung. In einem zweiten Szenario wird in einer Umgebung, die starken Schutz bietet und aufmerksam die Bedürfnisse des Kindes erfüllt, das Gen ebenfalls aktiviert. Das ermöglicht einem Individuum, die Vorzüge ausgezeichneter Eltern maximal auszuschöpfen. Ein drittes Szenario wäre eines, in dem der Stress in der Eltern-Kind-Beziehung mäßig ist. In diesem Fall würde das Gen nicht aktiviert, da es weniger Vorteile hätte, die Energie aufzuwenden, die nötig ist, um sich sehr stark auf die Umgebung einzustellen.

In ähnlichem Sinne haben Belsky und Kollegen (Belsky 2005; Belsky et al., 2007; Pluess & Belsky, 2009) Belegmaterial gesichtet, das für ihre Abänderung des Begriffs für das Merkmal sprach; war vorher von negativer Emotionalität die Rede, die zu einer „differenziellen Vulnerabilität" für Depression und Angst führt, so sprachen sie nun von einer „differenziellen Suszeptibilität" für sowohl positive als auch negative Umgebungen.

Im Folgenden werden einige Arbeiten vorgestellt, die zu einer Neufassung des Merkmals geführt haben, die nun sowohl Vorteile als auch Nachteile beinhaltet. In einer

Studie, die das Zusammenwirken von elterlichem Stil und einem ängstlichen Temperament bei der Gewissensbildung untersuchte, stellten Kochanska und Thompson (1997) fest, dass im Alter von zwei und drei Jahren Kinder, die in neuen Umgebungen eher gehemmt waren und Beschädigungen an einem Spielzeug stärker wahrnahmen (sie nahmen subtile Details wahr), auch aufgeregter reagierten, wenn die Situation so angelegt war, dass es für sie so aussah, als hätten sie diesen Schaden verursacht. Mit vier Jahren sank die Wahrscheinlichkeit, dass diese Kinder mogelten, Regeln brachen oder sich selbstsüchtig verhielten, wenn sie nicht fürchteten, erwischt zu werden, und sie gaben auch bei moralischen Dilemmas mehr pro-soziale Antworten. Aber dieser Unterschied blieb mit fünf Jahren nur dann erhalten, wenn ihre Mütter lediglich sanfte Disziplin ausgeübt und nicht auf Macht gesetzt hatten. Kooperation und Bindungssicherheit von Mutter und Kind wirkten in ähnlicher Weise in Kombination mit Temperament zusammen und riefen ungewöhnlich positive, gewissenhafte Verhaltensweisen bei diesen Kindern hervor.

Quas, Bauer und Boyce (2004) fanden heraus, dass sich sensible Kinder im Vergleich mit nichtsensiblen Kindern besser an ein stressendes Ereignis in einer unterstützenden Umgebung erinnerten, aber schlechter in einer nichtstützenden Umgebung. Das deutet darauf hin, dass bei diesen Kindern Abwehrstrategien wie Verdrängung und Dissoziation nötig waren, wenn die Eltern nicht in der Lage waren, ihrem Kind zu helfen, das stressende Ereignis zu verarbeiten, dass sie es jedoch gründlicher als andere verarbeiteten, wenn sie sich in einer unterstützenden Umgebung befanden.

Boyce und Ellis (2005) und Ellis, Jackson und Boyce (2006) sichteten auch eine Reihe von Untersuchungen an Tieren, die diese Art von Zusammenwirken demonstrierten, also das bessere oder schlechtere Abschneiden als eine Kontrollgruppe in Abhängigkeit von der Umgebung. Ein wichtiger Faktor bei Untersuchungen an Tieren ist, dass sie die experimentelle Zuteilung „reaktiver" Tiere zu unterschiedlichen Arten von Bemutterung erlauben. So ließ etwa, wie in Kapitel 1 erwähnt, Suomi (1997) selektiv so gezüchtete Rhesusaffen, dass sie entweder eine hohe oder eine niedrige Reaktivität aufwiesen, von fremden Müttern erziehen – d. h., Affen von jeder der beiden Züchtungen wurden entweder von durchschnittlichen oder von besonders geschickten Müttern aufgezogen. Reaktive Affen, die von durchschnittlichen Müttern großgezogen wurden, gerieten am schlechtesten, bei denen mit einer niedrigen Reaktivität zeigte sich wenig Wirkung der Erziehung der einen oder der anderen Art von Mutter. Aber die sehr reaktiven Affenkinder, die von Geburt an von sehr geschickten, liebevollen Müttern betreut wurden, gerieten insofern am besten, als sie in ihrer Entwicklung eine frühe Reife aufwiesen, im Verhalten Resilienz gegen Stress zeigten und in der Rangordnung der Gruppe so weit aufstiegen, dass sie oft die Anführer der Gruppe wurden.

Gunnar und Kollegen (Gunnar, 1994; Nachmias et al., 1996) nutzten Experimente, um expliziter die Bedingungen zu demonstrieren, unter denen sich sensible („gehemmte") Kinder in einer neuen Umgebung nach einer anfänglichen Stressreaktion entweder rasch anpassen oder sich zunehmend bedroht zeigen. In einem Versuch (Nachmias et al., 1996) wurden Kleinkinder in einen Raum voller sehr stimulierender, ungewöhnlicher Spielzeuge gebracht, wobei ihr Adrenalin- und ihr Cortisolspiegel überwacht wurden. Die gehemmten Kinder hatten einen sofortigen Adrenalinanstieg, den die nicht gehemmten Kinder nicht aufwiesen. Das heißt, anfänglich waren alle gehemmten Kinder erschrocken. Aber die Kinder, bei denen man vorher ermittelt hatte, dass sie eine sichere Mutterbindung besaßen, waren bald in der Lage, sich auf die neue Spielumgebung einzulassen, und fanden anscheinend nichts Bedrohliches mehr an der Situation, nachdem sie sie erkundet hatten, wie ihr normaler Cortisolspiegel anzeigte. Aber gehemmte Kinder mit unsicherer Bindung an ihre Mütter entspannten sich in dieser Umgebung nicht und wiesen sowohl erhöhtes Adrenalin als später auch erhöhtes Cortisol auf, was darauf hindeutet, dass ihr Innehalten zur Einschätzung der Situation zu einem Gefühl von Gefahr geführt hatte.

Gunnar (1994) führte ein ähnliches Experiment durch, bei dem er Kleinkinder eine halbe Stunde mit Betreuern allein ließ, die angewiesen waren, sich entweder zugänglich *(responsive)* oder unzugänglich *(nonresponsive)* zu verhalten. Dann wurden die Kinder in dasselbe, sehr stimulierende Spielzimmer gebracht. Wenn nicht gehemmte Kinder das Spielzimmer betraten, war ihre Reaktion nicht vom Typ der Betreuungsperson beeinflusst, mit der sie gewartet hatten. Gehemmte Kinder, die in Gesellschaft einer zugänglichen Betreuungsperson gewesen waren, verhielten sich ebenso wie die Kinder mit einer sicheren Bindung, und ihre Adrenalin- und Cortisolspiegel waren gleich. Aber gehemmte Kinder, die mit einer unzugänglichen Betreuungsperson gewartet hatten, verhielten sich wie bei einem unsicheren Bindungsstil und hatten einen entsprechenden Stresshormonspiegel. Diese Studien legen nahe, dass es bei sensiblen oder gehemmten Kindern eine große Rolle spielt, wie sie ihre soziale Unterstützung und ihre Sicherheit einschätzen, und dass das ihre Fähigkeit, sich an neue Situationen anzupassen, stark beeinflusst.

Schließlich haben auch zahlreiche Studien (z. B. Canli, 2008; eine Übersicht findet sich in Belsky & Pluess, 2009) bestimmte Gene (z. B. eines, das den Serotonintransporter 5-HTT kodiert) mit Depression und Angst in Verbindung gebracht. Jahrelang hat man das lediglich als Risikofaktor angesehen, aber Untersuchungen haben inzwischen ergeben, dass damit auch gewisse Vorteile für die soziale Kognition und die kognitive Kontrolle verbunden sind (Canli & Lesch, 2007; Strobel et al., 2007). Obwohl das noch nicht ganz feststeht, ist es gut möglich, dass der Transporter 5-HTT mit Sensory Processing Sensitivity verknüpft ist. Jedenfalls klingt eine Eigenschaft, die eine Anfälligkeit für Depression und Angst erzeugt, sich aber auch als Träger positiver Wirkungen entpuppt, durchaus vertraut.

Fazit: Mehrere Forschungsrichtungen weisen darauf hin, dass diejenigen, die eine genetische Sensibilität oder Suszeptibilität für ihre frühe Umgebung haben, noch mehr als andere davon profitieren können, in einer guten Familie aufzuwachsen und eine relativ stressarme Schulerfahrung zu machen (sie sind gesünder, weniger depressiv und ängstlich sowie sozial kompetenter), aber auch besonders stark von familiär und schulisch ungünstigen Einflüssen geschädigt werden.

Ähnliche Merkmale bei Tieren

Obwohl es klinisch nicht besonders hilfreich ist, mehr über das Merkmal bei Tieren zu wissen, stärkt es doch die Überzeugung eines Therapeuten, dass das Merkmal tatsächlich existiert, und es hilft, die Funktion dieses Merkmals zu klären. Bis vor Kurzem wurde angenommen, dass sich eine Art so entwickelt, dass sie in eine bestimmte ökologische Nische passt und dass es für die Art in dieser Nische einen Idealtyp gibt, sodass diejenigen, die dem Ideal weitgehend entsprechen, überleben, andere jedoch aussterben, zumindest bis sich an der Nische etwas ändert. In jüngster Zeit zeigte sich jedoch, dass Variationen oder Typen innerhalb einzelner Arten in derselben Umgebung vorkommen, von denen jede Form zu unterschiedlichen Zeiten oder an unterschiedlichen Orten in der Umgebung, in der die Art lebt, einen Vorteil vor den anderen hat. So frisst etwa eine Variante von Fischen einer Art im offenen Wasser in der Mitte eines Teiches, während die andere derselben Art zwischen dem Schilf am Rand Futter sucht (Wilson et al., 1993).

Einer der ersten, der stabile individuelle Verhaltensunterschiede innerhalb einer Spezies beschrieben hat, war David Sloan Wilson bei seiner Forschung über den Kürbiskernbarsch (oder Gemeinen Sonnenbarsch; Wilson et al., 1993). Als man eine Falle in einen Teich stellte, in dem sie heimisch waren, schwammen viele neugierig heran und gerieten leicht in die Falle. Andere näherten sich nicht, daher wurden sie mit einem Netz gefangen, damit man sie unter Laborbedingungen vergleichen konnte, wo die „mutigen" Fische fünfmal früher zu fressen begannen als die „schüchternen" Sonnenbarsche. Als sich beide Typen an das Labor gewöhnt hatten, unterschieden sie sich im Labor nicht in ihrem Explorationsverhalten in einer neuen Umgebung, in ihrer Reaktion auf Berührung, in ihrer Körperreaktion auf Stress und in der Wahrscheinlichkeit, dominant oder rangniedrig zu sein. (Tatsächlich war im Fall dieser Art der wahrscheinlichste Grund für die Herausbildung individueller Unterschiede, dass die schüchternen Sonnenbarsche den sichersten Teil des Teiches gewählt hatten, was rangniedrigere mutige Fische dazu zwang, in gefährlichere Bereiche auszuweichen.) Nach der Rückkehr in den Teich verhielten sich die schüchternen Sonnenbarsche jedoch wieder in ihrer ursprünglichen Weise. Sie näherten sich Tauchern nicht an und blieben lieber in der Nähe anderer Fische. Paarte sich ein schüchterner Fisch mit einem mutigen, schwamm der schüchterne dicht an diesen heran. Als der mutige gefangen wurde, versteckte sich der schüchterne unter einem Stück Holz und konnte nicht gefangen werden.

Diese Forschung könnte zu dem Versuch geführt haben, das Fünf-Faktoren-Modell auf Tiere anzuwenden (Nettle, 2006), aber sich beispielsweise Sonnenbarsche als extravertiert oder introvertiert vorzustellen, ist bei einer Art wenig sinnvoll, bei der die schüchternen Fische in Gruppen schwimmen, die mutigen Exemplare jedoch allein. Sensibilität für die Umgebung scheint eine angemessenere Bewertung zu sein. Eine leichte Verwirrung kam noch hinzu, als man feststellte, dass beim Gemeinen Sonnenbarsch Mut versus Schüchternheit je nach Situation wechselt, sodass beispielsweise die mutigsten Fische nur mäßig neugierig in Bezug auf neue Gegenstände waren (Coleman & Wilson, 1998). Die Autoren meinen, Persönlichkeitstheoretiker, die Menschen untersuchen, könnten einmal fragen, ob Schüchternheit eventuell für sehr spezifische Kontexte entstanden ist. Eine weitere Möglichkeit ist, dass die schüchternen Fische tatsächlich sensibel waren und neue Gegenstände, an denen weniger sensible Fische weniger interessiert waren, aufmerksam beobachteten.

Zwei Strategien scheinen diesen Unterschieden in der „Persönlichkeit" zugrunde zu liegen, obwohl die daraus resultierenden Verhaltensweisen von einer Situation zur anderen und von Art zu Art deutlich variieren, sodass es schwierig ist, eine Generalisierung derart vorzunehmen, dass Verhaltensmuster erblich seien. Aber wie immer das tatsächliche Verhalten aussieht: Die beiden Strategien scheinen die beiden möglichen Chancen zu repräsentieren, möglichst zu überleben, wie überall da zu sehen ist, wo etwas Glückssache ist. Entweder man setzt auf ein hohes Risiko mit hohem Gewinn oder man prüft die Sachlage gründlich und entscheidet sich dann für das Sicherste.

Wenn eine Art beispielsweise mit Zyklen lebt, in denen die Dichte des Nahrungsangebots und der Raubtiere variieren, wird der Typ, der bereit ist, Risiken einzugehen, indem er rasch handelt und in neue Umgebungen vorstößt, in Zeiten mit knappem Futter besser fahren, weil er Nutzen aus der Strategie zieht, sich als Erster in Zonen vorzuwagen, die normalerweise gefährlich sind, und dort zu holen, was zu haben ist, während der zurückhaltende Typ später kommt und weniger Nahrung findet. Wenn es viel Nahrung und viele Raubtiere gibt, ist es ratsamer, aufzupassen, wo man sein Abendessen verspeist, da auch die sichersten Orte Nahrung bieten.

In anderen Umgebungen und bei anderen Arten haben zurückhaltende Typen in üppigen Zeiten in kargeren Bereichen gefressen, um Konflikten auszuweichen, wissen aber in mageren Jahren besser, wo Futter zu finden ist, da sie bisher mehr danach suchen mussten. Daher ist es schwierig, die beiden Strategien quer durch verschiedene Arten als spezifische Verhaltensweisen zu beschreiben.

Diese beiden Verhaltenstypen wurden bei zahlreichen Arten gefunden (z. B. Primaten, Higley & Suomi, 1989; Stevenson-Hinde, Stillwell-Barnes & Zung, 1980; Suomi, 1983, 1987, 1991; bei Hunden, Beckoff, 1977; Fox, 1972; Goddard & Beilharz, 1985; MacDonald, 1983; Scott & Fuller, 1965; bei Ratten, Blanchard, Flannelly & Blanchard, 1986; Blizard, 1981; Cooper, Schmidt & Barrett, 1983; bei Ziegen, Lyons, Price & Moberg, 1988; und natürlich bei Sonnenbarschen, Wilson et al., 1993).

Diese Unterschiede könnten entweder auf der Herausbildung von Varianten in den Genen oder auch auf einem einzigen Gen beruhen, das bei allen Angehörigen einer Spezies zu finden ist und eine breite Palette von Reaktionen erlaubt, je nach der Situation. Im Falle der Taufliegen (Renger et al., 1999) scheint ein einziges Allel (eine einzige Genvariation), das genau identifiziert werden konnte, für Unterschiede verantwortlich zu sein. Es bewirkt, dass Taufliegen sich entweder zu sitzenden oder vagabundierenden Exemplaren entwickeln *(sitters or rovers)*, was zwei Strategien entspricht, Futter zu suchen. Passend zu der Vorstellung, dass diejenigen, die eher an einer Stelle sitzen bleiben, in einem gewissen Sinne mehr beobachten und verarbeiten, haben sie eine höhere neuronale Erregbarkeit, synaptische Übertragung und einen höheren Nervenvernetzungsgrad.

In einer Theorie wird angenommen (Wolf et al., 2008), dass sich im Laufe der Evolution ein reaktionsbereiter Typ *(responsive type)* und ein nicht reaktionsbereiter Typ *(unresponsive type)* herausgebildet haben, ein umfassender Begriff, der für alle über 100 Arten passen könnte, die diese beiden Strategien aufweisen. Die Strategie des ersten Typs ist, auf Veränderungen in der Umwelt zu reagieren und das eigene Verhalten mit jeder Veränderung neu anzupassen. Die Nichtreaktionsbereiten begegnen jeder Situation mit einer Reaktion, die nicht mit der Vergangenheit zusammenhängt – das heißt im Grunde mit einer beliebigen. Letzteres erscheint unvorteilhaft, außer dass es Energie kostet, reaktionsbereit zu sein. Reaktionsbereit und sensibel scheinen in dem Sinne, in dem sie hier verwendet werden, sich überschneidende oder sogar identische Konzepte zu sein.

Fazit: Biologen haben bei über 100 Arten zwei Haupttypen von Persönlichkeit gefunden. Eine Variante scheint es zu bevorzugen, zu beobachten und dann entsprechend zu reagieren, die andere, weniger zu beobachten und vielleicht sogar beliebig zu reagieren. Der Erfolg der beiden hängt von wechselnden oder leicht unterschiedlichen Bedingungen im selben Lebensraum ab. Solange beide Typen je zeitweilig im Vorteil sind, bleiben beide als Varianten innerhalb von Arten erhalten.

Ausführungen zum Thema Sensibilität und Introversion

Da Introversion ein so geläufiges Konzept ist, lohnt es sich, sie mit Sensibilität zu vergleichen.

Die Forschungsliteratur über die Innensicht Introvertierter („Insider-Perspektive"), also über den psychischen Unterschied im Gegensatz zum Unterschied im Sozialverhalten, erweckt den Eindruck, sie sei der Sensibilität sehr ähnlich. Nach zahlreichen Untersuchungen über mehr als zehn Jahre hinweg kamen Koelega in seiner Metaanalyse (1992) und Stelmack und Green (1992) in ihrem Überblick über die Literatur zu der Ansicht, das Kennzeichen der Introversion sei Sensibilität. So stellte man beispielsweise fest, dass Introvertierte ein feineres Gehör für niedere Frequenzen (Stelmack & Campbell, 1974; Stelmack & Michaud-Achorn, 1985), eine niedrigere Schmerzschwelle (Barnes, 1975; Haier, Robinson, Braden & Williams, 1984; Schalling, 1971), eine niedrigere Schwelle für elektrische Hautreizung (Edman, Schalling & Rissler, 1979), für olfaktorische Reize (Herbener, Kagan & Cohen, 1989) und für visuelle Reize (Siddle, Morrish, White & Mangan, 1969) haben. Stelmack schrieb 1997: „Nach meiner Ansicht gibt es in der Forschung über das Merkmal der Extraversion eine Fülle von Belegen, die in einer einzigen allgemeinen Wirkung zusammenlaufen, nämlich der im Vergleich zu Extravertierten größeren Sensibilität (oder Reaktivität) Introvertierter für physische Stimulation" (S. 1239). Und er fügte hinzu: „An diesem Effekt der sensorischen Reaktivität ist auffallend, dass er bei einer so breiten Palette psychologischer Methoden evident ist" (S. 1240).

Die Arbeit von Patterson und Newman (1993) zeigte die Tiefe der Verarbeitung, die hinter dieser sensorischen Reaktivität steht. Bei dem Versuch, das Problem impulsiven Verhaltens zu studieren, konzentrierten sie sich auf Enthemmung als Merkmal der Extraversion und Sorgfalt als Merkmal der Introversion. Bei ihren Experimenten mit Belohnung und Strafe (es gab Geld zu gewinnen oder zu verlieren) für die Leistung bei einer Aufgabe, wobei es nach jedem Versuch ein Feedback gab, nahmen sich die Introvertierten durchgängig mehr Zeit, über das Feedback zur Natur ihrer Fehler nachzudenken, ehe sie zum nächsten Versuch übergingen, und sie waren als Folge davon auch erfolgreicher. Die Autoren meinten, wenn man sich Zeit zum Überlegen nehme, fördere das „die semantische Tiefe und Differenzierung durch Nachdenken" (S. 724). Das heißt, Introvertierte verarbeiten gründlicher, was ihnen ermöglicht, beim nächsten Mal noch sorgfältiger vorzugehen. Diese Verhaltensweisen sind offenkundig das Gegenteil von Impulsivität. Als Ergebnis davon fassten die Autoren das Konzept der Introversion neu als Nachdenklichkeit (ein ausgezeichneter Begriff, nur kann er nicht für alle Arten angewendet werden oder eine leichtere Schreckhaftigkeit oder eine stärkere Reaktion auf Koffein erklären).

Es scheint, als hätte man Sensibilität und Introversion gleichsetzen können, wenn man bei Jungs (1921/1961) ursprünglicher Definition des Begriffs geblieben wäre, die nicht auf beobachtbarer Soziabilität beruhte. Für ihn war Introversion eine Methode des Wissenserwerbs, die auf gründlicher Beobachtung einer Sache, Person oder Situation und deren Verarbeitung beruhte, was bedeutet, dass man deren Bezug zu vergangenen Erfahrungen und anderen subjektiven Faktoren entdeckt. Im Gegensatz dazu sah Jung Extravertierte als Menschen an, die solches Wissen lieber durch direkten, unmittelbaren Kontakt erwerben. Das Problem ist natürlich, dass diese Vorliebe der Introvertierten für das Subjektive nicht beobachtet werden kann. (Ehe Jung begann, die Konzepte der Introversion und der Extraversion zu betonen, war er an Sensibilität als einem angeborenen individuellen Unterschied interessiert, der im Zusammenwirken mit Erfahrung Neurotizismus hervorruft, und hat sich vielleicht dem Wort „Introversion" als einem neutraleren Begriff zugewandt [Aron, 2004b].) Da wir das meiste Wissen über andere aus unserer Beobachtung gewinnen, ist es durchaus sinnvoll, dass Introversion und Extraversion inzwischen beinahe ausschließlich unter dem Gesichtspunkt von Geselligkeit und Heiterkeit gesehen werden, die beobachtbare Verhaltensweisen sind. Was in den Introvertierten vorgeht und warum, blieb unerforscht, außer dass man festgestellt hat, dass dabei eine Menge Sensibilität im Spiel ist.

Fazit: Introversion ist mit einer größeren Sensibilität vielerlei Art assoziiert. Dennoch können wir beides nicht gleichsetzen, solange Introversion und Extraversion sich hauptsächlich auf Sozialverhalten beziehen, denn 30 Prozent der sensiblen Menschen mit dieser Definition sind extravertiert. Wenn wir den Begriff so gebrauchen könnten, wie Jung ihn ursprünglich definiert hatte, nämlich als Präferenz für die subjektive Erfahrung der Welt, könnten wir Introversion und Sensibilität gleichermaßen als Beschreibung einer Strategie ansehen, Information tiefer und gründlicher zu verarbeiten.

Die Bedeutung des Begriffs, den wir benutzen

Schüchtern, introvertiert, zurückhaltend, nervös, langsam, begabt, dumm, nachdenklich, gedankenlos, gehemmt, verschlossen, ängstlich, neurotisch, pessimistisch oder einfach ruhig – viele Begriffe können auf die Person angewendet werden, die nicht handelt, während andere vorwärtsstürmen. Jeder Begriff steht für eine Theorie – implizit oder explizit, volkstümlich oder wissenschaftlich – darüber, was in einem Menschen vorgeht, der nicht handelt oder nicht so oft handelt wie andere. Unsere Vorstellung gründet natürlich auf unserer subjektiven Wahrnehmung oder auf dem, was wir in unserer Kultur über Menschen gelernt haben, die nicht handeln. Viel mehr haben wir nicht als Grundlage.

So gibt es beispielsweise in den lexikalischen Studien (Goldberg, 1990; Saucier & Goldberg, 2003), die zum Fünf-Faktoren-Modell der Persönlichkeit führten, in der beinahe universellen Beschreibung Extravertierter eine das Verhalten betreffende Spezifität. Wie Mullins-Sweatt und Widiger (2006) zusammengefasst haben, werden Extravertierte als herzlich, liebevoll, anhänglich, gesellig, kontaktfreudig, dominant, kraftvoll, energisch, schwungvoll, aktiv, draufgängerisch, wagemutig und feurig angesehen. Im Gegensatz dazu kann man Introvertierte, die man natürlich weniger tun sieht, nicht in solchen, auf das Verhalten bezogenen Begriffen definieren, daher sind die Beschreibungen variabler und widersprechen einander sogar und bieten zugleich verschiedene Theorien darüber an, was im Inneren von Introvertierten vor sich geht. Die lange Liste der Beschreibungen von Introvertierten im Fünf-Faktoren-Modell beginnt mit kalt, unnahbar und gleichgültig – sie alle drücken die Theorie des Beobachters aus, das Heraushalten sei auf ein Gefühl der Überlegenheit zurückzuführen. Zweitens werden sie als verschlossen und isoliert beschrieben, was eine Theorie impliziert, dass sie aus irgendeinem Grund einfach unfähig sind, soziale Kontakte herzustellen. Bescheiden, ruhig, schicksalsergeben – dahinter steht die Theorie, dass sie weniger selbstbewusst sind oder aufgegeben haben und sich wahrscheinlich anderen unterlegen fühlen. Passiv, lethargisch – vielleicht haben sie einfach nicht genug Energie? Vorsichtig, stumpfsinnig, fade – sie sind so inaktiv, dass es langweilig sein könnte, mit ihnen zusammen zu sein. Beschaulich oder nicht hedonistisch – sie tun weniger, weil sie weniger starke Emotionen und Motivationen haben oder, noch schlimmer, sie sind unfähig, ihrem Tun Freude abzugewinnen oder haben keine starken positiven Gefühle. Das ist eine erhebliche Bandbreite von Schlagworten und ihnen zugrunde liegenden Hypothesen.

Diese Begriffe und Hypothesen werden im täglichen Leben zu Vorurteilen, die sich sowohl auf ruhige Menschen als auch auf diejenigen auswirken, für die Beziehungen zu ihnen vorteilhaft wären. So führten etwa Paulhus und Morgan (1997) einen Intelligenztest durch, ehe sie Studenten einer Gruppe ohne Leitung zuteilten, die sich sieben Wochen lang einmal wöchentlich traf. Nach jedem dieser Treffen sollten die Teilnehmer sich gegenseitig beurteilen. Am Anfang stuften die Gruppen stille Personen als weniger intelligent ein, aber am Ende waren die Beurteilungen zutreffender – wer dann von den Teilnehmern der Gruppe als weniger intelligent beurteilt wurde, war es tatsächlich auch, wie der Test belegte, ganz gleich, wie viel sie redeten.

Viel bedenklicher ist, dass Fachleute für psychische Gesundheit denselben Fehler machen. Eine Studie von Gough und Thorne (1986) bezog Gruppen ohne Leiter in einen dreitägigen Test zur Persönlichkeitsbeurteilung ein, und es stellte sich heraus, dass die Beurteilungen ruhiger Menschen (vor allem ruhiger Männer) durch die Fachleute in den Punkten Sympathie, Intelligenz und seelische Gesundheit erheblich schlechter ausfielen. Aber die Annahmen dieser Kliniker über diese Männer waren völlig falsch, wie andere Tests (SAT [Scholastic Aptitude Test], GPA [Grade Point Average] und MMPI [Minnesota Multiphasic Personality Inventory]) und die Beurteilungen derer zeigten, die diese ruhigen Menschen wirklich kannten – Ehepartner oder Gleichaltrige in ihren Studentinnen- und Studentenverbindungen.

Für Psychotherapeuten ist es offenkundig von höchster Bedeutung, dass die Begrifflichkeit sauber geklärt wird, die ja zugleich unsere Arbeitshypothesen über einen Patienten ausdrückt sowie unsere Einstellungen zu ihm und unsere Hoffnungen und Ängste in Bezug auf ihn einschließt. Das ist noch schwieriger und wichtiger, wenn diese Patienten bereits negative Hypothesen über sich selbst haben, die in Selbstzuschreibungen zum Ausdruck kommen: dass sie schüchtern seien, eine Soziale Phobie oder eine Vermeidend-Selbstunsichere Persönlichkeitsstörung hätten. Ein solches Etikett könnte zutreffend sein, aber vielleicht ist es auch zumindest ein Stück weit nur so, dass ein sensibler Mensch die Äußerungen anderer ernst nimmt, wie es so seine Art ist, und dass diese zum Teil selbsterfüllend werden.

Ist Sensibilität ein besserer Begriff? Sie hat sowohl positive als auch negative Konnotationen, aber vielleicht spiegelt das die neuere Forschung und Theorie wider, die darauf hindeuten, dass dieses Merkmal essenziell neutral ist und in manchen Umgebungen Vorteile mit sich bringt, in anderen Nachteile, und nicht einfach der angeborene Vorläufer von Furcht, Angst, Schüchternheit, Neurotizismus und generell negativen Emotionen ist.

Fazit: Es kommt sehr darauf an, auf welchen Begriff für dieses Merkmal wir uns einigen, ob nun High Sensory Processing Sensitivity, biologische Kontextsensibilität, Reaktionsbereitschaft *(responsiveness)* oder etwas anderes. Der Begriff beeinflusst, wie wir weitere Forschung strukturieren, wie wir unsere Patienten betrachten und ihnen auf subtile Weise beibringen, wie sie sich selbst sehen sollen. Das wiederum könnte weitreichende Wirkungen für die Gesellschaft haben, je nachdem, ob wir die potenziell besten oder die belastendsten Aspekte von 20 Prozent der Bevölkerung weiterentwickeln.

Gesamtzusammenfassung und Schluss

Dieser Forschungsüberblick über SPS und damit verwandte Merkmale hat das Thema unter den unterschiedlichsten Perspektiven betrachtet. Erstens scheint SPS eine sehr reale individuelle Variante zu sein, nicht nur bei Menschen, sondern auch bei Tieren. Wir haben eine Möglichkeit erörtert, sie zu messen, nämlich die HSP-Skala, die anscheinend einigen Wert dafür hat, die individuellen Unterschiede in der Verletzlichkeit für Kindheitstraumata und ebenso Differenzen in der Gehirnaktivität bei Wahrnehmungsaufgaben vorherzusagen, wie man durch Neuroimaging beobachtet hat. Andere Ansätze zu einer Messung könnten sich jedoch als noch effektiver herausstellen.

Wir haben gesehen, wie die HSP-Skala in der Praxis und in klinischen Kontexten eingesetzt wurde und unter welchen Bedingungen es für ein Individuum und sein weiteres Umfeld von Vorteil oder Nachteil sein könnte, das Merkmal zu besitzen. Es zu haben scheint jedenfalls enorm vielfältige Folgen zu haben: Man kann eine kompetente, sensible Führungspersönlichkeit werden oder stark durch Stimmungs- oder Persönlichkeitsstörungen beeinträchtigt sein. Therapeuten können bei diesen Folgen eine Rolle spielen, die schon damit anfängt, wie wir das Merkmal bezeichnen, wie wir es verstehen und wie wir es anderen erklären. All das wird sich ändern, wenn die Forschung über dieses Merkmal sich weiterentwickelt. Diese Entwicklung wird für uns als Therapeuten sowohl interessant als auch sehr wichtig sein.

Literatur

ALLOY, L. B. & ABRAMSON, L. Y. (1979): „Judgment of contingency in depressed and nondepressed students: Sadder but wiser?", in: *Journal of Experimental Psychology 108*, S. 441–448.
AMERICAN PSYCHIATRIC ASSOCIATION (APA) (1994): *Diagnostic and Statistical manual of mental disorders*, 4. Auflage, Washington, DC: Author. (Dt. 1996, *Diagnostisches und Statistisches Manual Psychischer Störungen DSM-IV*, Göttingen, Bern, Toronto, Seattle: Hogrefe-Verlag.)
ANDREW, M. & CRONIN, C. (1997): „Two measures of sensation secking as predictors of alcohol use among high school males", in: *Personality Individual Differences 22(3)*, S. 393–401.
ARON, A., ARON, E. N. & NORMAN, C. (2001): „Combating boredom in close relationships by participating together in self-expanding activities", in: J. H. Harvey & A. E. Wenzel (Hrsg.), *Close romantic relationship. Maintenance and enhancement*, Mahwah, NJ: Erlbaum, S. 47–66.
ARON, A., KETAY, S., HEDDEN, T., ARON, E. N., MARKUS, H. & GABRIELI, J. D. E. (2007): *Attentional processing neural independence of culture in highly sensitive individuals.* Vorgelegt beim APA Symposium, San Francisco.
ARON, A., KETAY, S., HEDDEN, T., ARON, E. N., MARKUS, H. & GABRIELI, J. D. E. (2010): „Temperament trait of sensory processing sensitivity moderates cultural differences in neural response", in: *Social Cognitive and Affective Neuroscience 5(2–3)*, S. 219–226.
ARON, A., MASHEK, D. & ARON, E. N. (2004): „Closeness as including other in the self", in: D. Mashek & A. Aron (Hrsg.), *Handbook of closeness and intimacy*, Mahwah, NJ: Erlbaum, S. 27–41.
ARON, A., NORMAN, C. C., ARON, E. N., MCKENNA, C. & HEYMAN, R. (2000): „Couples' shared participation in novel and arousing activities and experienced relationship quality", in: *Journal of Personality and Social Psychology 78*, S. 273–283.
ARON, A., PARIS, M. & ARON, E. N. (1995): „Falling in love: Prospective studies of self-concept change", in: *Journal of Personality and Social Psychology 69*, S. 1102–1112.
ARON, E. (1996): *The highly sensitive person*, New York: Birch Lane Press. (Dt. 2005, *Sind Sie hochsensibel?*, Heidelberg: mvg Verlag.)
ARON, E. (1999): *The highly sensitive person's workbook*, New York: Broadway.
ARON, E. (2000): „High sensitivity as one source of fearfulness and shyness: Preliminary research and clinical implications", in: L. Schmidt & J. Schulkin (Hrsg.), *Extreme fear, shyness, and social phobia: Origins, biological mechanisms, and clinical outcomes*, New York: Oxford University Press, S. 251–272.
ARON, E. (2001): *The highly sensitive person in love*, New York: Broadway Books. (Dt. 2006, *Hochsensibilität in der Liebe*, Heidelberg: mvg Verlag.)
ARON, E. (2002): *The highly sensitive child*, New York: Broadway Books. (Dt. 2008, *Das hochsensible Kind*, Heidelberg: mvg Verlag.)
ARON, E. (2004a): „The impact of adult temperament on closeness and intimacy", in: D. Mashek & A. Aron (Hrsg.), *Handbook of closeness and intimacy*, Mahwah, NJ: Erlbaum, S. 267–284.
ARON, E. (2004b): „Revisiting Jung's concept of innate sensitiveness", in: *Journal of Analytical Psychology 49*, S. 337–367.
ARON, E. & ARON, A. (1997): „Sensory-processing sensitivity and its relation to introversion and emotionality", in: *Journal of Personality and Social Psychology 73*, S. 345–368.

ARON, E., ARON, A. & DAVIES, K. M. (2005): „Adult shyness: The interaction of temperamental sensitivity and an adverse childhood environment", in: *Personality and Social Psychology Bulletin 31*, S. 181–197.

BADARACCO, J. L. (2002): *Leading quietly: An unorthodox guide to doing the right thing.* Boston: Harvard Business School Press. (Dt. 2002, *Lautlos Führen: Richtig entscheiden im Tagesgeschäft*, Wiesbaden: Gabler Verlag.)

BAR-HAIM, Y., FOX, N. A., BENSON, B., GUYER, A. E., WILLIAMS, A., NELSON, E. E. et al. (2009): „Neural correlates of reward processing in adolescents with a history of inhibited temperament", in: *Psychological Science 20*, S. 1009–1018.

BARNES, G. (1975): „Extraversion and pain", in: *British Journal of Social and Clinical Psychology 14*, S. 303–308.

BARRETT, L. F. (1997): „The relationships among momentary emotion experiences, personality descriptions, and retrospective ratings of emotion", in: *Personality and Social Psychology Bulletin 23(10)*, S. 1100–1110.

BATES, J. E. & WACHS, T. D. (1994) (Hrsg.): *Temperament: individual differences at the interface of biology and behavior*, Washington, DC: American Psychological Association.

BEAUCHAMP-TURNER, D. L. & LEVINSON, D. M. (1992): „Effects of meditation on stress, health, and affect", in: *Medical Psychotherapy 5*, S. 123–132.

BECK, A. T. & STEER, R. A. (1987): *Beck depression inventory (BDI)*, San Antonio, TX: Psychological Corporation. (Die erste deutsche Adaptation ist: Hautzinger, M., Bailer, M., Worall, H. & Keller, F. [1994]: *Beck-Depressions-Inventar [BDI], Testhandbuch*, Hans Huber, Bern.)

BECK, A. T., EPSTEIN, N., BROWN, G. & STEER, R. A. (1988): „An inventory for measuring clinical anxiety: Psychometric properties", in: *Journal of Consulting and Clinical Psychology 56*, S. 893–897.

BECKOFF, M. (1977): „Mammalian dispersal and the ontogeny of individual behavioral phenotypes", in: *American Naturalist 111*, S. 715–732.

BELL, I. R. (1992): „Allergens, physical irritants, depression, and shyness", in: *Journal of Applied Developmental Psychology 13(2)*, S. 125–133.

BELSKY, J. (2005): „Differential susceptibility to rearing influence: An evolutionary hypothesis and some evidence", in: B. Ellis & D. Bjorklund (Hrsg.), *Origins of the social mind: Evolutionary psychology and child development*, New York: Guilford, S. 139–163.

BELSKY, J., BAKERMANS-KRANENBURG, M. J. & VAN IJZENDOORN, M. H. (2007): „For better and for worse: Differential susceptibility to environmental influences", in: *Current Directions in Psychological Science 16(6)*, S. 300–304.

BELSKY, J., JONASSAINT, C., PLUESS, M., STANTON, M., BRUMMETT, B. & WILLIAMS, R. (2009): „Vulnerability genes or plasticity genes?", in: *Molecular Psychiatry 14*, S. 746–754.

BENHAM, G. (2006): „The highly sensitive person: Stress and physical symptom reports", in: *Personality and Individual Differences 40*, S. 1433–1440.

BERENBAUM, H. & WILLIAMS, M. (1994): „Extraversion, hemispatial bias, and eye-blink rates", in: *Personality and Individual Differences 17*, S. 849–852.

BIRMINGHAM, F. A. (1972): „Pearl Buck and the good earth of Vermont", in: *Saturday Evening Post*, Frühjahr, S. 135.

BLANCHARD, R. J., FLANNELLY, K. J. & BLANCHARD, D. C. (1986): „Defensive behaviors of laboratory and wild *Rattus norvegicus*", in: *Journal of Comparative Psychology 100*, S. 101–107.

BLIZARD, D. A. (1981): „The Maudsley reactive and nonreactive strains: A North American perspective", in: *Behavior Genetics 11*, S. 469–489.

BOYCE, W. T., CHESNEY, M., ALKON, A., TSCHANN, J. M., ADAMS, S., CHESTERMAN, B. et al. (1995): „Psychobiologic reactivity to stress and childhood respiratory illnesses: Results of two prospective studies", in: *Psychosomatic Medicine 57*, S. 411–422.

BOYCE, W. T. & ELLIS, B. J. (2005): „Biological sensitivity to context: I. An evolutionary-developmental theory of the origins and functions of stress reactivity", in: *Development and Psychopathology 17*, S. 271–301.

BRODT, S. & ZIMBARDO, P. (1981): „Modifying shyness-related social behavior through symptom misattribution", in: *Journal of Personality and Social Psychology 41*, S. 437–449.

BROWN, C. & DUNN, W. (2002): *The adult sensory profile*, San Antonio, TX: Psychological Corporation.

BUSS, A. (1989): „Temperaments as personality traits", in: G. A. Kohnstamm, J. E. Bates & M. K. Rothbart (Hrsg.), *Temperament in childhood*, Chichester, England: Wiley, S. 49–58.

CANLI, T. (2008): „Toward a neurogenetic theory of neuroticism", in: *Annals New York Academy Sciences, 1129*, S.153–174.

CANLI, T. & LESCH, P. (2007): „Long story short: The Serotonin transporter in emotion regulation and social cognition", in: *Nature Neuroscience 10*, S. 1103–1109.

CARTWRIGHT-HATTON, S., HODGES, L. & PORTER, J. (2003): „Social anxiety in childhood: The relationship with self and observer rated social skills", in: *Journal of Child Psychology and Psychiatry 44*, S. 737–742.

CARVER, C. S. & WHITE, T. L. (1994): „Behavioral inhibition, behavioral activation, and affective responses to impending reward and punishment: The BIS/BAS scales", in: *Journal of Personality and Social Psychology 67*, S. 319–333.

CASSIDY, J. & SHAVER, P. R. (1999): *Handbook of attachment: Theory, research, and clinical applications*, New York: Guilford.

CHEEK, J. M. (1983): *The revised Cheek and Buss shyness scale*. Unveröffentlichtes Manuskript, Wellesley College.

CHEN, X., HE, Y., CEN, G. & LI, D. (2005): „Social functioning and adjustment in Chinese children: The imprint of historical time", in: *Child Development 76(1)*, S. 182–195.

CHEN, X., RUBIN, K. & SUN, Y. (1992): „Social reputation and peer relationships in Chinese and Canadian children: A cross-cultural study", in: *Child Development 63*, S. 1336–1343.

CHESS, S. & THOMAS, A. (1987): *Know your child: An authoritative guide for today's parents*, New York: Basic Books.

COLEMAN, K. & WILSON, D. (1998): „Shyness and boldness in pumpkin seed sunfish: Individual differences are context-specific", in: *Animal Behavior 56(4)*, S. 927–936.

Cooper, D. O., Schmidt, D. E. & Barrett, R. J. (1983): „Strain specific cholinergic changes in response to stress: Analysis of a time-dependent avoidance variation", in: *Pharmacology, Biochemistry and Behavior 19*, S. 457–462.

CUTLER, S. E., LARSEN, R. J. & BUNCE, S. C. (1996): „Repressive coping style and the experience and recall of emotion: A naturalistic study of daily affect", in: *Journal of Personality 64*, S. 379–405.

DENNING, P. (2000): *Practicing harm reduction psychotherapy: An alternative approach to addictions*, New York: Guilford.

EDMAN, G., SCHALLING, D. & RISSLER, A. (1979): „Interaction effects of extraversion and neuroticism on detection thresholds", in: *Biological Psychology 9*, S. 41–47.

EIKLEBERRY, C. (1999): *The career guide for creative and unconventional people*, Berkeley: Ten Speed Press.

EISENBERGER, N., LIEBERMAN, M. & WILLIAMS, K. (2003): „Does rejection hurt? An fMRI study of social exclusion", in: *Science 302*, S. 290–292.

Ellis, B. J., Essex, M. J. & Boyce, W. T. (2005): „Biological sensitivity to context: II. Empirical explorations of an evolutionary-developmental theory", in: *Development and Psychopathology 17*, S. 303–328.

Ellis, B. J., Jackson, J. J. & Boyce, W. T. (2006): „The stress response systems: Universality and adaptive individual differences", in: *Developmental Review 26(2)*, S. 175–212.

Ersner-Hershfield, H., Ghahremani, D., Aron, A., Aron, E. N., Lichty, W., Mazaika, P. K. et al. (2007, November): *Using voxel-based morphometry to compare brain anatomy of adult humans across levels of the normal temperament trait of sensory-processing sensitivity.* Vorgelegt bei der Society for Neuroscience, Washington, DC.

Ersner-Hershfield, H., Ghahremani, D., Cooper, I., Aron, E. N., Hedden, T., Ketay, S. et al. (2007): *Do highly sensitive people have different brains? A VBM study.* Vorgelegt bei der APA Convention, San Francisco.

Evans, D. E. & Rothbart, M. K. (2007): „Development of a model for adult temperament", in: *Journal of Research in Personality 41*, S. 868–888.

Evans, D. E. & Rothbart, M. K. (2008): „Temperamental sensitivity: Two constructs or one?", in: *Personality and Individual Differences 44*, S. 108–118.

Evers, A., Rasche, J. & Schabracq, M. J. (2008): „High sensory-processing sensitivity at work", in: *International Journal of Stress Management 15*, S. 189–198.

Eysenck, H. J. (1981): *A model for personality.* New York: Springer-Verlag.

Feldman, L. A. (1995): „Valence focus and arousal focus: Individual differences in the structure of affective experience", in: *Journal of Personality and Social Psychology 69*, S. 153–166.

Forster, E. M. (1951): *Two cheers for democracy.* New York: Harcourt, Brace.

Fox, M. W. (1972): „Socio-ecological implications of individual differences in wolf litters: A developmental and evolutionary perspective", in: *Behaviour 41*, S. 298–313.

Frable, D. E. S. (1993): „Being and feeling unique: Statistical deviance and psychological marginality", in: *Journal of Personality 61(1)*, S. 85–110.

Funder, D. C. (1991): „Global traits: A neo-Alportian approach to personality", in: *Psychological Science 2*, S. 31–39.

Galen, L. W., Henderson, M. J. & Whitman, R. D. (1997): „The Utility of novelty seeking, harm avoidance, and expectancy in the prediction of drinking", in: *Addictive Behaviors 22(1)*, S. 93–106.

Gannon, L., Banks, J., Shelton, D. & Luchetta, T. (1989): „The mediating effects of psychophysiological reactivity and recovery on the relationship between environmental stress and illness", in: *Journal of Psychosomatic Research 33*, S. 165–175.

Goddard, M. E. & Beilharz, R. G. (1985): „A multivariate analysis of the genetics of fearfulness in potential guide dogs", in: *Behavior Genetics 15*, S. 69–89.

Goldberg, L. R. (1990): „An alternative ›description of personality‹: The big-five factor structure", in: *Journal of Personality and Social Psychology 59*, S. 1216–1229.

Gottman, J. M. (1999): *The seven principles for making marriage work.* New York: Crown Publishers. (Dt. 2002, *Die 7 Geheimnisse der glücklichen Ehe*, München: Ullstein Taschenbuchverlag.)

Gottman, J. M. & Notarius, C. I. (2000): „Decade review: Observing marital interaction", in: *Journal of Marriage and the Family 62*, S. 927–947.

Gough, H. G. & Thorne, A. (1986): „Positive, negative, and balanced shyness: Self-definitions and the reactions of others", in: W. H. Jones, J. M. Cheek & S. R. Briggs (Hrsg.), *Shyness: Perspectives on research and treatment*, New York: Plenum, S. 205–225.

Gray, J. A. (1981): „A critique of Eysenck's theory of personality", in: H. J. Eysenck (Hrsg.), *A model for personality*, New York: Springer, S. 246–276.

GRAY, J. A. (1985): „Issues in the neurology of anxiety", in: A. H. Ruma & J. D. Maser, (Hrsg.), *Anxiety and disorder*, Hillsdale, NJ: Earlbaum, S. 5–25.

GRIFFIN, J. J. (1990): *Sexual fantasy, extramarital affairs, and marriage commitment.* Doktorarbeit, California Graduate School of Family Psychology.

GROTSTEIN, J. S. (1995): „Orphans of the ›real‹: I. Some modern and postmodern perspectives on the neurobiological and psychosocial dimensions of psychosis and other primitive mental disorders", in: J. G. Allen & D. T. Collins (Hrsg.), *Contemporary treatment of psychosis: healing relationships in the „decade of the brain"*, Northvale, NJ: Jason Aronson, S. 1–26.

GUNNAR, M. R (1994): "Psychoendocrine studies of temperament and stress in early childhood: expanding current models", in: Bates, J. E & Wachs, T. D. (Hrsg.), *Temperament: Individual differences at the interface of biology and behavior.* Washington DC: American Psychological Association; 1994.

HADDON, M. (2003): *The curious incident of the dog in the night-time,* New York: Random House. (Dt. 2003, *Supergute Tage oder die sonderbare Welt des Christopher Boone*, München: Karl Blessing Verlag.)

HAGEKILL, B. (1996, October): *Influences of temperament and environment in the development of personality.* Aufsatz für die Occasional Temperament Conference XI, Eugene, OR.

HAIER, R. J., REYNOLDS, C., PRAGER, E., COX, S. & BUCHSBAUM, M. S. (1991): „Flurbiprofen, caffeine and analgesia: Interaction with introversion/extraversion", in: *Personality and Individual Differences 12,* S. 1349–1354.

HAIER, R.J., ROBINSON, D.L., BRADEN, W. & WILLIAMS, D. (1984): "Evoked potential augmenting and reducing and personality differences", in: *Personality and Individual Differences,* 5, S. 293–301.

HALLOWELL, E. M. & RATEY, J. J. (1995): *Driven to distraction: Recognizing and coping with attention deficit disorder from childhood through adulthood,* New York: Touchstone. (Dt. 1998, *Zwanghaft zerstreut: ADD – die Unfähigkeit, aufmerksam zu sein,* Reinbek bei Hamburg, Rowohlt.)

HAZAN, C. & SHAVER, P. (1987): „Romantic love conceptualized as an attachment process", in: *Journal of Personality and Social Psychology 52,* S. 511–524.

HEDDEN, T., KETAY, S., ARON, A., MARKUS, H. & GABRIELI, J. D. B. (2008): „Cultural influences on neural substrates of attentional control", in: *Psychological Science 19,* S. 13–17.

HERBENER, E. S., KAGAN, J. & COHEN, M. (1989): „Shyness and olfactory threshold", in: *Personality and Individual Differences 10,* S. 1159–1163.

HIGLEY, J. D. & SUOMI, S. J. (1989): „Temperamental reactivity in non-human primates", in: G. A. Kohnstamm, J. E. Bates & M. K. Rothbart (Hrsg.), *Temperament in childhood,* Chichester, England: Wiley, S. 153–167.

HILLESUM, E. (1981): *An interrupted life: The diaries of Etty Hillesum 1941–1943,* New York: Washington Square Press. (Dt. 1983, *Das denkende Herz der Baracke. Die Tagebücher der Etty Hillesum 1941–1943,* hrsg. u. eingeleitet von J. G. Gaarlandt, Freiburg: Verlag Kerle.)

HOFMANN, S. G. & BITRAN, S. (2007): „Sensory-processing sensitivity in social anxiety disorder: Relationship to harm avoidance and diagnostic subtypes:, in: *Journal of Anxiety Disorders 21,* S. 944–954.

HORTON, P. C. (1981): *Solace: The missing dimension in psychiatry,* Chicago: University of Chicago Press.

JAEGER, B. (2004): *Making work work for the highly sensitive person,* New York: McGraw-Hill.

JAGIELLOWICZ, J., ARON, E. & ARON, A. (2007): *Sensory-processing sensitivity moderates health motivations and experiences.* Vorgelegt in der Society for Personality and Social Psychology, Memphis.

JAGIELLOWICZ, J., XU, X., ARON, A et al. (2011): „The trait of sensory processing sensitivity and neural responses to changes in visual scenes", in: *Social Cognitive and Affective Neuroscience* 6(1), S. 38–47.

JEROME, E. M. & LISS, M. (2005): „Relationships between sensory processing style, adult attachment, and coping", in: *Personality and Individual Differences 38*, S. 1341–1352.

JOCKIN, V., MCGUE, M. & LYKKEN, D. T. (1996): „Personality and divorce: A genetic analysis", in: *Journal of Personality and Social Psychology 71(2)*, S. 288–299.

JOHN, O. P., DONAHUE, E. M. & KENTLE, R. L. (1992): *The »big five« inventory.* Versions 4a and 54 (Tech. Rep.), Berkeley, CA: Institute of Personality Assessment and Social Research.

JUNG, C. G. (1913/1961): *Freud und die Psychoanalyse.* Gesammelte Werke Bd. 4, Zürich: Rascher, Ausgabe von 1969.

JUNG, C. G. (1921/1961): *Psychologische Typen.* Gesammelte Werke Bd. 6, Zürich: Rascher, Ausgabe von 1960.

KAGAN, J. (1994): *Galen's prophecy: Temperament in human nature*, New York: Basic Books.

KALSCHED, D. (1996): *The inner world of trauma.* New York: Routledge.

KARNEY, B. R. & BRADBURY, T. N. (1997): „Neuroticism, marital interaction, and the trajectory of marital satisfaction", in: *Journal of Personality and Social Psychology 72*, S. 1075–1092.

KEMLER, D. S. (2006): „Sensitivity to sensoriprocessing, self-discrepancy, and emotional reactivity of collegiate athletes", in: *Perceptual and Motor Skills 102*, S. 747–759.

KLEIN, M. (1935/1984): „A contribution to the psychogenesis of manic depressive states", in: R. Money-Kyrle (Hrsg.), *The writings of Melanie Klein*, New York: Free Press, Bd. 1, S. 262–289.

KOCHANSKA, G. & THOMPSON, R. A. (1997): „The emergence and development of conscience in toddlerhood and early childhood", in: J. E. Grusec & L. Kuczynski (Hrsg.), *Parenting and Children's Internalization of Values*, New York: Wiley, S. 53–77.

KOELEGA, H. S. (1992): „Extraversion and vigilance performance: Thirty years of inconsistencies", in: *Psychological Bulletin 112*, S. 239–258.

KORTE, S. M, KOOLHAAS, J. M., WINGFIELD, J. C. & MCEWEN, B. S. (2005): „The Darwinian concept of stress: Benefits of allostasis and costs of allostatic load and the trade-offs in health and disease", in: *Neuroscience and Biobehavioral Reviews 29*, S. 3–38.

KOWAL, K. T. (1998): „How HSPs can get the most out of their medical visits", in: *Comfort Zone 3*, S. 13.

KRISTAL, J. (2005): *The temperament perspective: Working with children's behavioral styles*, Baltimore: Brookes.

LARSEN, R. J. (1992): „Neuroticism and selective encoding and recall of symptoms: Evidence from a combined concurrent-retrospective study", in: *Journal of Personality and Social Psychology 62*, S. 480–488.

LARSEN, R. J. & PRIZMIC, Z. (2004): „Affect regulation", in: R. F. Baumeister & K. D. Vohs (Hrsg.), *Handbook of self-regulation: Research, theory, and applications,* New York: Guilford, S. 40–61.

LEWIS, T., AMINI, F. & LANNON, R. (2000): *A general theory of love*, New York: Random House.

LISS, M., MAILLOUX, J. & ERCHULL, M. J. (2008): „The relationships between sensory processing sensitivity, alexithymia, autism, depression, and anxiety", in: *Personality and Individual Differences 45*, S. 255–259.

LISS, M., TIMMEL, L., BAXLEY, K. & KILLINGSWORTH, P. (2005): „Sensory processing sensitivity and its relation to parental bonding, anxiety, and depression", in: *Personality and Individual Differences 39*, S. 1429–1439.

LYONS, D. M., PRICE, E. O. & MOBERG, G. P. (1988): „Individual differences in temperament of domestic dairy goats: Constancy and change", in: *Animal Behavior 36*, S. 1323–1333.

MacDonald, K. (1983): „Stability of individual differences in behavior in a litter of wolf cubs (Canis lupus)", in: *Journal of Comparative Psychology 97*, S. 99–106.

Mangelsdorf, S., Gunnar, M., Kestenbaum, R., Lang, S. & Andreas, D. (1990): „Infant proneness-to-distress temperament, maternal personality, and mother-infant attachment: Associations and goodness of fit", in: *Childhood Development 61*, S. 820–831.

Marshall, P. J. & Fox, N. A. (2005): „Relations between behavioral reactivity at 4 months and attachment classification at 14 months in a selected sample", in: *Infant Behavior and Development 28*, S. 492–502.

Martineau, F. (1992): *The sensitive vein*, Soquel, CA: Moon Dance.

McCrae, R. R. & Costa, P. T. (2003): *Personality in adulthood. A five-factor theory perspective* (2nd ed.), New York: Guilford.

McGue, M. & Lykken, D. (1996): „Personality and divorce: A genetic analysis", in: *Journal of Personality and Social Psychology 71*, S. 288–299.

McNaughton, N. & Gray, J. A. (2000): „Anxiolytic action on the behavioural inhibition system implies multiple types of arousal contribute to anxiety", in: *Journal of Affective Disorders 61*, S. 161–176.

Mead, M. (1935): *Sex and temperament in three primitive societies*, New York: Morrow. (Dt. 1970, *Jugend und Sexualität in primitiven Gesellschaften*, Bd. 3: *Geschlecht und Temperament in drei primitiven Gesellschaften*, München: dtv 1970; Originalausgabe 1935.)

Mehrabian, A. (1977): „A questionnaire measure of individual differences in stimulus screening and associated differences in arousability", in: *Environmental Psychology and Nonverbal Behavior 1*, S. 89–103.

Meyer, B., Ajchenbrenner, M. & Bowles, D. P. (2005): „Sensory sensitivity, attachment experiences, and rejection responses among adults with borderline and avoidant features", in: *Journal of Personality Disorders 19*, S. 641–658.

Meyer, B. & Carver, C. S. (2000): „Negative childhood accounts, sensitivity, and pessimism: A study of avoidant personality disorder features in college students", in: *Journal of Personality Disorders 14*, S. 233–248.

Mullins-Sweatt, S. N. & Widiger, T. A. (2006): „The five-factor model of personality disorder: A translation across science and practice", in: R. F. Krueger & J. L. Tackett, *(Hrsg.), Personality and psychopathology*, New York: Guilford, S. 39–70.

Muraven, M., Tice, D. M. & Baumeister, R. F. (1998): „Self-control as limited resource: Regulatory depletion patterns", in: *Journal of Personality and Social Psychology 74*, S. 774–789.

Myers, I. B. (1962): *Manual for the Myers-Briggs Type Indicator*, Princeton, NJ: Educational Testing Service.

Nachmias, M., Gunnar, M., Mangelsdorf, S., Parritz, R. H. & Buss, K. (1996): „Behavioral inhibition and stress reactivity: The moderating role of attachment security", in: *Child Development 67*, S. 508–522.

Neal, J. A., Edelmann, R. J. & Glachan, M. (2002): „Behavioral inhibition and symptoms of anxiety and depression: Is there a specific relationship with social phobia?", in: *British Journal of Clinical Psychology 41*, S. 361–374.

Nettle, D. (2006): „The evolution of personality variation in humans and other animals", in: *American Psychologist 6*, S. 622–631.

Park, L. C, Imboden, J. B., Park, T. J., Hulse, S. H. & Unger, H. T. (1992): „Giftedness and psychological abuse in borderline personality disorder: Their relevance to genesis and treatment", in: *Journal of Personality Disorders 6*(3), S. 226–240.

Parker, G., Tupling, H. & Brown, L. (1979): „A parental bonding instrument", in: *British Journal of Medical Psychology 52*, S. 1–10.

PATTERSON, C. M. & NEWMAN, J. P. (1993): „Reflectivity and learning from aversive events: Toward a psychological mechanism for the syndromes of disinhibition", in: *Psychological Review 100*, S. 716–736.

PAULHUS, D. L. & MORGAN, K. L. (1997): „Perceptions of intelligence in leaderless groups: The dynamic effects of shyness and acquaintance", in: *Journal of Personality and Social Psychology 72*, 581–591.

PAVLOV, I. (1927): *Conditioned reflexes.* London: Oxford University Press. (Dt. 1972, Pawlow, I. P., *Die bedingten Reflexe*, Eine Auswahl aus dem Gesamtwerk von Gerhard Baader … Mit e. biographischen Essay von Hans Drische, München: Kindler.)

PERERA, S. (1986): *The scapegoat complex: Toward a mythology of shadow and guilt*, Toronto: Inner City Books. (Dt. 1987, *Der Sündenbock Komplex. Die Erlösung von Schuld und Schatten*, Interlaken: Ansata Verlag.)

PLUESS, M. & BELSKY, J. (2009): „Differential susceptibility to rearing experience: The case of childcare", in: *Journal of Child Psychology and Psychiatry 50(4)*, S. 396–404.

QUAS, J. A., BAUER, A. & BOYCE, W. T. (2004): „Physiological reactivity, social support, and memory in early childhood", in: *Child Development 75*, S. 797–814.

RAMMSAYER, T., NETTER, P. & VOGEL, W. H. (1993): „A neurochemical model underlying differences in reaction times between introverts and extraverts", in: *Personality and Individual Differences 14*, S. 701–712.

RATEY, J. J. & JOHNSON, C. (1998): *Shadow syndromes: The mild forms of major mental disorders that sabotage us*, New York: Bantam Books. (Dt. 1999, *Das Schattensyndrom*, Stuttgart: Klett Verlag.)

REIF, A. & LESCH, K.-P. (2003): „Toward a molecular architecture of personality", in: *Behavioural Brain Research 139*, S. 1–20.

REISSMAN, C., ARON, A. & BERGEN, M. (1993): „Shared activities and marital satisfaction: Causal direction and self-expansion versus boredom", in: *Journal of Social and Personal Relationships 10*, S. 243–254.

RENGER, J., YAO, W.-D., SOKOLOWSKI, M. & WU, C.-F. (1999): „Neuronal polymorphism among natural alleles of a cGMP-dependent kinase gene, foraging, in *Drosophila*", in: *Journal of Neuroscience 19(RC28)*, S. 1–8.

ROBBINS, R. N. & BRYAN, A. (2004): „Relationships between future orientation, impulsive sensation seeking, and risk behavior among adjudicated adolescents", in: *Journal of Adolescent Research 19(4)*, S. 428–445.

ROBINS, R. W., JOHN, O. P. & CASPI, A. (1998): „The typological approach to studying personality", in: R. B. Cairns, L. R. Bergman & J. Kagan (Hrsg.), *Methods and models for studying the individual*, Thousand Oaks, CA: Sage, S. 135–160.

ROTHBART, M. K. (1989): „Temperament and development", in: G. A. Kohnstamm, J. E. Bates & M. K. Rothbart (Hrsg.), *Temperament in childhood*, Chichester, England: Wiley, S. 187–248.

SAUCIER, G. & GOLDBERG, L. R. (2003): „The structure of personality attributes", in: M. Barrik & A. M. Ryan (Hrgs.), *Personality and work*, New York: Jossey-Bass/Pfeiffer, S. 1–29.

SCHALLING, D., (1971): „Tolerance for experimentally induced pain as related to personality", in: *Scandinavian Journal of Psychology 12*, S. 271–281.

SCOTT, J. P. & FULLER, J. (1965): *Genetics and the social behavior of the dog*, Chicago: University of Chicago Press.

SETO, M. C., LALUMIERE, M. L. & QUINSEY, V. L. (1995): „Sensation seeking and males' sexual strategy", in: *Personality and Individual Differences 19*, S. 669–675.

SIDDLE, D. A. T., MORRISH, R. B., WHITE, K. D. & MANGAN, G. L. (1969): „Relation of Visual sensitivity to extraversion", in: *Journal of Experimental Research in Personality 3*, S. 264–267.

Sih, A. & Bell, A. M. (2008): „Insights for behavioral ecology from behavioral syndromes", in: Advances in the Study of Behavior 38, S. 227–281.

Silverman, L. (1994): „The moral sensitivity of gifted children and the evolution of society", in: Roeper Review 17, S. 110–116.

Smolewska, K. A., McCabe, S. B. & Woody, E. Z. (2006): „A psychometric evaluation of the highly sensitive person scale: The components of sensory-processing sensitivity and their relation to the BIS/BAS and 'big five'", in: Personality and Individual Differences 40, S. 1269–1279.

Sober, E. & Wilson, D. S. (1998): Unto others: The evolution and psychology of unselfish behavior, Cambridge, MA: Harvard University Press.

Stansbury, K. (1999): „Attachment, temperament, and adrenocortical function in infancy", in: L. A. Schmidt & J. Schulkin (Hrsg.), Extreme fear, shyness, and social phobia, New York: Oxford University Press, S. 30–46.

Stelmack, R. M. (1997): „Toward a paradigm in personality: Comment on Eysenck's (1997) view", in: Journal of Personality and Social Psychology 73, S. 1238–1241.

Stelmack, R. M. & Campbell, K. B. (1974): „Extraversion and auditory sensitivity to high and low frequency", in: Perceptual and Motor Skills 38, S. 875–879.

Stelmack, R. M. & Geen, R. G. (1992): „The psychophysiology of extraversion", in: A. Gale & M. W. Eysenck (Hrsg.), Handbook of individual differences: Biological perspectives, Chichester, England: Wiley, S. 227–254.

Stelmack, R. M. & Michaud-Achorn, A. (1985): „Extraversion, attention, and habituation of the auditory evoked response", in: Journal of Research in Personality 19, S. 416–428.

Stern, D. (1985/2000): The interpersonal world of the infant, New York: Basic Books. (Dt. 1992, Die Lebenserfahrung des Säuglings, Stuttgart: Klett-Cotta.)

Stevenson-Hinde, J., Stillwell-Barnes, R. & Zunz, M. (1980): „Individual differences in young rhesus monkeys: Consistency and change", in: Primates 21, S. 61–62.

Stone, M. H. (1988): „Toward a psychobiological theory on borderline personality disorder: Is irritability the red thread that runs through borderline conditions?", in: Dissociations 1(2), S. 2–15.

Stone, M. H. (1991): „Aggression, rage, and the ,destructive instinct', reconsidered from a psychobiological point of view", in: Journal of the American Academy of Psychoanalysis 19, S. 507–529.

Strelau, J. (1983): Temperament, personality, activity, San Diego, CA: Academic Press.

Strobel, A., Dreisbach, G., Muller, J., Goschke, T., Brocke, B. & Lesch, K. (2007): „Genetic variation of serotonin function and cognitive control", in: Journal of Cognitive Neuroscience 19(12), S. 1923–1931.

Suomi, S. J. (1983): „Social development in rhesus monkeys: Consideration of individual differences", in: A. Oliverio & M. Zappella (Hrsg.), The behavior of human infants, New York: Plenum, S. 71–92.

Suomi, S. J. (1987): „Genetic and maternal contributions to individual differences in rhesus monkey biobehavioral development", in: N. Krasnoger E. M. Blass, M. A. Hofer & W. P. Smotherman (Hrsg.), Perinatal development: A psychobiological perspective), New York: Academic Press, S. 397–419.

Suomi, S. J. (1991): „Uptight and laid-back monkeys: Individual differences in the response to social challenges", in: S. E. Brauth, W. S. Hall & R. J. Dooling (Hrsg.), Plasticity of development, Cambridge, MA: MIT Press, S. 27–56.

Suomi, S. J. (1997): „Early determinants of behaviour: Evidence from primate studies", in: British Medical Bulletin 53, S. 170–184.

Thomas, A. & Chess, S. (1977): *Temperament and development.* New York: Brunner/Mazel.

Thomas, A., Chess, S., Birch, M. G., Hertzig, M. E. & Korn, S. (1963): *Behavioral individuality in early childhood,* New York: University Press.

Thomas, A., Chess, S. & Birch, H. (1968): *Temperament and behavior disorders in children,* New York: University Press.

van der Kolk, B. A. (1996): „The complexity of adaptation to trauma: Selfregulation, stimulus discrimination, and characterological development", in: B. A. Van Der Kolk, A. C. McFarlane & L. Weisaeth (Hrsg.), *Traumatic stress: The effects of overwhelming experience on mind, body and society,* New York: Guilford, S. 182–213.

Van Horne, B. A. (2004): „Psychology licensing board disciplinary actions: The realities", in: *Professional Psychology: Research and Practice 35,* S. 170–178.

Wilson, D. S., Coleman, K., Clark, A. B. & Biederman, L. (1993): „Shy-bold continuum in pumpkinseed sunfish *(Lepomis gibbosus):* An ecological study of a psychological trait", in: *Journal of Comparative Psychology 107,* S. 250–260.

Winnicott, D. (1965): *The maturational process and the facilitating environment,* London. Hogarth. (Dt. 2002, *Reifungsprozesse und fördernde Umwelt. Studien zur Theorie der emotionalen Entwicklung,* Gießen: Psychosozial-Verlag.)

Wolf, M., van Doorn, S. & Weissing, F. J. (2008): „Evolutionary emergence of responsive and unresponsive personalities", in: *Proceedings of the National Academy of Sciences 105(41),* S. 15825–15830.

Woodward, S. A., Lenzenweger, M. F., Kagan, J., Snidman, N. & Arcus, D. (2000): „Taxonic structure of infant reactivity: Evidence from a taxometric perspective", in: *Psychological Science 11,* S. 296–301.

Yerkes, R. M. & Dodson, J. D. (1908): „The relation of strength of stimulus to rapidity of habit-formation", in: *Journal of Comparative Neurology and Psychology 18,* S. 459–482.

Zajonc, R. B., Adelmann, P. K., Murphy, S. T. & Niedenthal, P. M. (1987): „Convergence in the physical appearance of spouses", in: *Motivation and Emotion* 11, S. 335–346.

Zuckerman, M. (1993): „P-impulsive sensation seeking and its behavioral, psychophysiological and biochemical correlates", in: *Neuropsychobiology 28,* S. 30–36.

Internet-Quellen

Temperament-Fragebogen:
↗ http://www.egms.de/static/en/journals/psm/2006-3/psm000030.shtml

Index

A

Ablenkbarkeit   252, 270
Adult Temperament Questionnaire   252
Affektregulierung   42, 78, 92, 97, 110, 163, 165
Aktivitätsniveau   252
Alkohol   60, 115, 151, 223
Allergien   60
Allianz, therapeutische   42, 72
Anamnese   33, 45
Angst   19, 22, 34, 39, 43, 50, 51, 52, 55, 57, 101, 136, 206, 221
  vor dem Verlassenwerden oder einem Verrat   55, 188
  vor dem Verlust von Unabhängigkeit   189
  vor der Auslöschung des Selbst   189
  vor der eigenen Reizbarkeit   189
  vor Konflikten   188
  vor Nähe und Verbindlichkeit   186, 187
  vor Trennung und Verlust   98, 141, 188
Annäherungsverhalten   252
Antidepressiva   33, 59, 169, 271
Arbeit   38, 62, 63, 234, 243
Arbeitsplatz   28, 30, 34, 59, 60, 63, 101, 127, 227, 237
Asperger-Syndrom   22

B

Belastungsstörung, posttraumatische   37, 56
Beruf   228, 247
  -slaufbahn   231
  -swahl   228, 233
Beziehungen   173, 175, 219
  langfristige   193, 195, 209
  unbefriedigende   206
  Vertiefung von   184, 185
Beziehungsprobleme   137
Bindung   50, 57, 136, 174, 206, 253
Burnout   51, 229, 230

D

Demografie   251, 257
Depression   19, 22, 34, 39, 43, 51, 55, 68, 75, 142, 168, 206, 219, 221

Diagnose   42, 60, 72
  DSM-   22
  Fehl-   22, 27, 45, 73
  Selbst-   72, 73
Diskriminierung   127
Dissoziation   65, 68
Drogen   60, 140, 151

E

Einsamkeit   93, 95, 136, 189, 192, 234
Einzeltherapie   213
Emotionalität   27, 109, 194
  negative   194
  positive   194
emotional mind   96
Emotionen   28, 29, 47, 55, 56, 58, 78, 92, 93, 95, 98, 102, 152, 164, 212, 252, 281
  Umgang mit   92, 93, 96, 162, 165, 172
Empathie   176, 227
Empfindlichkeit, sensorische   46, 58, 59, 60, 61, 62, 72, 74, 147, 154, 170
Entscheidung   109, 117, 191
  Schwierigkeiten mit -en   48, 207
  -straumata   48
Entwicklung   62, 67, 85
  -sblockade   142
  -sprobleme   138
Entwicklungsstadien   137
  Adoleszenz   139
  Elternschaft und Reife   140
  Kleinkindalter   138
  Schulalter   139
Ereignisse, prägende negative   49, 53, 57, 61
Erschöpfung, chronische   60
Extraversion   24, 37, 70, 250, 252

F

Fähigkeiten, soziale   66
Familien, dysfunktionale   246, 252
Fibromyalgie   60
Flexibilität   252
Frauen, sensible   135, 136

G
Geschlechtsunterschiede   21, 127, 222
Geschwisterrivalität   246
goodness of fit   siehe Passung

H
Hartnäckigkeit   252
High Sensation Seeking   36, 45, 52, 69, 74, 90, 194, 251, 255
Hochbegabung   39
Homosexualität   132
HSP-Skala   20, 21, 23, 24, 43, 46, 214
Hypervigilanz   51

I
Informationsverarbeitung   46, 48, 72, 74, 147, 154, 158
Intensität, emotionale   54, 55, 58, 72, 74, 78, 147, 154, 165, 196
Introversion   24, 37, 43, 70
Isolation, soziale   84, 239

J
Jung, C. G.   45, 107

K
Kapazität, kognitive   50, 78
Kindheit   22, 24, 52, 53, 56, 61, 69, 105, 108
Kindheitserfahrungen, negative   110
Koffein   60, 115
Konflikte   193, 208, 211, 215
  innere   119
Konfliktvermeidung   202, 203
Kontrolle, willentliche   252
Körper   130, 132
Kritik   107, 121, 122
  Reaktion auf   119, 120
  Umgang mit   125

L
Langeweile   52, 84, 182, 217, 226
Lebensweise   107, 114, 115, 117
Lernen, implizites   83

M
Macht   204
  in Liebesbeziehungen   197
Männer, sensible   132, 133
Medikamente   35, 60, 167, 169, 219
Meditation   86, 87
Migräne   60
Mutter, Beziehung zur   134, 135

N
Nacken- und Rückenprobleme   60
Neurotizismus   24, 28, 107

P
Paartherapie   213
Panik   34, 52
Passung   35, 139, 147, 244
Pausen   89
Perfektionismus   88, 239
Persona   67, 68, 71
Persönlichkeit   20, 237, 253, 254
  Führungs-   145
  -smerkmal   19, 24, 194, 253, 256
  -sstörung   19, 38, 68, 253
  -stest   193
  -sunterschiede   108, 252
  -svarianten   249
Präsentierproblem   46, 48, 51, 55, 60, 62, 65
Praxisgestaltung   166
Probleme
  berufliche   63
  Beziehungs-   64
  mit der Arbeitsumgebung   239
  psychische   240
  zwischenmenschliche   235, 240
Projektionen   94, 216

R
Reaktivität, emotionale   78
Reiz
  -überflutung   60
  -verarbeitung   25
Rhythmus, biologischer   252
Rückzug   252
Ruhe- und Erholungszeiten   90

S

Scham   55, 93, 121, 135, 142, 188, 246
Schema   98, 99
   Auslöser von -ta   98, 99, 121, 123
   emotionales   49, 97, 116, 121, 135
Schmerzschwelle   60
Schüchternheit   19, 22, 24, 39, 43, 50, 65, 66, 74, 101, 173, 179, 180
Schweigephasen   154, 155
Schwierigkeiten, Menschen kennenzulernen   177
Selbst
  -aussagen   110
  -beruhigung   86
  -erweiterung   218
  falsches   67
  -fürsorge   64
  -schutz   83
  -vertrauen   81
  -wert   50, 61, 65, 107, 108, 110, 142, 206, 245
Sensitivität für Reize   252
Sexualität   136, 137, 140, 193, 220, 223
Sozialphobie   19
Sprechphasen, lange   156
Stimmung   252
Stimulationsquellen   80, 81, 90
Störungen, psychische   22
Stress   34, 60, 90, 137, 253
   Umgang mit   137
Symptome, psychosomatische   245

T

Temperament   127, 138, 148, 191, 198
Therapeuten
  hochsensible   152
  nichthochsensible   148, 150
Trauer   57, 213
Trauma   57, 67, 69, 98, 221, 247, 253
Träume   102

U

Übererregbarkeit   46, 52, 72, 74, 77, 147, 154
Übererregung   50, 51, 80, 81, 82, 93, 101, 105, 250
  in der Praxis   160, 163
Überreaktionen   107
Überstimulation   29, 39, 50, 52, 78, 81
Übungsdialoge   208
Umdeutung (reframing)   111
Unterstützung, soziale   90, 97, 219

V

Veränderung, Umgang mit   95
Verhaltenstherapie, kognitive   179

W

Wahrnehmungsfähigkeit, erhöhte   20
Wertlosigkeit   180

Z

Zugehörigkeit, ethnische   145, 250

Über die Autorin

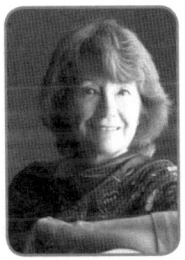

Elaine N. Aron, US-amerikanische Psychotherapeutin in eigener Praxis. Sie ist Bestsellerautorin und gilt als Pionierin auf dem Gebiet der Hochsensibilität. Durch sie wurde die wissenschaftliche Aufarbeitung der Hochsensibilität erstmals eingeleitet, ihre Werke gelten als der Grundstein der HS-Forschung.

Die Gegenwart würdigen

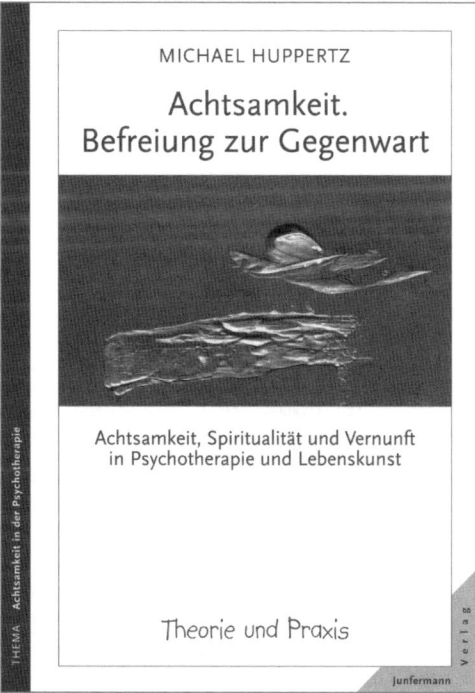

208 Seiten, kart. • € (D) 19,90 • ISBN 978-3-87387-727-6

MICHAEL HUPPERTZ

»Achtsamkeit. Befreiung zur Gegenwart«

Achtsamkeit, Spiritualität und Vernunft in Psychotherapie und Lebenskunst

Achtsamkeit spielt eine wichtige Rolle in der Spiritualität und zunehmend auch in Psychotherapie und Lebensgestaltung. In jedem dieser Kontexte hat sie eine andere Bedeutung. Ziel jeder Achtsamkeitspraxis ist eine veränderte Lebenshaltung. An einer Haltung zu arbeiten und sie einzuüben, kann eine wesentliche Bereicherung der Psychotherapie werden. Das Comeback der Achtsamkeit in der Psychotherapie wird dargestellt und diskutiert.

»Ein persönliches Buch, in dem ein erfahrener Psychotherapeut das Achtsamkeitskonzept auf Inhalte und Grenzen für die eigene psychotherapeutische Praxis abklopft.« – Verhaltenstherapie & Verhaltensmedizin

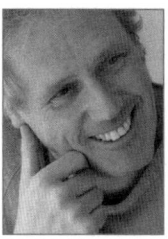

Michael Huppertz, Dr. phil. Dipl. Soz., Arzt für Psychiatrie und Psychotherapie. Veröffentlichungen vor allem zu philosophischen Aspekten der Psychiatrie und Psychotherapie.

Ausführliche Informationen sowie weitere erfolgreiche Titel zum Thema finden Sie auf unserer Website.

www.junfermann.de

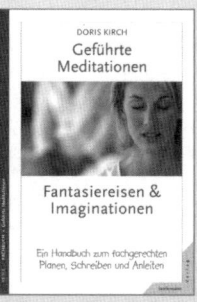
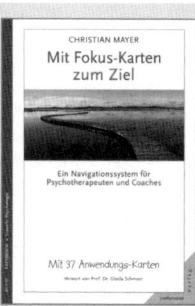

www.junfermann.de

Beziehungen neu beleben

320 Seiten, kart. • € (D) 32,50 • ISBN 978-3-87387-714-6
REIHE FACHBUCH • Paartherapie

SUSAN M. JOHNSON

Praxis der Emotionsfokussierten Paartherapie

Verbindungen herstellen

Originaltitel: »The Practice of Emotionally Focused Couple Therapy«

Junfermann Verlag

SUSAN M. JOHNSON

»Praxis der Emotionsfokussierten Paartherapie«

Verbindungen herstellen

Kein Paartherapeut muss sich damit abfinden, dass das Bemühen um die Neubelebung einer Liebesbeziehung ein nebulöser Prozess mit ungewissem Ausgang ist. Mittlerweile gibt es empirisch validierte Muster von Eheproblemen und Beschreibungen darüber, wie Bindungen zwischen Erwachsenen beschaffen sind. Einer der am besten dokumentierten, plausibelsten und am besten erforschten paartherapeutischen Ansätze ist die Emotionsfokussierte Paartherapie (EFPT), eine äußerst wirksame Beziehungstherapie. **Das Buch eignet sich sowohl für Ausbildungskandidaten als auch für praktizierende Therapeuten. Es bietet einen Werkzeugkasten von Interventionen und einen Leitfaden für den Prozess der Veränderung in der Paartherapie.**

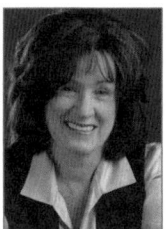

Susan M. Johnson ist Professorin für Psychologie an der Ottawa University und Leiterin des Ottawa Couple and Family Institute. Sie ist international für ihre Workshops und Vorträge zur Paartherapie bekannt.

Schon gelesen? **»Kommunikation & Seminar«:**

Das Junfermann-Magazin für professionelle Kommunikation:
NLP, Gewaltfreie Kommunikation, Coaching und Beratung, Mediation, Pädagogik, Gesundheit und aktive Lebensgestaltung.

Mit ausführlichen Schwerpunktthemen, Berichten über aktuelle Trends und Entwicklungen, übersichtlichem Seminarkalender, Buchbesprechungen, Interviews, Recherchen, Trainerportraits, ...
Mehr darüber? Ausführliche Informationen unter:

www.ksmagazin.de

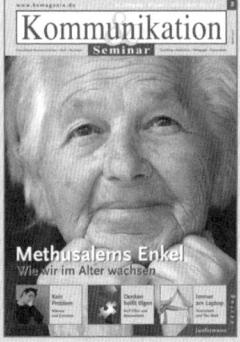

Persönlichkeiten besser verstehen

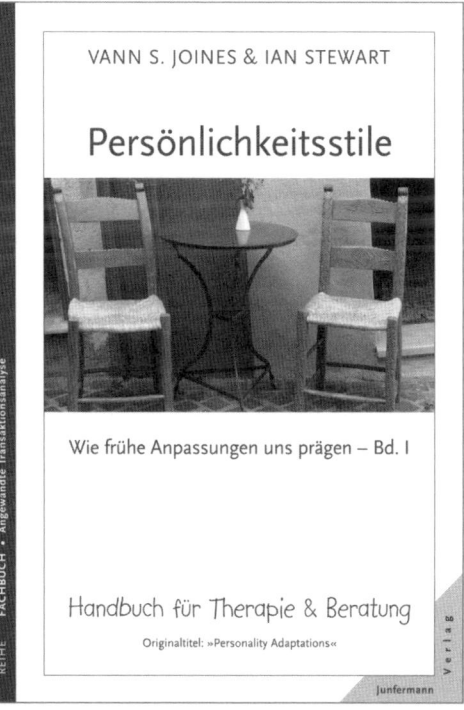

264 Seiten, kart. • € (D) 28,– • ISBN 978-3-87387-657-6
REIHE FACHBUCH • Angewandte Transaktionsanalyse

VANN S. JOINES & IAN STEWART

»Persönlichkeitsstile«

Die Persönlichkeitsstile geben Hinweise auf den Kommunikationsstil, das Kontaktverhalten sowie Lebensmuster und -themen einer Person.
Aus den Untersuchungen von Ware und Kahler sowie aus Beobachtungen und jahrelanger klinischer Erfahrung der Autoren kristallisieren sich sechs konkrete Persönlichkeitstypen heraus, die in diesem Buch ausführlich beschrieben werden. Neben entwicklungspsychologischen Aspekten wird ein besonderes Augenmerk darauf gelegt, wie bestimmte Verhaltensmuster – mithilfe des sogenannten Antreiberverhaltens – erfasst und diagnostiziert werden können.

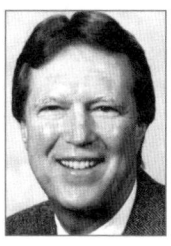 **Dr. Vann S. Joines**, klinischer Psychologe, lehrender und supervidierender Transaktionsanalytiker (ITAA).

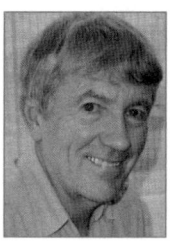 **Dr. Ian Stewart**, Psychotherapeut, lehrender und supervidierender Transaktionsanalytiker (EATA, ITAA).

Weitere erfolgreiche Titel:
»Therapeutische Arbeit mit Persönlichkeitsstilen«
ISBN 978-3-87387-709-2
»Beratung zu professionellem Wachstum«
ISBN 978-3-87387-654-5
»Moderieren in Gruppen & Teams«
ISBN 978-3-87387-690-3

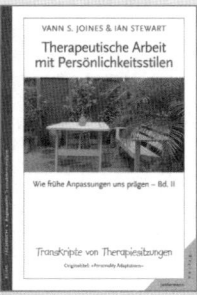 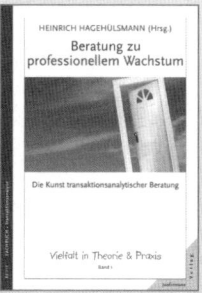 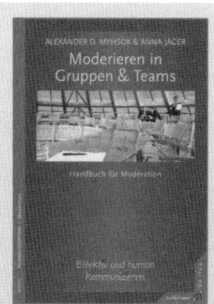

www.junfermann.de

Notizen

Notizen

Notizen

Notizen

Notizen